医方求真

——邓中甲临证制方旨要

主　审　邓中甲

主　编　由凤鸣　张晓丹

副主编　祝　捷　叶俏波　刘兴隆

编　委　鱼潇宁　夏孟蛟　蒋义芳　肖　冲　吴钱生　贾志超
　　　　杨吉祥　李德顺　刘　舟　吴施国　李卫民　陈西平
　　　　陈建萍　张　胜　张卫华　侯天将　龙柳伊　汤小虎
　　　　文颖娟　严　然　李蒙丽　Arnaud Versluys（比利时）
　　　　Heriner Fruehauf（美国）

人民卫生出版社

图书在版编目（CIP）数据

医方求真：邓中甲临证制方旨要 ／ 由凤鸣，张晓丹
主编. -- 北京 ： 人民卫生出版社，2018
ISBN 978-7-117-27492-0

Ⅰ．①医… Ⅱ．①由… ②张… Ⅲ．①中药配伍-经
验 Ⅳ．①R289.1

中国版本图书馆 CIP 数据核字(2018)第 211359 号

| 人卫智网 | www.ipmph.com | 医学教育、学术、考试、健康，购书智慧智能综合服务平台 |
| 人卫官网 | www.pmph.com | 人卫官方资讯发布平台 |

医方求真——邓中甲临证制方旨要

主　　编：由凤鸣　张晓丹
出版发行：人民卫生出版社（中继线 010-59780011）
地　　址：北京市朝阳区潘家园南里 19 号
邮　　编：100021
E - mail：pmph @ pmph. com
购书热线：010-59787592　010-59787584　010-65264830
印　　刷：北京铭成印刷有限公司
经　　销：新华书店
开　　本：710×1000　1/16　印张：24
字　　数：444 千字
版　　次：2018 年 10 月第 1 版　2022 年 5 月第 1 版第 2 次印刷
标准书号：ISBN 978-7-117-27492-0
定　　价：59.00 元
打击盗版举报电话：010-59787491　E-mail：WQ @ pmph. com
（凡属印装质量问题请与本社市场营销中心联系退换）

李　序

中医之学，源远流长。道承古今，泽被八荒。福佑于炎黄子孙古之繁衍，德广于四海手足今之昌盛。伟哉大医！

世殊时异，西学砑崖，"结合""并重"，波流浸灌。遂使后学泪恸朱翟，或固步愤世而夜郎，或先贞后黩而好爵。怪哉！当今之士，唯以"定性"求不变，独取"定量"释整体。悲夫！忘大医临证乃悬壶济世之根，万代千秋之本。岂可为名利而折腰荣势，垂青权豪，倒置本末，华外悴内。医圣诚曰："皮之不存，毛将安附焉？"

吾尝言："医之成，悟也；方之精，变也。"然囿于今世所循之规矩，尚难权度大医之方圆。此非以"武火"所能顿彰之学，乃当以"文火"方可渐悟之术。方之于法，若合一契，玄幽之机乃加减之变。妙乎神哉！君臣有序，明相与宣摄之理；佐使参用，显补偏救弊之长；和合为度，昭依法组方之旨；力大为君，穷遣药组方之规；相宜取舍，通配伍玄妙之机。故予曰："方无至方，方以效论。"

嗟呼！伊尹神农，方药肇端。移代更年，尽显绝技。历代名方，星罗棋布。伯仲指迷，悟变为要。前贤临证千年之绝唱，吾辈安有不承而发之之理乎？

邓中甲先生乃吾之良师益友。幸逢以降，几近卅稔。吾非但因先生生乎吾前，固先闻其道，而敬以为师也。先生之为人也，安贫知命；先生之为医也，悟道穷变；先生之为师也，传道解惑。古云：道之所存，师之所存也。其拔俗出尘之想，白雪青云之志，可谓峨嵋翘楚；其君臣结构之说，配伍技巧之论，堪称方界中甲。

今其弟子汲取先生等身文案之精要，辑成《医方求真——邓中甲临证制方旨要》之作。承先生之抬爱，幸甚先睹。字文节章，饱蕴结构配伍之独秀；案籍跋点，潜藏圆机活法之玄幽。后学开卷不释，方能熟谙先生治学之卓见，临证之灵妙。且中确有圈点过人者，焉能乌睹为快也哉？先生不拘于时，值此付梓之即，赐良机于余，面托作文以为序。无洒江倾海之才，唯略语管窥，浅言所感。

时农历戊戌孟夏之夜
李冀漫笔于哈尔滨黑龙江中医药大学

沈　序

剂者,齐也。段玉裁注曰:"是剂所以齐物也。"《汉书·艺文志》则明其义:"调百药齐和之所宜。"先民治病由单药始,复方亦历经从无至有,由简至繁。明清以降,方剂学术研究突飞猛进,推求制方组合义理,研讨方理药味搭配,方著繁多,新见迭出。

医家立方,乃因病发药。制方者,当知其君臣佐使,相资相辅之法。所制之方,病因不同,可用一方治之;病位不同,可用一方治之;证象不同,亦可用一方治之。一方之内,气味兼有;一剂之中,理性俱备;斟酌相宜,参合为用。

方有合群之妙,古之圣人制方,能使药各全其性,亦能使药各失其性,故用药当如用兵者也。世有庸医俗子,仅能识药物一二,便欲操生死之柄,若赵括之纸上谈兵,失其运用之宜。若临证不依病机、治法组合成方,乃有药无方;若墨守成方而不据病情加减,乃有方无药。故临证不可仅言其常,不言其变。

成中医方剂学发展之途,方兴未艾,任重道远。自陈潮祖老先生铺路筑基,治法方剂饮誉南北,邓中甲先生致知力行,踵事增华,日有进益。邓老对中医经典之研索,造诣精深,承前人之言,集临证之验,自有建术。创中医基本思维原理,究药物功效发挥,探病证用药规律,为后世标榜。

邓老广阅诸家,并崇中西,曾东渡日本、数临北美,广播汉方救治之机制,于全国高等中医教育领域最早提出"复方配伍规律"之研究思路与内容,且对中西医思维原理有深入研究。正因其博采汇通、争鸣创新之性,承其衣钵者每能起沉疴于覆手,故而系统整理邓老学术思想,对现代中医学术之繁荣及对未来中医发展之奠基,意深义远。

夫天地开辟,农皇仰观天之六气,俯察地之五行。中医治学当溯本求源,古为今用,王冰视经典为"标格",其谓:"标格亦资于诂训,未尝有行不由径,出不由户者也。"唯有吾辈后学能思求经旨,博考古今,创新求变,方能使中医学后继有人,方剂学后继有术。

邓老乃吾之良师益友,余多年深得其教诲与抬爱,感恩之情常怀于心。系统整理及传承邓老学术经验亦吾之夙愿,今闻汇集邓老学术经验之书稿即将付梓,甚为喜悦,可谓学海无涯,传承有声。敬以为序,愿为同仁介。

沈　涛
戊戌年初夏于蓉城

编写说明

本书系邓老临证四十余年部分理论认识及临证经验的汇集，全书分为三个部分。

上篇是邓中甲先生在中医哲学思辨和临证原理方面的思考总结；中篇展现了邓老在方药配伍学的独特成就——中药功效控制的多因素研究；下篇则是通过收集、整理邓老多年验案，从学术脉络、诊疗特色、用药特点等方面对医案进行研究与探讨。后附邓老硕士及博士研究生的论文目录。

全书内容丰富，集邓老毕生经验。通过研读本书，读者能系统了解邓老的学术思想、诊断技巧及用药经验等，便于学习与继承。关于本书框架部分内容，作如下说明。

1. 上篇选用整理自邓中甲先生所著《中医基本思维原理十讲》（人民卫生出版社）。

2. 中篇所选药物乃根据邓老历届硕士及博士研究生的研究方向整理筛选而成，其次序参照高学敏主编《中药学》（新世纪全国高等中医药院校规划教材·第 2 版）进行排列。

3. 附录论文根据本书编写过程中参考比例≥50%者进行收录，皆为邓老弟子求学期间的学术成就，按见刊先后依次排列。

邓老一生付诸中医，一直关心中医药事业之兴衰，热心学术之继承与弘扬，应邀赴各地讲学，足迹几遍及海内外，退休后亦孜孜不已。此书之成，既为传承，亦为致礼，疏漏谬误之处，尚希医林贤达赐予指正。

编委会

2018 年 5 月 20 日

总 目 录

中篇　中药功效控制

下篇　临证医案旨要

分 目 录

[中药功效控制之配伍影响（药对）]

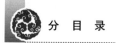

邓中甲先生传

邓公名中甲，籍江阴而居蜀地四十年余。先生少时于京都颐和园不慎落水，后高烧不止，祸及双目而几不能视，行立俯卧皆仰仗于他人，无奈暂停学业，辗转求医，于西苑医院眼科唐由之先生处诊治疗养，汤药针灸气功，无不尽心竭力。两年后大有好转，视物近趋正常，众心喜之。乃深谙医之不易，自此矢志岐黄，以济民困。高中毕业后就读于北京中医学院中医系，其后数年攻苦，遍读中医典籍，精研各家论著，勤勉克艰，少有懈怠，从师侍诊，心无旁骛。

学成后于四川省泸定医院任中医师，悬壶乡里，广施医药，仍不忘初心，精勤上进，1978年考入成都中医学院进修，1979年留校任教，继受业于蜀中名医彭履祥公。先生尊师重道，诸师之德，常铭感于怀，时师事彭老力竭忠贞至其仙归，可见一斑。其后数年，先生投身于中医教育，勤于治学，注重实践，教学、科研、临床，皆兢兢业业，卓有建树，曾先后三赴美国波特兰国家自然疗法医学院、七赴长庚大学中医学系讲学，并被聘为客座教授，国内外人士交口称誉。

先生教学，深入浅出，启人深思。对后学多有教导扶持，凡求教者，皆悉心指点，倾囊相授，辛劳勤奋，诲人不倦，为培养后继者呕心沥血，堪为师表。又涉猎广博，善于融会贯通，师古而不泥古，于哲理阐中西思维之异，展中医道器合一之态，澄心凝虑四十余载，于复方中控单味中药之效，探求中医思维之源、历代配伍之要，提要钩玄，心源默辟，成方药配伍之学。

先生行医四十余年，临床经验丰富，学术见解独到，内外妇儿皆有所擅，而不局限于专科。临证重辨证论治，尤精脉诊与方药配伍，擅调理之道，屡起沉疴宿疾。诊疾不徇私情，待人至诚，治病不论贵贱，一视同仁。临证认真负责，一丝不苟，愿普救含灵之苦，怀济世活人之心。退休后亦勉力为患者诊治，孜孜不已，以善治疑难重症享有盛誉，从学者众，求医者更甚。

先生医理广博，医技精妙，医德高尚，精勤不倦，实为医者之楷模，学者之典范。

上篇

医理医道弘传

第一章　中医学思维原理

自然科学的理论框架分四个基本层次，即普通基础层次、基础学说层次、基础学科层次以及分支应用学科层次。基础学说的突破、完善、促进了基础学科的发展；基础学科的发展与分化，促进了分支应用学科的细化。邓中甲先生十分重视中医学理论层次的分析，认为传统中医学基础理论的第一个层次就是中医基本思维原理，先生将其总结归纳为唯物论、恒动性、辩证法、整体观。此说有助于习研中医者对中医基础学说的理解和深入，对基础学科以及分支应用学科的发展亦有重要意义。

第一节　唯　物　论

物质论是古代哲学思想中认识物质世界的一种朴素的唯物论和辩证法。唯物论运用到中医学上，先生总结出以下三方面的内容：①以元气论为代表的世界物质本原说；②以精气神学说为代表的生命物质层次观；③以五行学说为代表的物质属性和运动态势统一论。

一、元气论

元气论是古代哲学关于世界物质本原说的代表思想。早在老子《道德经·第四十二章》中有"道生一，一生二，二生三，三生万物。万物负阴而抱阳，冲气以为和"之说。这个"道"是指万物运动的总规律；"一"是指万物的物质本原，也就是气，正如老子所言"通天下一气耳"。运动是气的固有属性及其存在形式，有动和静两种基本态势，动则生阳，静则生阴，即所谓"一生二"。"二"就是阴和阳属性的概括。"二生三"，指的是阴阳相互作用，产生阴阳的平衡，阴阳平衡的状态就是"三"。"三生万物"，是指天地万物都是在阴阳平衡下产生的。"万物负阴而抱阳"，是指万物都由阴阳两种因素构成，"冲气"是指协调平衡之气。《庄子》里也说"万物皆出于机，皆入于机"，这个"机"就是气，物质产生于气，最后又复归到气。此外，中国古代哲学里尚有大量的世界万物本原于气的论述。所以说气是形成天地万物的基本物质。

二、精气神学说

精气神学说是生命物质层次观的代表思想。早在《管子》书中就有不少关于精气神学说的论述，《淮南子》和《吕氏春秋》也涉及了精气学说的内容，黄老学派和稷下学派将精气神学说拓展并逐渐完善，发展到《黄帝内经》，精气神学说已经成为中医学理论的重要内容。

气是万物的本原，是人体生命的最重要的最原始的物质基础。对于精，《管子》谈到"精也者，气之精者也"，认为气发展到最精华的部分就是精。《黄帝内经》谈到："生之来，谓之精"，说明气是万物的本原，精是生命的本原，生命的形成来自于精。《黄帝内经》亦谈到："两神相搏，合而成形，常先身生，是谓精"，说明有精神意识和思维能力的个人由精发育而成，精比个体的形成还早。精气是反映万物的生机与活力的，有生命体就有精的存在。

至于神气，《管子》提到："至精为神"。神气，在先秦著作中，又称为灵气，灵气是神气的另一种说法。神气是"精"的精华，是精神意识和思维活动的物质基础；所以说，神气是物质发展到高级阶段，具有精神意识思维活动特征的物质存在和运动形式。所以，气为构成天地万物的基础物质，精为其有生命活力的基础物质，神为具有精神意识思维活动特征的基础物质，而精、气、神是生命物质里三个不同的层次。

三、五行学说

五行学说作为古代朴素唯物论的一部分，从形成到发展大体上可以分为三个阶段。

第一个阶段：在春秋战国以前，五行学说基本上以"五材说"作为基础，所谓"五材"，即木、火、土、金、水；这个阶段的"五行"主要是事物属性的归类。

第二个阶段：从战国至汉初，"五行"侧重在事物属性归类的基础上，研究各类事物之间的相互联系，逐渐产生了相生、相克、相乘、相侮的概念。

关于五行的生克乘侮的规律如图 1-1。这个图形本身出现是在宋代，已经把五行的生克乘侮表现得淋漓尽致。从《汉书》中的《五行志》篇可以看出，在汉代不管是政治社会组织，还是自然科学、医学，统统都是用阴阳五行学说来统率。《汉书》当时对五行的定义是："五行：五，木火土金水；行，顺天行气也。""顺天行气"中"天"是指的自然，也就是指自然界的物质。"行"是运动，是运动

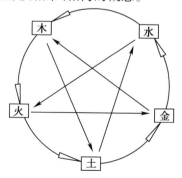

图 1-1　五行生克乘侮

的一些基本规律。所有运动,不管是生命运动或者气候运动,都有基本的运动态势。

第三个阶段:从汉代一直到唐宋,五行理论逐渐发展、完善,宋代五行理论已经相当成熟,同时,这个时期也是太极图成熟的时代。阴阳、五行、太极本身在发展过程中是相互补充的,完全形成一体是在宋代,这也符合历史的认识过程。五行学说不但反映了事物的属性归类,而且反映了它们的联系,把它抽象成任何事物运动共同具有的五种基本运动态势。一年当中气候的春夏长夏秋冬,生长化收藏,生命的生长壮老已,都是以五种基本运动态势来表示。这五种基本运动态势,如图1-2。

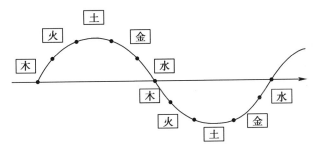

图 1-2 运动的转化

这个图中的木,主要反映升发或运动的启动,所以肾藏的精、肝藏的血,在中医理论当中都是通过肝的升发才能够从下达上,上荣头面。这个过程主要利用木性升发的运动态势,引申为运动的启动。而根据火性阳热、炎上这个特点,反映出运动的加速。至于土,古人说土生万物、土爱稼穑,根据这点,对天地万物而言,它灌溉四旁,涉及整个平衡,所以强调协调、平衡的概念。不管处于运动态势的哪个阶段,它都具有一种在此态势条件下的协调平衡。运动的启动、加速、减速、静止,都需要有协调平衡,同时运动自身也有一个协调平衡阶段。土既是五行的一行,主一种运动态势,同时它又贯穿于各个运动态势当中,体现这种协调平衡。对于金,金曰从革,从它的肃杀敛降,引申出下降的运动态势。水曰润下,滋生万物,所以引申为运动的终止,也是新的运动的开始。由此看出,任何运动都有这五种基本运动态势。生命的运动、气候的变化、四季的更替等,都有一个从开始、加速、平衡、减速、静止、新的运动开始的过程。把一组运动转化以后联合在一起看,太极图实际上就是两个五行运动的过程(见图1-3、图1-4)。

因此,五行学说不仅是木、火、土、金、水五种性质和它们之间简单的循环,还有相互促进、相互制约的关系。

中医学物质的特点离不开运动。中医学不是单一研究物质的性质,也不

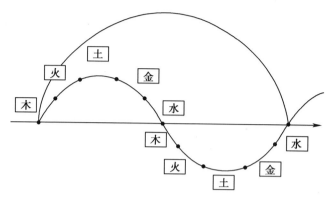

图1-3　太极图的形成

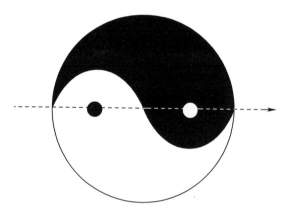

图1-4　太极图

是单一研究物质的量。性质和量都结合了具体的运动,运动的状态、运动中物质的量,不是割裂开的,而是综合在一起,这是综合时代思维的特点。五行学说是古代唯物论的一部分,与"气一元论""精气神学说"构成了古代从道家学说开始的唯物论的基础。

第二节　动态原理

动态原理,又叫恒动原理。恒动,即事物永远处于运动状态。动态,是结合了方法论思想,从方法论角度看问题,动态地看,动态地把握。中医的动态观研究运动,关键在于研究动和静的关系。可以说动和静的关系不但贯穿在运动自身的研究当中,也贯穿在辩证法的研究当中。中国古代哲学认为,"一切皆变,一切皆流,一切皆动",运动是物质世界的固有属性,运动是绝对的。

正如朱丹溪所云:"天地生物,故恒于动,人有此生,亦恒于动"。

一、运动的形式具有多样性

（一）有形无形

在中国古代,有很多运动形式的研究内容,包括有形无形,如《黄帝内经》讲"气合而有形,因变以正名"或者"因处为名"。无形之气聚合又成为有形之物,而有形之物的命名,或因它的功能命名,或因它的部位命名,所以叫因变。变有功能的意思,因变以正名,或者因处以为名。后来应用到中医学当中,认为无形之气对于有形的精、血、津液,产生"气生血""气生精",可以看出,一些形体、生命都来源于气。这是一类运动形式。

（二）升降出入

升降出入是包括人体在内的天、地、大自然这个环境下气运动的一个基本形式。中医学沿用过来以后,就形成了一种升降出入的整体模型。升降出入的整体模型仍然是从古代哲学运动的升降出入这种形式移植过来的。

（三）五运态势

把运动的基本态势,或者基本方式,任何一种运动,包括生命运动、自然运动、力学运动,以及今后可能发现的各种运动形式,都可以分解为五种基本运动态势。五行的发展,反映出当时已经抽象出的五种运动态势的属性。所以对于五行学说,不能把它看作一个简单的循环。五行属性和运动态势的统一思想,从形成到发展到成熟经历了很长的时间,完全成熟是在宋代。

（四）精气神运动

精气神学说是研究生命现象建立的物质基础,精、气、神是建立物质基础的三个不同层次。中国古代哲学研究物质,普遍存在着气、生命赖以存在的精以及精神意识活动所赖以存在的神气,而运动是气的固有属性及其存在形式。气、精气、神气这样横向的层次,和现代自然科学建立的物质研究层次分类不同。现代物质研究,多按照物质运动体现出的生物现象、物理现象、数学现象、化学现象等的纵向层次。因此,中国古代产生的这种对物质的研究、物质运动过程、生命物质、精气神的运动,也是一种基本形式。

二、恒动与静因

东方对于运动的认识,首先是恒动,它不断地在运动当中,运动具有绝对性。恒动是天地、自然、道的共同特性。但"静"是一种规律,静因指的是顺应规律。运动中产生一种规律,它就是一种"静"。首先强调在动的前提下才来研究怎么把握这种相对静的规律,其目的是维持事物的正常状态。恒动与静因的关系是:动是绝对的,而静是相对的。对于静止,是一种运动的特殊状态,在事物的不断运动当中,本身寓有的规律性,这种规律就叫"静"。

三、中西医学的恒动观

建立在东方哲学基础上的中医学,其动静观移植了黄老学派倡导的静因之道,但突出保持正常的运动关系。强调静,实际上是保证规律性的动,是以动为前提的静,即"动中有静"。而西医学虽然强调运动,但是西医学建立的西方哲学基础是静中求动。西方哲学对运动的认识,从阿基米德几何学开始,到物理学的牛顿运动定律,基本都建立在以地球为参照物的基础上。所以在阿基米德几何学点、线、面的观念,以及牛顿力学的三大定律如果不以地球为参照物的时候,它的结果就可能改写。也就建立在这点以后,爱因斯坦才跨出地球。说明这个时期所建立起来的自然科学是建立在静中求动上的。作为参照物的地球本身就是静止的,在参照它的基础上研究运动,所以说是静中求动。无论是中西方文化,还是哲学,或是医学,如果能弄明白这一点,这个分水岭就清楚,很多现象都能够解释。由此也可以看出,未来综合时代的哲学思想可以进入各方面,比中国古代的综合时代提高一大步,但那时的思维方式,跟古代动中求静的思维方式,是一脉相承的。

中医的辨证,实质上强调的动,强调运动变化是绝对的。特别强调证候中间的变化,在恒动基础上有一定的阶段性、规律性。强调疾病运动过程中,一定时间范围内,一定病变阶段上,其病变本质就是疾病的病机。因此,在不断运动变化的疾病中,把握一定时间范围内,一定疾病阶段上,在复杂联系中的证的本质病机,就形成了中医的辨证。辨证最大的特点,就是有动中求静、动中有静的思维特色。

然而西医学特点是辨病。辨病的本质是强调静,重在把握动态的疾病变化过程中共同的病理特点。以此共性的病理特点做参照来研究疾病发生发展过程中的动态变化,把握疾病各阶段矛盾中的一种共性。是用一个静的参照,研究它的动,静中求动,以辨病为主。

从思维的角度看,辨病辨证,在临床上有哪些特点?

中医里的辨证,动态性很强,强调多因素的复杂联系。因为在运动的过程当中,证受各种因素的影响。中医强调整体观,要准确把握证比较难,对医者的理论水平和实践经验的综合应用水平要求较高。在临床表现出来,临床水平的高低和这种动中求静要求的理论和经验丰富与否有关。

辨病往往用直接观察分析的方法,而不是中医间接综合推导,对一个疾病的病理过程、基本矛盾把握得比较成熟,尤其是对疾病基本矛盾的质和量把握得精确。辨病的一大优点在于把握疾病基本矛盾的质和量,然后通过检验指标把握得比较精确。但是对于精确性的把握,必须以排除复杂性联系为前提,很多情况下排除了复杂联系以后,往往就不太精确了。所以在排除复杂联系时,排除的手段越来越高级。一旦确定了这个基本矛盾,处理的方式就比较简单。反观中医在诊察手段上看来比较笼统、粗糙,处理方面就看医者把握复杂联系的水平,差别比较大。这是辨证辨病各自的思维特点。

中医学对运动的研究,还有一个特点就是具体研究运动这种现象本身时,往往把事物的运动和事物的质、事物运动具体的态势以及事物和其他事物的联系,看成不可分割的综合体来研究。研究事物要研究它的性质、数量、运动的态势,因为没有事物不运动,任何事物的质和量都在一定的运动下反映出来。东方哲学研究事物的时候把它的量还有质,和它的运动态势结合其他事物的复杂联系看成一个综合体结合起来研究。而西医学从精确性出发,为了排除复杂联系,把运动中事物的质、量和态势,孤立分割开来做研究。虽然西医学的这种研究方式能体现精确性的要求,但也产生了静止、局部的,形而上学的局限。这个动静关系,动的绝对性、静的相对性,在中医的恒动观里是非常重要的。

世界是物质的,物质是运动的。物质的运动产生了对立统一现象,正是物质世界运动中的对立统一现象构成了整个世界的整体。这就是唯物原理、动态原理、辩证原理、整体观之间的关系。不管哪种原理,彼此都是交叉的,不能严格区分。

第三节　辩　证　法

中医学思维原理重点在对立统一规律,即辩证法。辩证法集中反映在阴阳学说,亦即中医学比较公认的辩证法是在阴阳学说中。

一、强调阴阳学说的起源和形成

第一阶段:阴阳学说产生比五行学说早,从考证上来说,也不是一开始就有完完全全的阴阳学说。最早的阴阳学说,是以日月、昼夜为代表的自然现象的归纳,虽然有一定的抽象性,但还是比较具体,而且用的也比较局限。根据太阳、月亮昼夜明暗特点来分阴阳,是现象上的分类,属性上已经开始抽象。

第二阶段:从战国到两汉,阴阳学说开始上升,用动静的属性归纳阴阳关系,以动静属性抽象出对立统一规律,产生阴阳,抽象到哲学高度以后跟第一阶段的阴阳不一样。最早阴阳从简单的物质属性,到汉代以后成为哲学认识的一种方法。

第三阶段:西汉中期以后,阴阳学说开始被泛化曲解,走向了几个方面。医学上用它,其他领域也用它,达到了事事分阴阳的地步。而泛用了之后,政治伦理通通用阴阳，就走向了曲解的一个方向，形成了后世的阴阳论。早年道家的阴阳理论比较玄。人们总是把它们混为一谈，让后世在理解上造成困扰。汉武帝以后把阴阳学说结合到政治伦理当中，这种做法显然违背常理，具有反动色彩，而真正的阴阳学说并不是如此。

二、揭示阴阳学说的对立统一实质

阴阳学说实质是对立统一。阴阳学说要解决对立统一规律，并从现象上升到规律，这是中医阴阳学说区别其他学说的最大特点。对立统一本身有没有必然存在的规律？它总有一个产生的根源，李达的《唯物辩证法大纲》对对立统一规律定义为："对立统一规律是宇宙间固有的，不以人的意志为转移的客观规律。"这内容《矛盾论》里也有。它最早的根源，不是从太阳来的阳，从月亮来的阴，而是从运动态势。因为客观世界的根本属性就是运动，动则生阳，静则生阴，阳主动，阴主静。阴阳学说的实质，就是对运动自身含的动静两大因素及其相互作用规律的高度概括。

阳主动，阴主静，动则生阳，静则生阴，动静又互相作用，"一阴一阳之谓道"。道包括宇宙中物质运动的总规律。用动和静相互关系分析对立统一规律。如果把阴阳两个字换成"矛盾"，全部成立。《矛盾论》中讲到，矛盾的普遍性，无限可分是普遍存在的，主要的对立、统一、消长、转化它都有，绝对符合。从阴阳普遍性来说，世界上各种事物都是内含动、静两种因素。既然动、静是普遍存在的，动、静两种规律也是普遍存在的，动和静随着事物所属范围不同，又无限可分，譬如说阳化气，阴成形，作为阴阳中间还能分阴阳，功能反应运动更多，物质趋向于静，功能物质又可分阴阳，物质中间有气化功能强的，有弱的，所以应该说无限可分。至于对立观念，对立就是说动和静，越动，静的因素就越少，肯定两个是对立的。对立这种动静关系也能解释消长，而动静内蕴一个对立统一体，同一个物质有动静两因素，在一个对立统一体当中互相依存。因为世界上不可能存在绝对静止或者绝对运动的东西，不含静的因素的运动，或者绝对静止，都是不存在的。至于它的阴阳转化，本质上还是中医讲动和静的关系，动极则静，静极就产生动，这个概念在哲学里常见，这种转化用现在的观念来看也完全符合。所以从对立统一规律来讲，阳主动，阴主静都能解释，因为它是从运动自身推导出来的。由动和静推导出来的阴阳学说，有其自身特点，有现在一般辩证法所不强调的。阴阳对立统一现象是宇宙间固有的客观规律，是由运动这种客观物质世界的根本属性自身所内含的基本因素，也就是由动静相互作用所决定的。中医理论建立在古代哲学基础上，哲学认为这种对立统一现象必然存在，只要世界上物质是运动的，运动内含动、静两种因素，对立统一因素就必然普遍存在，这点东方哲学理论难能可贵。因为古代的人不但能认识到客观世界普遍存在的对立统一规律,而且揭示了这种规律存在的根源,这无疑是产生于综合时代的东方哲学的一大贡献。不了解和强调这一点,就无法真正理解阴阳学说的全部内容和精髓,就难以理解东方文化的特点。

三、阐述阴阳运动的基本特点

(一)阴阳属性规定

中医学的阴阳是有属性规定的,譬如说上升的、明亮的、快的属于阳,相对晦暗的、下降的、衰退的属于阴。有些哲学书认为这是局限性,实际世界上所存在的社会科学和自然科学的基本矛盾,都有其属性规定。动和静本身就是两个对立的属性,这种属性规定就是说明阴阳双方不能反称。例如数、理、化、生等自然学科都有很多基本矛盾,这些基本矛盾亦是不能反称的,都有特定的属性规定。阴阳学说的属性规定具有普遍性和方向性,是个矢量,方向决定它属性的不同。所以先生认为阴阳的属性规定是普遍存在的,这是第一个中医辨证观的特点。

(二)阴阳主从规定

主从规定是从阴阳学说来的,阳主动,阴主静产生之后就有的。而动是绝对的,静是相对的,逐渐形成了"阳主阴从"的阴阳主从规定。中医学用过来以后就是气能够生血,无形的气强调功能,这是根据阴阳学说"阳主阴从"来的。

(三)阴阳消长平衡

中医阴阳学说认为,阴阳消长运动中的平衡是保持事物正常状态的基本条件,综合理解古代各个学派观点,有一条是一致的。中医学诊法里面强调,"谨察阴阳所在而调之,以平为期",《黄帝内经》强调治疗"因而和之,是谓圣度",协调平衡是最理想的状态,研究事物保持正常的运动状况,而不是求不断的数变。所以阴阳学说里面,特别强调阴阳消长的运动。运动中的平衡状态是保持事物正常运动规律的基本状态。

(四)阴阳运动节律

中医古代认识到自然界和人体有很多节律性运动的状态,怎么解释这种节律性呢?就是用阴阳的运动来解释,比如昼夜的变化、一年四季的变化、生命运动的变化乃至年轮的变化等,用五运六气推定将来某年阴阳的变化,就是运动当中的节律性。这种节律性是由阴阳运动来解释和认识的。

故先生认为中医阴阳学说除了基本的对立、互根、消长、转化特点,还具有阴阳运动的四个特点,即属性规定、主从规定、阴阳运动的平衡状态以及阴阳运动的节律性。

第四节 整 体 观

整体观,是指从整体出发,把握事物之间以及事物内部复杂联系规律的认识论原理,实际上就是一个整体思想。这种整体思想表现在人和自然是整体,人体的内部又是整体。简单地讲,整体观,即认为人和自然是统一的,人体内部是统一而密不可分的。

一、重视整体观源与流

关于中国古代整体观的形成,可以说,在原始社会就有了整体观念的雏形。

先秦有关整体观念学说很多,最具代表性的有两种。第一种是道德学说。"道德"的原意,"道"指天地宇宙间运动的一种总规律和物质的来源,物质的本源,都概括称之为"道";"德",有利于道谓之德,也就是说,你能够对道有所认识,对道能够顺应,且能够利用这种规律,顺应这种自然规律,那也就是有"德"。这是最早的"道德"的含义。随着文字的发展演变,"道德"的含义也发生了变化,"道德"成为精神领域的概念。老子《道德经》里边谈到很多道和德,谈有德之人,不是精神领域的概念,而是对自然规律把握的概念,"道"是个总规律,"德"是指认识、把握、顺应这种规律。能够认识、把握、顺应这种规律的那种人称为"有德之人",所以《黄帝内经》当时也用了一些"道"和"德"的概念,道德学说在老子《道德经》时比较成熟。先秦时代,包括老子《道德经》里面的很多道和德,实际上内含有整体思想,即整体和局部的关系。第二种是天人学说,是道德学说的进一步,落实到人和天地相应,这在《黄帝内经》里面,内容就很丰富了。因为医学,具体来说是研究生命的,研究人的,所以落实到天人相应,这个人是一个整体。整体观认为自然界事物之间,或者事物内部,都存在着普遍性联系,有这种联系,才造成世界整体性。

二、诠释整体观内涵

1. 自然界事物之间或事物内部存在着普遍性联系,这种联系造成了世界的整体性。这是最基本的一点。

2. 事物在复杂联系中形成系统和层次,从而变得有序。由此造成了包括生命在内的世界复杂而有序的整体状态。对于中医学来讲,这种有序反映在它的层次和系统。唯物论中有气、精、神三个层次,除了以精气神层次演变之外,还有五行相互关系的系统性,阴阳两大系统及它们之间的相互作用等,所以中医学的整体观有多个层次。

3. 整体和局部的关系。整体是决定局部的,而局部又反映整体,这个思想在古代很早就有,中医的脉象、舌象,运用的都是局部是整体的缩影。其实,局部与整体的关系里面含有全息思想。关于全息思想,物理学上的全息摄影足可以说明(图1-5)。

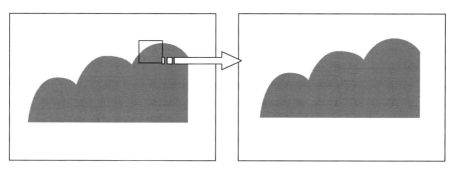

图1-5　物理学之全息摄影

此图是一种比喻,表现了物理学上的全息摄影的内涵:照片的任何一个局部取出来放大,又会恢复照片的原样。它的本质,就是局部是整体的缩影。

很多中医临床的现象,特别是诊察的现象,都可以从这方面解释。比如说中医学的手诊、头诊、鼻诊及耳诊,都是局部是整体缩影的现象。确切地说,中医的整体观用两句话概括就是整体决定局部,局部反映整体。整体与局部的辩证观,被越来越多现代科学的研究所证实。如果能尽早把局部是整体缩影这种思想,从理论发展和科学研究中,在中医基础上建立起来,那发现医学的生物全息现象将会上升一个台阶。

(张晓丹　鱼潇宁)

第二章　藏象探原

中医藏象学说的特点主要包括：五藏的定位是以功能定位为主，结构定位为辅的；五藏系统概括人体内外环境的整体性、系统性联系；通过对外在表现的诊察可以把握五藏系统及内外环境间生理、病理的综合变化规律。中医藏象学说的基本内容，可以归纳为五个方面：①组织（结构）系统；②功能系统；③气化系统；④气机系统；⑤性质和发病特点。

藏象学说是组织系统以及功能系统的具体表现，它们之间并不是孤立存在的，而是具有整体性，是相互联系，共同完成生命活动的。中医的五脏系统，总体来讲，脾肺肾是生化系统，是和外界进行物质交换，从先天到后天物质化生、代谢交换的系统；心脏是通过藏神和主血脉起到一个统率作用，也叫它总统系统；肝脏是调节系统。这是五脏的总体分工。心肝脾肺肾，各脏只有一个总的功能，这个功能体现了它在整个大脏腑系统中的地位，既是功能又体现了它的地位。

第一节　心

心的组织系统包括：心（脏）；小肠（腑）；手少阴、手太阳（经脉）；（藏）神；喜（志）；面（华）；舌（窍）；脉（体）；汗（液）；南（方）；夏（季）；赤（色）。

至于心的功能，《素问·灵兰秘典论》记载："心者，君主之官"，主神明、主血脉，构成了心是五脏六腑之大主、君主之官的特点。心主神明，主要是指神识和精神意识。心阳之所以被称为君火，这个火不是热力来源。古人的火有两个概念，一个是用来煮东西的热力来源；一个是用来照明。从形状特点来看，这个"心"字就像莲花，莲花还在含苞待放阶段，里面有窍，火通过心的窍照出来，烛照万物才能观察到外界，精神意识就清楚。所以心藏神，涉及神识的有无。临床上，病人如果精神意识差甚至神昏，都与心主神明关系密切。

心主血脉，古人对血非常重视，"血气者人之神，不可不谨养"，有形津液的丧失和血液的丧失相较，血液在丧失过程中，对人的精神状况影响最大，神识、神志发生变化也是最快的。原始的解剖学也认识到心脏和血脉的关系，这样构成了心主血脉,心主血脉和主神明之间有物质和精神的关系,主血脉包括养心气、涵心神、营运周身。因此,心脏为五脏六腑之大主,是通过主神明和主血脉来体现的。

在物质代谢方面,心气、心血、心阴、心阳都有关联。值得提出的是,每一个功能都是和相关脏器相结合的,心并不是自身化生气血阴阳。血液的化生,奉心化赤,其原始动力是命门之火,是血液生化和五脏的综合作用的结果。对于心气虚来讲,气的源头在脾。至于气虚,就要把握基础的气虚见证。宋代《太平惠民和剂局方》,从两万多首方里面筛选出有效方,特别是有很大一批基础方,比如四君子汤是治疗气虚的基础方。气虚最基本的表现是面色㿠白、面色萎黄,神疲乏力、四肢疲软、声低息短、脉来虚软、脉弱。如加上饮食减少,大便溏泄,就是脾胃气虚;加上心悸、怔忡,是心气虚;加上自汗,易感风邪,是肺气虚;加上两胁不舒,郁郁寡欢,是肝气虚;气血阴阳都能用这种基本见证表现出来。至于心血虚,基本的是心肝血虚,血虚不能上荣,造成头晕目眩,女子以肝为先天,可以表现为月经减少;如果心血不足,不能涵养心体、心肌、心神,则会失眠,易惊。心主血脉,其华在面,面无血色,面色无华,舌质淡,脉细。至于心阴虚,心阴不足,与肾阴有关,五脏之阴,非肾阴不能滋,往往反映心肾阴伤。心阳虚往往反映在心肾阳虚。心不是生化系统,结合其他系统表现出来,和气血阴阳都有关系。而在补充这些心气、心血、心阴、心阳的治疗中,都针对相关脏腑的治疗。

至于气机特点,五脏都有升降,作为心来讲,心主血脉,其华在面,荣养头面,开窍于舌,反映的升上;其高者,位居胸中,下交肾阴,温小肠,交肾阴,使肾水不寒,反映的降下。从气机来讲,心的升降融会到大系统中,具有升降的平衡性。古人把人体的气机升降形容成一驾车,方向是车前面的两根杠杆,叫升降之根本。人体升降的根本就是心肾,决定生命的方向,而肾藏之精,心藏之神,为生命的根本。升降的中轴、升降之枢在脾胃,脾主升清,胃主降浊,由于在中焦,起到平衡作用。五脏的升降失常,都会影响脾胃,脾胃升降失常又能影响整体。升降依靠"两个轮子",升降的外轮是肝和肺,肺居上焦,宜肃降,肝居下焦,疏泄升发。肝的升发和肺的肃降对立统一,构成了五脏整体的气机升降,而心和肾就构成水火既济、心肾相交的这种升降。这些理论对临床用药非常重要。

而心的性质与发病特点,心属火脏,其发病特点有四:①寓君火,烛照万物,多神识病变。所以心的发病,多心神、神识方面的病变,当然这里还要分寒热虚实,实证分偏痰、偏火、偏瘀的不同。②由于和整体性联系,五行、五运系统跟天地万物的联系,它突出反映暑气通于心,多火热、暑热扰心。③诸脉者,皆属于心,多心血瘀阻。这是根据火脏的性质,大致的一个发病特点,从生理推导出来的病理。④诸痛痒疮(阳证),皆属于心。

至于病理,心的病理主要有虚实两端,有实有虚,或者虚实夹杂。心的实证多表现在心火上炎或下移,以及痰对心的作用,痰火扰心、痰迷心窍等;心脏的虚证包括心气虚、心阳虚、心血虚、心阴虚,但是在治疗上心气虚多结合脾胃,心阳虚多结合肾,心血虚多结合肝,心阴虚多结合肾;而虚实错杂,典型的如心血瘀阻,心血瘀阻可以有瘀和痰的因素,也可以有气虚、阳虚的因素。

第二节　肺

肺的组织系统包括:肺(脏);大肠(腑);手太阴、手阳明(经脉);(藏)魄;忧(志);毛(华);鼻(窍);皮(体);涕(液);西(方);秋(季);白(色)。

肺脏的主要功能是"主气"。肺主气有两个含义,一是司呼吸,主呼吸之气;二是主一身之气。其中,呼吸之气是天的清阳之气,与脾胃的水谷之气汇合于肺,积于胸中,而为宗气。宗气也是一身之气,是后天元气,宗气汇合于肺,积于胸中,也是肺主气的主要内容。宗气的作用,上出喉咙,司呼吸,贯注心脉,行气血。肺主气两个方面是相互联系的,呼吸之气是一身之气的组成部分,而一身之气的作用又是呼吸之气的动力。

肺主气的功能是通过肺的气机的基本运动形式反映出来的,每个脏都有它的气机基本运动形式,正如心脏,有上升有下降。肺的气机特点是宣发、肃降,宣发指向上向外,肃降指向下向内。从直接作用讲,肺气宣发可以实卫固表,主司声音嗅觉;肺气肃降有两个功用,既可以助心行血,又可以通调水道(肺为相傅之官,主治节,肃降以通调水道)。肺通过宣发肃降产生了以上几个功能,都是从肺主气推演出来的,带有一种整体性。

肺的气化特点,气之主在肺,气之根在肾,气的源头在脾。肺所主之气主要体现在对气运行的作用,其化生呼吸之气,与后天脾胃水谷之气构成宗气的物质来源,脾居中央,灌溉四旁,重视脾胃在补肺方面的应用,而直接补肺比较少,故肺气虚大多从脾胃治,强调培土生金。从阴来讲,肺阴和肾阴的关系最为密切,金水相生,在补阴方面则重视肺肾。

肺脏很重要的特点是对气机的把握,它的宣发、肃降,有宣降相因、宣降相制、宣而有度、降而有制的特点。首先宣降相因,宣和降本身是对立统一的,张介宾有"肺为华盖,以覆诸脏,虚如蜂巢,下无透窍",把肺比喻成风箱,肺脏宣发得越好,肃降得就越好,肺气失宣,导致不降,这也解释了感冒为什么会引起咳嗽。外邪束表导致肺气不宣,肺气失降,失降上逆为咳。其次宣降有相制,宣而有度、降而有制,宣发肃降不能太过,宣发太过,徒伤气阴,甚者还会亡阳。降也是有控制的,用药需谨慎。肺主肃降以通调水道,肺气虚不能通调水道,造成水道不通,小便不利,一咳嗽就会遗漏,即"咳而遗溺,小便不利",《张氏医通》中以"春泽汤主之"。春泽汤,即五苓散加人参。肺虚失制,津液直趋下出,人参补肺气,五苓散温阳化气,实现降而有制。

气机涉及人体的整体性。比如说肺的肃降和肝的升发形成对立统一,肺的肃降本身能够防止肝的升发太过,而肺的肃降和肝的升发是人体升降的外轮,对临床确定治法用药具有指导意义。比如桑菊饮,治疗外感风热证,肺气不宣、肺气上逆而致咳嗽,气机失于肃降,故用桑叶、菊花疏散风热,轻清升透,宣肺止咳;羚角钩藤汤,平肝息风,用于热极生风而出现惊厥、抽搐,在用药上应选用既能清肺肃肺,又能清肝平肝的药,在凉肝息风的同时考虑肺气的肃降,清肺、降肺有助于平肝气,所以选用羚羊角、钩藤凉肝息风,桑叶、菊花清肺肃肺。肝肺之间的气机升降相互影响和制约,比如咳喘到后期,不咳不喘,但出现胸满胀闷,是肺气上逆影响肝气的疏泄。再如吵架之人,肝气郁结化火,吵完后,还要喘很久,这是肝气升发太过造成肺气不能肃降的结果。这都说明了气机升降的外轮之间的作用,中医在临床上的选药,就要综合运用这些基本的理论。

至于肺的性质和发病特点,肺为金脏,发病特点有三:①肺多表证;②秋燥易伤肺;③肺为娇脏,易伤难愈,不耐寒热。

肺为金脏主要反映在两个方面,一是季节上,秋燥多易伤肺;二是金脏为娇脏。古人讲"水冷则金寒,火刑则金灼",金属和陶瓷比较,同时加热,金属最烫,金属对热力敏感性最高,同样温度的金属和陶瓷,放在水里,金属降温最快,可以看出肺脏不耐寒热。肺为华盖,五脏的寒热都容易影响到肺,内伤病也容易累及肺。肺与皮毛相表里,肺气宣发使阳气阴津输布体表,维护体表体温,防御外邪,司汗孔开合。一旦外邪束表,引起肺气不宣,就会影响到肺的功能,所以肺多表证。由于外感和内伤都易影响到肺,容易反复感邪,所以难愈。根据肺为娇脏,易伤难愈,不耐寒热这些特点,清代医家程钟龄总结出了肺脏用药要温润和平,不寒不热,止嗽散就是根据这种思想制订的。

肺脏的主要病机包括虚实两端。实证大致分为肺热壅盛、寒饮迫肺、痰湿蕴肺、燥热伤肺。虚证分为肺气虚、肺阳虚、肺阴虚,肺气虚、肺阳虚均通过脾来治,如参苓白术散、四君子汤、甘草干姜汤等方可以培土生金,治疗肺气虚寒。肺的阴虚证,是结合肾、胃治疗的,肺和胃都是后天主管生化的,联系密切,肺胃脏腑还有经脉相通,因此临床上往往降肺气要结合和胃,和胃的时候要结合肺的宣降。感冒时往往呕吐,呕吐病人往往气喘,这也是肺胃在和降、宣降方面的相互影响。

第三节　肝

肝是调节系统,所以它的生理病理方面比较复杂。它的组织系统:肝(脏);胆(腑);足厥阴、足少阳(经脉);(藏)魂;怒(志);爪(华);目(窍);筋(体);泪(液);东(方);春(季);青(色)。

肝主疏泄,实际上有广义和狭义的区别。广义的疏泄是疏通开泄,疏通通调的功能。人体所有基础物质的运输,输布过程中的畅通都和肝有关,它是一个调节系统。把肝主疏泄划分成两点,即疏泄一身之气机和贮调血液,所以说肝藏血这一机制和肝的疏泄有关系。肝的疏泄在人体的表现,一是疏泄气机,一是储藏、调节人体的血液。过去往往提到肝藏血,实际上藏血并不是一种仓式的储藏,更是一种调节。人卧血归于肝,人醒血从肝散布于周身,这个疏通特点包括在广义的肝气疏泄概念之中。狭义的疏泄概念是针对升发来讲的。

具体作用有四点:疏泄胆汁,助脾胃运化;调畅情志;疏通气血津精;调控经血(合肾藏泄开合)。

1. 首先它可以排泄胆汁,胆汁靠肝的疏泄,帮助脾胃运化,所以脾的健运和肝的疏泄作用有关。

2. 人体的情志、精神、意志、思维活动的正常与否和肝的疏泄有关。因此中医学把五神脏中所讲的魂归肝来主持,心藏神,肝藏魂,神和魂是最密切相关的,是整个人体生命活动,包括精神意识和思维活动的主宰。魂是指人的自持能力,魂随神往来,随神的发育产生或是随着神气的消耗而随之产生和消耗。"并精而出入者谓之魄",魄是随精出入的,是生命的本能。比如婴儿,不用教他,他自己就会吃奶,就会趋利避害,手碰到烫的物体就会缩回来,这是生命的本能,是魄的一种表现;但是小孩自持能力差,因其魂的发育没有健全。肝藏魂,调节精神,调节人体的情志,这是调畅情志的特点。

3. 就基础物质来讲,人体的气血精津疏通,都和肝脏的疏泄作用有关。因此临床上往往要考虑肝对气机的疏泄或畅通作用。血液运行,要认识到行气活血和肝胆、三焦的关系,肝通过行气帮助气血津液布散。肾精和肝的疏泄也非常有关,近几年来用疏肝方法来治疗肾精方面问题的临床报道不少。肾藏精,肝藏血,肝肾两脏的对立统一反映在肾精藏泄上,肾精需要正常的闭藏孕育,但是还需要生机活力,医家临证时往往只考虑到肾主闭藏、肾藏精,却忽略了它的生机活力是要靠肝的疏泄,所以肝肾的对立统一对临床很有指导意义。在临床上有很多男子不育、女子不孕,常用疏肝的方法而不是用温肾补肾的方法来治疗,这就涉及肝肾的藏泄关系。

4. 肝的疏泄在人体基础物质的运行方面广泛地起作用。女子以肝为先天,妇科方面和肝的关系密切,主要反映在肝脏对经血的调控上,《素问·上古天真论》记述了肾气由未盛到逐渐充盈,由充盈到逐渐衰少继而耗竭的节律性演变过程,女子到达一定年龄有月经来潮,到了七七这个时候就逐渐停经。这是一种按期而来,适度而止的自动控制。实际上就是肝肾的闭藏疏泄的对立统一。肾精孕育到一定程度,通过肾精养肝血,肝血充盈以后,它的疏泄功能上升到超过闭藏,则"月事以时下"。《黄帝内经》中谈到月经机制"天癸至",是说肾精孕育到一定程度,"太冲脉盛",冲为血海,肝也是血海,冲脉在十二经脉之中,是气血运行的要冲,能调剂血量。当肝的疏泄水平超过肾的闭藏水平,即"月事以时下",太冲脉随着经血的外泄,疏泄水平也降低,当低于闭藏水平的时候,适度而止,月经停止。在临床上,调经大法不外乎两大类因素。第一类因素是肾气的不足而不能固摄,或因有寒,寒性收引凝滞都会加重这一种闭藏因素,造成月经延期或者痛经等。闭藏太过或是闭藏不及,主要跟肾有关。另一类因素是疏泄太过或是疏泄不及,这就跟肝有关。实际上男科方面的疾病,包括阳痿或遗精等,都是这两方面的关系。在临床上,作为肝脏的功能,就是由一个总的疏泄功能推演出来的,而不是聚集某个单一的功能,这些功能是彼此有逻辑性的从属关系的。

　　除了肝脏功能系统以外,肝脏尚有气化的特点。对气血以及和气血息息相关的阴阳都通过它的疏泄疏通功能进行整体气化。

　　肝脏气机的运动特点,是在大的疏泄疏通的前提下,把它分解为对立统一的两个方面,一个是狭义的疏泄,一个是生化。疏泄,反映了向下向内直接作用于中焦的脾胃,或下焦的肾,另外肝的升发主要使得肾精肝血向上而濡养头面,所以疏泄和升发是肝脏本身对立统一平衡和气机运动的两个基本形式,就像肺的宣和降。肝脏在升发方面,对肾精和肝血向上是有作用的,同时和肺又构成了对立统一的关系。在临床用药上,经常肝肺兼顾,肝肺同治,对于肺气宣降失常的时候,治肺的同时要调肝,那么平肝的同时要调肺的肃降,这种体现升降外轮之间的关系,是它的气机特点。

　　至于肝的性质,它属于木,古人于五脏当中特别强调肝这个特性,木曰曲直,喜条达恶抑郁,比喻将军之官,称之为刚脏。刚脏的特点反映了气机疏通,也强调了肝多实证。体阴而用阳,又十分强调肝脏还有阴阳平衡。从这一点来看,临床上肝主疏泄失常和病变,往往都是柴胡、芍药相配,就构成了一种调肝的基本结构,《伤寒论》四逆散即是明证,用于治疗伤寒郁遏阳气。到了宋代以后,此方基本用于肝气郁滞导致的脘腹胁肋胀痛,柴胡、芍药配伍,既可帮助疏肝,又考虑肝脏物质基础的结构,成为调肝的基本结构。另外,肝脏能藏魂,调节人体情志,所以情志损伤都容易伤肝,而伤肝后也容易累及于脾胃。这是肝脏的发病特点,情志所伤而致之症比较多。

中医取类比象,《黄帝内经》里面说"诸风掉眩,皆属于肝"。风,在临床分外风、内风,唐代以前外风、内风是不分的,宋代以后逐渐分开了,把肝阳上亢、肝阳化风,或者热极生风以及阴虚风动归为内风。其中也涉及肝虚证的问题,肝虚证大多指肝血虚、肝阴虚,还有一个肝气虚,或者肝经虚寒,但是这些证一般不直接治疗肝。例如肝血虚,反映出来基本症状,多属于心肝血虚。心肝血虚的治疗以两个途径为主,一是以归脾汤之类为代表,补气生血;一是通过补肾,滋水涵木,肾精、肝血可互相转化。治疗血虚证的基本方剂为四物汤,实际上四物汤并不单纯是补血的代表,四物汤功效是综合的,汪昂《医方集解》称四物汤为"血家百病此方通",说它可以治疗血虚、血瘀,也可以调经,所以他才把四物汤中的四味药各等分,以用量的灵活变动来调血虚、血瘀、月经不调。而临床真正的治疗血虚,不仅补血,还可以从肾精转化肝血的角度,以及从益气生血的角度来治疗。至于肝阴虚,往往也是肝肾阴虚,用药仍然肝肾同治,更侧重在肾。肝脏有"肝多实证"的特点,肝脏出现虚象,往往兼有实证的表现。比如肝气虚的表现,常见郁郁寡欢,闷闷不乐,肝的疏泄功能减弱,就会造成气机郁滞,疏泄不顺。根据临床表现,肝的虚证可以用柴芍六君子汤这一类方来治。肝的血虚阴虚都是从脾气、肾精、肾阴来治,李中梓在《医宗必读》中总结:"东方之木,无虚不可补,补肾即所以补肝;北方之水,无实不可泻,泻肝即所以泻肾。"无虚是少虚,不是单独的补,往往肝肾同治,须要滋水涵木。无论是肝脏之多实证,还是肝血虚、肝阴虚,在治法方面都是结合其他脏治。

第四节　脾

脾脏,土之脏也。它的组织系统有:脾(脏);胃(腑);足太阴、足阳明(经脉);(藏)意;思(志);唇(华);口(窍);肉(体);涎(液);中(方);长夏及四时(季);黄(色)。

脾的功能就是主受纳运化,包括了受纳运化水湿和受纳运化水谷。从受纳水谷方面来说,脾是营卫气血生化之源,是后天之本,后天之本应该是脾和肺两个结合起来,化生后天的元气、宗气。古人更重视脾,以脾为后天之本,肺虚可以通过培土生金,补脾来养肺,反映脾为人体的气血生化之源。

脾为水之制,运化水湿。脾的功能归纳起来,就是受纳运化。脾的特点为:纳运升降。脾的地位非常重要,涉及人体的基础物质气血津液的化生。气血津液的不足,会影响阴阳平衡失调,脾对人体的阳气、阴津、阴血也是很重要的。由于气为血之帅,血虚往往要通过健脾来养血。每一脏在气化特点,气血津液、气血阴阳都有所主司,比如说通过脾气来化生,中焦受气取汁,变化而赤是为血,通过补气来养血。

脾主升清,胃主降浊,是尤为重要的脾胃气机特点。由于脾在人体的气机升降中间,是升降的中枢、中轴,所以只要脾胃升降失常,必定会影响到五脏,导致五脏升降失常。脾主升清,胃主降浊,脾以升为健,胃以降为和,以升降的正常观察它的健康状况。

脾胃在中焦,根据阴阳属性的不同,它的性质特点和发病方面,脾胃双方都有各自的特点。根据古代哲学,脾属土,居中央,灌溉四旁,为后天之本。脾胃病理方面,脾为阴土,喜燥恶湿;胃为阳土,喜润恶燥。脾胃实证多责之于胃,即实则阳明,如食滞胃脘、阳明腑实、脾胃气滞、痰湿中阻。脾胃虚证多责之于脾,即虚则太阴,有气虚、阳虚、津伤、阴虚、气陷。气虚常合肺,肺脾同治。阳虚往往涉及脾肾,兼顾人体的阳气不足。人体阳气可分为三层,最体表的是表阳,然后是中阳,然后是心肾阳气。而气的来源靠后天之本脾胃,但根本的热力来源要靠肾阳,所以温阳往往是结合肾的。而津伤则考虑胃为多,肺胃津亏,肺胃阴伤,往往考虑肺胃同治。气陷证是气虚证的进一步发展,往往也需要结合肺脏,肺脾同治。

第五节 肾

肾,是生命的起源,是先天之本。建立在肾精化气的基础上,它的组织系统是:肾(脏);膀胱(腑);足少阴、足太阳(经脉);(藏)志;恐(志);发(华);耳及二阴(窍);骨、齿、髓、脑(体);唾(液);北(方);冬(季);黑(色)。

肾脏的功能,看似涉及很多,实际上肾脏的功能系统就是藏精化气。古人根据天地化生这个过程,比喻人是个小天地。人的生命最早产生是由精而来,这个精是父母精气和合而成的,内含有人体的元阴、元阳,所以肾藏精,元阴、元阳都在肾精之中。元阴和元阳相互作用,肾阳蒸化肾阴,蒸化的结果就是产生肾气,这就是肾精化生肾气的过程,实际上是符合中国古代哲学提到的天地发生规律的。比如《道德经》讲"道生一,一生二,二生三,三生万物",这里的肾精是"一","一生二"就是元阴和元阳,元阴和元阳相互作用,化生了肾气,就是"二生三"的过程,肾气成为人体的后天生长发育的原动力,就是"三生万物",所以肾脏的生理要根据人体是个小天地的角度来考虑。

肾精为先天之本,首先从肾藏精来看,来源包括先天和后天,先天来源就是父母的阴阳精气,是《黄帝内经》上所认识的"人始生,先成精";先天之精从来源来讲,不断地受到后天之精的滋养,也就是"五脏六腑之精下归于肾"。所以肾精除了先天之精,还有后天之滋养构成。肾精的直接作用首先是主生殖,是生殖之精的基础物质。其次,肾脏对生殖之精的作用还体现在主生长发育方面,主要指生髓、养骨、充脑。腰为肾府,作强之官,都是由此衍生出来。因此,不管肾阴虚还是肾阳虚,或肾精虚,或肾气虚,都会有肾精不足的表现,比如腰痛、脚弱、腰膝酸软、健忘耳鸣等肾精病变。如肾气丸、六味地黄丸的主治病症,都有共同的肾精不足而不能生殖、养骨、充脑的表现,不同在于,在肾精不足的情况下,阴阳相对的偏颇,阴阳偏盛偏衰不同。精属阴柔之物,如果虚热明显则为阴虚。而单纯的肾气虚,阴阳偏衰的虚寒特点不明显,但如果是肾阳虚,就有阳不制阴的虚寒现象,这是它们之间的区别。

肾阴、肾阳,元阴、元阳和整体阴阳联系非常密切。张介宾强调,元阳,五脏之阳气非此不能发,它是整个人体的热力来源,亦可称为命门之火,根据古代封建王朝布局君相之别,命门之火相对于心阳君火而言,叫相火。火的两个功能,一是烛照万物,叫君火,一是热力来源,叫相火。元阳不足常导致两方面病变。一方面,肾主水,肾中元阳温化水液,阳虚不化可导致多种病证;另外一方面,肾藏精,元阳不足以后,肾精必然也产生虚寒,这一类热力来源降低,常称为命门火衰。临床上常见病机最多的是两类:一类是命门火衰以后男子精冷不育,女子宫寒不孕;另一类是命门火衰,阳气蒸化水液,特别是脾胃水谷得不到肾阳温煦气化,可以出现完谷不化、飧泄等,这些均属于肾阳虚范围。

对肾阴来讲,五脏之阴液,非此不能滋。肾阴可以滋养肺阴,金水相生,同时,肺为水之上源,肾主水,肺肾两脏既有阴液方面的关系,也有水液代谢方面的关系。肾水上济心火,心肾相交。在下焦肝肾关系上,肝阴也靠肾阴的滋养,所以一般涉及肾阴不足的,在脏腑病变关系上与肺、心、肝三脏关系紧密。肾阴、肾阳的不足,都会包含肾精虚的症状,在寒热方面往往是虚寒,或者是虚热的表现,如肾阴虚,可以出现骨蒸、潮热、盗汗这一类症状,如果上部热象表现明显,出现两颧潮红、面赤等,把这个火性炎上的特点表现出来,叫阴虚火旺。而肾阳虚则有明显的虚寒表现。作为肾气,属于肾精所化,涉及五脏六腑的一种原动力,又称为先天元气。元气有先天和后天之分,先天元气的发生由肾精所化,部位在肾。由于先天元气是一种原动力,按照《黄帝内经》,肾气有一种主司人体生命节律的特点,决定了个体生长壮老已的过程,这一种节律和肾精所化生肾气直接相关。

肾脏的气化特点,与整体的肾阴、肾阳、肾精有关。肾脏在气机方面有其升降。作为升,它向上,上济心肺;作为降,主要体现在泄浊。肾的泄浊作用,指肾司二便。肾司二便是指肝和肾结合气机下泄的问题,譬如六味地黄丸里面有泽泻,即泄肾浊的作用,既要滋养肾阴,同时要泄肾浊。邓中甲先生认为,有些眼科疾病,如"青盲"就是眼睛看不到,但是表面看不出来,和正常人眼睛的区别仅仅是没有神气;有些盲人,表面看瞳仁角膜都很好,但没有神气,因为瞳仁本身是肾精所灌充。因此在治疗上，不仅仅用六味地黄丸这一类方药来滋肾填精、补肾阴，还要泄肾浊。肾精亏虚以后，肾浊可以占据其位，眼睛看起来没有神，这个时候瞳仁里体现出来的就不是肾精了，而是肾浊，因此补肾精时，若不用泽泻之类来泄肾浊，肾精便不可能补充进去，这便是补肾、藏精、泄浊之间的一种关系，在古代是从临床实践归纳肾浊这个广义概念。

至于肾的性质特点，首先它属水，藏先天之本，生命即产生于水中。从庄子时代就已经认识到，生命开始从水中发展，所以肾脏多主先天性的和生长发育方面的一些疾病。在发病特点当中，肾多虚证。同时，由于五脏六腑之精气下归于肾，后天养先天，所以很多脏腑的疾病后期，五脏之伤，穷必及肾，是继发性的。

如上所述，肾的藏象涉及肾精、肾气、肾阴、肾阳，从藏象学说归纳，各方面的功能应整体性看待，不要把它看做是孤立的、无联系的。如果把各部分孤立开来，其内在的紧密联系就逐渐淡化了，中医古代临床有很多思想都是根据古代哲学思路归纳推演过来的。

附：三焦

历史上对三焦的争论比较多。《黄帝内经》提到三焦"决渎之官，水道出焉"，《黄帝内经》提的三焦，即上焦、中焦、下焦，既讲了部位，也讲了它的形态，尽管不是很精确，但也是有实质性的。《难经》提到三焦为"元气之别使"。可以看出，三焦的作用，一个是气道，一个是水道。对于它有没有形质，具体是什么，没有统一的观点，《难经》中提到"有名无形"，就是把三焦看做没有形质了。后世逐渐地把它看做三个部位概念，但这与《黄帝内经》上并不完全符合。如果说三焦是三个部位概念，那人体在三焦中运行的不应该仅仅是气和津液，血也是在这三个部位里面走，不仅仅是行于脉中而已，因此，只提三焦是水道和元气之运行的道路，似乎并不能全面概括。后世医家关于三焦本质进行了很多探索，比如，李杲遵从《难经》"有名无形"之论，并指出"有名无形"指"有名无状"，"有名无形"的"形"，有形质和形状两个含义。《难经》讲的不是没有形质而是没有固定的形状。有些人体的组织可以没有一定的形状而是有形质的。张介宾认为三焦是"囊括一身之大囊也"，说出三焦不光是个部位概念，它有形质。到了晚清时期，现代解剖学开始传来了，解剖发现人身体里面有很多膜，唐容川说三焦就是油膜，说像肠系膜这一类就是三焦。

古人的三焦理论归纳起来，有以下三方面：①作为三焦，统一的、公认的是有气道、水道、通行阳气阴津功能。②它属于少阳系统，位居半表半里是它的重要特点。以小柴胡汤证为例，小柴胡汤证中的少阳，包括了三焦和胆，所以吃了小柴胡汤以后，正如《伤寒论》所说"上焦得通，津液得下，胃气因和，身溅然汗出而解",同时它的病机除了邪踞少阳三焦、半表半里之外,还有脏腑的胆胃不和。③三焦包容相应的脏腑器官,主人身的上中下各部位,不一定是脏腑,是上焦、中焦、下焦这种概念,结合《素问·痿论》里提到的"肝主身之筋膜"。前人认为筋和膜是一个系统,膜为筋之延展,筋为膜之束聚。筋把它延展就是膜,膜束聚了就是筋,少阳厥阴本身是一个系统。

结合这些内容,三焦实质是广泛存在人体内的膜组织。因为膜组织通透阳气和津液而不走血液,而膜组织能包容全身,脏腑器官外面都有膜,属于少阳半表半里概念,皮毛属太阳所主,肌肉属阳明所主,到中间就是半表半里。实际上这半表半里是中国古代的一种抽象的部位概念,譬如说《伤寒论》讲到小柴胡汤,它反映邪气在少阳部位,"血弱气尽腠理开",血弱气尽就是形容正气有所不足,外邪容易突破体表皮毛太阳这个层次向里,但没有完全入里,属于半表半里。"血弱气尽,腠理开,邪气因入",因者顺也,邪气顺着进来,"与正气相搏,结于胁下,正邪分争,往来寒热",正邪相争在胁,胁下事实上是肝胆经脉经过的地方。关于表里的概念,它是相对的,人体的背是表,腹是阴,只有两胁是半表半里,既连着表又连着里,既不在表又不在里。对膜组织而言,膜不是在体表,都是在内部,从表来讲它是在里,从脏器而言,它又在脏器外面,在表,实际上是半表半里。中医将人体器官组织分成五大系统,皮、肉、筋、骨、脉,肝、心、脾、肺、肾,还有六腑等。然而,这个膜系统没有所属,实际上,它就是在半表半里这个层次,由于它在人体分布最广泛,脑和骨外面都还有脑膜和骨膜,这个系统是人体最广泛的,没有哪个可以和它匹配,称为"孤腑"。所以很多病证,特别涉及湿热,中医觉得病情较深重,而中医将湿热为患的传染病,都叫"邪伏膜原"。原,大也、平也,广泛地侵犯膜组织的病变就叫邪伏膜原。唐容川所说肠系膜就是三焦,三焦应该是人体的膜系统。

总体来说,对脾的研究很早就有,从 20 世纪 80 年代开始,对肾和心的中西医结合研究较多,后来对肝的研究逐渐增多。三焦的研究,观点众多,但能将三焦实质讲清楚的很少。现在无论是疾病的研究,还是新药的研究,或者临床疾病研究,最薄弱的环节还是涉及水液代谢。因为很多水液代谢疾病涉及微量元素的代谢,这方面就涉及三焦膜的渗透,即阳气阴津的渗透。中医治疗水湿病变强调三焦分消,上焦的开宣肺气,气行而湿化,中焦的芳化,下焦的淡渗,三焦分消,都离不开三焦的理论和前人的实践。所以,总结来说三焦是对人体广泛存在的膜组织的一种通称。深入研究和规范三焦理论,对完善中医藏象学说和脏腑生理病理相关的理论,对于中医、中西医结合治疗包括微量元素代谢紊乱在内的水湿痰饮病变,有着重要意义。

（叶俏波　由凤鸣）

第三章 中医病机学说

中医学最基本的特征是整体观念及辨证论治,而辨证的本质内涵即把握病机。西医学中的病理是在疾病的全过程当中,针对一组主要矛盾发生、发展、缓解演变的过程。而中医学中的病机是指在一定时间范围内、一定病变阶段上疾病特征的概括,它的本质就是对疾病病因、病位、病性、病势的综合分析,这点与西医相似。如果从思想方法来分,病理是建立在西方分析时代,研究运动(静中有动)的基础上;辨证抓病机,是建立在东方综合时代对运动,动中求静的基础上。所以辨病、辨证最早根源是思维上的不同。先生参照西医的病理学理,阐述了中医病机学中病因、病位、病性、病势的思维特征,丰富了中医病机学说的内涵。

第一节 病机释义

病机学说在中医基本理论中是非常重要的一部分,张介宾说"谨守病机",在临床则叫辨证论治。在辨证的阶段,关键就是捕捉病机。临床上,辨证不是简单对证,辨证主要是去辨识证候特征,而不是去对照证候,辨证是为了把握证候的本质,即疾病的病机。在分析问题阶段的关键是捕捉病机,而在论治阶段的关键是确定治法。治法是针对病机产生的,临床应坚持以辨证论治为主,辨病为辅,要把病机放在比较高的地位。那么,病机具体所指为何?

例如,"外感风寒",可以看做病因概念,也可以看做病机概念,但"外感风寒表实"毫无疑问是病机概念,而"外感风寒表实证"就是证候的一种说法。证候的候是疾病的一种表现,比如恶寒重、发热轻、头痛身痛、骨节疼痛、无汗而喘、脉浮紧,这些是外感风寒表实证的证候,简称外感风寒表实证,其病机为外感风寒表实。再如,下焦湿热证,就是下焦湿热证候的简称。而如果单是下焦湿热,则是病机概念。所以辨证,落实到最后的证,本质是病机。方剂教材提到主证,有主证就有兼证。兼证有常见的、重要的,即病人认为痛苦的,兼证还包括病人认为一般的、次要的,证还应该有佐证。中医强调辨证论治,辨证就是为了抓病机。有了病机才能针对病机确定治法,才能正确地运用方药。在临床上病机诊断是很重要的，临床看病，望、闻、问、切，有了病机结论，并不代表中医诊断的结束。不管中医、西医，研究任何一个疾病，都要研究病因、病位、病性、病势。例如，西医学诊断疾病，这个病是细菌感染引起，或者是病毒感染引起，病因都很明确。西医对病位的确定是建立在解剖学基础上的。病的性质是贯穿一个疾病的过程当中的，一组主要矛盾确定了疾病的性质。譬如大叶性肺炎，炎症贯穿它的全过程，分为几个期。除了炎症，还有肿瘤、创伤、水肿等，都是一个性质的描述。至于病势，疾病的发展趋势，都是一种分期说法。从早期到中期到晚期，大叶性肺炎从充血期到吸收消散，分为四个期。所以对一个病的把握，是在哪一时期，什么病因、病位、病性、病势都确定了，临床上就可以得出诊断。中医很多临床医生觉得很难理性地把病因、病位、病性、病势分析清楚，比如病因中有"风""寒"，显微镜是看不到"风""寒"是怎样的。又比如病位，中医说"心主思"，思考的功能是属于心的。病性，不管什么病，寒、热、虚、实，这个病性都很抽象。所谓病势，就是疾病的传变、转归。中医以辨证为主，考虑复杂因素，疾病的传变转归有多向性。

第二节　病 因 解 疑

病因是研究疾病过程中因果联系的问题，自然科学研究对因果联系非常重视。什么叫做因果联系？哲学家李达的《唯物辩证法大纲》——所谓因果联系是先行现象引起后续现象的必然性联系。必然性联系就是先行现象引起后续现象的解释。研究病因是分析因果联系，不仅中医在临床要寻找因果联系，在自然科学里和生活实践中也要寻找因果联系。先生认为，在生活实践中，大家往往习惯用直接观察分析来寻找因果关系。但人类寻找因果联系的方法不会都那么简单，如果都那么简单的话，那就只有一种直接观察分析的方法了。比如警察在推断案情原因时，绝大多数是用间接推导，这种方法也称为创设原因。"创设原因"就是很多哲学书中提到的寻找因果的方法。通过间接综合推导，这个因果联系就逐渐推理出来了。中医学应用的恰恰就是以间接综合推导为主的方法来寻找原因，这就叫做间接审因。

中医利用间接综合推导，叫审证求因；西医学直接观察分析，以直接审因、病原审因为主。两个医学恰恰各自利用了人类两种寻找因果联系的方法。在古代的综合时代，各种手段有限，观察分析在手段上无法深入，间接综合推导在思维上发挥了长处，用东方哲学思维的长处来弥补这方面的不足，创建了辨证论治的体系。西医学产生在工业革命以后的分析时代，分析时代利用直接观察分析的方法是其优势。所以从哲学角度来看，两种医学寻找原因的方法都是有根据的,不能只用一种,而排斥另一种。但值得说明得是,西医也用间接综合推导。譬如,病人经常有这种情况:初诊的时候,全身各处都有疼痛,病人痛苦莫可名状,但医生检查一无所获,这种情况临床上不少见,西医诊断结果经常'与"××待查"。但中医诊断很少用"××待查"作为诊断,中医摸脉、看舌、四诊合参,间接综合推导能及时"创设原因"。当西医实在查不出来疾病原因,而病人又吃不好、睡不好、浑身不舒服时,西医则会下"神经官能症"的诊断,这就是间接综合推导的方法。西医有时也是直接观察分析和间接综合推导相互结合,譬如笼统地判断这个病人消化道出血,不能直接观察分析确定是哪个部位,只能间接综合推导。所以西医学是以直接观察分析为主,间接综合推导为辅。中医学是以间接综合推导为主,直接观察分析为辅,这是两种客观存在的人类寻找原因的方法。

间接综合推导方法,先生提出其实质类似于现在的黑箱理论,病因作用于人体,然后与人体的内因相结合,产生一种综合病理过程。这种综合病理过程又从人体体表反映出来,通过望闻问切来搜集采用。经过长期实践,反反复复一两千年黑箱和白箱构成的必然性联系,构成因果联系。人们可以通过白箱来推导里面的黑箱。按中医的思维方法,它就是一个间接综合推导法。中医很强调外因、内因的结合。

先生总结认为,直接观察分析与间接综合推导各有优缺点。中医寻找原因的方法只要有一点好的,而又是西医做得不足的,那这点必定就是很闪光的地方。所谓继承整理,整理当中还要有发展。作为直接观察分析,大家都知道它的因果联系很清晰,人们对现代的科研知识和手段都比较熟悉,都知道西医学的因果联系主要是在实验室中确定下来的,要排除复杂联系,强调精确性。在排除复杂联系以后的精确性这个条件下,才能够研究因果联系。结果是在排除复杂联系以后得出来的,这个因果联系是一样被孤立的。现在虽然有些原因已经研究得多了,例如恶性肿瘤,已经有一百多项在实验室里面证实能够引起恶性肿瘤的因果联系,但这并不等于说它是多因素,病因和病因之间,往往仍然是单个彼此孤立的。

用直接观察分析寻找原因的方法有一点局限性,就是任何时候都会有无法以直接观察方法寻找原因的疾病。这已经被这一两千年的历史所证明,新的物种在不断出现,老的物种在演变。《病菌与人类的战争》一书里曾提到,祖先所患的霍乱和现在的霍乱不同,因为霍乱弧菌已经经过105次变化。二十世纪三四十年代肺结核和现在又死灰复燃的肺结核,不同时期的结核杆菌又有很多不同的地方。所以永远都会有难以用直接观察分析的方法寻找疾病原因的病。临床经常有这种情况,病人开始是功能性病变,全身很多地方都不舒服,西医反复检查,没有异常,可以用中医的间接综合法推导,根据病因作用于人体后所表现出来的证候来创设原因,这样就可以得到积极治疗。

间接综合推导是中医学寻找病因的方法,它善于研究多因、复因。间接综合推导的能力,比如脉象,摸得多或临床经历得多、实践得多的,自然就产生了"知常达变"。

第三节　病位解析

定位,是科学研究所必需的常用要素之一。中医的定位认识有个过程。《素问·五脏别论》当时有把脑髓作脏的,有把肠胃作脏的,也有把肠胃作腑的,互相矛盾。岐伯在《素问·五脏别论》里讲了标准,"满而不能实""实而不能满""藏而不泻""泻而不藏",以功能特点来确定脏腑。功能定位、结构定位都用。从哲学角度来看,包括马克思主义哲学里,功能定位、结构定位都有。先生认为中医学的定位特点是以功能定位为主,结构定位为辅。而西医学是以结构定位为主,功能定位为辅。比如消化道出血,是在消化功能这个系统上进行定位,并不能说出血在某一点上,或者某一个结构上,所以说西医学也用功能定位。中医和西医产生于东西方综合时代、分析时代,这样两个时代,两种医学,各自抓住了一个定位模型,通过这个定位模型可以更好地理解中西医学。在中医学形成过程中,它的定位模型——功能定位的特点,可以从功能的不同角度来定位。寒邪侵犯人体,伤及人体的阳气,从浅深轻重的不同层次,定位六经辨证,这是六经定位。而卫气营血本指气血,温热病邪侵犯人体,根据作用于气血方面的浅深轻重不同层次划分为4个定位系统,这是卫气营血定位。如果以脏腑功能为核心,脏腑功能病变过程当中的浅深轻重以及相互关系,就构成了脏腑病机的定位系统。所以中医在病机模式方面,具有多模式的特点。在中医病机研究当中,有多模式、多层次的特点。

关于定位,主要定位模型有两个。功能定位是建立在功能改变的基础上,结构定位是建立在细微结构变化的基础上。结构定位是在分析时代出现的,它的出现为西医学的发展,特别是西医外科学的发展奠定了坚实的基础。而中医学以功能定位为主,对功能性病变阶段,以及疾病后期的功能恢复阶段的治疗,提供了一种主动有效的治疗条件或者治疗模型。先生提出,功能性病变往往出现在结构性病变之前,除非是外伤,外伤首先出现结构病变。绝大多数的疾病,都是先有功能病变,到一定的时候才引起结构病变的。气血津液不畅——郁证,瘀滞不畅到不通是一个过程。在功能病变阶段,中医通过间接综合推导,通过辨证,创设原因,来确定病机,通过阶段性调理,慢慢阻断它往结构病变发展的过程。人类历史上,结构研究往往走在现象研究后面。人们先认识现象,后认识结构。而且从认识现象到总结规律,再到提出学说加以利用的时候,往往因为当时认识不到它的结构而予以否定。也就是说,功能研究、现象研究往往走在物质或结构研究之前。

第四节　病势转化

　　病势,相对比较复杂。先生发现临床上有医生在辨证的时候,对证候是如何形成的,有可能往哪种方向发展很难把握。西医学将整个病理过程分为几个阶段,就像前文所述,大叶性肺炎分四期,临床上很容易判断其分期,治疗方面则是在消炎的基础上有一些对症的、辅助性的治疗,它的传变有贯穿全病理过程的一组主要矛盾,比较清晰。先生指出中医强调动态,“动中有静,动中求静”,即在不断地运动当中把握规律。规律就是静,所以它辨的是“证”,抓的是“病机”。中医学强调“现证病机”的单向性和“传变转归”的多向性。例如,外感风寒,入里化热;或者外感风热,由卫分到气分,这个时候都会造成邪热壅肺,来的途径可以不一样,但现证都是邪热壅肺,所以临证必须抓住“现证病机”。现证病机是准确的,传变转归可能性很多,疾病再往下发展,如果患者正气不足,那到这个时候发热不一定很高、很快,在症状表现上就像虚证一样。传变转归受很多因素的影响:体质因素、治疗因素、气候因素、综合因素等。

　　西医的“辨病”,疾病过程可以划分为几个阶段;而中医一个疾病可分为无数个“病机点”。例如,大叶性肺炎一开始可能是麻黄汤证,但很快可能变成大青龙汤证,后来可能全部入里化热,变成银翘白虎汤证,最后有可能变成生脉散证,或者香砂六君子汤证等。在演变过程中,随着治疗和各种因素的影响,可以形成很多个病机点,所以同病可以异治。对西医学来说,西医是辨病,它的同病异治反映在次要部分,总体的炎症,消炎这一点贯穿始终,而在不同阶段可以配合辅助治疗,治疗侧重有一些差别。

　　关于“重复”的问题,先生认为,首先,重复是任何科学研究所必需的,重复就是研究规律。如果哪门自然科学不能重复那便不科学了。重复要有一定的标准。例如,同一个病中医称泄泻,西医叫慢性肠炎,在不同的阶段,病机不同,则同病要异治,只用一种治疗方法是不行的。选择了几十个这种病例,都是处在前期用藿香正气散能治好的泄泻,熬大锅汤给患者服用,基本都会有效。在不同的病机上,如果到了脾肾阳虚阶段便不能再用。但西医用来检验的话,会问用藿香正气散治愈慢性泄泻多少例? 如果慢性泄泻到了阳虚水泛证,就不能再用藿香正气散,于是西医就得出中医学不能重复的结论。针对这种观点,例如有三种病,一种是慢性肠炎,即中医所说的泄泻;一种是慢性支气管炎,即中医所说的痰饮;一种是慢性肾炎,即中医所说的水肿。这三种病在发展过程中都可能出现阳虚水泛病机,阳虚水泛以后导致的咳喘、痰多清稀,或者水走肠间造成泄泻,或者水湿泛滥造成水肿,都可以用真武汤来温阳利水。如果能找 100 例阳虚水泛的患者,熬大锅汤给患者服用,不管怎样,只要大方向正确就都会有效果。虽然重复是科学研究所必需的,但是绝对的重复是不存在的,相对的重复才是科学所必需的。排除复杂联系以后,那种实验室非常接近的重复是不同的。排除复杂联系的精确往往不精确,因此,可以说重复需要一定的标准。中西医是在各自的标准下进行着重复,两者应该是各自不同的一个结果。

（张晓丹　吴钱生）

第四章　方理诠真

先生在精研中医学基本思维原理的同时,尚对方剂学理法进行了深层次的探索与总结。尚"和"思想是中医对传统文化的借鉴和继承,方从法出,药为方统,中医理法尚"和",用方用药莫不以"和"法为其最高准则。自古药物功效的探索发现与方剂的实际运用共同发展,各自积累又互相促进,从历史的发展脉络看,方与药既相对独立又互依共荣。随着古代气候变迁,汗法的内涵不断在改变,辛温解表、辛凉解表剂依次成熟于历史长河中。在临床用药中,先生认为通过运用各种方法掌握控制中药发挥功效及其毒性,是方剂组方取效的关键。先生对方剂学思维原理的发挥,丰富了方剂学说,对方剂学的发展具有极大的促进作用。

第一节　尚"和"论

中国古代哲学以儒、道、佛三派为主要支柱,三者各自有不同的价值取向,但从全局来看,其有共同之处,都体现了"中和"二字。胡孚琛先生有言:"中国哲学的中心思想就是一个'中'字""(中)最能代表中华民族智慧的学说"。道中之"德"即是以"中和"为基本特征,"和"为"中","中"又为"和","中""和"二字的含义相通。《老子》中有"多闻善变,不如守中"(第五章),"道,中之用,或不盈"(第四章),"知常为和""和之至";《庄子》讲"和之以天倪""游心乎德之和""以和为量"。到《老子》"万物法自然,中气以为和"(第四十二章)(注:诸多版本作"冲气以为和","冲"为"中"的通假字),则将"中和"连用作为"中"的注释。儒家的哲学理念中,"和"也是非常重要的概念,且承于道家,如《中庸》载"喜怒哀乐之未发,谓之中;发而皆中节,谓之和。中也者,天下之大本也;和也者,天下之达道也。致中和,天地位焉,万物育焉""中以为志"等,然二者又有不同,儒家的"中和"注重从社会伦理的层面展开,可理解为不偏不倚、无过无不及的"中庸"之道。佛家的"中"则理解为"空""无"。道学中的"中和"有四层含义:一是从事物规律上讲,"中"即为"正道",为自然必由之路;二是从事物变化上讲,"和"即为"度",为一定的界限;

三则是从空间上讲，"中和"含有"生化"之义；四是从时机上讲，"中"即为"机"，为"不得已"而为之。

一、"和"法溯源

中医在漫长的积累发展过程中，将古代哲学思想创造性地融入中医学术体系，也继承了传统文化中的尚"和"思想。《黄帝内经》就为援"和"入医的代表作，通篇闪耀着尚"和"的光芒。

《内经》从"道"的高度来把握"和"这一正常状态，其准则是"法于阴阳，和于术数"。对于阴平阳秘的动态平衡则强调："阴阳之要，阳密乃固""阴之所生，和本曰和"。对于病态之由来，强调原因在于违"和"。就人体外在因素而言，是"上下相通，寒暑相临，气相得则和，不相得则病"；就人体内环境而言，是"血气不和，百病乃变化而生"。人体的病态，归根结底，在于阴阳"两者不和，若春无秋，若冬无夏"。至于治疗，则是以"必先岁气，无伐天和"为前提，或"疏其血气，令其调达，而致和平"，及针灸中"迎之随之，以意和之"。所有这些，总则仍在于"因而和之，是谓圣度"。

此外，古代尚"和"思想在《内经》的各个具体层次都有着充分的体现。其内容涉及气候、环境的天地之和，气候、环境与人类的天人相应之和，人际的人和，人身的阴阳之和、气血之和、脏腑之和、情志之和、营卫之和、表里之和、劳逸之和、饮食之和等内容，从而为后世医学广泛应用尚"和"思想、创建"和法"奠定了坚实的基础。中医基础理论与传统文化尚"和"思想一脉相承，治法、方药也同样如此。

二、"和法"释义

邓铁涛教授讲过："我国的朴素的辩证唯物主义，是中国文化大系统中，唯有与医学结合，在医学领域中得到不断地发展，而且发展得很好。"其中的朴素的辩证唯物主义主要是指道家的唯物观。古人有"医易同源""医哲同理"之说。按照这种说法，"和法"之"和"的含义应当是哲学中的"中和"含义的实际运用，因此理解道家"中和"的内涵是理解"和法"的关键所在。宋·李荣《老子注》中对"中和"二字作了阐释，"借彼中药之道，以破两边之病"。所谓"两"应有两种理解：一是实指二边，与一相对；二是多，与少相对。故而，将之分为广义和法、狭义和法和相对和法。

（一）狭义和法

清·成无己《医学启源》首次提出了"和法"的概念，即专门针对少阳证，尤指小柴胡汤。少阳证，位于半表半里，正邪相争于此，汗下非所宜，唯有和解一法乃为治疗之"正道"，后世医家又将和法拓展为治疗肝脾、胆胃、肠胃、寒热、虚实、表里不和等。将其特征归类,可以分为三类:一为兼顾两个脏腑,如调和肝脾、调和肠胃、调和胆胃等;二则针对两种不同病邪相兼为病,如调和寒热、补泻兼施、表里同治等;三是针对半表半里,如和解少阳、治疟等,这即为和法的概念。八法中的和法即为狭义和法。最初,狭义和法之"和"的含义就是"调和""缓解"的意思,如任应秋《中医各家学说》:"所谓和法,实具调理之意,故亦有称为和解者",蒲辅周《蒲辅周医案》:"和解之法,具有缓和疏解之意",周学海《读医随笔》:"和解者,合汗下之法,而缓用之矣。"

(二) 广义和法

"八法"中"汗、吐、下、温、清、消、补"等七法,每一法所针对的都是单一的证,如汗法针对表证,吐法针对上焦有形实邪,下法针对部位偏下的里实证,温法针对里寒证,清法针对里热证,消法针对逐渐形成的有形实证,补法针对虚证。但临床上,病证的病机是多种多样、复杂多变的,可以是单病机,可以是双病机,也可以是更加复杂的病机,如果单纯以针对证单一的治法来适应变幻万千的病机,显然是不能全面应对,多病机应该以多治法相对应,由此衍生了广义和法。广义和法包括两层含义。

1. 代表多种治法的组合 前文有"借彼中药之道,以破两边之病"之论,此"两"字有两种内涵,其中一种便为"多",提示和法本质为多种治法的组合使用,如张介宾所言:"凡病兼虚者,补而和之;兼滞者,行而和之;兼寒者,温而和之;兼热者,凉而和之,和之为义广矣,亦犹土兼四义,其于补泻温凉之用而无所不及,务在调平元气。"程钟龄所说:"有兼表而和之者,有兼攻而和之者……"周学海提出"和法"适应的是"杂合之邪""升者、降者、敛者、散者,积于一偏而不相洽,则宜平其积而和之"。这与临床相吻合。治法的组合使用,使得其所针对病证由单一病机、两种病机,拓展到多种病机所致病证,且这些不同病机往往是相反的。《景岳全书·新方八略》讲到"和之为义广矣……能因类而广之,则存乎其人矣。不知此义,又何和剂之足云。"其义是强调不能机械地理解和法,应在基本要义上明知变通。这里所说的和法就为和法的变通和拓展。所以,广义和法方剂多为合方,正如周学海所言:"和解之方,多是偶方、复方,即或间有奇方,亦方之大者也。"可见,和法方剂的组成比单一法更加复杂。而一些医家提到的"和",如张介宾"清而和者""温而和者""消而和者""补而和者""燥而和者""润而和者"等都不是指和法,而是指清法、温法、补法、消法等治法,之所以冠以"和"之名,就是为了说明这些治法使用的目的是最终"使人和"。

2. 组合式多种治法的"生化"过程 在"和"的含义中提到,"和"有"生机""生化"之义。"和"与"七法"同称,提示"七法"是主干,从这个主干基础,可以进行"生化"过程,从单纯"七法"中采取不同的组合,可以"生化"出成百上千种不同治法,《景岳全书·新方八略》:"和之义则一,而和之法变化无穷焉。"蒲辅周亦言:"知其意者,灵通变化,不和者使之和,不平者使之平。"在病位方面,上与下、表与里、内与外都是相反的;病性方面,寒与热、虚与实也为相反;病势方面,缓与急,亦无不相反。就单一病位、病性、病势而言,治法理应单一,但相反病机合而致病时,复杂治法又在所必行。如此而言,二种甚至多种治法合用就不得已而行之,这就是道家"和"含义的第四种:从时机上讲,"中"即为"机",强调"不得已"而为之。在组合生化的过程中,组合的各个单元既要保持原始的特性,又不能全其特性,如解表清里的防风通圣散,防风、麻黄等解表,黄芩、大黄、石膏等清里,解表的发散之性与清里的苦泻之性,一阴一阳,各行原始功效,又互相受到制约,可谓"不能全其特性"。所以,生化的过程,实际上是"七法"按照需要组合成新法的过程。

(三) 相对和法

《金匮要略·痰饮咳嗽病脉证第十二》中提出治疗痰饮病的原则,即"病痰饮者,当以温法和之",其表明痰饮病的治法是"温法",是"和之"。其提示是不是"和法"包含了"温法"呢?此之温法实为"相对和法",如麻黄汤和桂枝汤均是辛温解表的代表方剂,在治法上是"汗法"的代表,但前者麻黄、桂枝配合,使全方发汗功效峻猛,针对外感风寒表实证,因此被称为"发汗峻剂";桂枝汤没有麻、桂组合而单用桂枝为君,并且与具有收敛之性的芍药相伍,因此发汗作用相对较弱,针对风寒表虚证,所以称为"发汗和剂"。后世也屡有将桂枝汤列入"和解剂"者。这两个方剂,体现的治法相似,但前者效峻而后者效缓。相对于麻黄汤来说,桂枝汤便是"和剂";同理,张元素在《医学启源》中有"解利外感"之说,所谓"解利外感"又称"解利伤寒",实际上可分为"解"伤寒和"利"伤寒,前者即用羌活、防风、荆芥等针对相对较轻之风寒外感;后者则是用麻黄汤针对较重的风寒外感。前者相对于后者而言,即为"和"。《伤寒论》三承气汤中大、小承气汤相比,后者即为"和剂";再如治疗痰饮方十枣汤和肾气丸,前者主要由甘遂、大戟、芫花组成,利水功效卓著而峻猛,针对痰饮停于胸胁而又体质壮实者;肾气丸既有"三补"干地黄、山茱萸、山药,又有"三泻"牡丹皮、泽泻、茯苓,还有"少火生气"之桂、附,补泻兼施、阴阳双补的特点,但祛除水饮的作用弱,针对因肾阳虚而导致的水饮,比较而言,后者为祛除水饮之"和剂",所以张元素才说,"和之"其意绝非说温法隶属于和法,只是说温药不可太过,亦非燥之、补之,过燥伤正,而应以和为原则,寓调和人体阳气,实为治本之法。二者比较,后者当为"和剂"。

所谓"相对和法",是指同一治法或两种不同治法在针对相似病证时,如果二者在功效上有所差异,那么较弱、较缓和者即为相对和法。相对和法不是"八法"的一种,但它体现了"和"的含义之"缓和"。

三、"和"法使用的"度"

和法以驱邪为主，兼顾正气，既疏表又清里，既开郁又降逆，无明显寒热之偏，性质平和，作用和缓，所以应用范围广泛，适应证复杂，是临床使用最为广泛的一类治法。尽管如此，临床上还是有一个度的问题，蒲辅周先生对此告诫我们"和法，和而勿泛""和法使用范围虽广，亦当和而有据"，汪昂："有不当和而和之者……则误人非浅。"临床上必须做到"有是证、用是方"，方、法、证必须合拍，方为"正道"。联系前面提到的"和"字即为度，不要超过一定限度的内涵，提示和法还涉及"度"的问题。

四、"和"法与中医方药配伍

方从法出，药为方统。理法尚"和"，势必方药亦然。中药以草为本，习称本草，草本之性，与人殊体。以草木为药，药质入人肠胃，何以能如人之所欲，调和阴阳，和其不和？这就需要首先通过对药性的调和来实现对人体阴阳的调和，比如中药的五味化合，以及七情合和，当然更包括方剂组方之君臣佐使的基本结构及方药配伍技巧。中医遣药组方时，正是依靠君臣佐使这一基本结构，才做到了主次分明，全面兼顾，扬长避短，和衷共济。如其中佐制药、反佐药的使用，可谓独具匠心。诚如《医原》所说："用药治病，开必少佐以合，合必少佐以开，升必少佐以降，降必少佐以升。或正佐以成辅助之功，或反佐以作向导之用。阴阳相须之道，有如此者。"实际上，君臣佐使之和谐正是尚"和"思想在方剂结构上的具体体现。

关于方药配伍技巧，则是在功效上的尚"和"。如半夏泻心汤中黄连、黄芩与干姜，寒温并用，以调和寒热；小青龙汤中干姜、细辛配五味子，散收相配，使散不伤正，收不留邪；麦门冬汤以麦冬配半夏，二者润燥得宜，滋而不腻，燥不伤津；黄土汤中以白术、附子配阿胶、生地，刚柔相济，实乃阴阳相和之道；四物汤用当归、川芎之动以活血，配地黄、白芍之静以养血，动静结合，使补血之中有行血之用；另外，如济川煎中升麻与泽泻，升降兼施，从而使清阳升而浊阴自降；其他还有诸如气血兼顾、通涩并行等诸多配伍方法。君臣佐使的和谐结构与方药配伍的调和技巧，既最大限度地利用了中药个体的药性药效，又灵活可靠地调控使用了中药群体的综合功效。这些与古代哲学"和"的蕴义相吻合。总体上体现了"和而不同"，传统文化中的"和"思想及"致中和"的治道，正与医道心有灵犀一点通，如清代著名温病学家柳宝诒，他将自己的药铺和诊堂冠名为"致和堂"。

（李德顺　吴钱生）

第二节　方药共荣论

纵观中医药发展史,存在着方剂与中药互相促进,共同繁荣的现象。在最早的本草书籍中,对中药功效的认识多为单味中药的直接作用,随着方剂在临床的运用日趋丰富,后世医家对中药功效的认识不再局限于直接功效,而是更多地掌握了间接功效(配伍后产生的功效),随着本草书籍对中药功效记载的细化和深入,之后的医者在遣药组方时,对方剂配伍结构的运用往往能突破前人之见,所创处方更灵活多变。分析中医药学的发展过程,即能看出,药物功效的探索发现与方剂的实际运用,它们之间既各自积累又互相促进,既相对独立又互依共荣,这种现象,先生称之为"方药共荣"。方药共荣的发展轨迹包括四个阶段,即重药轻方阶段,方药共荣初期阶段,方药共荣的快速发展阶段,方药共荣的鼎盛时期。

一、重药轻方阶段

西汉之前,中药的使用主要还是以单味中药为主,如《五十二病方》中所收载的方剂,绝大部分属于单味药或两味药组成的范畴,在方药的功用和配伍方面记载很少。由于缺乏复方配伍技巧等增效解毒手段,药性单一,所以药物的副作用比较明显。在这种畏惧思想的影响下,战国以前的治疗手段多用针灸、气功、导引、按摩等为主,而中药被统称为"毒药"。如《周礼》:"医师掌医之政令,聚毒药以供医事。"到了《黄帝内经》成书时期,《黄帝内经》对组方用药的配伍法度及禁忌做了一定的论述,首次提出君臣佐使的组方基本结构要求,书中记载方剂13首,其中5个为单方,剂型包括汤、膏、丸。随着历史上中医理论和方剂运用的发展,人们对中药毒副作用的控制取得了进步,所以在西汉后期,人们把对中药的称呼从"毒药"改为"本草"。"本草"一词最早见于《汉书》,共出现3次。《汉书·卷二十五·郊祀志》:"候神方士使者副佐,本草待诏,七十余人,皆归家。"颜师古注曰:"本草待诏,谓以方药本草而待诏者。"这一记载表明,当时本草家已进入宫廷,并已取得一定的学术地位。《汉书·卷十二·平帝纪》载:"征天下通知逸经、古记、天文、历算、钟律、小学、史篇、方术、本草,以及五经、论语、孝经、尔雅教授者,在所为驾,一封诏传,遣诣京师,至者数千人。"此言表明,当时已将本草与天文、历算等学科和经典著作并列,并作为一门学科设置教学,而研究本草的学者也稍有规模。《汉书·卷九十二·游侠传》云:"楼护,字君卿,齐人。父世医也,护少随父为医长安,出入贵戚家。护诵医经、本草、方书数十万言,长者咸重之。"这一史料反映出,本草已和理论性的医经、方术明显分离开来,作为医学中一门独立学科而存在。"本草"一词的出现,从"毒药"到"本草"这种名称的改变,反映出中医药学的不断进步。但总的说来,此时的中医药学仍处于重药轻方阶段。

二、初期阶段

东汉时期,张仲景著《伤寒杂病论》,使用药物 166 种,载方 323 首。其方剂在配伍应用及药物性能的加减变化上,具有严谨的法度和技巧,在药量、剂型、服法等各方面都有很大的飞跃。书中出现了大量常用的配伍组合,对后世影响甚深,故被称为方书之祖。

唐朝孙思邈著《备急千金要方》和《千金翼方》,《千金要方》全书 30 卷,共计 232 门,载方 5700 多首,方论 3500 首。《千金翼方》30 卷,计 189 门,合方、法、论共 2900 首。孙思邈把汉代之后散在很多著作中的方和自己的经验方收集起来,突出了脏腑辨证和对病证结合的分类,对脏腑治法有很大贡献,可谓集唐以前医方之大成。此外,孙思邈对药物学的认识也是非常丰富。《千金翼方》前四卷即为专门研究药物的文献,记载了 11 种药物的性味、功能、主治、别名、产地及采集、炮制等内容。孙氏认为,药物的规范采集、炮制、贮藏及产地等,均有非常重要的意义。他指出重视采药时节的意义:"夫药采取不知时节,不以阴干、暴干,虽有药名,终无药实,故不依时采取,与朽木无殊,虚费人功,卒无裨益"(《千金翼方·卷一》)。孙氏对炮制做了很多精辟论述,其中就提到对乌头、附子的炮制,强调:"此物大毒,难循旧制,凡用乌头,皆去皮熬令黑,乃堪用,不然至毒人。特宜慎之"(《备急千金要方·诸风》)。孙氏在道地药材和理论总结上的突出成就主要体现在《千金翼方·卷一》设"药州出土"篇,专题论述道地药材,总结了当时 133 个州的 519 种药物。如绵州出天雄、乌头、附子、乌喙、侧子、甘皮、巴戟天;龙州(今平武一带)出侧子、巴戟天、天雄、乌头、乌喙、附子等。

隋唐时期经济文化蓬勃发展,海陆交通发达,海外药物不断传入。加之唐代政府重视药物学发展,有专人从事药物引种和栽培,培养药学人才。其中较重要的本草著作有《新修本草》《本草拾遗》《食疗本草》《食性本草》和《海药本草》等,其中陈藏器在《本草拾遗》中首次收载了方剂,开了本草书收载方剂的先河,陈氏在《本草拾遗·序》中提出了著名的"十剂"之说。"诸药有宣、通、补、泄、轻、重、涩、滑、燥、湿,是药之大体,而本经都不言之,后人亦所未述,遂令调合汤丸,有昧于此者……只如此体皆有所属,凡用药者,审而详之,则靡所遗失矣。"系统地以药效来分类,在当时是创新之举,对临床辨证用药有重大的指导作用,并且丰富了方剂学的基本内容,凸显了本草与方剂互相融合的特点。

隋唐时期国富民强,与外界的医药交流相当频繁,在盛世修典的风气下,当时的本草记载了很多其他民族和地区的药物学知识。具体表现在：①吸收少数民族医药经验。②吸收海外医药经验。自东汉到隋唐时期，随着临床上大量方剂和外来药物的使用，医家逐渐掌握了复方配伍的技巧，能较好地控制中药的功效发挥方向和减低其毒副作用，此时的方剂学已经融理、法、方、药为一体，取得了蓬勃的发展。

三、快速发展阶段

宋金元时期，由于宋朝重视医药，开设国家药局，刊行大型方书，中医药得到了蓬勃发展。很多文人均崇尚医学，如范仲淹云"不为良相，当为良医"，王安石、苏轼、沈括等皆通晓医学。而且，宋代"理学"和"新学"不同哲学流派的长期争论，对医学理论有相当大的影响，成为当时医学界学术氛围空前活跃的缘由之一。此后的医家开始重视医理、药理的研究，而其中成无己的《伤寒明理论》开方论之先河，探讨方剂中药物的配伍关系，为后世方药及配伍的深入研究开拓了新的途径。

以金元四大家为代表的众多医家总结了很多配伍规律，从配伍当中观察到药物的新功效。以柴胡为例，在《伤寒论》中，柴胡的功效主要是解表散邪，多与黄芩相配；到唐代时，有医家开始使用柴胡和芍药相配来调肝疏肝；而用柴胡和升麻并用升举清阳的用法，则是到了金元时期，才由李杲提出的。自此之后，柴胡的升阳举陷之功效才被总结在本草书中，为后世医家对柴胡的应用提供了更好的指引。又如天麻，《本经》仅言其"主恶气，久服益气力，长阴"；至《药性本草》始称"治冷气顽痹，瘫缓不遂，语多恍惚，多惊失志"；《开宝本草》补充了"主诸风湿痹，四肢拘挛，小儿风痫惊气"；直至金元时期，张元素才指出，天麻"治风虚眩晕头痛"，药物功效认识在历史长河中的逐渐完善，充分地体现了方剂和本草在配伍应用中相互促进和发展的特点。

四、鼎盛时期

明代的本草专著频频面世，方论亦蔚然成风。以《本草纲目》为例，这本以研究本草为主的专著里，收载药物1892种。其中对药物的认识又有了新进展，对药物功效的总结也最为丰富。以僵蚕为例，《本经》原称其"主小儿惊痫夜啼"；《图经本草》则指出其可治"急喉痹"；《医学启源》则言其"去皮肤间诸风"；《本草纲目》则更进一步指出，僵蚕能"散风痰结核"。又以中药黄柏为例，早在金元时期，张元素、朱丹溪等就将其配伍知母，以滋阴降火，清虚热。方如大补阴丸、虎潜丸等。但直至《本草纲目》一书中，方明确提出知母和黄柏的配伍意义："知母之辛苦寒凉，下则润肾燥而滋阴，上则清肺金泻火，乃二经气分药也；黄柏则是肾经血分药，故二药必相须而行，昔人譬之虾与水母，必相依附。"生动地阐释了两者的配伍关系。《本草纲目》收载的附方和单方超过1万首,把方剂和本草密切地联系了起来。此外,同期的其他本草书中还有很多关于如何通过配伍技巧来控制中药功效和发挥方向的描述,通过配伍在方药之间起到的桥梁作用,充分地促进了方药的共荣进程。

清代的医家非常重视药物使用的配伍关系研究,包括综合因素控制功效方向,讲究配伍技巧等。而第一本中医药配伍专著《得配本草》也于此时问世。书中明确提出,配伍环境不同,药物功效发挥方向也不同,如"川芎,得细辛,治金疮。得麦曲,治湿泻。得牡蛎,治头风吐逆。得腊茶,疗产风头痛。配地黄,止崩漏。得参、芪,补元阳(理气之功)。配薄荷、朴硝,为末,治风热上冲。佐犀角、牛黄、细茶,祛痰火,清目疾。"

方药配伍环境被认为是影响药物功效发挥方向的最主要因素,自此开启了方药配伍环境研究的新纪元。标志着方药共荣进入鼎盛时期。

(叶俏波　鱼潇宁)

第三节　因时制方论

中医制方用药讲究三因制宜,即因时、因地、因人制宜。由于中国古代气候处于变迁过程当中,制方用药思路也在不断变化,先生根据"因时制宜"的制方原则,阐释了中医学中的汗法随着时代变迁的制方内涵变化。先生认为气候变化、时代变迁是影响解表方剂制方思想的重要客观因素。大体而言,处于寒冷时期主要产生辛温解表剂,而温暖时期主要产生辛凉解表剂。

一、辛温解表剂因时论

辛温解表剂可划分为麻桂剂和羌防剂,前者主要产生于东汉气候寒冷的时期,后者则经历了晋唐萌芽、宋金元成熟的沿革过程,主要产生于气候相对温和但比较潮湿的气候背景之下。

(一)麻桂剂

从气候特点来看,东汉建安末年气候寒冷,如《金匮要略·脏腑经络先后病脉证第一》所言:"以得甲子而天大寒不解,此为至而不去也。"在这种情况下,表寒证以重者常见,所以,在立法上以峻汗与之对应。

表证首先基于风邪,风为百病之长,多兼夹寒、湿、热、燥等邪。隆冬时节,冰寒彻骨,风为"大刚风"(《灵枢·九宫八风》),"大刚风"为北方之风,《灵枢·九宫八风》云:"风从所居之乡来者为实风",张仲景所处河南为黄河流域中心地带,因之,此风为"实风"。风寒袭人,首先犯表,次传于里,太阳为身之藩篱,因此风寒表证是太阳病的主要证型。太阳病的主要治法是解表法。寒性收引,腠理闭塞,卫阳抑遏,不得伸展。"大刚风"的收引更甚,腠理闭塞、卫阳抑遏的程度亦高。所以,非强开其腠,外邪不得出,卫阳不复其职。后世孙思邈、喻昌、成无己等用"三纲鼎立"来概括经方。"三纲"者,麻黄、桂枝、青龙也,可见三方的重要性。

至于麻桂剂的基本特点,从配伍来看,麻桂剂中,麻黄、桂枝是基本发汗解表组合,麻黄为峻汗之品,可解卫分之郁,桂枝温分肉,通经脉,解肌开腠。麻、桂从不同层次发挥解表效应,所以合用则发汗解表功效更强。经方中,麻、桂合用者较多,这就充分适应强开腠理的要求。正如张介宾《新方八阵·散阵》所言:"盖麻黄之气峻利而勇,凡太阳经阴邪在表者,寒毒既深,非此不达,故制用此方,非谓太阳经必须麻黄也""麻黄、桂枝,峻散者也……"从服用方法来看,经方解表剂在用法上大都注明"覆取""吸热稀粥"等用法,可见特别强调汗出,这与后面将提到的羌防剂及辛凉解表剂是有区别的。如九味羌活的用法"若急汗,热服,以羹粥投之;若缓汗,温服,而不用汤投之也"(《此事难知》),就没有特别强调汗出。

阳加于阴谓之汗,汗为心之液,汗之生成、排泄都与心阳、心气密切相关。柯韵伯认为"营卫行于表,而发于心肺,故太阳病则营卫病,营卫病则心肺病矣",故而"心肺为太阳之里"(《伤寒论翼·太阳病解第一》)。"南方赤色,入通于心……其类火"(《素问·金匮真言论》);"心为阳中之太阳"(《灵枢·阴阳系日月》),王冰对此注释说:"阳气盛大,故曰太阳";"夏者……通于心"(《素问·六节藏象论》)。从以上论述来看,太阳表证除了肺外,心的病变也是不可忽视的,突出表现在心所主之血脉凝滞。从药物归经来看,张仲景使用的解表药物中,桂枝归心、肺、膀胱经,细辛归肺、肾、心经,附子归心、肾、脾经,干姜归脾、胃、肾、心、肺诸经,其共同特点是都可归心经;而麻黄的主要成分之一麻黄碱可使心肌收缩力增强,输出量增加,似乎也有归心经的趋向,但目前尚未检索到相关的文献明确指出这一点。张仲景在解表药物做如此选择,一定程度上强调鼓动心阳以促进发汗。可见麻桂剂的创方基本出发点是针对寒冷气候条件下的风寒重证,同时也体现了"伤寒汗不厌早"的思想。所以,治疗表证,治心也是不可忽视的一法。心属火,对应于夏,夏为热,热可制寒,所以说治寒以热实际也可看作是夏气以制冬气,是"中医治疗就是时间治疗"的具体体现。刘渡舟教授认为,空调伤寒因其临床表现为恶寒、发热、身痛、无汗、气喘、脉浮紧等,与伤寒表实"麻黄八症"极为相似,故称其为空调伤寒,以与正伤寒相区别,因其与正伤寒在临床表现、病机上大致相同,治当非麻黄剂莫属。二者的看法有异曲同工之处。

温阳解表法亦诞生于大寒之时。寒有外寒、内寒之分。外寒指外界寒冷之气而言,由外而入,因其所伤部位不同又有伤寒、中寒的区别。中寒属于外入之寒者,治则温必兼散;阳虚外感者,内生、外入之寒兼而有之,治则温必兼补,二者都属于扶正解表范畴。《伤寒论》中麻黄附子细辛汤、麻黄附子甘草汤均为名方,也是温阳解表方剂之滥觞。麻黄附子细辛汤在《伤寒论》中用于治疗太阳伤寒,少阴阳虚之恶寒发热,肢冷嗜卧,脉沉迟之证;麻黄附子甘草汤主治与前方相似,也用于少阴阳虚,风寒外感所致的恶寒身疼,无汗,微发热,脉沉微者,或水病身面浮肿,气短,小便不利,脉沉而小者。比较而言,后方病轻势缓。正像风寒表证与风寒直中以及阳虚外感在病机病理上密切相关一样,辛温解表法和温阳解表法一母二子,均由大寒、大疫所孕育、催生。

(二)羌防剂

羌防剂是辛温解表剂中的另外一种组方思路和模式,与麻桂剂特点有所不同,产生的气候背景相异。所谓羌防剂,是以羌活、防风等为主要结构所组成的解表方剂,是在麻桂剂之后产生的另一类辛温解表剂。

羌防剂肇始于晋,发展于唐。两晋和唐朝,在方剂整理、收集最有成效者当属葛洪《肘后备急方》及王焘《外台秘要》,将其全部解表方检出,可以看出以下三个特点:①麻、桂比例仍然很大,但不占统治地位。从解表多用麻黄、桂枝这一点来看,葛洪之方有明显的经方痕迹,葛洪生活年代与张仲景相距不过百年,气候是从东汉末极其寒冷的时期过渡而来,但已较为温和。唐代更是气候温暖潮湿。但在以麻、桂为主组方同时,多配伍清热泻火解毒药物,已构成辛凉解表剂之辛温加寒凉模式,与麻桂剂有距离;同时,《肘后备急方》温里类药物的频率明显减少,唐代解表方中的附子占的比例较重,多用于山岚瘴气、天行时疫之类疾病。在这些药物中,虽受制于仲圣,但明显更加适应温和气候特点下的外感。②解表药物的使用,明显更加丰富,出现葱白、豆豉等辛、微温药物。在晋唐解表方剂中,葱白、豆豉两种药物的使用属于发端,而且使用频率高。葛洪《肘后备急方·卷二》提出"伤寒有数种,人不能别"。表明此时对寒性外感的细致化认识的倾向,已经区别于张仲景所认识到气的大寒。葛氏制方葱豉汤,构成辛温解表之轻剂,适用于外感风寒表证,是对风寒表证治疗的补充和发展。唐·王焘《外台秘要》中还收载了《肘后备急方》中解伤寒之解表方七首,除葛洪葱豉汤原方一首外,其他六首均为葱豉汤的变方。可见,葛氏的葱白、豆豉结构乃是在麻桂结构的基础上变通而来,虽然只是发汗解表而不具备祛除表湿的功效,但也为后世羌防剂的产生打下了基础。③出现了防风、藁本、白芷、独活等解表祛风除湿之品,是为羌防剂的雏形。在经方中,已经出现了解表祛湿的方剂。《金匮要略》有麻黄加术汤、麻杏薏甘汤,《伤寒论》中174条之桂枝附子汤,从未出现过羌防剂的结构。从这三方的组方结构来看,张仲景治疗夹湿之表证的组方思路,基本上是在原有的解表方的基础上加入祛湿药,还是基于麻桂剂的特点,这与羌防剂的结构特点是有区别的。另外，在东汉末年虽然出现了解表祛湿的方剂，但毕竟不如唐代，更不如宋金元时代广泛。这是因为，东汉末年，气候寒冷，且连年干旱，气候偏于干燥，但晋唐不仅气候转暖，而且较湿润，故而在表证上，防风、藁本、白芷、独活等既解表功效弱且兼除湿作用的药物的使用为气候所趋，尤其在唐代，羌活、独活已经区分开来使用，表明羌防类药物和方剂使用的广泛。

羌防剂成熟于宋代。从《太平惠民和剂局方》（以下简称《局方》）及《局方》以外的方剂两部分中的解表方剂药物进行统计分析得出，二者有相似之处，亦有区别。相同之处在于，二者都含有较高频率的羌防类药物，如羌活、防风、藁本等，《局方》中所占的比例更高。另外，荆芥不仅开始使用，而且使用的概率很高，防风、荆芥这对解表配伍中最常见的结构开始普遍得到使用。可以看出：①羌防剂的使用较晋唐时期更为普遍，完善了作为解表祛湿的基本组方思路，标志着羌防剂的成熟。②继续补充、完善辛温微汗解表的方药格局。而其区别在于，在《局方》中，羌防类药物占据统治地位，除此以外，还出现了蔓荆子、薄荷、牛蒡子、蝉蜕、柴胡等辛凉解表药物，这些药物多与辛温解表药物合用，形成所谓的"辛温复辛凉"结构。③在《局方》以外的方中，麻黄、桂枝的使用仍然占有一定比例，但不占统治地位。在唐代，麻、桂的使用频率，远超过同时代其他的解表药物，但在宋、金、元时代已经不占主导地位。在宋金元时代，羌防配伍逐步取代麻桂组合，成为这一时期解表方的主要配伍结构。另外，诸如桂枝、羌活这样的配伍出现，用来取代麻黄、桂枝这一配伍结构。

羌防剂产生的气候背景。《局方》用药偏于温燥，其方剂尤其是治疗诸风和伤寒的方剂在药物配伍上偏于温燥。《局方》的编纂分三个阶段：初刻于1078—1085 年（宋元丰年间）；第二阶段是1107—1110 年（宋大观年间），这两个阶段尚是北宋年间，气候由晋唐以来的温暖、炎热逐渐下降，但还未到寒冷时期，最初只有约 297 方；所以，其所收集的方剂当以温暖时期为主，因此可以反映温暖时期的用药特点；第三阶段是 1227 年（宋宝庆年间），1241—1252 年（宋淳祐年间）几度编纂，大幅度增加方数至 788 首，全书大部分方剂如宝庆新增方、绍兴新增方、淳祐续添方、吴直阁增诸家方、续添诸局经验方等卷方剂，便是在重新编纂阶段补充进去的，如果对这些续添的方剂进行分析的话，会发现这些方剂与最初的 297 方相比，明显温燥。第三阶段已是南宋，迁都杭州，气候已经变得比较寒冷，所补充的方剂较初刻版更为温燥。所以全书方剂、用药从总体上讲偏于香燥就合情合理。东南本就地湿，加上全国降雨量的增大，更是加大了湿度，因此，治湿之方流行。《局方》中，败毒散、藿香正气散、不换金正气散、参苏饮、平胃散、二陈汤、参苓白术散等，均为泽被后世之名方,也反映出这一时期病证多痰湿的特点。生活并行医于金代气候偏于温暖时期的"易水学派"代表人物张元素开始力陈伤寒概用麻桂之弊,张氏认为"古方不能治今病",倡"解利外感"(也称"解利伤寒"),即风寒湿所致之伤寒,以区别仲景麻桂剂所主之伤寒。可以看出,张氏充分考虑到麻黄汤峻汗的特点,一般适用于伤寒重证,并不能通用以治疗伤寒。他创造出解表方九味羌活汤,除体现他的"引经报使""分经用药""药物归经"学术思想外,很重要的一点就是该方"药备六经,通治四时",从理论上完成辛温解表剂由惯用的"麻桂剂"一统天下,向"羌防剂"的延伸,由峻汗治风寒重证到微汗治疗风寒轻证的拓展,正如汪昂《医方集解》对该方的评价"此是足太阳例药,以代桂枝、麻黄、青龙、各半等汤",从而在理论上确立了羌防剂乃辛温解表的主要组成部分之一。

综上所述,羌防剂有两重含义:①发散风寒力量比较平和;②针对风寒夹湿,当然这里所指的风寒与麻桂剂所主的风寒不同。沿革分两个阶段:一是晋唐的肇始阶段,二是宋金元的从方剂到理论的成熟阶段。羌防剂的沿革,整个过程都与温暖潮湿的气候条件下出现的风寒夹湿的特点密切相关。

二、辛凉解表剂因时论

汗法中,辛温与辛凉解表在很长的一段时间里,互相争鸣,不断发展。辛温解表剂是在对外感风寒病机、病理、治法、方药不断认识的深化过程中完善起来的,而辛凉解表剂的沿革则是伴随着对温病的认识而不断发展的。因为温病学又是在逐步从伤寒学派中分化出来的过程中发展成熟起来的,所以一定程度上说,辛凉解表法的沿革过程体现了外感表证中风寒外感与风热外感的区分历程。中医对温病的认识分为三个时期:战国到唐代为萌芽期,宋金元是成长期,明清则系形成期。相应地,辛凉解表法也经历了相同的三个阶段。总体来讲,温病学的发展与气候变迁息息相关。由此推理,辛凉解表法的发展离不开历史时期气候不断变迁这一背景。

(一)晋唐萌芽

晋唐不仅发展了辛温解表法,而且开创了辛凉解表法的使用。在晋唐解表方剂中,麻黄、桂枝仍然是解表药物中使用率较高者,但与经方相比,配伍模式已迥然有异。多采取辛温解表药物与寒凉药物相配以组成辛凉解表剂,因此,将辛凉解表剂的模式称为"辛温加寒凉模式",用以区别于明清温病学派的辛凉解表剂。由此看来,晋唐辛凉解表剂之辛温加寒凉模式在组方思路上既受到《内经》以降的辛温发汗思想的影响,又结合当时温暖气候条件下的热性外感特点对之进行了改进,构成辛温加寒凉模式,体现了对"三因制宜"的灵活把握,师古而不泥古,这对宋、金、元诸多医家影响甚大。

（二）宋金元发展

在"阳气郁结""阳气怫郁"等病因的指导下,宋、金、元医家对外感热病的治疗继续沿着晋唐以来的辛温加寒凉配伍成辛凉解表方剂。"阳气郁结""阳气怫郁"的根本原因在于风寒密闭腠理,使阳气不得外达而成。因此,在这个病因观的指导下,寒为本,而热为标;寒为基本病因,发热则为寒演变而来。这种观点一直到明清都存在着很大的影响力。

在晋唐时代,虽已经开始采用辛温加寒凉的模式组成辛凉解表剂,但作为一种治法,却既未从理论上确立下来,亦未得到广泛的认同,当时存在以辛温或纯寒凉概治表证两种极端。在宋、金、元时代,作为与辛温解表法并列的一种治法,辛凉解表不但获得正名,而且从理论到临床实践都已经获得广泛的认可。在遣药组方方面,这个时期大致有两种不同的趋向:其一,在经方的基础上加入寒凉药物。其二,不用经方,自行创制。这种类型方剂众多,根据所选用药物的不同,又大致分为两种情况:一者仍用麻、桂等为方中的主要解表药物,但不沿用经方的完整组方模式。如刘完素防风通圣散,由防风、川芎、当归、芍药、薄荷、大黄、麻黄、连翘、芒硝、石膏等组成;双解散,由防风通圣散、六一散各半组成。二者主要解表药物不用麻、桂,而用菊花、蔓荆子、柴胡、葛根、牛蒡子等辛凉解表药物,或用羌活(独活)、防风、荆芥、葱白、藁本等辛温解表药,但加入大黄、石膏、黄芩、栀子等寒凉药物。前者如《局方》菊花散,由白蒺藜、羌活、木贼、蝉蜕、菊花等组成,《小儿卫生总微论方》之荆芥桔梗汤,由荆芥、桔梗、甘草、牛蒡子组成;后者如《局方》流气饮,由大黄、川芎、牛蒡子、细辛、防风等组成,《圣济总录》防风汤、蝉花散,已经形成完整的辛凉轻散结构。所以,可以认为,这是明清温病学派的辛凉解表思路之前驱。

（三）明清成型

东汉大寒疫盛行,催生了伤寒学说;明清的疫流行,同样也是诞生温病学说的温床。这一时期的疫情与明清以前相比,突出的特点有四:一是更加频繁,但由于医疗卫生保健水平的提高,死亡率反而大幅度下降;二是大规模者增多,大部分疫情的波及范围广泛;三是以温性者为多;四是疾病传染、流行的中心地带由汉代的中原为中心转移到江浙一带。

明清时期温病学派对解表法的辨识。温病学家首先否定的是伤寒学派的辛温发汗。众所周知,在吴又可《温疫论》问世以前,在治疗外感热病方面,伤寒学说占绝对统治地位。为此,温病学派用阴阳的学术思想对二者进行了详细的鉴别。首先,温病学派认为温疫之邪从口鼻而入,有别于伤寒学派所讲的皮毛腠理的侵袭途径;其次,"温邪上受,首先犯肺",手太阴肺为阴经,由此建立了温邪为阳邪,侵犯手太阴气分的基本病机。这与寒为阴邪,袭人足太阳卫分是不同的。第三,伤寒袭人,易伤人阳气,而温病袭人,则更易耗损阴液；而对这些鉴别的基础，乃基于季节、气候、方位的不同。这些鉴别认识的落脚点在于反对概用辛温解表法治疗温病初起。汗法是治疗表证的不二之法，包括辛温、辛凉二端。伤寒学派治疗外感表证"始终以救阳气为主"，寒邪为肃杀收敛之邪，伤人后易致阳不足而阴有余，因此，必须用辛温之品以运其阳气，发汗而驱邪；温病治疗时"始终以救阴精为要"，温热为阳邪，伤人易致阳有余而阴不足，必须顾护阴液。因此，吴鞠通明确提出"温病忌汗"。

温病学家反对的第二类治疗方法是唐代以来的辛温加寒凉而成的辛凉解表法。作为与张仲景辛温解表法相区别的治法，这种治法从唐代就已经出现，到宋金元时期达到顶峰，以刘河间为代表，有"热病宗河间"之说。辛温加寒凉而成的辛凉解表法主要针对外寒郁而化热，形成外寒内热之表里同病格局而言的，其实质是表里同治，适应证相当于后世所说的"伏气温病"，并非单纯的解表法；以之治疗新感温病之风热、风温表证，辛温药物易发其汗，苦寒药物易耗其阴液，汗与阴液同源，大悖温病"始终以救阴精为要"的基本原则，因此遭到反对。温病初起，大体相当于风温或风热阶段，属于表证，治当解表无疑，如叶桂所言："在卫汗之可也""辛胜即是汗药"。卫分敷布于肌表，有卫外作用，温热之邪侵入，必先犯及卫分，表现为卫外失常。肺为华盖，其位最高，因此，卫分证候又常见肺经、肺络病变。因此，温邪入肺，先见表证，故可用汗法。历代对温病初起治疗是否用汗的看法不外两种：一是邪在肺卫，宜汗解透邪；一面又论述温病忌汗，认为"温病亦喜汗解，最忌发汗，只许辛凉解肌，辛温又不可用"。温病初起治疗宜汗忌汗绝不是纠缠纯理论问题，而是关系到温病治疗的成败。对于温病用汗法，大致的原则是温病宜汗，不必强责其汗；而且时刻顾护津液，对于温邪在表，忌汗可防伤阴太过，用汗能予祛邪外达。因此，宜汗与忌汗是对立统一的。

辛凉轻散模式的用药特点。可以发现该时期的用药有以下几个特点：①苦寒清热类药物的使用大大下降，比较而言，黄芩、石膏、栀子是使用稍多者，但麻黄、石膏等形成辛凉解表结构者已经很少采用。②薄荷、牛蒡子、柴胡、葛根、菊花等辛凉药物的使用频率加大，这些药物的突出特点是轻、散，成为明清时期辛凉解表方剂的主干结构。在宋金元时代，这些药物作为辛凉解表药物已经开始使用，但使用频率并不是很高，大多情况下，借其升散之性，上达颠顶头部、目窍、口鼻、咽喉，以治疗五官科风热疾患为主。而在明清时期则有了很大的发展，不限于这些疾患。这种以辛凉轻散为主要结构的辛凉解表方萌芽于宋、金、元时期，发展、成熟于明末清初。③荆芥、防风在所使用的解表药物中比例非常高，这说明二药不仅是辛温解表剂的基础结构，亦是辛凉解表剂的常用配伍。其他辛温解表药物如羌活、独活、细辛、白芷、麻黄等也在配伍组方中得到运用,但与唐宋以来的使用模式大相径庭,多与辛凉解表药物同用,形成所谓的"辛温复辛凉"结构。

至于辛凉轻散模式的内涵,以银翘散、桑菊饮为代表的辛凉解表剂一改河间学派辛温加寒凉模式,大得其道,主要特点归纳为两个,一是"轻",如叶桂《温热论》所说:"在表初用辛凉轻剂",这里的"轻"体现在四个方面,即药性轻、质地轻、用量轻、用法轻。所以,吴鞠通在《温病条辨》中总结温病上焦证治疗用药特点"上焦如羽,非轻莫举""高巅之上,非风药不可上达"。需要指出的是,温病学派"轻剂",来源于北齐徐之才的"十剂"之说,"轻可去实,麻黄、葛根之属是也。"麻黄、葛根之辈,辛散外达,"轻可去实"乃指祛除"自外而内"之邪气。叶桂之"轻剂"乃宗徐之才所言麻黄、葛根之义,首当辛散外达,而温热之病性不同,故增"辛凉"二字于"轻剂"之前。另一是"散"。温热阳邪致病,既有炎上亢奋的特点,又有阻遏人体气血阴阳之运行而致气机郁滞的特点。所以,风温、风热之治,清的同时应立足于散。因此,有人认为叶氏"在卫汗之可也"之说非为汗法,其实质是辛凉开肺,宣透郁热。使肺气开达,气机通畅,郁热透散,肺卫之温热随微汗而解。鉴于以上两个用药特点,我们将这种组方模式称为辛凉轻散模式,以区别于辛温加寒凉模式。

综上所述,以中国古代气候变迁为纲,根据理、法、方、药一体的模式,采取断代分析的方法对各个历史时期的解表剂的特点进行了初步阐述。首先将解表方剂按照现行以功效强弱为标准的分类方法,分为辛温、辛凉两大类,然后将辛温解表剂分为麻桂剂、羌防剂两亚类;辛凉解表剂则分为辛温加寒凉、辛凉轻散两亚类,这种分类方法不但体现功效强弱特点,而且直接体现用药特点。辛温解表剂中,麻桂剂产生于东汉建安末年气候极度寒冷,寒性瘟疫大范围流行的背景之下;而羌防剂则产生于北宋相对较为温湿,仍以气候偏寒为特点的气候背景之下。辛凉解表剂中,辛温加寒凉模式孕育于晋唐炎热时期,成熟于宋金元一段温暖的气候时期;而辛凉轻散模式则成熟于明末清初气候温和时期。

(李德顺 吴钱生)

第四节 中药功效控制论

单味中药因其成分复杂,药物功效多样,临床应用影响药物功效的发挥因素众多,所以研究中药功效控制方法尤为重要。先生根据长时间的理论研究与临证实践,总结了五种控制中药功效的方法,即配伍环境、用量、炮制方法、剂型以及服药方法。

一、配伍环境

配伍环境是方剂中药物与药物之间所形成的配伍结构关系,对于多功效的单味中药而言,配伍环境是最主要的影响其在方剂中功效发挥方向的因素,同一个药物在方剂中,由于配伍环境不同,功效的发挥方向也就有别。方剂中的配伍环境,主导着药物在方中的功效发挥方向。例如桂枝,和麻黄相配最常见,单用麻黄的方和单用桂枝的方发汗力量一般不大。麻黄汤去掉桂枝以后的三拗汤、华盖散等加减方,都不是以这种发汗散邪力量为主要功效的,而是一种微微发汗。单用桂枝的方,很多都不是治表证的。而麻黄和桂枝一起出现的方多为风寒表证而设。不管是麻黄汤、麻黄加术汤、小青龙汤,还是大青龙汤,都含有麻桂配伍。实际上,从中药药理角度分析,"阳加于阴谓之汗",经肌肉、皮里膜外,然后到皮毛腠理而汗出。桂枝解肌,麻黄开腠,然后津液到皮毛,出腠理,才能够打通发汗的整个环节,将相须为用这种配伍特点反映得比较清楚。另外,治疗风寒湿导致疼痛诸方,古代不同时代的医家,运用桂枝当中,往往和细辛相配,止痛力量增强。现代临床试验比较研究亦证明了此点,故桂枝与细辛相配,主要功效是止痛。桂枝与桃仁、牡丹皮、赤芍之类相配,则是温经活血和活血散瘀功效比较突出。桂枝、芍药等量或相似用量下,对外调和营卫,对内调和气血、调和阴阳。从仲景方配伍当中,便可体会到桂枝、白芍调五脏阴阳的规律性。若用量变化,便不能达到调和营卫、气血、阴阳的目的。桂枝与白术相配,有温阳化气之用。桂枝与茯苓相配,若茯苓量大,平冲降逆之效较好。凡是水气上逆以平冲为主的,往往需大量的茯苓与桂枝相配。

再如,柴胡与芍药,是调肝的基本结构,从张仲景四逆散之后便已形成。那时四逆散用于治疗阳郁厥阴造成的四肢逆冷。宋以后,四逆散主要用于肝脾气郁,肝脾气机郁滞所造成的脘腹胁肋各种疼痛。自此,柴胡、芍药便成了一个基本结构。对于柴胡、升麻,人体的清阳上升就是两股气,一是脾的升清,一是肝的生发。作为降,重要的是胃的和降与肺的肃降;而升的两股气,升麻能升脾之清阳,柴胡能升肝之清阳,二者相伍,升举清阳之力较强。先生提出,此处需注意的用药技巧便是用量。柴胡升举清阳需小剂量,大剂量时发散力强,中剂量时则疏肝理气为主。张介宾、李杲用药升举时,柴胡与升麻之剂量很小,则为涉及配伍环境和用量特点。若柴胡与川芎同时运用常调气活血。柴胡、枳壳亦是从四逆散开始,一升一降,既调和肝脾,又升降气机,乃是调理气机常用组合。柴胡取其发散之功时用量偏大,柴胡的发散部位为少阳,半表半里;葛根透表在阳明,解肌透里。柴胡、葛根二者联合乃为透邪,且为邪已深入阶段,这亦证明了配伍环境的协同作用。

生姜相似用法也有很多,生姜、半夏同用,多为和胃降逆,同时制半夏毒性。而生姜、大枣相配,在仲景桂枝汤之后,更有生姜、桂枝,加甘草,以辛甘化阳,大枣、芍药加甘草,以酸甘化阴。阴阳双向调节,生姜、大枣,可调和体表、营卫、气血及脾胃。此外,生姜、白术、茯苓相配,功效健脾除湿。如逍遥散调和肝脾,调和气血,方中生姜散水,作用于上焦,白术运脾燥湿,作用于中焦,茯苓渗湿,作用于下焦。此三味药通顾上、中、下三焦津液之转输通畅,亦是协同健脾除湿的基本结构。纵观历代诸家方剂,发现用这三味药除湿之方剂亦相当多,并非逍遥散有这种结构,真武汤里亦曾出现。生姜若换为干姜,亦有其配伍特点,如干姜与甘草相配,干姜温,甘草补,内生之寒温必兼补,是种温补脾肺的基本结构。外来之寒温必兼散,内生之寒温必兼补。与细辛、五味子相配成为温肺化饮的基本结构。仲景便很擅长用姜、辛、味治疗寒饮,往往小青龙汤用于发作期,苓甘五味姜辛汤用于稳定期。干姜、附子相配,侧重温阳,是先后天阳气同温,先后天结合,四逆汤里便有此结构。干姜、人参相配的理中汤,主要用于温补中阳。故药物的配伍使用,本身有中医药理概念在里,《伤寒论》中,张仲景用了很多基本结构,书中许多方剂前后呼应。故在技巧上,可利用配伍环境来保证多功效单味中药功效的发挥。

二、用量特点

用量特点,作为能影响多功效单药在复方中功效发挥方向的常见因素,在临床上易被忽略。中医有因人、因地、因时制宜的思想,但是中药用量亦十分重要,需从历代诸多医家用方规律中将其整理升华。中医要自身发展,中药用量一定要整理、规范,整理是发展,规范亦是发展。譬如黄芪,可补脾肺之气,可固摄,升举也是一种固摄,如补中益气汤中的升举,就是一种固摄,故补中益气汤也能治自汗。玉屏风散、防己黄芪汤皆有固摄作用,补阳还五汤也能固摄经络之气,气虚无以推动血液运行,黄芪既能固摄精气,又能够益气生血,因黄芪乃是生用、量大。凡用于固摄,黄芪用量比例须大。若只是用黄芪补脾胃之气,中等剂量便已足够。柴胡大剂量、中剂量、小剂量之间也有很大不同。中药一般都是常用量,或9~15克,或3~9克,是常用量大致范围。如紫苏叶能够理气,亦能发散风寒。小剂量的紫苏叶有解郁的作用,如紫苏叶15克,偏于发散,侧重向外向上。逍遥散里面少许薄荷,有解郁之用。再如人参益气救脱,用量要较大,小剂量当佐药,扶正祛邪,鼓舞正气,祛邪外出,中等剂量才是补脾肺之气。金银花也是如此,五味消毒饮这类清热解毒的方剂,方里金银花用量很大,大多在30克左右,它的功效主要是清热解毒,小剂量则是轻清宣透,辛凉透邪。再如,芍药止痛必须大剂量,桂枝汤里芍药加倍再加饴糖,则为小建中汤,所以这也说明用量决定了功效发挥的方向。所以,研究多功效中药发挥方向的控制方法，一定不能忽视用量对中药功效发挥的影响。

三、炮制方法

控制中药功效发挥方向，炮制是很重要的因素。很多的药房没有像传统要求那样去炮制，造成药物功效的偏颇。各种药都有它的炮制要求，如白术，用来燥湿或运脾除湿，一般生用，若用于脾胃运化，则炒用，焦术除了健脾，还有消积的作用。不同的炮制有不同的作用，这些药物的不同作用都有不同的炮制要求。

四、剂型

剂型对功效发挥方向也是很重要的。不同的药物剂型所产生的作用也不一样。例如枳术丸，用枳实、白术可健脾消积，用于脾虚食滞。而张仲景用枳术汤，是治疗脾虚水饮的。"心下坚，大如盘，边如旋盘，水饮所作，枳术汤主之"。同样两味药，剂型不同，功效方向就不同。又譬如九味羌活汤强调用汤剂，是用于外感风寒湿邪，内有郁热之时。若做成丸药，主要侧重于治疗风寒湿的痹证，风寒湿感冒与痹证是两个病，所以不同剂型其主治方向是不同的。再如，理中丸主治中焦虚寒的吐利，理中汤主治阳虚胸痹，不同剂型功效的侧重也不同。麻子仁丸的剂型服法要求很严，虽然麻子仁丸里面有小承气汤一样的药物，但它属于润下剂。它做成丸剂，用量控制严格，只用像梧桐子那么大的 10 颗，而且吃了以后若没有缓解，"渐加，以知为度"。

五、服药方法

服药方法在方剂学里往往是容易忽视的。因在教材里，服药方法写在用法当中。有不少的方，用法写为"现在用法，水煎服"，便没有更具体的了。而像桂枝汤的服法，张仲景在《伤寒论》里讲得很详细，密切观察，适度而止，并且说要"适寒温"，都非常详尽。四逆汤，后代很多医家在用法上都关注，四逆汤最好冷服，因四逆汤一类的方剂冷服不良反应小，涉及功效发挥方向还有不良反应的控制。"治寒以热，凉以行之"，服用方法至关重要。解表类方剂的服法更应强调，所以历来把桂枝汤的服法看成是解表剂的一种通则，即共同的要点。除了服法，包括煎法（煎熬方法）也很重要。银翘散的煎熬要求是"香气大出，即取服，勿过煎。肺药取轻清，过煮则味厚入中焦矣"。煎熬时间长，含有的芳香成分就挥发了。煎熬时间短，沸三五沸，"香气大出，即取服"，这些要点如不告知病人，病人熬药方法有误，则方药的效价则会大打折扣。有些药煎煮时间一长，药性就会挥发掉。如银翘散煮时间太长，芳香之气外散,剩下的都是清热解毒的成分,病人吃下去便是治疗疮疡的药,治疗感冒效果肯定就差了。再如,服法当中,吴茱萸的服法也比较特殊,需要在药冷的时候服用。吴茱萸能够治疗肝胃不和,以它为主药的有吴茱萸汤之类,主治肝胃虚寒、肝胃之气上逆、腹痛、胃痛、呕吐、头眩等。吴茱萸能够治疗眩晕、胸闷,但其又会造成眩晕、胸闷等不良反应。如果按照它要求的服法,就能发挥应有的方向,起到治疗的作用,副作用的方向就可以得到避免。所以不同的煎服方法,中药发挥功效的方向也可能不一样。

(由凤鸣 吴钱生)

第五节 中药毒性控制论

中医素称"是药三分毒",单用药而无方则有利有弊,而用方则有利无弊。针对中药毒副作用控制,先生主要应用以下方法:异性毒力互制论;药量的控制;炮制减毒;佐制药的配伍;反佐药的配伍;煎药方法的要求;服药时间、方法的要求;道地药材的强调;剂型的限定;辨证论治的总体把握等。

一、异性毒力互制论

这是一种特别的控制中药毒副作用的中药配伍方法。即避免同性毒力的共振,利用异性毒力相制。临床在用单味药时,如果把单味药药量加大,则该药产生的效价固然是原剂量的数倍,但其毒副作用也是原剂量毒副作用的数倍,从而产生同性毒力共振的后果;如果把多味功效相近的药配伍使用,则可减少单药的剂量,由于每味药毒副作用发挥的方向并不完全一样,朝不同方向的毒力则可互相制约,综合起来看,整个方子的毒力要比数倍剂量单味药所产生的毒副作用小得多,从而产生了异性毒力相互制约的效果。

异性毒力互制理论在方剂十枣汤中得到了完美体现,十枣汤是《金匮要略》治疗悬饮之方剂,用于水饮壅盛于里之实证。由甘遂、大戟、芫花这三味剧毒药加上十颗大枣组成,该方的特点是甘遂、大戟、芫花这三味药等分,但每味药的剂量都很小,该方所表现的即是功效相似的、泻下逐水功效相近的药物相配。在临床上,有试验单用甘遂作散剂,用量是成方剂量的三倍,比如将1.5克甘遂装入胶囊中,用枣汤送服,多数患者服用后都耐受不了。所以可以得出结论,单用一味攻伐中药,副作用就非常突出。倘若十枣汤中三味药同用,各用三分之一的剂量,总剂量正好是单味药剂量的三倍,患者服用后,虽然泻下作用强烈,但并未出现不能耐受的情况,反而能发挥持久的作用。

临床上除十枣汤一类攻伐药需要通过这种配伍来产生异性毒力互制效果,很多类型的中药都可以应用这种配伍方法,比如辛温发散中药,如果单用数倍量羌活,病人会因为羌活辛温燥烈之性太强而出现口干舌燥、乏力等不适,倘若用小剂量羌活,加上防风、荆芥类辛温药,则其发挥的辛散功效并不亚于大剂量的羌活,却能大大减少口干舌燥、乏力的症状。

二、药量的控制

无论是单味中药还是复方,剂量是发挥功效和产生毒副作用的关键因素之一,剂量过小,达不到治病的目的;剂量过大,则易产生毒副作用。如制草乌临床止痛疗效尤佳,其煎汤内服剂量一般为1.5~6g,剂量过大,则易发生中毒。再如木通有利尿除湿之功,但若剂量过大(临床有患者服用关木通50g中毒死亡的报道),则出现尿少、甚至产生肾衰竭等毒副作用。

三、炮制减毒

熟悉炮制品应用,中药炮制后可消除或降低其毒副作用,以保证临床用药安全。如柏子仁有养心安神之功,但其含有脂肪油容易引起胃肠道反应,经过"去油制霜"炮制后可消除其滑肠的副作用;再如人参根为大补元气药,其参芦具有催吐作用,故用参根补气时应去掉参芦,以消除其致吐的副作用。此外,对于毒性大的中药,应适当炮制以保证临床疗效,如巴豆需"制霜",使脂肪油含量在18%~20%才能很好地发挥攻下作用而减少毒副作用发生;又如马钱子有通络散结、消肿定痛之功,但其有致大脑皮质超限抑制、脊髓反射性兴奋致强直性痉挛及因呼吸肌强直收缩而引起呼吸不畅甚至死亡等毒性,故马钱子宜砂烫,使其生物碱士的宁含量控制在0.8%左右,则可很好地发挥疗效并减低毒性。中药炮制后还可改变和缓和药性以适应临床需要,中药偏性是临床不良反应发生因素之一。如麻黄辛、温,生用解表作用强,蜜炙后平喘作用强,对于热壅于肺,汗出咳喘者宜用蜜炙麻黄,因麻黄蜜炙后其辛温发汗之力受到制约,可减少副作用的发生。中药炮制后通过改变药物成分,突出某一功效而减少不良反应的发生。如生半夏有毒性,用生姜制可缓解毒性反应。所以,通过炮制可以减轻药物的毒副作用。

四、佐制药的配伍

君臣佐使里面佐药分三类:佐助药、佐制药、反佐药。方剂配伍组成中特设佐制药,其在方中所起作用是针对方中药物在发挥治疗作用时又出现某些不良反应而设的,通过佐制药配伍,从而增强和提高方剂治病求本的切机性和可靠性。由于某些疾病在其演变过程中,因其固有矛盾的特殊性而导致用常规的组方用药已达不到治病之目的。因此就必须配伍峻药或毒性明显的药物,此用药虽有明显的副作用,但治疗效果非同一般,在此为了避免药物在治病时出现不良反应,所以方中特设佐制药,以达补偏救弊之功。佐制药主要消除药物的偏性、峻性及毒性,所以这也是一种有效控制不良反应的方法之一。比如,疾病在其发展过程中,既有邪实,又有正虚,确立治则,需补虚泻实并用,此方药组成不属于佐制药配伍。所谓补、泻佐制是指病无虚体而用补药,病无实邪而用泻药,方中通过补、泻佐制配伍,可使方中诸药有机地结合在一起,发挥治疗作用而不出现偏性、峻性及毒性。再如,寒热药物并用于一方之中,其所主病证若是寒热证机共见于一病之中,此非寒热并用则不能达到愈寒热之证情,此用药不属于佐制药。所谓寒、热证佐制,是病证中并没有热证而用寒药,并没有寒证而用热药,如此组方之后,则能明显提高治疗效果。这些都是控制毒副作用的有效配伍方法。

五、反佐药的配伍

反佐,也是控制毒副作用的有效方法,即方剂中配伍与君药性味相反而在治疗中起相成作用的佐药,如吃药后出现呕吐反应,配降胃气的反佐药,防止药病格拒。出现药物反佐最常见的是病重邪甚,可能拒药时,则用反佐药防止拒药。例如,用大队热药治疗寒极证候,或者用大队寒凉药治疗热极证候时,配伍与君药性味相反,而能起相成治疗作用的药物以防止药病格拒。

六、煎药方法的要求

煎药方法可以增加药效,减轻药物的毒副作用;久煎是降低中药毒性最常用的方法,随着煎煮时间的延长,中药的毒性成分转化或随蒸汽逸出。例如,乌头类中药为中医治疗风湿性关节炎的常用中草药,常因煎煮方法不当或时间过短而服用后致急性乌头碱中毒。乌头类药物宜先煎、久煎,煎煮1小时以上,可降低其毒性。乌头类药物含有毒性大的双酯型生物碱,乌头碱化学性质不稳定,经加热水煮后,易水解成毒性较小的单酯型乌头原碱,乌头原碱毒性为乌头碱的二千分之一,而强心作用增强。又如细辛中的有效成分主要在其挥发油中的甲基丁香酚,其中还有毒性成分黄樟醚。由于各种成分的挥发性不同,细辛全草经过30分钟的煎煮,煎液内挥发油中有毒成分随着煎煮时间的延长而较快降低,所以煎液中仍保留着足够量的有效成分,而有毒成分的含量已显著降低,不足以引起毒害。除了久煎外,增加辅料煎煮药物也是常用的减毒手段,汉代名医张仲景常以蜜煎乌头、甘遂即制缓其毒性,最典型的方剂为治疗腹满寒疝宿食病脉证治的大乌头煎,方中大剂量地使用乌头,采用"乌头大者五枚"。为了避免中毒,仲景采用了特殊的煎法,即"以水三升,煮取一升,去渣,再用蜜二升煎煮,煎令水气尽,取二升",乌头桂枝汤也是用蜜来煎煮。这一方法至今也为许多喜爱用附子、乌头的所谓"火神派"医家所采用。又如甘遂半夏汤、己椒苈黄丸、十枣汤、葶苈大枣泻肺汤均为逐水峻剂,可以用白蜜制其烈性。

七、服药时间、方法的要求

择时服药是中医时辰药理学研究的重要内容,正确的服药方法,可以有效减轻中药的不良反应。按照《黄帝内经》《神农本草经》等经典著作中提出的四时更替、阴阳变化、节律改变原则,具体在应用时应区别脏腑,根据病情发展变化,明确时证之间的主次关系,掌握时证相参互补的原则,尽量使用药与人体节律同步协调化。例如:依四时节律立法用药:即"合人形以法四时五行而治"。首先做到"热无犯热,寒无犯寒",在春夏一般不用热药,在秋冬一般不用寒药,非用不可时,也应配伍反佐药或采用寒药热服、热药冷服等办法;其次应根据四季气机升降浮沉节律,遵循"春宜吐、夏宜汗、秋宜下、冬宜补"的原则;依月节律立法用药:如妇科病的调治中提出:"上弦调经,温养补益为主;月望逐瘀,理气通消是法;下弦安胎,固摄安保为重;朔时止带,除湿健脾补肾"。依昼夜节律立法用药:如涌吐药多宜清晨午前服用;解表发汗药多宜午前服用;泻下药多宜午后晚间服用;益气补阳药宜上午或清晨服;滋阴养血药宜夜间服;祛水湿药清晨服;安神药宜睡前服;定时发作性疾病宜发前服。按照中医时辰药理学的理论,坚持择时服药,则能顺应时令变化,符合机体对阴阳需求的时间性,可以借助机体气机升降之势,诱导紊乱的人体节律恢复正常,预防或减少药物的毒副反应,以提高用药疗效。

八、道地药材的强调

道地药材,是经过中医临床长期应用优选出来的,在特定地域通过特定生产过程所产的,较其他地区所产的同种药材品质佳、疗效好,具有较高知名度的药材。临床上通常用道地药材来降低药物的毒副作用,例如,关木通用量过大可导致肾衰竭,如果用药时可选择四川道地药材川木通,则可以避免此类毒副作用的发生。

九、剂型的限定

剂型的限定,就是说选择一定的剂型也可以控制中药的毒副作用,比如含有毒副作用的一些药物往往作成丸剂。一者丸剂所含有的有毒单药的剂量相对较小;二者丸剂很多时候有蜂蜜等塑性剂,能够很好地缓和有毒中药的毒性,能够起到一定的解毒作用;三者丸者缓也,使有毒药物缓慢地吸收,缓慢发挥作用,也可以一定程度减弱毒副作用的发生。

十、辨证论治的总体把握

辨证论治的总体把握的正确性是避免毒副作用的前提。中药是在中医理论指导下认识和使用的药,处于中医理、法、方、药链的终端。倘若单用中药某一成分或者提取物,则失去了中药所具有的四气、五味、升降、沉浮之性情,人为地割裂了中医的理法和药的逻辑关系,此时的药已经不是真正意义上的中药了。临床使用中药时,一定要谨遵辨证论治的逻辑关系,通过全面收集病史资料,正确辨证从而确定合适的治则治法,以此来处方选药,这样才能避免因没有辨证或者辨证不准确带来的严重不良后果。

（张晓丹　鱼潇宁）

中篇

中药功效控制

中药功效发挥方向的控制论，是邓中甲先生倡导并实践丰富的重要学说。绝大多数中药都具有多功效的特点，这也是方剂多功效的前提，因此药物功效的发挥方向在很大程度上决定了方剂的功效。先生率先进行"影响中药在复方中功效发挥方向的诸因素研究"，强调药物的功效发挥方向受到配伍环境、用量、用法、炮制、产地等的影响。

配伍是方剂的核心，其并非药物简单的堆砌或相加，而是在中医治法理论指导下"以法组方"，将同性质或不同性质的药物组成有序统一体的过程。先生指出，不仅要了解单味药的功效，更要掌握全方药物间的配伍及其配伍后所发挥的君、臣、佐、使作用之间的关系，即组方配伍的法度。只有这样，才能使方中各具特性的药物组合成一个新的整体，削其所短，增其所长，从而发挥相辅相成或相反相成的综合作用。

药物的用量，不仅是组方用药的重要方面，也是影响治疗效果的一个重要环节。对于中药的用量，一代宗师岳美中曾感慨道"中医不传之秘在于量"。所谓"不传之秘"，是言其传授之难点，难就难在用量上，即便是同一种药物，由于主治证候的轻重不同，其用量亦有变化。自古以来，中医临证遣药组方，必须视病情酌定恰当的剂量，药量的使用，必须合乎组方用意。究其原因，邓中甲先生指出即便辨证准确，论治周全，选方独到，用药精纯，若用量有误，亦可差之毫厘，失之千里，断无佳效。因此，剂量对中药功效发挥方向的影响不可不察。

关于用法，包括煎法、服法以及调护等内容，先生认为煎药器皿、煎煮时间、煎药用水、煎药火候等会对药物的疗效产生影响，而不同性质、不同剂型的方剂，服药方式、服药时间、是否用其他辅料送服等，均对药物的疗效发挥方向有一定影响。此外，饮食起居的配合，实际上是辨证论治的延续与补充，与治疗用药是一个整体，是药物功效发挥方向的影响因素中不容忽视的部分。

在临床中，先生亦重视药物炮制、产地、剂型对方药功效的影响，如失眠属心血不足者，酸枣仁炒用之，减其清虚热之力，增其宁心安神之功。先生指出，我国疆域辽阔，地处亚洲东部，大部分地处北温带，并有大兴安岭北部的寒温带、秦岭淮河以南的亚热带，以及华南低纬度的热带，加之复杂的自然地理环境，水土、日照、气候、生物分布等生态环境各地不尽相同，甚至南北迥异，差别很大，因而使各种药材的生产，无论品种、产量和质量都有一定的地域性，功效上有所偏重。

因此，先生在临床上通过辨证审因确定治法之后，进入遣药组方阶段，既遵守君臣佐使理论所要求的组方基本结构，又十分重视影响药物功效发挥方向的诸多因素的把握，尤其是药物配伍环境，也是十分重要的配伍技巧之一，只有这样，才能克服临床运用药物组方时常见的随意性，才能真正使所用方剂达到预期的疗效。

第一章 麻 黄

秦汉时代,麻黄已用于疾病治疗,《神农本草经》载其"主中风、伤寒头痛、温疟。发表出汗,去邪热气,止咳逆上气,除寒热,破癥坚积聚"。仲景使用麻黄的方剂共28首,《伤寒论》《金匮要略》各14首。仲景所辑麻黄诸方大多用于伤寒、喘咳、水湿、黄疸等证。后世不断发展,依其运用的历史沿革,先生把麻黄的功效归纳为解表散邪、宣肺平喘止咳、行水消肿、通阳化滞。

一、配伍对麻黄功效发挥的影响

(一)解表散邪

麻黄—桂枝

麻黄辛温气薄,中空外达,善行肌表卫分,开腠理散寒邪,开玄府以发汗;桂枝辛温发散,解肌和营,协同麻黄入营分,解散寒邪,随麻黄出卫,令汗出而解。二药相须为用,为辛温解表之重剂,后世称之为"麻桂剂"。

麻黄与桂枝配伍的意义,历代医家主要有"桂枝监麻黄"与"桂枝佐麻黄"两说:①桂枝监麻黄说。即认为桂枝发挥的是监制麻黄发汗的作用。如方有执《伤寒论条辨》认为"麻黄者,突阵擒敌之大将也;桂枝者,运筹帷幄之参军也。故委之以麻黄,必胜之算也;监之以桂枝,节制之妙也"。②桂枝佐麻黄说。柯韵伯、钱璜、舒诏等大多数医家都认为桂枝可以助麻黄发汗。如舒诏言"桂枝实有助麻黄之理,而非所以监麻黄者也"(《新增伤寒集注》)。对于此两种观点,先生认为第一种观点既与仲景本意有悖,又与临床研究相违。先生认为,麻黄配桂枝是协同发汗,二药相须为用。那么,麻黄和桂枝相须配伍有何作用机理?历代多从营卫的角度阐释,如柯韵伯《伤寒来苏集》曰"麻黄色青入肝,中空外直,宛如毛窍骨节状,故能旁通骨节,除身疼,直达皮毛,为卫分驱风散寒第一品药。然必藉桂枝入心通血脉,出营中汗,而卫分之邪乃得尽去而不留……故麻黄汤不可无桂枝也"。麻黄能祛骨节之风寒从毛窍而出,为卫分发散风寒之品。桂枝能入心化液,通经络而出汗,为营分散解风寒之品。汪昂《医方集解》"麻黄中空,辛温气薄,肺家专药,而走太阳,能开腠散寒,皮腠,肺之所主,寒从此入,仍从此出;桂枝辛温,能引营分之邪,达之肌表,桂入营血,能解肌,营卫和,始能作汗"。

先生表明,麻黄为开腠发汗,桂枝为解肌发表,通行津液,作用层次更为深入。麻、桂二者从不同层次、不同环节,共同发挥着发汗解表效应,大大增强了发汗的力量。麻黄与桂枝配伍适用于外感风寒表实证,张仲景在《伤寒论》和《金匮要略》中有14首方剂包含这一配伍结构,其中9首为散寒解表发汗方,如麻黄汤、大青龙汤、葛根汤等。此外,麻黄与桂枝配伍还适用于寒饮郁肺证、风寒湿邪所致的痹痛诸证,如仲景桂枝芍药知母汤、小青龙汤、小青龙加石膏汤等。

麻黄—葛根

麻黄性温辛散,开腠发汗,善解在表之风寒,乃太阳经药;葛根味辛甘性凉,归脾、胃经,善于发汗解肌退热,升发阳明清气而生津止渴,《本草汇言》称葛根"清风寒,净表邪,解肌热"。二药配伍,相使为用,为发汗解表,升津舒筋的基本配伍结构。麻葛相配,始于东汉,仲景方中麻黄、葛根同用方剂3首,后世李杲对二药论述最为著名:"轻可去实,麻黄、葛根之属是也。六淫有余之邪客于阳分皮毛之间,腠理闭拒,营卫气血不行,故谓之实。二药轻清,故可去也。"追至明代,李时珍将二者散邪之机理以及作用之路径进行了分析,他说"盖麻黄乃太阳经药,兼入肺经,肺主皮毛,葛根乃阳明经药,兼入脾经,脾主肌肉。所以二味药皆清扬发散,而所入迥然不同也"。由此可见,麻黄开宣皮毛,葛根解肌退热,二者合用解表层次较之麻黄更为深透。

麻葛相配,主要适用于外感风寒表实证,症见恶寒无汗,发热,项背强痛者。如《伤寒论》葛根汤,治疗"太阳病,项背强几几,无汗恶风"。还可用于外感风寒,郁而化热,恶寒渐轻,身热增甚的病证,即所谓"太阳阳明合病"。麻黄主入太阳经,葛根"善达诸阳经,而阳明为最",又能"散郁火",二药合用则太阳、阳明并治,故周岩在《本草思辨录》中称二药为伯仲,其曰"葛根者,太阳阳明交嬗药也……葛根起阴气以滑泽之,则变强为柔,与麻黄治无汗恶风,可称伯仲"。《太平惠民和剂局方·卷二》葛根解肌汤(葛根、麻黄、肉桂、炙甘草、黄芩、白芍),治疗外感风寒,郁而化热,症见头痛项强,发热恶寒,肢体拘急,骨节烦疼,腰脊强痛,胸膈烦闷者。后世治疗三阳合病的名方柴葛解肌汤亦由此化裁而成。

麻黄、葛根临床用法宜合煮先煎。一般而言,解表类药不宜先煎。但是查仲景方,葛根汤、桂枝加葛根汤及葛根加半夏汤方后注有"先煮麻黄、葛根,减二升,去沫,纳诸药",示人以麻、葛应合煎先煎。这是为何?

①麻黄先煮,意在减低其悍烈之性。②葛根先煮,由于葛根系根块入药,

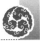

久煎才能保证有效成分逸出,如柯韵伯所云"葛根秉性轻清,赋体厚重,轻可去实,重可镇动,厚可固里,一物而三美备。"因其性质重,故虽系解表药物而宜先煮。③二药合煎,增效减毒。有关药理研究发现葛根中含有大量淀粉(约占20%),与麻黄同时先煮,能提高麻黄碱的溶解度,且淀粉有固定麻黄有效成分的作用;葛根黄酮尚具拮抗麻黄碱收缩血管作用,从而降低麻黄碱的副作用。

麻黄—细辛

麻黄与细辛相配,功用有三:①麻黄发汗解表,细辛虽发汗之力不如麻黄,但气味辛烈,外则散寒力胜,在里亦祛内寒而温脏腑。《本草正义》言"细辛,芳香最烈,故善开结气,宣泄郁滞,而能上达颠顶,通利耳目,旁达百骸,无微不至,内之宣络脉而疏通百节,外之行孔窍而直达肌肤。"二药相配,协同鼓动内外之阳气,加强解表散寒之力,可用于素体阳虚、外感风寒之证,即伤寒少阴发热脉沉者。②麻黄宣肺平喘,细辛温肺化饮。麻黄、细辛相配,有温肺化饮、散寒平喘之效,故适用于外感风寒、肺气郁闭之痰饮喘咳。③麻黄能祛风散邪,宣肺行水,通阳化滞,细辛功擅散风寒、祛寒凝,上达颠顶,通利九窍,无处不到。二药合用,可治疗风寒湿痹之肢节疼痛、无汗等症。由此可见,麻黄与细辛相配,为解表散寒的基本配伍组合,也是化饮平喘的常用结构。

仲景所制细辛与麻黄相配之方,主要有治少阴伤寒之麻黄细辛附子汤,麻黄、细辛、附子的配伍为后世温阳散寒剂之滥觞。其他还有治疗外寒内饮之小青龙汤,治疗外寒内饮,郁而化热之小青龙加石膏汤,治咳逆之厚朴麻黄汤等。

麻黄—羌活

麻黄、羌活配伍具有发汗解表、祛风除湿的功效。羌活味辛苦性温,气味峻烈,长于发散风寒而解表,又能祛风湿而止痛。麻黄发汗解表力强,除湿止痛却不及羌活。麻黄与羌活配伍,则能增强麻黄散寒除湿止痛之功。故二药相伍,发散风寒,祛湿止痛。临床适用于感受风寒湿邪之表证,症见恶寒发热、头身重痛者。代表方如《审视瑶函》羌活芎藁汤,可治疗风寒客于太阳经所致的头风头痛,发热恶寒等症。同时,二药配伍,适用于风寒湿痹。羌活治痹证有两大特点:其一,古人言其善理游风,以尽其搜风通痹之职,故以行痹风邪偏盛或痹证初起兼有表证者,更为相宜。其二,与独活相对而言,羌活治上肢肩背之痹痛,较独活等品多用。综上,羌活与麻黄,同气相求,且都可以作为引经药使用,二者在风湿痹痛中常常配伍使用。代表方《太平圣惠方》羌活丸(羌活、麻黄、天麻、附子、全蝎、肉桂、乌梢蛇)以治疗风痹,营卫不行,四肢疼痛者。羌活用治感冒,用量宜轻,治疗风湿,用量宜重。然二药配伍,辛香燥烈,血虚痹痛者应慎用。

(二)宣肺平喘止咳

1. 宣降肺气,平喘止咳

麻黄—杏仁

麻黄和杏仁相配为宣降肺气,调畅气机的基本配伍组合。杏仁味苦,性微温,质腻而润,归肺与大肠经,功擅降气止咳平喘,故而《本草崇原》言其"疗肺气咳嗽,上气喘促"。麻黄发散风寒,宣肺平喘,《本草纲目》亦强调"麻黄乃肺经专药,故治肺病多用之……实为发散肺经火郁之药"。由于肺的功能为主气属卫,司呼吸,主宣发肃降,通调水道。一旦肺气被外邪或寒热痰湿所郁滞,肺失宣降则出现咳嗽胸闷、痰饮等病证,故治疗宜分别选用宣散肺气和降泄肺气的药物配伍治之。在配伍时,根据肺脏的特点要注意:①肺药宜轻。以体现"治上焦如羽,非轻不举"的原则。②味宜辛苦。辛味能行能散,具宣发作用。苦能降能泄,有助于肺之肃降。③习用气药。以气贵出入不息,吐故纳新,升清降浊,宣降相因。因此,麻黄和杏仁配伍,恰乃苦辛并用,一宣一降,一刚一柔,互制其偏,共奏宣肺散寒、止咳平喘之功。故而有"麻黄以杏仁为臂助"之说。

二药配伍,最宜于风寒客表,寒饮内停,而见恶寒发热,喘咳,痰多而稀,或痰饮咳喘。如《伤寒论》麻黄汤、《金匮要略》厚朴麻黄汤、《外台秘要》卷十贝母汤、《博济方》卷二华盖散等。由此可知,麻、杏为临床常用宣降肺气的配伍组合,无论病因由外感、内伤,病性属寒、属热,凡邪气犯肺,肺失宣降而咳喘者,皆可用之。两者关系如此密切,邹澍在《本经疏证》中如此比喻到:"麻黄之于杏仁,犹桂枝之于芍药,水母之于虾矣"。

麻黄—白果

麻黄、白果是宣降肺气、敛肺平喘的常用配伍结构。麻黄辛温微苦,轻清上浮,以宣肺见长,温肺散寒而平喘;白果其性涩而收,《本草便读》谓其:"上敛肺金除咳逆,下行湿浊化痰涎"。故白果善治咳嗽日久,肺气失敛所致的咳嗽喘息。二药伍用,一散一收,散敛兼顾,通降互济,使肺气宣肃有度,宣肺散邪不致耗伤肺气,敛肺平喘而无留邪之弊。

麻黄、白果属于典型散敛兼顾配伍。这是将两种相反作用的药物结合起来,一方面收敛正气,一方面解散邪气,同时并进,取相反相成之意,以治正虚邪恋病证的一种配伍形式。遴选药物时,散敛兼顾配伍,一般采用辛散苦泄之品与酸涩收敛之药并施,才能散不伤正,敛不碍邪,达到解除疾病的目的。

因麻黄为宣肺要药,历代医家虑其过于辛散,常将它与收敛之品结合,从而形成麻黄与白果、麻黄与白芍、麻黄与五味子、麻黄与诃子、麻黄与罂粟壳等多组散敛兼顾配伍结构。由是观之,散敛兼顾是麻黄典型的配伍组合规律。

麻黄、白果二药配伍,临床应用有二:一则适用于哮喘痰嗽兼风寒引发者。代表方如《摄生众妙方》压掌散(麻黄、甘草、白果),治疗哮喘痰嗽。倘若痰热而喘,除了麻黄、白果,需配伍黄芩,方能宣肃肺气,内清痰热。代表方如《摄生众妙方》定喘汤。二则适用于素体气虚,痰浊壅肺,久咳久喘不愈者。另外,由于白果有小毒,临床不可多用,以 5～10g 为宜。

麻黄—白芍

麻黄、白芍为宣降肺气,敛阴护营的常用配伍组合。凡外感风寒表实证或素有饮邪内停,感受风寒引动之证,或风寒凝滞经脉之刚痉,由于表卫闭郁较重,只有运用麻黄之峻汗,方能开张腠理,驱除风寒。但麻黄性烈,轻扬升散,若单独使用,一惧宣散太过,使肺气过宣不降,过散不敛,反而加重喘咳;二恐过汗损阴伤阳,使表寒内陷,变生他证。故配以酸收之白芍,益阴和营,固护津液,收敛气机,使营阴内守,宣降相宜。二者相伍,于宣肺之中寓敛肺止咳,发汗之中佐以敛阴止汗,从而达到宣肺而不致过散,发汗且不伤营阴,护营而不留邪气的目的。以麻黄、白芍为核心结构的方剂如《伤寒论》小青龙汤治疗外寒内饮喘咳,后世沿用此方加入活血和血组合当归、川芎,则成为《女科旨要》青龙汤,以治产后感受风寒,咳嗽气急,痰涎多者。若卫闭重兼营热,也可以加减配伍其中,如《卫生宝鉴》托里温经汤,治寒袭皮毛,郁遏经络,不得伸越,热伏营中,恶寒发热,肢体疼痛诸证。

2. 宣肺清热,平喘止咳

麻黄—石膏

麻黄和石膏相配,为清热宣肺平喘的基本配伍组合。石膏辛甘,其性大寒,入肺、胃二经。本品质重气浮,入于肺经,既能清泄肺热而平喘,以治肺热气喘诸证,又能清热泻火,清泄气分实热,以解肌肤邪热。二药相伍,一温一寒,一表一里,麻黄受石膏监制,始能减弱其发汗力量,充分发挥宣肺降逆与行水涤饮效力。因此,《本经疏证》谓"麻黄得石膏,则发散不猛"。石膏得麻黄辛散为助,方能更好透表解肌,开达郁热,二药相须相制,相反相成,共奏宣肺平喘、清泄肺热之功。

麻黄与石膏属于典型的寒热相制配伍。一般而言,这种配伍结构包括两个方面内容:一是针对药性的过偏,加以监制,如热药药性温燥,配伍寒凉药以监制其偏性。二是针对寒热错杂证,疗寒以热,疗热以寒,寒热并用,并行不悖,相反相成。考仲景诸方,麻黄与石膏同用者,主要有麻杏甘石汤、越婢汤、越婢加术汤、越婢加半夏汤、厚朴麻黄汤、大青龙汤、小青龙加石膏汤、桂枝二越婢一汤等方。这些方剂中麻黄和石膏配伍的实质,都不离以上两方面内容。先生指出麻、膏同用则见于两种情况:一种情况是既要充分发挥麻黄宣肺降逆或宣肺行水作用,而又无需发汗者,则配石膏以抑制麻黄的发汗作用,如麻杏甘石汤和越婢汤已有出汗症状,热势又不盛,两药同用,旨在宣肺降逆或宣肺行水。石膏则发挥了清热和制约麻黄发汗的双重作用;另一种情况是既要用麻黄发表,又要用石膏清热者,则减少石膏用量,或再配桂枝增强发汗力量,使其不受石膏制约。如大青龙汤、桂枝二越婢一汤等方即此意。

自仲圣创设并运用麻黄和石膏以来,二药用于后世,临床主治三类病证:一为风寒束表,肺内郁热的表寒里热证,症见发热、恶寒、无汗、咳喘,苔黄脉数者。当然,在把握好用量的前提下,也可用于里热实证,借麻黄发汗而退热。先生强调使用麻、膏配伍治疗里热实证,调控好三个因素:①麻黄并非能统治一切里热,而主要适用于肺热。麻黄清里热之适应证,掌握病邪系湿热或痰热,则麻黄宣肺发汗行水之用,可尽其所能;病位宜在肺卫,宜在上焦,因肺合皮毛,经络相通,更利其里热之透达。倘若热灼伤阴,麻黄重耗其津,或病入肝肾下焦,则需引邪下行,远非发汗宣透所宜。②麻黄用量要大,一般为10g以上。里热需麻黄入里剔邪,药重始能托邪外出。③里热之证多有其他兼证,需随证加味。此外,麻、膏配伍还可用于风热咳喘证、风水证。

麻黄—黄芩

麻黄、黄芩是清肺化痰平喘常用配伍。黄芩苦寒入肺,寒则清肺泻火,苦以燥湿降痰。二药相参,辛苦并用,寒温兼备。以麻黄辛散之性宣肺气,开腠理、疗肺气壅遏之喘咳;以黄芩苦降之性,既清肺、燥湿而化痰,又制约麻黄之温热。二药属寒热相制配伍,共奏化痰热平喘咳之功。麻黄配伍黄芩,临床常用治喘证,无论有无外感,凡属痰热壅肺者,症见身热汗出、喘促气粗、咯吐黄痰、鼻翼扇动、胸闷烦躁、舌苔黄腻等,都可以配伍其中。代表方如《摄生众妙方》定喘汤(麻黄、白果、苏子、黄芩、桑白皮、款冬花、杏仁、法半夏、甘草),以黄芩、桑白皮清泄肺热,再合以麻黄宣肺散邪以平喘,三药共用,使肺气宣降,痰热得清,风寒得解,则喘咳痰多诸症自除。

麻黄—地龙

麻黄、地龙是宣肺通络平喘的常用配伍组合。地龙性咸寒降泄,彻上彻下,上可泄肺热而平喘止咳,下能通州都而除湿通淋。地龙又善走窜,故通经络而除湿舒筋。麻黄宣肺止咳利尿,与地龙配伍,属于寒温并用之法,且宣泄同施,相辅相成,共奏宣肺通络、止咳平喘、利尿之功。麻黄尚具"通九窍,调血脉"之功,合地龙性走窜,通经络,二药相配尚有通络活血的功效。

凡药物配伍,有其性必有其能,有其能必有其用,有其用必有其效,有其效必见其功。诚然,麻黄、地龙二药性味相反,升降各异,但是二药配合使用又有相通之处,最终达到治疗目的一致的效果。相异之品具协同之功,这也是配伍理论精华之所在。因此,成型于宋金元时期的麻黄、地龙配伍,虽然开发历史较晚,但临床应用比较常见,适用于三类病证:一类是邪热壅肺,肺失肃降;一类为热结膀胱而见小便点滴不通;一类则是气血郁滞,经络不利导致的各类痹证和中风后遗症。

3. 宣肺祛痰,平喘止咳

麻黄—射干

麻黄、射干是消痰平喘利咽的常用配伍组合。麻黄辛温,宣肺平喘,功偏散肺寒,宜治风寒袭肺,肺气壅遏不宣所致的恶寒无汗又咳嗽气喘痰白者。射干苦寒,降逆祛痰,泄热破结,功擅祛痰浊。《本草经疏》言"射干,苦能下泄,故善降,兼辛,故善散,故主咳逆上气,喉痹咽痛"。由此可知,麻黄宣肺降气之力较强,但是祛痰泄浊之力较弱,配伍射干之后,祛痰泄浊之力大增。故二药配伍,寒温并用,升降相因,扬长避短,共奏消痰平喘之功。临床适用于痰涎壅盛,气道不得宣畅,症见气逆而喘,喉中痰鸣如水鸡声的病证。清代的配伍学专著《得配本草》亦云麻黄"佐射干,治肺痰上气"。又咽喉为肺之门户,射干清热解毒,消痰利咽,是治疗咽喉之要药,麻黄通过宣肺气以通肺系,达到畅利咽喉的目的。二药合用,相辅相成,有宣肺利咽、畅通气道的功效。临床适用于痰热壅盛,热结血瘀,咽喉肿痛的病证。

4. 散补结合,平喘止咳

麻黄—人参

麻黄、人参是益气解表、补肺平喘的常用配伍组合。人参"能补肺中之气"(《本草纲目》)、"定喘咳"(《本草蒙筌》),为补肺要药,麻黄可宣肺平喘。二药伍用,散补兼施,补肺平喘,最宜于虚中夹实的喘咳证。又麻黄辛温性烈,发表散寒,开腠发汗,人参性禀中和,益气助元。针对气虚外感之证,人参既可以辅助人体正气,助麻黄发汗解表,以祛邪外出,又能防止麻黄发汗太过以免误伤正气。麻黄配伍人参是散补兼施的结构,旨在益气解表,适用于外感兼有元气虚弱的患者。

（三）行水消肿

麻黄—白术

麻黄、白术配伍是宣肺除湿行水的常用配伍组合。麻黄辛温，既发汗解表，又宣肺行水；白术苦甘性缓，健脾燥湿，益土治水。首先，二药合用，相辅相成，肺脾二脏同治，使肺气得以宣通，脾气得以健运，水湿得以下行，风去湿行而肿自消。其次，二药相制为用，麻黄发汗虽能祛风寒湿邪，若发汗稍有不当则易损伤津气，而白术益气健脾，能资助汗出之源，使汗出邪去而不伤正。麻黄、白术配伍，适用于风寒袭表，风湿蕴于肌肤，肺气不宣，脾不健运，临床以头面浮肿为特征的风水证。麻黄、白术亦是解表除湿止痹痛的常用配伍。白术健脾气、燥脾湿，得麻黄之助则能行表里之湿。

麻黄—苍术

麻黄与苍术相配具有发汗解表、除湿消肿的功效。苍术辛香苦温燥烈，外能散表寒而祛风湿，内能燥湿浊而运脾胃，针对脾虚湿聚，水湿内停的痰饮或外溢的水肿较为适宜。故《名医别录》谓苍术能"消痰水，逐皮间风水结肿"。麻黄亦属辛温之品，以宣肺气，散表寒见长。二药合用，肺脾兼顾，行表里之湿，散水湿结肿之力较著。临床常用于治疗表里水湿壅滞结肿，见于水肿，或风湿痹痛湿偏胜以肌肉风湿顽麻不仁、重困酸楚，关节疼痛为主要表现者。现代应用，以急性肾炎属于风湿郁于肌肤较甚者用为要药。其配伍比例与功效发挥方向的关系如下：

苍术、麻黄配伍比例	配伍功效
1：1	大发汗
2：1	小发汗
3：1	利尿
4：1	化湿

综上，两药相配有汗、利、化之用，可广泛应用于湿邪之病证。因此，运用二药行水消肿应以3：1为宜，如此用量配伍，苍术泄水开郁，走而不守，抑麻黄泻肺疏散之功，二药协同，功专走下，利水湿、泄湿浊，使湿从小便而出。故药后小便增多而汗不出。

（四）通阳化滞

麻黄—附子—乌头

麻黄与附子相配，其功用有三：一者麻黄能祛风除湿、宣通经络而散外寒,附子温通经脉而祛里寒。二者合用,通阳化滞,宣痹止痛,可用于风寒湿痹之肢体关节疼痛、肢冷者;二者麻黄发汗解表,附子大辛大热,峻补元阳。二者同用,助阳解表,适用于素体阳虚复感风寒之证;三者麻黄宣肺平喘、行水消肿,附子具有温肾壮阳、化气行水之功,合而用之,有温阳利水消肿的作用,适用于阳虚水泛、水寒射肺之气促、喘逆、小便不利、下肢浮肿等。二药配伍,通阳气散寒凝,表里兼顾,消除病因,运用于风湿痹痛,特别是寒邪偏重,以关节冷痛为主症者。外感风寒表证,治应汗解,但因阳虚不能鼓邪外出,且虑已虚之阳随汗而泄,恐有亡阳之变,必须助阳与解表双法并用,方能风寒散而阳自归。因此有麻黄、附子助阳解表的基本配伍,代表方如仲景麻黄附子细辛汤。李时珍亦在《本草纲目》中总结"熟附配麻黄,补中有发也。"

乌头虽有大毒,但驱寒逐湿之功捷,与麻黄合用相得益彰,共奏祛风除湿散寒,开通痹阻之功。清·尤在泾曾曰"寒湿之邪,非麻黄、乌头不能去。"二药合用祛湿散寒作用显著,适用于寒湿偏盛的历节病风寒湿侵袭肌表,症见肌肤麻木不仁,疼痛不止,动者痛剧等症或者顽固性头痛沉寒较重者。如《金匮要略》乌头汤(麻黄、芍药、黄芪、甘草、川乌),方中配伍麻黄、川乌,不但能宣散风寒,更可通阳开痹,以治疗寒湿历节。

麻黄—熟地

麻黄、熟地配伍具有温通血脉、散结消肿之功。麻黄辛温,外可疏通肌肤经络,内可深入积痰瘀血。但亦因其性味辛散,有发汗伤正之痹;熟地味甘而厚,滋阴养血,生精补髓,而其滋腻易于助湿。二药相配,补通合伍,互制其短,而展其长。麻黄得熟地,则变向外宣透皮毛腠理为入内搜剔积痰凝血;熟地得麻黄,其凝静之性得以调拨,药力易于流散而增强滋养精血之功,即所谓"静欲动来推"之意。如是配对,宣通滋补并施,宣通血脉,散结消肿甚佳。可治疗阳虚气血不足,阴寒内盛,痰凝血滞于筋骨肌肤所致诸证,如痈疽、痰核流注、鹤膝风等。

麻黄活血的作用曾在《日华子本草》中有所记载。但它与当归、桃仁、红花等活血之品不同,麻黄属风药,可以针对导致血凝的风、寒发挥作用而间接活血通络;麻黄味辛能行,性温能通,长于宣通腠理,宣达阳气之阻遏,使阳气通达则血液流行。同时,麻黄能宣肺平喘止咳,熟地善滋补肾阴,二药合用,金水相生,宣肺补肾,止咳平喘。适用于肾虚寒饮喘咳或肺肾不足,久咳无痰者。

麻黄—白芥子

麻黄、白芥子相配具有宣达阳气,化痰通络之功。其用有二:一可用于治疗寒痰壅肺，咳喘胸闷痰多者；二则治疗痰湿阻滞经络之肢体麻木、关节肿痛或瘰疬、痰核等。白芥子为辛温之品，走窜利气，既能温宣肺气，化寒湿凝聚之痰，又能通达经络，尤善搜胁下皮间膜外、筋骨经络之间的寒痰。麻黄宣通腠理，通九窍，调血脉。二药配伍，宣通气血，散结消痰，合用相得益彰，共奏宣散经络寒湿痰滞之功。

麻黄、白芥子消痰化滞有以下两个特点：首先，从病位上，由于麻黄善宣通腠理，白芥子通达经络，消皮里膜外之痰，故而二药主要针对痰阻经络、痰留肌膜所致的各种病症。如痰在肺经，则咳喘胸闷痰多，古人名曰气痰，以痰气交阻为其特征。痰滞四肢经络，可以表现为关节肿痛，或麻木不仁，或重滞，或牵引，或不举痰留颈项久成瘰病，痰聚皮下身体各处，发为痰核……其次，从病性上，二药属辛温之品，具宣散之力，故而主要针对寒痰凝滞的上述病证。总而言之，无论是喘咳痰嗽，或是风湿痹证，但凡寒痰阻滞所引起的各类病证，都可以将麻黄、白芥子配伍其中。代表方如治疗阴疽的阳和汤以二药来宣通气血，散寒开结。

二、用量对麻黄功效发挥的影响

综合考虑多方面因素，先生将麻黄用量分为 3 个剂量段：一般来说，麻黄小剂量（<9g）多用于通阳化滞，中剂量（9~15g）、大剂量（>15g）多用于宣肺平喘、利水消肿、解表散邪等。麻黄的用量可以影响麻黄功效的发挥，另一方面，麻黄的具体用量也不是一个孤立的、静止的数值，它同样受到配伍、地域差异、季节、体质等多因素影响。以仲景方为例，仲景使用麻黄有四个剂量段，相关方剂见下表：

麻黄用量	主治证候	相关方剂	主要配伍
6 两	浮肿及无汗	大青龙汤、越婢汤	麻黄、石膏
3~4 两	咳喘、无汗身痛	麻杏甘石汤、小青龙汤、射干麻黄汤、厚朴麻黄汤、麻黄汤、葛根汤、乌头汤等	麻黄、杏仁
2 两	脉沉的无汗、浮肿等；发黄	麻附细辛汤、麻黄附子汤；麻黄连翘赤小豆汤	麻黄、附子、细辛；麻黄、连翘、杏仁
半两或一两	湿家的肌痒或身体痛	麻杏苡甘汤	麻黄、薏苡仁

由此可见，仲景用麻黄最大量为 6 两，相关方剂为大青龙汤和越婢汤，这两个方剂中都包含麻黄和石膏的配伍。配伍石膏可以调节麻黄发汗的强度，

故而可将麻黄用至如此大量而无明显不良反应。同样,麻黄与附子、细辛配伍,麻黄用量为2两。因此,麻黄的用量和配伍相关,在配伍石膏的前提下,麻黄用量可以增至较大;在配伍附子、细辛的前提下,麻黄用量则控制到较小范围。

以麻黄、桂枝具体言之,运用麻黄与桂枝配伍必须重视两者之间的剂量调配关系。例如:治疗风寒表实证,麻黄的用量多大于桂枝。以仲景方为例:麻黄汤中麻黄用量是3两,桂枝用量是2两,麻黄和桂枝的用量比例关系是3∶2。再则,麻黄汤中杏仁肃降肺气,有轻微佐制麻黄、桂枝发汗的作用,甘草也能缓和麻黄、桂枝发汗。先生表明:在具体应用时,麻桂结构还需配伍其他药物,只有熟练掌握配伍技巧,麻桂的峻汗之力才不会太过,对于兼夹之症也才能药到病除。又如治疗寒饮郁肺证时,麻黄与桂枝的剂量应相等。以小青龙汤为例,此方主治表里兼证,在表是太阳伤寒证,在里是寒饮郁肺证。因桂枝具温阳化饮之功,因而,倘若麻黄与桂枝用量比为3∶2,则仅能解表,而温肺化饮功用不著。若桂枝与麻黄剂量相等,则会明显增强温肺化饮的作用。

三、药用部位对麻黄功效发挥的影响

传统习惯上以麻黄的地下根及根茎入药,称"麻黄根",以其地上草质茎入药,则称为"麻黄"。又根据古人对麻黄有去节的要求,麻黄的地上部分可以分为节和节间两个药用部位。

历代医家认为麻黄根、节和节间用药部位不同,其功效是不同的。众所周知,麻黄味辛发散主发汗,麻黄根性微涩,有固表止汗的功效。唐代《药性论》最早提出"根节止汗"。明代李时珍进一步明确了麻黄根节和草茎功效的差异,他说"麻黄发汗之气,驶不能御,而根节止汗,效如影响。物理之妙,不可测度如此。"后世的《本草正义》《本草蒙筌》《得配本草》等本草著作都基本沿用"草茎发汗,根节止汗"这一观点,依此来指导临床用药。代表方如《和剂局方》中治疗气虚自汗的牡蛎散以及《太平圣惠方》治产后虚汗的麻黄根散等。从以上论述也可以看出,古人认为麻黄的节和麻黄根一样都具有止汗、敛汗之功。因此,使用麻黄强调去节。麻黄去节,最早见于汉·张仲景《金匮玉函经》。值此以后,历代本草及方书多有"去节"记载。

那么,麻黄去节的机理何在? 先生分析有四个方面:①取类比象,认为节可止汗或敛汗。一般古人运用麻黄重在发汗平喘,由于节有阻结之形,前人根据取类比象之义,故多去节,以取其茎发汗之力较强。如《医学衷中参西录》中则云"麻黄带节发汗之力稍弱,去节则发汗之力较强。"《本草蒙筌》曰

"止汗固虚,根节是妙"。可见,麻黄的节与麻黄根类似,具有止汗的功效。②节有引经作用,辅助止汗之药力。清代医家陈修园和陈士铎则认为麻黄根、节并非直接止汗,而是通过引经作用,引止汗专品达于肌表。如陈修园在《神农本草经读》中曰"根节古云止汗,是引止汗之药,以达于表而速效,非麻黄根节能止汗,旧解多误。"③节的毒性较大。④节的有效药用成分含量较低。

四、炮制对麻黄功效发挥的影响

麻黄以生用为主,去节或去根节是麻黄最常见的修治方法。麻黄的炮制方法,自汉代到现在经历了从少到多,最后又少,即由粗到精,最后趋于完善的发展过程。现在保留下来的主要有生麻黄、蜜炙麻黄两种最常用的炮制方法。

《本草蒙筌》曾载"蜜制甘缓难化,增益元阳。"蜜,生则性凉,熟则性温,有甘缓益元、补中润燥、解毒、矫臭矫味的作用。与药物同炙,可缓和药物过偏之性,并起到协同作用以增强药物疗效。蜜炙常用于润肺、宁嗽、补益及药性较偏的药物。因此,对于麻黄这一辛温峻汗之品,《中药学》中指出解表散邪宜生用,止咳平喘多炙用。蜜炙后的麻黄,味甘、微苦,性温偏润,辛温发汗作用缓和,止咳平喘之功益增,可用于风寒喘咳、痰饮咳喘,或者与石膏同用于肺热喘咳等证。现代实验报道麻黄经蜜炙加热,挥发油减少1/2,从而降低发汗解表的功能,而含有平喘、镇咳、祛痰的化学成分麻黄碱和伪麻黄碱含量增高。这就突出了甘缓益元而润肺,宣肺平喘而止咳的效果。例如临床运用麻杏石甘汤时,若无汗宜用生麻黄,以其发汗宣肺;若有汗,宜用蜜炙麻黄,取其宣肺平喘。

此外,麻黄绒也是现代常用炮制品。传统认为,麻黄绒用途与生麻黄相似,但作用缓和,可用于老人、幼儿及体虚病人的风寒感冒。实际上,中药现代研究发现,麻黄绒的制取不管采用哪种方法(如手工捣绒、研碎过筛、抢水洗粉过筛等)均不同程度地损失部分有效成分,主要损失其髓部的麻黄碱和伪麻黄碱,即止咳、平喘、祛痰、利尿作用降低,而皮部的挥发油成分并未受到多大损失,相对而言在同等剂量情况下发汗作用并没有降低。因此,为了麻黄功效的充分发挥,临床上仍可以生麻黄减量或炙麻黄代替。

五、煎法对麻黄功效发挥的影响

一般而言,以辛散轻扬之品组方的解表剂往往不宜久煎,以免药性耗散,作用减弱。但是,麻黄作为解表要药,其煎煮却较为特殊。古代医家多数认为麻黄宜先煎,去上沫。麻黄先煎的记载始于汉代,《伤寒论》中凡用麻黄的方剂皆要求先煎,如麻黄汤其用法"上四味,以水九升,先煮麻黄,减二升,去上沫,内诸药,煮取二升半,去滓,温服八合。"《雷公炮制药性解》"麻黄凡使去节并沫,若不尽,服之令人闷。"其后的《新修本草》《本草蒙筌》也有相关论述。现代医籍《中药大辞典》亦规定麻黄入药宜先煎去沫。

经分析,麻黄先煎的原因有二:一者缓和麻黄峻烈之性。章虚谷言"因此方(麻黄汤)纯乎发表,故先煮麻黄,又用甘草以缓其性,使阳气周遍,以取微似有汗,若发散迅速,大汗淋漓,阳气不及周行而外奔,其邪反未能出也"(《医门棒喝·伤寒论本旨》)。二者认为方中主药宜先煎。除了麻黄汤中的君药麻黄,其他还有葛根汤中葛根、茵陈蒿汤之茵陈等,仲景都要求先煎。故徐灵胎在《伤寒类方》中认为"凡方中专重之药,法必先煎。"

此外,要求麻黄去上沫,则是由于麻黄所煮之上沫会致烦。如陶弘景云"麻黄用之……先煮一二沸,去上沫。沫令人烦。"然究竟如何,颇值得进一步研讨。方有执认为"必须先煮掠去上沫者,恐令人烦。以其轻浮之气过于引气上逆也。"张锡纯也指出"古方中有麻黄,皆先将麻黄煮数沸吹去浮沫,然后纳他药,盖以其所浮之沫发性过烈,去之所以使其性归平和也。"可见,麻黄先煎去沫之理,意在减低其悍烈之性,以免发生心烦。实验证明,麻黄泡沫中主要成分为麻黄碱,能兴奋大脑皮层质及其下中枢,倘若用之不当,极易引起失眠、不安、心烦、震颤,若能先煮去上沫则可破坏少量麻黄碱,减少不良反应。徐灵胎曾曰"煎药之法,最宜深讲,药之效与不效,全在于此。"综上,麻黄先煎,去上沫的煎煮方法可以增强临床疗效,减轻麻黄的不良反应。

六、服法对麻黄功效发挥的影响

凡方剂虽煎之合法,而服之不得其法,亦不能全效。这说明服药方法得当与否,直接影响着临床疗效。含麻黄方剂最常见的是温服,其次为衣被温覆、酒调服、葱、豉、姜汤投服、米粥或小麦汤送服等。其中,梨汤送服是因梨为甘润之品,具有生津润燥、清肺化痰之功,所以通过梨汤润肺化痰,与麻黄相制相成,可助麻黄方平喘止咳。其他方法则助麻黄方发汗之力,紫苏汤送服可发汗、止咳双管齐下。

具体说明,以酒调服,可借酒之温行通药性之滞,破伏寒之凝结。米粥或小麦汤送服,可使谷气内充,滋补汗源,酿汗以祛邪。如《太平圣惠方》卷四十二枳实散,服法强调食前以温粥饮送服,以治疗外感寒邪,内有痰饮,肺气不宣,咳喘有痰,胸中满塞。另外,关于浴后服,由于肺主一身之皮毛,肺主宣降,通过沐浴,可以宣通毛窍,宣发肺气,振奋阳气,助麻黄方剂祛邪宣肺之力。如《外台秘要》卷十投杯汤(小麦、麻黄、厚朴、石膏、杏仁)治疗肺有郁热之喘咳,方中要求患者以温水浴讫,每次 3g,暖水调服,覆取汗。以上种种措施,均是古人根据治疗需要,对有关要素进行优化配置,充分发挥药物疗效的经验积累,因行之有效故而沿用至今。

(刘　舟　鱼潇宁)

第二章 防　风

防风首载于《神农本草经》，谓其"主治大风，头眩痛，恶风，风邪，目盲无所见，风行周身，骨节痹，烦满"，有祛风、止痛、明目的作用。《名医别录》载防风"主治胁痛、胁风头面去来，四肢挛急，字乳金疮内痉"，指出了该药可用于治疗胁痛、痉挛与疮疡。《神农本草经疏》谓防风"气厚味薄，升也，阳也"，《雷公炮制药性解》说"防风辛走肺，为升阳之剂"，指出了防风有升阳的作用。先生根据七版《中药学》教材及《中华本草》，将防风在复方中的功效总结为祛风解表、胜湿止痛、止痉、止痒消疮、散肝舒脾与明目6个方面。

一、配伍对防风功效发挥的影响

（一）祛风解表

防风—川芎

川芎具有良好的祛风止痛、活血行气的功用，与防风相配，是临床常用的祛风止痛结构，多用于外感风邪头痛。风性升散，上行，易袭阳位，而头为诸阳之会，外感风邪最易致头痛。《素问·太阴阳明论》说"伤于风者，上先受之"，风邪头痛是外风侵袭经络，随经上行，导致经络不通所致；故欲止之，必先祛除风邪，再而疏通经络。《本草乘雅》阐释"防风质黄，具中土之色。甘温，专中土之味。盖土德惟馨，芳香充达，拒诸邪臭，故头目身首有风，尚未入藏者，能从中拒撤之。"可见，防风能祛风外达。而川芎是历代治疗头痛要药，《神农本草经》谓川芎"主治中风入脑头痛"，因其味辛，能行能散性温，长于温通，通则不痛。防风与川芎，二者同气相求，既可祛风治因，又可温通治本，则头风可止。防风伍川芎最宜用于外感风寒头痛，《景岳全书》载川芎"味辛微甘，气温，升也，阳也。其性善散……芎、归俱属血药，而芎之散动尤甚于归，故能散风寒，治头痛……惟风寒之头痛，极宜用之"。防风伍川芎用治外感风寒头痛，最具代表性的即《太平惠民和剂局方》治"外感风邪，偏正头痛，或巅顶作痛，恶寒发热，鼻塞流涕"的川芎茶调散。

防风—羌活

防风擅散上焦风邪，又能除湿，实为祛风胜湿之良药。杜文燮则提出了防风与羌活的配伍结构，认为此二者伍用善解太阳风寒表证。羌活气辛味苦，"能治贼风，失音不语，多痒血癞，手足不遂，口面㖞斜，遍身痹"（《药性论》）。羌防伍用散太阳风寒，肇始于晋唐时期，成熟于金元时期，九味羌活汤是其代表方剂。洁古用羌防，而不用麻桂，其因何在？麻桂相伍，实乃发汗峻剂，用于风寒表实重证，该结构在唐宋以前多用，而至金元之后，医家多以羌防代之，这一转变与气候环境密切相关。仲景时代寒冷的气候使得外感风寒表实重证的发生率较高，因此用麻桂峻剂发汗，而至金元时期，气候较汉代温暖，若用辛温重剂则易误汗。此外，羌防剂更宜用于外感风寒夹湿证，因羌防均为风药，而"风能胜湿"，二者合用，共奏祛风胜湿之功。

防风—细辛

细辛是常用的祛风散寒药，首载于《本经》，该书谓其"味辛温。主咳逆，头痛，脑动，百节拘挛，风湿，痹痛，死肌，久服明目，利九窍，轻身长年。"《药性论》还提出细辛能"明目"。李时珍认为细辛"气之厚者能发热，阳中之阳也。辛温能散，故诸风寒风湿头痛痰饮胸中滞气惊痫者，宜用之。"而《本经》载防风"主治大风，头眩痛，恶风，风邪，目盲无所见，风行周身，骨节痹，烦满。"故此二药相伍之功用有较多相似之处，相伍可发挥以下作用：①祛风散寒除湿。风寒湿邪侵犯肌表，郁遏卫阳，闭塞腠理，阻滞经络，气血运行不畅，则会出现恶寒发热，肌表无汗，头痛项强，肢体酸楚疼痛等表现。仲景时代，气候寒冷，故制麻黄加术汤以发汗解表，祛风散寒，而至金元时期，气候温暖，洁古弃麻桂，而以羌防辛芷等组方。防风配细辛，其一以防风升散之性，疏散客于太阳经之风邪，而寒湿不独伤肌表，皆因风之领引，故用"除上焦风邪之仙药"以祛风邪，且风能胜湿，风邪去，湿亦除。②借细辛温散少阴阳气之力，助以祛除太阳之风寒湿邪。人之阳气，根于少阴，正如张介宾所说"五脏之阳气非此不能发"，细辛温散少阴之阳气，可助肺阳之温煦与防御功能，既可温散寒湿，又能御邪深入。其代表方如张元素之九味羌活汤，王好古之大羌活汤等。此外，细辛还可祛风止痛。防风配细辛，长于祛风胜湿止痛，可用于头痛与风湿痹痛的治疗。

防风—黄芪—白术

防风、黄芪与白术是临床常用益气祛风之配伍结构。《本草衍义》就指出"防风、黄芪，世多相须而用"。自《本经》载防风"主治大风"，后世医家在临床实践中均已认识到防风良好的祛风作用,如《药类法象》谓防风为"除上焦风邪之仙药",徐大椿认为"防风治周身之风,乃风药之统领"。黄芪性温,能"补虚",因此,该配伍所治之风,无论内外,当以虚人受风为宜。黄芪之祛风,有其特殊性,《药性赋》认为黄芪"温分肉而实腠理……外固表虚之盗汗。"防风能祛除在表之风邪,而黄芪更能实卫固表,两药相伍,则能各彰其性,正如《脾胃论》云"防风能制黄芪,黄芪得防风其功愈大,乃相畏相使也"。二药相伍,一补一散,相得益彰,以治风邪外袭、表卫不固之证。白术甘温,长于补脾土,健脾阳,以培土生金,肺气足,则表卫固,可助黄芪益气固表之力。柯韵伯论其三者配伍时说"夫以防风之善驱风,得黄芪以固表,则外有所卫;得白术以固里,则内有所据,风邪去而不复来。"而此三者相配即为危亦林所创以治"表虚自汗,以及虚人腠理不密,易于感冒,汗出恶风"等症之名方玉屏风散。先生常将此方用于虚人感冒,在使用此配伍时强调需注意以下两点:第一,黄芪宜蜜炙用。《药鉴》载黄芪"蜜炙用之,大能止汗,生用又能发汗。"第二,防风的量宜轻。其意在风药清轻走上焦,引领黄芪入毛皮、腠理,取量小升散之性,若量过大则沉降。

防风—荆芥

防风与荆芥皆属辛温解表药物,二药在功用上有诸多相类之处,如皆能祛风解表,常相合用祛风以治表证。《本草发挥》云荆芥"气温味辛。气味俱薄,浮而升,阳也……能发汗除劳。"《本草纲目》述其"散风热,清头目……入足厥阴经气分,其功长于祛风邪……故风病血病疮病为要药。"荆芥气味轻扬,性温不燥,以辛为用,以散为功,偏于疏散上焦风寒。而防风气味俱升,善走上焦,为"除上焦风邪之仙药",祛风之功较胜。二药相伍,相须为用,长于宣达疏表,二者虽性温,但较为平和,发汗力较缓,四时外感风寒皆可用之。但在使用此配伍时,应注意二药相伍解表之力大增,善于宣通毛窍,故表虚有汗者禁用。

(二)胜湿止痛

防风—独活

防风配独活亦是临床常用的祛风胜湿止痛配伍结构。《神农本草经百种录》谓防风"治周身之风,乃风药之统领",防风善除周身筋骨间风邪,又有较好的胜湿功用。《本经》载独活"主风寒所击",《药性赋》认为独活"味苦、甘、平,气微温,无毒。升也,阴中之阳也。其用有三,诸风掉眩,颈项难伸,风寒湿痹,两足不仁及为足少阴之引经。"风寒痹痛之因在于风、寒、湿邪侵袭机体,若人体正气亏虚,则病邪易由腠理、肌肉深入,痼结于筋骨。而独活入足少阴肾经,肾主骨,独活能治肾经伏风,即可祛筋骨间风邪,因风为百病之长,寒湿与之相兼夹,乘其之势而深入体内,若欲除寒湿,必先祛除载其之风邪。防风与独活之配伍,风药同气相求,祛风之力大增,而独活能引防风入肾经,防风则能助独活祛风寒湿邪于外,使痼结于筋骨的风寒湿邪由里透表,风邪得去,寒湿得除,则痹痛自止,代表方如《千金要方》独活寄生汤。

防风—当归

风寒痹证的发生,源于正气亏虚,风寒湿邪乘虚而入,侵袭机体肌表、经络与筋骨,致使机体经脉不通,血流不畅,不通则痛,故而临床疼痛表现较为突出。当归因其辛散温通,又能活血补血,可鼓舞气血,以通血滞,血滞通,则痛自止,正如《医学启源》云"血壅而不流则痛,当归身辛温以散之,使气血各有所归",缪希雍亦说"血凝则痛,活血则痛自止……痹者,血分为邪所客,故拘挛而痛也。风寒湿三者合而成痹,血行则邪不能客,故痹自除也。"防风与当归相配,一可用防风外散风邪,使寒湿之邪无所依附而不能内侵,当归能补益气血,俾气血旺,邪无内向之机;其二,防风以疏散为用,当归以温通为功,二者相合,体现"外来之寒,温必兼散"之意;其三,防风作为风药之统领,借其疏散之功,以流通气血,《药鉴》认为当归"入行血药则血行",在该配伍中,防风就充当此言中的行血药,以助当归行血之力,使痹阻得通;其四,痹证大多病程缠绵,正气多亏,防风虽辛散,疏风之力较大,但为风药中之润剂,当归虽辛温,但甘润,可补益气血之不足,二药相伍温而不燥,又可补而不滞,祛风、胜湿、散寒止痛兼顾,则风邪去、寒湿除、疼痛止。

防风—桂枝

防风与桂枝之配伍,最早见于仲景《金匮要略》,该书共有 5 首方剂使用了该配伍,即防己地黄汤、桂枝芍药知母汤、竹叶汤、薯蓣丸与侯氏黑散。上述方中,防己地黄汤、桂枝芍药知母汤与侯氏黑散均可辨证用治痹证,而竹叶汤、薯蓣丸则用治气虚外感。防风善祛周身之风,除关节经络之湿,与桂枝相伍,能发挥以下作用:其一,祛风散寒止痛。桂枝辛温,防风甘温,二药相配,辛甘化阳,温通筋脉,散寒除湿,畅通痹阻,使通则不痛。防风能入骨肉搜风,桂枝可温通经脉,助防风祛风从经脉出,风邪得出,则寒湿无所依附,常与独活、细辛、川芎等合用以治风寒湿痹,如独活寄生汤。其二,祛风散寒解表。防风辛甘微温,散风邪而不燥,桂枝能调和营卫,助阳气之温煦与防御功能,二药相伍,能增强温散风邪之力,防风得桂枝之助其祛风之力增强,桂枝得防风则温散在肌表之邪,如《审视瑶函》用治风寒客于太阳经所致的头风头痛,夜热恶寒之羌活芎藁汤(防风、桂枝、半夏、杏仁、羌活、藁本、川芎、白茯苓、甘草、白芷、麻黄、广陈皮各等分）。

防风—附子

防风味辛、甘而性温，辛能发散、疏风透表，温则能通达经脉、宣通痹痛。与附子相配，则可增强温通之力。附子味辛甘，性大热，气味俱厚，其性浮中有沉，走而不守，可通行十二经功能。《内经》认为风寒湿三邪合而为痹，可见，附子善除痹证之因，故诚为治痹之良药。而防风气味俱薄，其性升散，"系太阳本经之药，又通行脾胃二经……尽治一身之痛，而为风药中之润剂也。治风通用，散湿亦宜。"二药相伍，附子能增强防风温散之力，而防风性润，可防附子太过温燥，且防风主入太阳经，而附子"走而不守，通行十二经，无所不至"，防风经附子引领可通行周身之经脉，二药共用，能散寒除湿止痛，作用之力由内达表，可温通内外，能温达脏腑、经络、百骸。凡入侵机体的风寒湿邪，闭阻四肢经络骨节，疼痛、麻木、关节不利等症均可运用该结构合理配伍治之，如《圣济总录》用治"历节风疼痛，日夜不可忍"的附子汤（附子、黄芪、甘草、麻黄、防风），《太平圣惠方》治"风痹，手脚不仁"的羌活散（羌活、汉防己、荆芥、薏苡仁、防风、麻黄、酸枣仁、黄松节、附子、川芎、天麻、道人头）。

防风—白术

白术味苦，性温，能燥湿，以祛诸经之湿，临床常用以健脾燥湿，亦用其疗痹，以肢体酸疼沉重者尤宜。清代医家张志聪则认为"白术味甘，性温，补益脾土，土气运行，则肌肉之气外通皮肤，内通经脉，故风寒湿之痹证皆可治也。"而《本经疏证》载"白术之效，于风胜湿胜者为最宜，寒胜者为差减"。可见，白术治痹，根于其能健脾燥湿，脾主肌肉四肢，脾气旺，则可通达经脉，正气可御邪外出。防风辛甘性温，入肝脾经，被东垣奉为理脾要药，认为"若补脾胃，非此引用不能行"。历来也为治疗风湿痹痛的常用药物。防风与白术相伍，一可引白术入脾胃经，香能舒脾，以助白术补土，而脾土得补，则自能胜湿，脾气盛，则风湿之邪不可内犯。白术甘温，长于补脾土，通过补脾气，健脾阳，实肌肉四肢而祛内侵之风邪，而防风则长于祛风，使风邪去，寒湿之邪则无内向之机，此一补一散，相得益彰，痹痛得止。二药配伍，与白芍、陈皮同用，可治肝旺脾虚，肠鸣腹痛，大便泄泻，此即为《丹溪心法》所载之痛泻要方；与黄芪合用，又有益气固表御风之功，用于治疗气虚卫表不固，即益气祛风之名方玉屏风散。

（三）止痉

防风—天麻

天麻味甘辛、性平，入肝经，有"定风神草"之誉，是临床常用的平肝阳，息风止痉,祛风通络药。天麻与防风相伍,二药则长于祛风止痉,可用于小儿急慢惊风、破伤风、中风口眼㖞斜等。防风与天麻相伍,二药均入足厥阴肝经,顺肝之条达,其一,防风祛周身之风,可佐助天麻祛风通络之功;第二,防风可升发脾之清阳,而脾之升清有助于肝之疏泄正常,可增强天麻宣散肝经气郁之用。而天麻为定风神草,能助防风止痉之力。小儿急惊风多因外邪入内,高热而致肝阳上亢,防风与天麻用治此病,常与僵蚕、牛黄等同用,如《圣济总录》所载之防风丸(防风、白僵蚕、干蝎、白附子、五灵脂、朱砂、羌活、天麻、天浆子、牛黄)。而小儿慢惊风多因虚而致,尤其是脾虚,脾为气血生化之源,而肝为藏血之脏,脾虚则肝血不足,易致虚风上扰,此时防风、天麻在伍用僵蚕、全蝎等以加强止痉定痫作用时,常常还配人参、黄芪等补益脾气之品。破伤风为风毒之邪,侵入破伤之处,深达经脉所致,以牙关紧急,身体强直,角弓反张为主要临床症状,属中医外风之范畴,临床常以防风与天麻配伍白附子、天南星等收功,如《外科正宗》所载名方玉真散(天南星、防风、白芷、天麻、羌活、禹白附各等分)。

防风—全蝎

防风能祛外风,也能入厥阴肝经而息内风。全蝎亦善祛风止痉,《开宝本草》首次对其性味与功用做了系统阐述,言之"味甘、辛,有毒。疗诸风瘾疹,及中风半身不遂,口眼㖞斜,语涩,手足抽掣"。从本草记述可以看出,全蝎善疗诸风,可用于瘾疹、中风之半身不遂,口眼㖞斜或小儿惊风等,《本草纲目》引东垣之语云"蝎乃治风要药"。防风与全蝎相伍,两者皆入肝经,均能祛风止痉,防风能行周身之风,而全蝎有通络之效,经络畅通,则可助风药祛风之力,这是其能引风药达病所的机理之一,二药合用,共奏祛风止痉之功,临床可用于小儿惊风、破伤风、风中经络之口眼㖞斜。防风与全蝎相伍,兼治内、外风,治外风以消除病因,治内风以针对症状,也是标本兼顾之法。

(四)止痒消疮

防风—荆芥

防风与荆芥相伍,相须为用,不仅是临床常用之祛风解表结构,也是医家习用之祛风透疹消疮配伍。早在《本经》就记载了荆芥能治"瘰疬生疮",李时珍认为荆芥能"入足厥阴经气分,其功长于祛风邪,散瘀血,破结气,消疮毒。盖厥阴乃风木也,主血,而相火寄之,故风病血病疮病为要药。"可见,荆芥长于祛风邪,通毛窍,且入血分,有一定行血作用。《本经》亦认为防风能治风邪,并可消疮。二药相配,可宣通毛窍,祛除外来之风邪,且能透疹,用治麻疹不透、风疹瘙痒等。麻疹发热之初,与伤寒类似,在疹子欲出而未出之时,宜尽早发散以解其毒,防邪毒内陷,此时荆、防宜与薄荷、连翘、牛蒡子、葛根等同用,如《痘疹全书》用治"麻疹初起,发热咳嗽,或乍冷乍热,已现麻点者"之防风解毒汤(防风、薄荷、荆芥、石膏、知母、桔梗、甘草、牛蒡子、连翘、木通、枳壳、淡竹叶)。风疹瘙痒,一般发病急,游走不定,痒无定处,时作时止。荆、防相伍,可祛在表之风,又能入血搜风,其配伍白芷、白鲜皮等常用治之。

防风—白芷

防风与白芷均属于解表药,二药均可祛风解表,排脓消疮。防风的祛风解表与止痒消疮功效在前文中多有论述。白芷首载于《本经》,认为其能治寒热,风头侵目泪出,长肌肤,《名医别录》认为白芷"无毒,主治风邪",《日华子本草》载白芷可治"乳痈发背,瘰疬,肠风痔瘘,排脓,疮痍疥癣,止痛,生肌"。可见,本草著作在早期均已认识到了白芷的祛风、生肌排脓功用。基于防风与白芷的上述功用,二药相伍,同气相求,可发挥下述作用:第一,祛风散寒除湿。防风虽专入足太阳膀胱经,但也能兼入阳明经,白芷善"逐阳明经风寒邪热,止头痛头风头眩",防风与白芷合用,善散阳明经风邪,且风可胜湿,故以祛散阳明经风湿之邪为主,常与川芎、羌活、细辛伍用,治疗外感风寒湿之头痛。第二,祛风止痒消疮。防风长于祛风,善于祛除侵入肌肤、经络之风邪,解除风邪与湿邪或热邪相搏之病机,白芷虽亦能祛风,但其长于祛风除湿,消肿排脓,故防风、白芷常与赤芍、金银花、连翘等清热凉血解毒药合用,以祛风胜湿止痒,如《医宗金鉴》治"风邪与湿热相搏,致生黄水疮,形如粟米而痒兼痛,破流黄水,浸淫成片"的升麻消毒饮。

(五) 散肝舒脾

防风—白芍

早在《名医别录》就提出了防风能散肝气,此后的医家对此功效运用也有所发挥,认为防风能疏泄肝气而调畅脾气,可用治肝脾不和之证。白芍酸寒入肝,可补肝益阴,故可滋肝阴以助抑肝阳,具有平抑肝阳,收敛肝气之功,常用于肝之疏泄太过、肝阳上亢等证。二药相伍,刚柔相济,动静结合,体用兼顾,互制其短而展其长,以白芍之酸敛,制防风之辛散,用防风之辛散,又佐白芍之酸敛,并且,此二药均入脾经,防风能舒畅脾气而助其升清阳,而白芍可补益阴血而助脾统血。二药相配,可调肝理脾,共奏散肝舒脾之功,配伍相应药物,可治肝脾不和诸证。与白术、陈皮相伍,即《丹溪心法》所载治疗肝木乘脾,腹痛泄泻的痛泻要方;与四君子汤合用,可柔肝健脾,如《圣济总录》治妊娠恶阻的茯苓饮。

防风—黄芪

防风与黄芪相配,除能益气祛风之外,还可益脾气,升脾阳。脾属太阴湿土,主要生理功能是运化水谷精微,主统血和肌肉四肢。其气机活动特点是"升清",即将水谷精微等营养物质吸收并上输于心、肺、头目,"奉心化赤",化生气血,以营养全身,故谓"脾宜升则健"。因此,脾病的病理常见脾不升清,水谷失化,气血生化无源,表现为神疲乏力、头晕目眩、腹胀、泄泻等症。防风与黄芪相伍,防风可疏散肝气,有助于脾胃运化及气机升降,而黄芪具有益气升阳的作用,针对脾阳下陷,伍用防风则可以其升散之性,增强黄芪升脾阳之力,且风能胜湿,用防风还能祛除脾虚运化无力产生的水湿。二药相配,常用于清阳不升的诸多疾病,如《兰室秘藏》治"妇人饮食劳倦,气虚湿阻,清阳下陷,漏下恶血"之升阳除湿汤(防风、黄芪、当归、独活、蔓荆子、炙甘草、升麻、藁本、柴胡、羌活、苍术),《内外伤辨惑论》治"脾胃气虚,湿热滞留,怠惰嗜卧,食少无味"之升阳益胃汤(防风、黄芪、半夏、人参、甘草、独活、白芍、羌活、陈皮、茯苓、柴胡、泽泻、白术、黄连)。

防风—升麻

防风与升麻均属解表药,都能祛风。升麻味辛、甘,性微寒,与防风相配伍属寒热共用。《本经》时代,因认识的局限性,该书只记载了升麻解毒辟秽的作用。《名医别录》认为升麻"味甘、苦、辛,微寒,无毒。主解百毒,杀百精老物殃鬼,疏揖辟瘟疫瘴气邪气,蛊毒入口皆吐出,中恶腹痛,时气毒疠,头痛寒热,风肿诸毒,喉痛口疮。"而防风除具有良好的散风除湿功用以外,也能升发脾之清阳,其与升麻相配,主要发挥以下配伍作用:第一,疏风清热解毒。防风与升麻相配伍,前者性温,祛风之力较强,后者性微寒,疏散之中并能清解,故此二药相合,升麻能制防风之温性,存其疏散之力,防风助升麻祛风热之邪外出,临床常与生地、细辛、川芎等相配,以止风热牙痛或头痛,如《御药院方》之生地黄散。第二,升脾阳。防风与升麻都能升发脾之清阳,可用于以下两类病证:脾虚湿盛和脾中伏火。防风与升麻相配,则升阳除湿之力得增。脾中伏火宜遵《素问·六元正纪大论》"火郁发之"之法,正如张介宾所说"但使气得升扬,则火郁自解",选方用药不能限于清降,还要把握火性升散的特点,酌情配伍轻灵之品,于清降中复以宣泄透越之力,则郁结易开、火郁得泄。风药辛散轻灵,藉"轻而扬之"之性开宣汗道、因势利导,使郁火有泄越之机、透散之路,可加速火邪的祛除。故防风与升麻则是临床体现"火郁发之"的常用药,两药常常与黄连、石膏、栀子等药相配,以清宣结合,升降相因。

（六）明目

防风—细辛

早在《本经》就认识到防风能治"目盲无所见"，《神农本草经读》指出"邪风害空窍，则目盲无所见……防风之甘温发散，可以统主之。"细辛通关利窍、明目的功用始见于《本经》，谓其"明目，利九窍"。《秘传眼科龙木论》明确指出细辛"味辛温无毒，主头痛脑动，益肝胆，通精气，久服明目。"二药伍用，辛温走窜，上达颠顶，宣通玄府，于外障中使用，可通窍止痛、祛风散邪；于内障中使用，可开透玄府，其气轻而引导诸药上行。为祛风散邪、通窍明目最常用的配伍结构，广泛用于各种眼疾。因而在历代治眼病的方中，防风与细辛之配伍尤为常见。

防风—菊花

前文已述防风能通过疏散肝经风邪而明目，《药鉴》记载防风"佐甘菊，善清头目之风热"，从而提出了防风与菊花的配伍结构。《日华子本草》载菊花"作枕明目"，《汤液本草》指出菊花能"去翳膜，明目"。且菊花具有散风热、清肝热之功，可用于外感风热、肝血不足或肝肾阴亏之目疾。防风与菊花相伍，主要用于以下方面：第一，疏风清热。二药相配，一为祛上焦风邪之仙药，一为祛风之要药，且菊花性寒，可制防风之温性，而存其升散、疏上焦风邪之力，共奏疏散风热之功，常与川芎、细辛、蔓荆子等合用，以治外感风热之头痛、目赤等，如《圣济总录》治疗"风热上攻，眼睛疼痛，牵连头脑"之细辛散（细辛、甘菊花、枳壳、赤芍、石膏、藁本、川芎、防风、甘草）。第二，疏风平肝明目。防风与菊花二药，除均善疏风以外，都能调肝，顺肝条达之性，且菊花还能清肝热，治肝血虚之虚风上扰目窍。因乙癸同源，肝之阴血不足，日久必致肾水亏损，肾阴之不足，则精气不能上承目窍，而防风、菊花与补阴之剂相合，则能补肝肾之阴血，使精气上承，目窍得明。防风、菊花常与生地黄、熟地黄、当归等合用，如《证治准绳》治"肝经血虚，风邪外侵，致患雀目，青盲"之转光丸（防风、白菊花、山药、生地黄、白茯苓、川芎、蔓荆子、熟地黄、细辛）。

二、用量对防风功效发挥的影响

防风在内服汤剂中的使用剂量总体上多偏小，以 3~6g 为多。究其原因，可能与以下三点有关：第一，防风属祛风解表药，其剂量轻，能升散而行上焦风邪，体现了"治上焦如羽，非轻不举""肺药取轻清"之意。第二，防风佐补气健脾药，能升脾阳，畅肝气，而此时防风多作佐药之用。正如内服汤剂在发挥防风散肝舒脾功效时剂量有偏小的趋势。因中医方剂的剂量与不同历史时期医家用药习惯、病情轻重、患者体质强弱以及气候因素等有关,防风各功效发挥方向的剂量运用之间差异不大,除发挥散肝舒脾功效时其剂量相对更小,而发挥止痒消疮功用时剂量相对偏大以外,其祛风解表、胜湿止痛、止痉与明目功用的剂量相差较小,防风运用的总体剂量均偏小。细绎其理,可能与防风的诸功效均与祛风之功相关。而防风用于散肝舒脾时剂量更小,这与东垣之运用防风有关。东垣认为脾胃为元气之本,是升降之枢,其在临床培补脾胃时,不忘调畅气机,但理气药过于温燥走窜,为防其耗气伤津,东垣治疗脾胃气虚、中气下陷证,习以甘温益气药配伍风药组方,常用人参或党参、黄芪、白术、甘草等补益中气,少配升麻、柴胡引领阳明少阳之气上行,或用防风、独活、羌活等辛温之品鼓舞阳气上升。而防风较之于其他风药,其一,能入阳明经,可理脾气;其二,能入厥阴经,在舒畅脾气上升的同时,还能调畅肝气之条达,以助脾升清之力,故东垣喜用防风升举脾阳。在历代运用防风散肝舒脾功用的复方中,其剂量折算出来为 0.5~0.6g,用量较小。其三,防风常用于痹证的治疗,而痹证属慢性疾病,痹证日久,人体正气多虚,且多穷必及肾,此时治疗的着眼点在于补脾益肾,兼以活血除湿止痛。防风具有较好的胜湿止痛功用,一可针对痹证之标,且因补益之品大多滋腻,防风又可以轻量之功以助脾胃运化,防其壅滞。

三、剂型对防风功效发挥的影响

药物剂型与服用法是影响临床疗效的重要因素之一,不同剂型对多功效单味中药在复方中功效发挥方向是有一定影响的。汤剂内服,多发挥防风祛风解表、止痒消疮与散肝舒脾之效。丸剂内用,多发挥防风胜湿止痛、止痉与明目之功。临证使用以汤剂内服最多,这与运用防风之祛风功效多治急症有一定关系,风性善行而数变,其发病急,传变快,故治其欲速。东垣云"汤者荡也,去大病用之。"汤剂经口服后,吸收快、药效发挥迅速。因此,用防风治风,历代医家在临床中多选用汤剂内服。而"丸者缓也,舒缓而治之也",防风丸剂主要用以胜湿止痛,止痉与明目,风寒湿痹内侵,在短时间内未被祛除于外,其病程缠绵,往往会稽久不愈。中风多因正气不足所致,其在后遗症期,虽无风动之候,但佐以少量防风疏风可助气血津液的流通,肝开窍于目,目疾多与肝有关,而风气通于肝,防风祛风之力,可畅肝气之条达,使气血精津上达于目窍,因此,防风入丸药用于上述疾病慢性期的治疗。

四、服法对防风功效发挥的影响

服用方法对防风功效发挥方向也有一定影响,各功效的发挥以汤剂温服为主,尤其是发挥祛风解表、散肝舒脾与胜湿止痛功用,其目的是借其温热之势,助汤剂以求速效。丸散剂发挥防风祛风解表功效与明目功用时,部分方剂服用法采用了茶清调服或送服,取茶清苦凉轻清,清上降下,既可清利头目,针对风邪易袭阳位而降之,配入大队风药之中又可防其过于温燥与升散。发挥防风胜湿止痛之效,如用丸散剂还可以酒调服或送服,酒性温热,可散寒除湿,并能行药势,增强药物祛风止痛,散寒除湿之功。若用丸散剂发挥防风散肝舒脾功用,可用米饮调服或送服,米饮性味甘、平,有益气与补脾和胃之功,可助防风畅脾之升清。

五、炮制对防风功效发挥的影响

炮制的根本目的,与配伍有异曲同工之妙,其主旨在减毒增效,保证临床用药安全有效。《中华人民共和国药典》中的"炮制通则"将中药炮制分为"净制""切制"与"炮炙"三大类。历代对防风的炮制法记述颇多,唐代有去芦(《银海精微》),去芦叉法(《仙授理伤续断秘方》);宋代有酒浸(《苏沈良方》),焙制(《药证》),炙赤色(《证类本草》),麸炒(《类编朱氏集验方》),酒制法(《圣济总录》);元代有酒浸洗法(《瑞竹堂经验方》);明代有蜜炙、醋煮、去皮(《普济方》),炒法(《外科启玄》);清代有酒拌微炒香(《医宗金鉴》)等。

在上述方法中,去叉、去芦头与洗属净制法,其目的是洁净药材;而锉属切制范畴,其目的为便于服用或制剂;酒洗、炒、焙、炙、蜜炙属炮炙法,其旨在适应病情、增强疗效、缓和药性等。历代防风炮制方法主要以去叉或去芦头的净制法为主,以去除非药用部位,而对其功效发挥方向无影响。

（刘兴隆　蒋义芳）

第三章　细　辛

细辛首载于《本经》，列为上品，谓其"味辛温。主咳逆，头痛，脑动，百节拘挛，风湿痹痛，死肌。久服明目，利九窍，轻身长年。"此后，细辛在临床上被医家广泛应用。中药功效的认识是在临床运用过程中逐步完善、不断发展的。东汉时期，仲景用细辛，主要利用其解表散寒与温肺饮化之功效。陶弘景《本草经集注》详细记载了细辛功用，"温中下气，破痰，利水道，开胸中，除喉痹，风痫癫疾，下乳结，汗不出，血不行，安五脏，益肝胆，通精气。"唐代《新修本草》增述了细辛治疗齿痛与蠍障的功效。明代注重配伍对细辛止痛功用的增效作用，扩大细辛止痛功用的应用范围，是运用细辛的一大特点。清代，除沿用细辛通窍、止痛之功外，主要体现在解表散寒的运用中。故细辛的功效为散寒祛风、化饮止咳、止痛、通窍等。

一、配伍对细辛功效发挥的影响

（一）散寒祛风

细辛—麻黄

细辛配伍麻黄之用法始于仲景。《本经》谓麻黄"主治中风伤寒头痛""止咳逆上气，除寒热"。麻黄轻扬发散，专治风寒之邪在表，是外感风寒表证的常用药。《本草思辨录》谓"与麻黄相助为理之物，其最要者有六：曰杏仁，曰桂枝，曰芍药，曰石膏，曰葛根，曰细辛。得其故而后知彼知己，百战百胜矣。"细辛能祛风散寒，其气味辛烈，破少阴寒凝，故治表里俱寒之证恰当，治表寒较重之证则药力稍逊，与麻黄合用，则发散解表之功尤佳。正如《本草思辨录》谓"细辛佐麻黄而直行，是为一专一普"。

细辛—麻黄—附子

细辛、麻黄与附子三药配伍，实为细辛、麻黄配伍结构之发展。此配伍结构即为麻黄细辛附子汤。主治少阴阳虚之人，复感寒邪，邪袭太阳之太少两感证。方中麻黄发汗以解太阳之表，附子温助阳气以温少阴之寒，更以温通之细辛,通彻表里,外协麻黄解太阳之表,内助附子温经扶阳而祛少阴里寒。阳虚外感,仲景以麻黄配附子,究其机理,乃"麻黄开腠理……无附子以固元气,则少阴之津液越出,太阳之微阳外亡,去生远矣。惟附子与麻黄并用,内外咸调,则风寒散而阳自归,精得藏而阴不扰。"

细辛—防风

防风味辛甘,性温,归膀胱、肝、脾经。作用特点向上向外、能散能通。防风是祛风药的代表,有风中润剂之美誉,《本草蒙筌》称其为"除上焦风邪要药"。而细辛辛温,《神农本草经百种录》亦指出"细辛气盛而味烈……能驱逐寒气,故其疏散上下之风邪,能无微不入,无处不到也。"细辛与防风二药相伍,同气相求,相辅相成,祛风散寒之力大增。此结构被广泛应用于祛风解表剂中,如张元素所制祛风散寒除湿兼清里热的九味羌活汤,《太平惠民和剂局方》中治疗外感风邪引起的偏正头痛或颠顶头痛的川芎茶调散等。

(二) 化饮止咳

细辛—干姜

细辛、干姜相须而用,为温肺化饮的常用结构。干姜味辛性热,入心、肺、脾、胃、肾经,不仅能温肺散寒以祛饮,还能温脾燥湿以化痰。细辛既能温肺化饮,又可益肾助阳。二药合用性皆温,体现了张仲景治痰饮之用药特点,即"病痰饮者,当以温药和之"。干姜治肺兼治中,使脾能散精于上,肺能通调水道于下;细辛治肺兼温肾,使肾阳能蒸腾气化,升清降浊,清者上输于肺,浊者从膀胱而走,如此水液输布正常,不致停蓄为患。本结构的代表方有小青龙汤、苓甘五味姜辛汤等。后世医家用此配伍结构之方迭出,如《普济本事方》中的五味子丸,《太平圣惠方》中的干姜散等。

细辛—半夏

细辛与半夏也是化饮止咳的常用结构。半夏味辛性温,《本经》谓其主"咳逆",《药性论》认为其"能消痰涎",李杲《用药心法》进一步指出半夏"能胜脾胃之湿,所以化痰"。细辛辛散温通,外能发散风寒,内能温肺化饮。二药皆性温,细辛以温肺化饮为主,兼以祛除表邪,半夏以止咳化痰为主,兼以降逆下气,合用则化饮祛痰之功大,温肺散寒之力强,以治痰饮停肺之咳嗽,痰稀色白而量多者。《伤寒论》与《金匮要略》中半夏、细辛同用主要用于"咳而脉浮""支饮""溢饮""妇人吐涎沫""伤寒表不解,心下有水气"等属饮邪停肺,风寒束表者。其代表方如治外寒里饮的小青龙汤,治"咳而上气,喉中水鸡声"的射干麻黄汤,治疗支饮的苓甘五味加姜辛半夏杏仁汤,均寓有半夏合细辛温肺化饮止咳之意。

（三）止痛

细辛—川芎

《本草衍义》记载细辛"治头面风痛,不可阙也",《药类法象》谓细辛"治少阴头痛如神",《本草新编》亦说细辛"止头痛如神",陈士铎阐释其机理曰"盖头为太阳之首,清气长而浊气降,则头目清爽。惟浊气升而清气降,则头目沉沉欲痛矣。细辛气清而不浊,故善降浊气而升清气,所以治头痛如神也。但味辛而性散,必须佐之以补血之药,使气得血而不散也。"川芎"主治中风入脑,头痛,为治头痛之要药。如不愈,各加引经药,太阳羌活,阳明白芷,少阳柴胡,太阴苍术,少阴细辛,厥阴吴茱萸。"至此,明确提出了细辛与川芎相配伍的结构。宋代《太平惠民和剂局方》以川芎、细辛、羌活、白芷等组成之川芎茶调散,用治外感风邪之头痛。

细辛—乌头

乌头味辛性温,有大毒,入心、肝、脾经,上行达颠,下行入腹,外通四肢关节,最善祛风散寒,温经止痛。细辛味辛,性温,入肺、肾经,辛散温通,具升浮之性,能治头面部诸风百疾,又能搜风寒湿邪。二药参合,同气相求,相须为用,常用于治疗风寒湿痹证、头痛、牙痛等。如《千金方》中用治风湿痹证的熨背散(乌头、细辛、附子、羌活、花椒、肉桂、川芎)《鸡峰普济方》中治疗头痛年久不愈之细辛丸(乌头、藁本、川芎、细辛、甘草)《御药院方》中用治牙风疼痛的定痛散(细辛、白芷、川乌、乳香)等。

细辛—附子

细辛、附子为临床最常用的止痛结构。附子大辛大热,为"散阴寒、逐冷痰,通关节之猛药也",其"外则达皮毛而除表寒,里则达下元而温瘤冷,彻内彻外,凡三焦经络,诸脏诸腑,果有真寒,无不可治。"细辛辛香走窜,既善祛风散寒,又擅利窍止痛。二药合用,通络止痛之力颇强,凡痹痛、心腹痛、头痛、牙痛等皆可使用。如《太平惠民和剂局方》用治八风五痹的加减三五七散(山茱萸、干姜、茯苓、附子、细辛、防风)《鸡峰普济方》治心腹痛的细辛煎(附子、细辛、人参、干姜、吴茱萸)等。因细辛"佐附子能散诸疾之冷",故各种痛证辨证属寒邪凝滞或寒湿阻滞用之尤为适宜。此外,二药配伍尚有温阳蠲饮之功。

细辛—桂枝—当归

细辛、桂枝与当归之配伍结构为仲景所创制,是当归四逆汤主要药物,原书主治"手足厥寒、脉细欲绝者"。该证每由营血虚弱,寒凝经脉,血行不利所致,故用当归补益肝血,兼以活血;桂枝温经散寒,兼以通脉;细辛温经散寒,兼以助阳。三药相伍,共奏温经散寒、养血通脉之功。正如《伤寒贯珠集》中所云"手足厥寒,脉微欲绝者,阳之虚也,宜四逆辈,脉细欲绝者,血虚不能温于四末,并不能荣于脉中也。夫脉为血之府,而阳为阴之先,故欲续其脉,必益其血,欲益其血,必温其经。"当归、桂枝、细辛合用,温经养血通脉,环环相扣,使肝血足,寒邪去,经脉通,手足温而脉亦复。后世不断拓展应用范围,借其温经通脉之功,亦取其细辛、当归止痛之效,将此结构用治寒滞经脉的痛证,如腰、股之腿、肩臂之疼痛,疗效颇佳,遂使此结构以温经止痛之功效而广为传用。如《产孕集·补遗》中的七星散(桂枝、当归、细辛、川乌、草乌、甘松、紫荆皮)。

（四）通窍

细辛—防风

细辛通关利窍、明目的功用始见于《本经》,谓其"明目,利九窍"。防风亦善治"目盲无所见",《神农本草经读》云"邪风害空窍,则目盲无所见……防风之甘温发散,可以统主之。"二药伍用,辛温走窜,上达颠顶,宣通玄府,于外障中使用,可通窍止痛、祛风散邪;于内障中使用,可开通玄府,其气轻而引导诸药上行。为祛风散邪、通窍明目最常用的配伍结构,广泛用于属寒、属热,或虚或实的各种眼疾。因而在历代治眼病的方中,防风与细辛之配伍尤为常见,如《圣济总录》治目风眼寒及昏肿多泪的细辛汤(细辛、五味子、防风、桔梗、茺蔚子、玄参)、《秘传眼科龙木论》治翳障的通明散(人参、防风、黄芩、细辛、茯苓、茺蔚子)等皆是体现此结构的代表方剂。

细辛—白芷

细辛、白芷为通窍止痛的经典组合。白芷辛散温通,以止疼痛、通鼻窍见长,故《本草纲目》谓其"治鼻渊鼻衄,齿痛,眉棱骨痛";细辛芳香透达,亦以止痹痛,通鼻窍闻名。二药配伍,则止痛之力尤佳,通窍之功甚著,正如《本草蒙筌》谓白芷"与细辛、辛夷作料,治久患鼻塞如神"。临床每以此治疗鼻渊、牙痛、头痛等。如《太平圣惠方》中以白芷、川芎、木通、当归、辛夷、细辛、莽草,用"猪脂一升,煎五七沸,候白芷色焦黄,滤去滓""每以枣核大,绵裹纳鼻中"治疗鼻痛的细辛膏;《石室秘录》上治头痛的顾首汤(蔓荆子、川芎、白芷、甘草、半夏、细辛)等。

（五）寒热共用,散敛并施

寒热共用,散敛并施,相反相成,是细辛特殊的配伍组合规律。

细辛—干姜—五味子

仲景治寒饮阻肺的咳喘证,最喜用细辛与干姜、五味子配伍,首创姜、辛、味伍用以止咳平喘之妙法,开后世散、敛并用之先河。细辛、干姜辛散温通,为温肺化饮之要药;五味子味酸,性温,入肺、肾经,一能敛肺降逆治咳喘,二能养阴生津益肺气。三药伍用,以姜、辛之辛散,制五味子之酸敛;五味子之酸敛,又制姜、辛之辛散,一散一收,一开一合,相互促进,相互制约,不但化饮止咳平喘之功尤彰,且酸敛留邪、辛散耗气之弊大减。《本草求原》之"五味子为咳嗽要药……然必合细辛、干姜以升散风寒,用此以敛之,则升降灵,咳嗽自止。"陈修园之"干姜以司肺之开,五味以司肺之合,细辛以发动其开合活动之机",可谓切中肯綮。细辛、干姜、五味子三药配伍,被历代医家所推崇,并沿用至今。

细辛—生地黄

细辛、生地黄配伍,功能清热凉血止痛,为治胃火牙痛、风热头痛及目赤肿痛的常用组合。代表方如《圣济总录》治"牙齿疼痛,吃物不得"的地骨皮汤、《外台秘要》治"肝实热眼痛"的生地黄煎等。《本经》载生地"逐血痹",《本草乘雅》进一步解释说"《本经》用生地逐血痹……痹者,随其血之不通而为病。如在目则赤,在齿则痛……逐者,俾其流通之义也。"从此言可知,自东汉后,生地疗目疾、止齿痛之效已被广泛应用。细辛辛温发散,通窍止痛。二药一温一寒,一刚一柔,一以清热凉血滋阴为主,一以宣散利窍止痛为主,合用则相反之中寓有相辅之意,既能消除致病之因,又兼顾疼痛之症,细辛得生地甘润之性,止痛利窍而不助热;生地得细辛升散之性,既凉血清热而不凉遏,亦可直达上焦病所,此乃相制为用。

细辛—黄连

细辛、黄连合用以清热止痛的运用始于宋代,如《圣济总录》治"目眦赤烂"的二黄丸(黄连、大黄、细辛、冰片)。二药伍用,常用治肝火上炎之目疾及胃火上炎之牙痛等。黄连味苦,性寒,归心、肝、胃、大肠经,既"主热气,目痛,眦伤,泣出,明目",又"治口疮"。伍细辛,一取其通窍止痛之功,一取其升散透发之效,即"火郁发之"。二药相配,黄连得细辛,降中寓升,则泻火而无凉遏之弊;细辛得黄连,则散火而无升焰之虞。

二、用量对细辛功效发挥的影响

先生仅对细辛内服用量分析:东汉时期,仲景主要用细辛散寒解表和温肺化饮之功效,剂量偏大,少则一两,多为二两至三两,尽管汉代的度量衡与现代不同,但在仲景的方中,细辛的用量与其他药物是相近的,即绝对剂量虽大,但相对剂量并不大。魏晋南北朝时期,细辛用药量规律性不显著。《肘后备急方》中细辛内服汤剂较少,大多为丸散剂,其用量虽大小不一,但折算成每次的服用量则剂量较小。而《小品方》中的汤剂多承袭伤寒之用法,其用量偏大,但细辛与其他药物用量也是相近的。唐代,细辛用量偏大,其原因可能有二:第一,唐代方书大多已亡佚,而现存的《备急千金要方》《千金翼方》和《外台秘要》等多是收集前朝资料而创新方相对较少,故其用量多沿用前朝;第二,唐代的度量衡分为大小制,与现代的折算问题在考古学界尚无定论,参考《中医方剂大辞典》折算,可能有所偏差。宋代至清代,度量衡基本统一,这一段时期,供成人内服汤剂用量最小为半分(约合 0.15g),最大为七钱(约合 21g),用于散寒祛风、温肺化饮时,细辛用量一般较小,前者以0.15~2.4g 多见,后者以 1.2~2.4g 为主;止痛多用中、小量,即 0.15~9.0g;通窍则以 0.15~2.4g 为多。尚需指出,细辛的用量与医家用药习惯有关,如仲景用量偏大,而李杲用量偏小。东垣《兰室秘藏》其收载含细辛的方剂共29 首,其中外用方 7 首,内服方 22 首,通过对其中注明剂量的内服方统计发现,细辛用量在 0.15~1.5g。故尽管细辛因不同朝代度量衡之别及医家用药习惯之异,用量差异较大,但细绎仍可发现其用量对功效的影响,即小剂量长于解表、通窍,取其透达外散之性,中剂量长于化饮、止痛,取其温运温通之能。

三、剂型、用法对细辛功效发挥的影响

药物剂型与用法是影响临床疗效的重要因素之一,不同剂型对多功效单味中药在复方中功效发挥方向是有一定影响的。用煮散与汤剂内服,多发挥细辛散寒祛风与温肺化饮之效;用散剂或膏剂外用,多发挥细辛止痛和通窍之功。细辛以散剂外用最多,这与汉代以后较多运用细辛的通窍、止痛功效有一定关系。历代医家在临床实践中非常重视剂型、用法对药物功效的影响。东垣云“汤者荡也,去大病用之。”汤剂经口服后,吸收快,药效发挥迅速。外感风寒,或由其引起津液凝滞的寒饮内停等证,其发病快,一般症状较重,故以细辛入汤剂取其吸收快,作用迅速,如《伤寒论》中的小青龙汤、苓甘五味姜辛汤等。而汤剂外用也是细辛运用一大特色,《本草蒙筌》提到“口臭及齿龈肿疼,煮浓汁热含冷吐”,《景岳全书》谓“口臭牙虫,煎汤含漱”,如《喉科心法》中治牙痛的一漱汤(花椒、细辛、白芷、防风)。散剂制作简便,吸收也较快,且节省药材,在汉以后使用更为广泛。供内服的如《太平惠民和剂局方》中所载止外风头痛的川芎茶调散,外用的如《青囊秘传》中止牙痛的清胃散

（僵蚕、白芷、细辛、川芎）等。以散剂水煎取汁服用的称为煮散，如《圣济总录》治"目暗，视物不明"的防风汤。含细辛的方用丸剂仍以内服为主，其丸剂主要用以通窍明目，治疗肝肾两虚，病情较缓之视物昏花等，如《圣济总录》上载治疗"肝肾气虚，眼目昏暗"的通明丸（石决明、芍药、桔梗、车前子、茺蔚子、熟地黄、细辛）。含细辛方的膏剂主要外用以通窍明目，或通耳窍，或宣通鼻窍，如《秘传眼科龙木论》中点眼的龙脑煎（冰片、秦皮、防风、细辛、甘草、黄连）、《圣济总录》上载滴耳用治"耳内窒塞"的黄芪膏（黄芪、升麻、大黄、芍药、细辛）、《太平圣惠方》敷鼻中以治小儿鼻塞的白芷膏（白芷、细辛、木通、当归）等。

四、毒性对细辛功效发挥的影响

细辛是否有毒，历来颇多争议。细辛在《本经》中被列为上品，《名医别录》谓其无毒，《本草蒙筌》与《本草崇原》也均记载"无毒"。细辛有毒的论述源于宋代陈承《本草别说》，该书早已亡佚，其记述见于唐慎微《证类本草》："《别说》云细辛……若单用末不可过半钱匕，多即气闷塞不通者死"。此后，细辛有毒的记载渐多。《本草衍义补遗》谓其"若单服末，不可过半钱，若多即气闭，不通者死"；《本草纲目》亦载"承曰细辛……若单用末，不可过一钱，多则气闭塞，不通者死"；《得配本草》曰"其性极辛烈。气血两虚者，但用一二分，亦能见效。多则三四分而止。如用至七、八分以及一钱，真气散，虚气上壅，一时闷绝。"现代药理研究发现细辛根散剂毒性较大，其半数致死量为 6.5229g/kg，而细辛全草散剂的半数致死量为 11.7052g/kg。小鼠灌服细辛散剂后主要毒性反应为呼吸困难、发绀、抽搐、烦躁等，致死原因可能是对神经系统和呼吸系统的影响，这与《本草别说》所说的细辛"多即气闷塞不通者死"基本吻合。因此，细辛应属有毒之品。

配伍不仅能控制细辛功效发挥方向，同样也可以控制其毒副作用。配伍控制细辛的毒副作用主要体现在两个方面：第一，寒热共用，相反相成。寒凉药物与细辛相配伍，可监制细辛之温燥与辛散之性，防其温燥伤津，辛散耗气，如黄连、黄芩、生地、石膏等与细辛寒热共用，可用寒凉降泄之性，制约细辛温燥升散之性，二者相反相成，使寒凉药物无凉遏之弊，细辛无升焰之虞。第二，多味功用相近的药物配伍运用。此方式不仅"相须""相使"而增效，更能有效减轻毒副作用的发生。这是因为功用相近的多味药物同用，不仅可以减少单味药物的用量，且更重要的是多味药物之间，其副作用的发挥方向往往不尽一致。根据同性毒力共振、异性毒力相制的原理，可以在保障治疗效果的基础上最大限度地控制和减轻毒副作用，如十枣汤中的甘遂、芫花、大戟的配伍。细辛作为有毒药物，其在临床上常常与乌头、附子、吴茱萸、花椒等功效相近且亦有毒的药物配伍运用,它们有可能通过"同性毒力共振、异性毒力相制"的原理有效地减轻毒副作用的发生。除配伍外,剂量、剂型等也可控制细辛的毒副作用。药量不仅可决定药力大小,也可决定毒力大小。自陈承提出了"辛不过钱"后,后世多有医家以此为戒,以防止或减轻细辛的毒副作用。

（刘兴隆 吴钱生）

第四章 石 膏

石膏,别名细石、细理石(《名医别录》)、软石膏(《本草衍义补遗》)、白虎(《药品化义》)。处方名:生石膏、石膏、煅石膏、熟石膏。

秦汉时代,石膏已用于临床。最早的本草专著《神农本草经》言石膏"味辛,微寒。主中风寒热,心下逆气,惊喘,口干舌焦,不能息,腹中坚痛,除邪鬼,产乳,金疮"。《本草经解》释其意"石膏气微寒,秉天初冬寒水之气,入足太阳寒水膀胱经;味辛无毒,得地西方燥金之味,入手太阴肺经、足阳明燥金胃、手阳明燥金大肠经。气味降多于升,阴也。"这一时期的本草著作已经对石膏的功效有了充分的认识,认为石膏具有解肌透表、泻阳明实火、清肺平喘、生津止渴、镇惊安神的功效。石膏治疗金疮之说,《神农本草经》未说明石膏是内服或者外用。后世医家认为石膏内服能治金疮是因为"刀伤金疮,乃阳明肌肉所主,石膏清阳明而和中胃,故皆治之(《本草崇原》)"。张仲景创立了石膏的基本配伍结构,如石膏配麻黄、桂枝,石膏配竹叶,石膏配杏仁,石膏配知母等,因配伍精当、疗效确切,为后世医家常用,经久不衰。从《伤寒杂病论》对石膏的运用来看,石膏主要具有清阳明经热、清解郁热、清热生津止渴、清肺平喘的功效。

一、配伍对石膏功效发挥的影响

(一)清热泻火

石膏—知母

石膏、知母配伍组合最早见于东汉张仲景《伤寒论》中的白虎汤,二药相须为用,清热生津,润燥止渴,为治疗伤寒阳明病热证的经典组合,后世温病学派又将其立为清气分热盛证的常用配伍组合。知母苦寒质润多液,苦寒而不燥,沉中有降,降中有升,上行能肃降肺气,入中善清胃火,除烦渴,下行能泻相火,滋肾燥。石膏辛甘气寒,质重气浮,入于肺经,既能清泻肺热而平喘,又能清泻气分实热以解肌,入于胃经则清泻胃火。二者合用,清中有润,润中有散,一偏于清,一偏于滋,为邪热入于阳明气分之要药,共清肺胃肾之热,而达滋阴养液之功。

根据《素问·至真要大论》"热者寒之"的治疗原则,治疗阳明气分热盛应当首选大清里热之品,然因热盛伤津,若用苦寒直折,则恐伤津化燥,愈伤其阴。因为石膏"其寒凉之力远逊于黄连、龙胆草、知母、黄柏等药,而其退热之功效则远过于诸药……诸药之退热,以寒胜热也,而石膏之退热,逐热外出也。是以将石膏煎服之后,能使内蕴之热,息息自毛孔透出。"《医学衷中参西录》谓石膏长于透热除烦而生津止渴,为退热复津液平稳可靠之品。知母苦寒质润,苦寒泻火润以滋燥,"能益阴清热止渴,人所共知"(《本经疏证》),因而用知母"清肺胃气分之热,则津液不耗而阴自潜滋暗长矣"(《重庆堂随笔》卷下)。可见知母既助石膏清热,又润为热邪已伤之阴,正如《本草正义》曰"知母寒润,止治实火,泻肺以泄壅热……清胃以生津液……热病之在阳明,烦渴大汗,脉洪里热,佐石膏以扫炎熇。"

石膏—大黄

大黄气香性凉,既入气分,又入血分,性虽趋下而又善清在上之热,归脾、胃、大肠、肝、心经,适用于积滞便秘,热痢后重,血热吐衄,目赤咽痛,热毒疮疡,瘀滞经闭,癥瘕积聚,跌打损伤,湿热黄疸,小便淋痛等病证。《本草纲目》论大黄"……故号为将军。专攻心腹胀满、肠胃蓄热,积聚痰实,便结瘀血,妇人经闭。盖热淫内结,用此开导阳邪,宣通涩滞,奏功独胜。"石膏性凉而能散,既清里热,又透表邪,为温病退热必用之品。石膏、大黄相配,既清又泄,可使热邪自里、自下、自外而解。一者清透使热邪向外透达;一者清气分无形之热;一者除里实有形结热。石膏、大黄配伍为清泻热结的常用配伍组合,体现了治疗温病发热的"透""通""清""泄"的治疗大法。大黄与石膏,一为苦寒,一为甘寒,相互为用,适用于里热炽盛而又有阳明腑实的里热积滞病症,尤能直折阳明经腑实热,使热邪迅速消散,达到存阴保津之功效。亦可用于阳明经气分热盛证,方中应用大黄的目的在于通过泻下攻积,使热邪从下而解,以利于热势的迅速衰减,从而起到"以泻代清"之意。

石膏—栀子

栀子苦寒,体性轻浮,气厚味降,以治气分热证为主要临床应用。《神农本草经》言栀子:"味苦寒,主五内邪气,胃中热气面赤,酒皰皶鼻,白癞,赤癞,疮疡"。其后,《名医别录》谓该药"疗目热赤痛,胸心、大小肠大热,心中烦闷,胃中热气"。石膏、栀子相配,为清热泻火的常用配伍结构,配伍后,其清热泻火力倍增。

生石膏味辛性寒,质重气浮,能清热泻火,栀子苦寒降泻、轻清上行,入气分而泻火,二药配伍,可使内郁之火得解,上炎之火得散,对五脏热盛所致之惊痫、搐搦、淋病、便秘、痈肿疮疡等证,皆可用之。如《太平圣惠方》栀子散(栀子、子芩、龙齿、生石膏、钩藤、板蓝根、大黄)治疗小儿热痫,昏不知人。《小儿药证直诀》泻黄散,用石膏、栀子相配清泻脾胃积热,重用防风,取其升散脾中伏火,属"火郁发之"的治法,全方清泻与升散并用,用于口舌生疮等有捷效。石膏、栀子相配,治疗疮疡痈肿,如《外科正宗》之栀子清肝汤(牛蒡子、柴胡、川芎、白芍、石膏、当归、栀子、牡丹皮、黄芩、黄连、甘草);《圣济总录》之凝水石散(寒水石、黄柏、黄芪、黄连、大黄、石膏、栀子、白蔹),皆属此类。生石膏、栀子皆为寒凉之品,易损伤中阳,凡脾胃虚弱者忌服,血虚发热者亦忌之。

(二) 解肌透表

石膏—麻黄—桂枝

石膏和麻黄、桂枝相配,属于寒热相反的配伍,亦是解肌透表的常用配伍组合。石膏辛甘微寒,辛能解肌,寒能清热降火,既善清肺胃气分实热而退热护津,又能外散肌表之风热或清透在里之郁热。麻黄、桂枝为辛温之品,同入肺、膀胱经。麻黄善走卫分,长于发散,开腠理,通毛窍,为发汗散寒之解表要药,《别录》曰"麻黄疗伤寒,解肌第一药";桂枝辛甘温,辛温发散,甘温助阳,走里达表,在外能透达营卫,故能解肌而风邪去,助卫阳以发汗,善治风寒表证。麻黄、桂枝相配伍应用则发汗解表之力甚强,正如清代医家周岩《本草思辨录》所云"辛若兼苦,发汗斯峻"。三药合用,寒热并用,表里同治,无温通助邪、寒凉抑遏之弊。以麻黄、桂枝发汗解表,外散风寒,用石膏寒以清热,既可祛除外感之风寒,又能清透里之郁热,主治外寒内热之无汗烦躁证。如大青龙汤,方中麻黄宣肺发表,石膏清泄肺热而除烦躁。因表寒甚,故麻黄又合桂枝,使辛散风寒之力大增,且石膏之辛凉又能解肌热,与麻桂相配有助透发外邪。如此风寒散,肺热清,烦躁除,内外之邪俱解,诸症悉平。此外,石膏和麻黄、桂枝相配还适用于治疗风湿热痹证。麻黄善宣卫气、散表寒;桂枝长于通血脉,温经散寒;石膏辛寒,清解宣透,既解肌透热又清里蕴之热。三药辛温、辛寒并用,辛散温通,宣通清热,清里解表,寒热互制,相反相成,共奏清热通络、除痹止痛之功,是治疗风湿热痹证的常用配伍组合。

石膏—薄荷

石膏配薄荷善解表里之热。若发热初起或里热郁而不达于外者,薄荷辛凉芳香,最善透窍,内而脏腑,外而皮毛,凡有风邪匿藏,皆能逐之外,惟其性凉,故于感受温风者最宜。张锡纯认为"薄荷,味辛,气清郁香窜,性平,少用则凉,多用则热。其力能内透筋骨,外达肌表,宣通脏腑,贯串经络,服之能透发凉汗,为温病宜汗解者之要药。"石膏味辛性寒,质重气浮,解肌肤邪热,清气分之实热。二药伍用,既解又清,清解合法,内清外透,畅通内外道路,使腠理疏通,邪热自可里消外出,治外感病甚妙。

张锡纯自拟治温病初起三方:清解汤、凉解汤与寒解汤。清解汤与凉解汤均由生石膏与薄荷、蝉蜕、甘草组成,只是药量不同,寒解汤即白虎汤以连翘、蝉蜕易甘草、粳米。三方之意均取清热之品又配以宣透之药,石膏清而能透,凉而不遏,能使在里之郁热,透达肌表而解,恐其宣散力弱,再配以薄荷、蝉蜕、连翘以加强宣透之力。连翘、蝉蜕乃善达表者,使郁伏于里之热仍还太阳作汗而解;薄荷辛凉轻散,为温病宜汗解之要药。所以,温病初起用生石膏配薄荷、蝉蜕、连翘,清透温邪之力甚著。

石膏—柴胡

石膏配柴胡主要用于气分郁热停留于里及半表半里者。热型不必拘泥于往来寒热,只要有口干苦,欲呕,苔薄黄,即可考虑该组配伍。柴胡,味辛苦,气微寒,芳香疏泄,善散半表半里之热,使热达于表而外解。石膏与之配伍,借石膏的辛透气机作用,可使里热及半表半里之热尽透发而解。一般认为,柴胡功用和解表里,石膏清气分实热,分别是治疗外感邪在少阳、阳明病证的主药,此说诚然正确,但实际上未能尽述柴胡、石膏在治疗外感病证方面的作用。迄今文献表明,柴胡、石膏均具有良好的解肌退热效果,不仅是治疗外感疾病中少阳病、阳明病的良药,而且对外感初期邪在卫表者也同样有着良好的疗效,如《药性论》即认为"柴胡主时疾内外热不解"。张元素云"柴胡性味俱轻,阳气升也,苦寒以发散表热。"而张锡纯论石膏时则谓"石膏性凉而能散,有透表解肌之力。"柴胡、石膏均有辛凉解肌之力,故对邪在卫表者可解、邪入气分者可清,不论有无表证,只要邪未入营血,均可运用。

(三) 清肺平喘

石膏—麻黄

石膏和麻黄相配,为清热宣肺平喘的基本配伍组合。麻黄辛苦而温,宣通肺气,止咳平喘,为治疗肺气壅遏所致咳喘的要药。仲景创立麻杏石甘汤治疗"汗出而喘"、小青龙汤治"发热而咳,或喘"以及射干麻黄汤主治"咳而上气,喉中如有水鸡声"等,皆运用了麻黄宣肺平喘止咳之功。明代《本草纲目》称其为"治肺经之专药,故治肺病多用之",《医学衷中参西录》分析了《本经》认为麻黄主咳逆上气的机理为"以其善搜肺风兼能泻肺定喘也",麻黄宣肺平喘止咳多炙用。石膏,辛、甘、微寒,入胃、肺经,既能清泻肺热而平喘,又能清泻阳明里热,还可外解肌表之热。徐灵胎云:"热多寒少,热在气分,尤以石膏为宜。"张锡纯阐述石膏更为确详"其性凉而能散,有透表解肌之力,为清阳明胃腑实热之圣药,无论内伤、外感用之皆效,其他脏腑有实热者用之亦效。"两药相合,一温一寒,一升一降,一表一里,相制相成。麻黄受石膏制约,始能减弱其发汗力量,《本经疏证》谓"麻黄得石膏,则发散不猛";石膏得麻黄辛散为助,方能更好地开达郁热。两者相配,为辛凉重剂,有清肺泄热、止咳平喘之效。石膏、麻黄相配,利用麻黄的宣肺行水之功还可宣肺解表,发越水气,主治风水夹热证。

石膏—半夏

石膏入肺胃经,为清泻肺胃实热之要药;半夏辛散苦燥温通,性质沉降,长于燥脾湿而化痰浊,降胃气而止呕,为治湿痰、气逆呕吐、胸脘痞满之良药。二药配伍,寒温并用,清胃化饮功专力宏,清热之中以燥湿化饮,二者相互为用,能治疗寒饮郁肺兼有郁热证。既清泻肺胃之热,又能化痰降逆止呕、止咳,有肺胃同治之妙用。莫枚士云:"胃热犯肺者之治,当半夏、石膏并用也",临床用于胃热湿阻,胃气上逆所致脘腹痞闷。先生指出二者所治呕吐,以虚热为本,气逆为标,生石膏性凉质重,其凉善清胃热,质重能镇气逆;半夏可振奋脾阳,恢复脾运而布达津液,除可治"气逆欲呕"外,还可借其辛温之性条达脾气,使津液得输,口干可解,虚烦而安,方如仲景的竹叶石膏汤。

石膏—杏仁

杏仁味苦性温有小毒,归肺、大肠经,功能止咳平喘,润肠通便,为治咳喘病之要药,《本草崇原》言其"疗肺气咳嗽,上气喘促。"肺为清虚之脏,不耐寒热,热邪犯肺,则肺之肃降功能失调,肺气上逆,则咳喘不宁。石膏善清肺胃火邪,杏仁宣肺止咳、降气平喘,二者相配,为清肃肺气、止咳平喘的常用配伍组合。石膏寒入肺胃,味辛而甘。寒以清热,辛可升散,味甘调中,故有清肺热,解痰郁的作用。临床上对于痰热壅肺,宣降失司的痰热咳喘证有肯定的疗效,用于肺热咳嗽、气喘、发热者,常与止咳平喘的麻黄、杏仁等配伍,代表方为麻杏石甘汤,《伤寒论》条文中的"无大热"并非无发热症状,而是由于热被汗衰,故热象较低,若无汗出,则热象一定明显。临床上常在麻杏石甘汤的基础上,加用黄芩、鱼腥草、桑白皮等药物以增加清热泻肺,宣肺平喘的功效,现代临床用于急慢性气管炎、支气管炎、肺炎、哮喘等病。

（四）透疹化斑

石膏—犀角

石膏辛甘性寒，质重气浮，入于肺经，既能清肺热而透疹，又能清泻气分实热以解肌，入于胃经清泻胃火而化斑。《本草备要》言石膏为"治斑之要品"。水牛角苦咸寒，为清血分实热之要药，又具清心安神之功，功能清热解毒、凉血止血、定惊安神。《本草纲目》言："犀角，足阳明药也。胃为水谷之海，饮食药物必先受之，故犀角能解一切诸毒。五脏六腑皆禀气于胃，风邪热毒，必先干之，故犀角能疗诸血及惊狂斑痘之证。"石膏、犀角（现须用代用品）相配，清气凉血，治疗伤寒温疫热入血分，惊狂、烦躁、谵妄、斑疹、发黄、衄血、下血、痈疽肿毒，直达凉血解毒、泻火救阴、散瘀化斑之效。

石膏—生地

石膏、生地配伍，为透疹化斑的常用配伍组合，石膏辛甘寒，外能解肌退热，于内泄气分壮热；生地黄又名干地黄，甘、苦、凉，既能清热凉血，又能养阴生津。治温病发热，入心、肝、肾经，内能清热泻火，质润性寒而不伤胃，用于舌绛、斑疹、阴虚内热、消渴、吐血、衄血、尿血、崩漏、月经不调、血虚肠燥、风湿痹痛及干咳、心悸等脏腑阴虚有热之症。二药配伍，其性皆寒，味甘，均有清热作用，石膏偏于清气分之热，生地偏于凉血分之热，从而达到气血两清的目的，共奏清热凉血、生津止渴之功。热盛迫血妄行，故能发斑，石膏、生地相配，气血两清，解毒化斑。

石膏—升麻

石膏和升麻的配伍，也是比较常用的配伍组合。石膏性寒泻热，味辛气浮，解肌肤邪热，为清解气分实热的要药。升麻甘辛微寒，轻清升散，既能疏散肌表风热，透疹解毒，又能泄阳，二药性味相同，功效有异，石膏降泄阳明胃热，升麻引阳明清气上升。二药升降相辅相助，石膏得升麻之引，上达头面，清头面阳明经之火，以疗头面诸疾。升麻可透疹解毒，得石膏之助则清透之力明显增强。历代医家都认为升麻是发表透疹，解毒化斑的要药。石膏、升麻性味相近，均具有升透外达之特性，故善治火热上炎、内伏之症。如阳明头痛，斑疹不透，喉痛口疮，时令疫病等疾。如《医宗金鉴》蓝叶散以升麻、石膏和大青叶、栀子、赤芍等合用，治火丹毒，形如云片游走。

（五）生津止渴

石膏—天花粉

石膏和天花粉，为清热生津止渴的常用配伍组合。天花粉性微寒，味苦甘酸,降火润燥,补虚,安中,生津解渴,亦能消肿排脓。《神农本草经》言其"主消渴,身热,烦满大热,续绝伤。"《日华子本草》言天花粉"生津止渴,通小肠,排脓,消肿毒,生肌长肉,消仆损瘀血。治热狂时疾,乳痈,发背,痔瘘疮疖。"石膏辛甘微寒,辛能发汗解肌,寒能清热降火,甘能缓脾益气,生津止渴。两药同用,酸甘化阴生津,以微寒之品清解肺胃余热,共奏清热生津止渴之功。热病烦渴,天花粉和石膏均为甘寒之品,能清肺胃二经实热,故常用于治疗热病烦渴,如《医醇賸义》之玉石清胃汤,方用石膏、天花粉配伍玉竹、麦冬、石斛等治疗胃受燥热,津液干枯,渴饮消谷等病证。

石膏—石斛

石斛味甘,微寒,无毒,入胃、肾经,功专滋阴养胃、清热生津,主治热病伤阴,口中燥渴。本品清中有补,补而不腻,凡病属胃阴耗伤,虚热津乏,舌绛苔少,每多用之。《本草正》云石斛"用除脾胃之火,去嘈杂善饥及营中蕴热,其性轻清和缓,有从容分解之妙,故能退火、养阴、除烦、清肺下气,亦止消渴热汗。"石膏味辛甘性寒,一般常用于肺胃实热之证。两药合用,清胃而不苦寒化燥,养胃而不腻滞寒滑,正合胃喜濡润之性,而能清胃增液止渴。清代《校注医醇賸义》一书中就有四首方剂用生石膏配伍石斛,清胃生津以治疗胃火炽盛,烦渴引饮或胃受燥热,津液干枯,渴饮杀谷或中消症。

(六) 有特色的生石膏配伍结构

石膏—人参

人参味甘性微温,益气生津。与石膏配伍,一扶正祛邪助石膏以清热,二益气护胃,防石膏寒凉伤正。两药同用,功擅益气清热,有补虚不恋邪、清热不伤正之妙,适用于热盛津伤或温病余热未清而津气两伤的病症。症见发热汗出,背微恶寒,口渴欲饮,舌质红苔黄,脉大无力等。阳明内蕴无形邪热,热逼津泄为汗,汗多则伤津气,故而形成此证。石膏与人参同用,有相得益彰之妙。石膏和人参配伍应用,属于清补兼施的配伍组合,是病证发生发展的需要,最早见于《伤寒论》白虎加人参汤与竹叶石膏汤方中,属扶正祛邪并用,为清补兼施之例。

石膏—附子

附子辛热,石膏辛寒,药性截然不同,属于药性相反的组合,也是温清同用的代表配伍。二者配伍应用适合于病情复杂的寒热虚实夹杂之证,最早见于《金匮要略》中的越婢加术汤。越婢汤由麻黄、石膏、生姜、大枣、甘草组成,主治"风水恶风,一身悉肿,脉浮不渴,续自汗出,无大热",方后又云"恶风者加附子一枚。"《千金方》之越婢汤由麻黄、石膏、白术、附子、生姜、甘草、大枣组成，主治风痹脚弱，卷第十五上"脾藏上"之解风痹汤由麻黄、枳实、细辛、白术、防己(一作防风)、生姜、附子、甘草、桂心、石膏组成，均有石膏与附子的配伍组合。

附子味辛甘，大热，主入心、肾、脾经。有回阳救逆，补火助阳，散寒止痛之功，善治阴盛阳衰，大汗亡阳，吐利厥逆，虚寒泻痢，及一切沉寒痼冷之疾。附子气味俱厚，走而不守，"火性迅速，无处不到"。《本草经读》能上助心阳通脉，中温脾阳健运，下补肾阳益火，挽救散失之元阳，最善温肾气、补元阳、救厥逆、祛寒湿、除痼冷，为温里回阳，救逆固脱之要药。张山雷谓"附子本是辛温大热，其性善走，故为通行十二经纯阳之要药，外则达皮毛而除表寒，里则达下元而温痼冷，彻内彻外，凡三焦经络诸脏诸腑果有真寒，无可不治。"生石膏清宣肺热平喘，清透阳明气分邪热，生津除烦。二药辛寒辛热并行，温阳清泻并施，相辅相成，清不伤阳，温不伤阴，阴阳互化。

(七) 敛疮生肌

煅石膏—升药

升药辛，热，有大毒，归肺、脾经，能搜脓、拔毒、祛腐、生肌，用于痈疽疔疮，梅毒下疳，一切恶疮肉暗紫黑、腐肉不去、窦道瘘管、脓水淋漓、久不收口。《外科大成》言其"治一切顽疮及杨梅粉毒、喉疳、下疳、痘子。"《疡医大全》"提脓长肉，治疮口坚硬，肉暗紫黑，或有脓不尽者。"石膏煅制后，味甘微涩，清热之力稍逊，收敛生肌力专，多外用以治痈疽疮疡，溃不收口，以及湿疹等症，主要取其收敛作用。痈疽溃后，脓出不畅，或腐肉不去，新肉难生，升药有良好的拔毒去腐排脓作用，煅石膏长于收敛生肌，二者配伍，一寒一热，一散一敛，散敛结合，祛腐生新，可促进痈疽疮疡的快速愈合。配伍后，煅石膏能缓解升药的烈性及所产生的疼痛，保护正常组织，增强生肌敛疮之功，用于体表感染性溃疡，并根据腐肉烂筋的多少而决定煅石膏的用量，即煅石膏比例越小，祛腐之力越强，反之则敛疮生肌之力增强。如升药与煅石膏的用量比为1:9者称九一丹，拔毒力较轻而敛疮生肌力强，9:1者称九转丹，拔毒提脓之力强。

煅石膏—血竭

血竭甘、咸、平，归心、肝经。本品外用，有敛疮生肌之功，可用治疮疡久溃不敛之证。《日华子本草》论述了血竭的作用和用法，能治"一切恶疮，疥癣久不合者"。《本草经疏》记载血竭"主破积血金疮，止痛生肉"。据此可以认为血竭具有较强的活血化瘀、止痛生肌之功。血竭和煅石膏配伍，能活血生肌止痛,改善局部环境,促进创口的愈合。如《药奁启秘》载八宝生肌丹(熟石膏、轻粉、铅丹、龙骨、血竭、赤石脂、乳香、没药)治疗疮证正气太薄,腐脱肌生,不收敛者。

煅石膏—铅丹

铅丹首载于《本经》,列为下品,味辛,性微寒,有毒,归心、肝经。铅丹功能解毒祛腐,敛疮消肿,生肌。治疗痈疡溃烂,脓水淋漓者,以本品配伍煅石膏、轻粉、冰片,研细外掺,以提脓拔毒,生肌收口;治疗疮疡脓水已尽,疮口久不收敛者,可以本品与熟石膏、轻粉、龙骨、乳香、没药等配伍,以解毒敛疮收口;用于外科诸证,溃后脓水不净,或脓出不畅,或胬肉不生,甚至形成窦道瘘管者,有拔毒提脓、祛腐生肌之效。故《疡科纲要》谓之"一切溃疡皆可通用,拔毒提脓最应验。"煅石膏味甘微涩,性寒微弱,清热之力逊,收敛生肌之力专。煅石膏与铅丹相配,同研极细用,其效更佳。视脓水排出的通畅情况、腐肉脱落的难易程度来确定铅丹与煅石膏用量的比例。如出脓后,脓水不畅者,可2∶8,如《外伤科学》八二丹;若腐肉难脱,脓水不净者,可3∶7,甚至5∶5,前者如《外伤科学》七三丹,后者如《外伤科学》五五丹;若脓腐将净,疮口欲合者,可1∶9,如《医宗金鉴》九一丹。

(八) 收湿止痒

煅石膏—枯矾

枯矾,又名煅白矾,味酸涩,性寒,有毒,入肺、脾、胃、大肠经。枯矾煅制后酸寒之性降低,涌吐作用减弱,增强了收涩敛疮、止血化腐作用。煅石膏味甘、微涩、性微寒,二者皆为煅制品,味涩,性微寒,两药合用,收湿止痒之功更强。明清以后两药配伍应用较多,常以膏剂和散剂作为主要剂型外用。常用于治疗急慢性湿疹、湿疮、黄水疮、臁疮、湿毒疮等,症见流水浸淫,红肿溃烂,痛痒不止。如《景岳全书》卷六十四载治疗臁疮、湿毒疮的二味隔纸膏,就是以煅石膏和枯矾相配。

(九) 止血

煅石膏—三七

三七味甘微苦,性温,入肝胃经,功能化瘀止血、消肿定痛。三七止血是其著名功效之一,也是三七功效中使用最为广泛的,故有"止血神药"之称,散瘀血,止血而不留瘀,对出血兼有瘀滞者更为适宜。金刃伤、跌仆杖疮,血出不止者,嚼烂涂或为末搽之,其血即止。张锡纯言"三七,外用善治金疮,以其末敷伤口,立能血止疼愈……三七之性,既善化血,又善止血……如破伤流血者,用三七末擦之则其血立止,是能止血也;其破处已流出之血,着三七皆化为黄水,是能化血。"煅石膏味甘微涩,性寒微弱,收敛之力专。故二药合用,收敛止血之力更强。如《简明医彀》载长肌散(煅石膏、三七、乳香、没药、龙骨等)治疗金创出血。

二、用量对石膏功效发挥的影响

历代医家对生石膏内服时的应用剂量常有争论和分歧。有的医家认为辛甘大寒而伤脾胃,用量宜轻,亦有人认为石膏乃辛甘微寒之品,不伤胃气,用量宜大。生石膏内服时的剂量跨度较大,3~250g,最小剂量和最大剂量之间相差很大。石膏发挥解肌透表和生津止渴功效时,用量较小;发挥清热泻火、清肺平喘、透疹化斑功效时,用量跨度范围较大,从3~60g均可应用,而发挥解毒逐疫功效时,应用剂量较大,最低不少于30g,最大用量达到250g。生石膏体重而气轻,辛凉开腠,辛而不燥。用于外感表证而有热象存在,剂量不宜过大。而生石膏发挥生津止渴功效时常用于热病后气阴两伤,而津伤较重,故常用石膏清解余热,同时配伍养阴生津之品治疗,以收热退津还之功。而生石膏发挥清热泻火、清肺平喘和透疹化斑功效时,石膏的用量随着热势的渐盛,其用量也随之增大。热势不盛时,清热力量较小,石膏用量较小,而当脏腑间蕴有实热,热势较盛时,易成燎原之势,当用大剂寒凉之剂扑灭之,若石膏用量较小,又有药不胜病之虞。而生石膏发挥解毒逐疫功效时,常为非常规用量,少则为30g,甚则250g。究其原因在于:生石膏为热疫不可或缺的重要药物,热疫之发,病势急迫,病情危重,火热表里内外俱盛,气营两燔,甚至入血分耗血动血,亟当清气凉血,解毒逐疫。

石膏的用药剂量除了和主治的病症和热势的高低有关外,还和方剂中其他配伍药物的剂量有关。从汉代运用的含石膏的方剂来看,石膏的用量主要根据热势的高低来确定。而后世医家根据用药习惯的不同和为了照顾复杂病情的需要,其运用的方剂,药味数相对较多,而且方中有不少具有相似功效的药物同用,如在同一首方剂中,根据主治的病症,石膏常和栀子、黄芩、芦根、龙胆、黄连、大青叶等药物中的某几种同用,而这些药物亦具有清泻火热的功效,可以增强石膏的清热泻火之力,所以除了考虑病情的轻重和热势的高低外,如果药味数较多,则石膏的相对用药剂量较小。

煅石膏内服时,剂量较小,剂量范围为1~12g,分析其原因可能在于,石膏煅后宣散之性变为收敛,以治外感有实热者,竟将其痰火敛住,凝结不散,"用至一两即足伤人,是变金丹为鸩毒也"。蒲辅周老先生认为"石膏辛甘寒,煅石膏清胃热力大于生用,其性凉甚,每服二三钱即可,因其煅去辛味,只剩甘寒,乃成守而不走之药性也。解肌退热宜用生石膏,熟石膏不行。"

三、炮制对石膏功效发挥的影响

历代医家在长期的用药实践中积累了丰富的炮制经验,却零散地收载于历代医药文献中,不便于现代用药时借鉴,研究古代炮制经验,有助于认清石膏的作用机制,便于石膏的临床应用。

煅石膏是生石膏经火煅后的加工品,经实践证明具有生肌敛疮,收湿止痒,止血之功,多外用以治痈疽疮疡,溃不收口,以及湿疹等症,主要取其收敛作用,可见煅石膏当不具辛味而具涩味,这也是符合药物炮制以后改变了其本身味道的理论的。生石膏煅用以后辛味去除,而寒性减弱,因为见火之后,受到火热的作用所致。事实上很多中药经炮制以后均可以改变其本身的性味,如干姜的辛热与炮姜的苦涩温,生地的甘苦寒与熟地的甘微温等。先生认为石膏的性味应熟有别,煅石膏性味不应是辛甘寒,应是味甘微涩,性寒微弱,清热之力逊,收敛生肌力专。

四、煎法对石膏功效发挥的影响

各种《中药学》教材都提到"生石膏入汤剂宜先煎",生石膏先煎的原因,《方剂学》认为"矿石类药物,因质坚而难煎出味,应打碎先煎,以便有效成分析出"。20世纪50年代,时逸人先生提出"石膏质重……多水久煎,有效成分方能溶解一部分。"此后主张石膏先煎者均同此说。夫中药之理,法于阴阳之理,在四气、在五味、在于升降浮沉。"有效成分析出"乃现代医学说法,难以令人信服。遍查古代医籍,古方先煎石膏者少,唯汪昂《本草备要》云其"味淡难出,若入煎剂,须先煮数十沸";余师愚的清瘟败毒饮"先煎石膏数十沸";《外台》之紫雪要求"先煮五种金石药"含石膏;《本草分经》认为石膏味淡,要求先煎。古代少数医籍认为石膏先煎之意在"味淡难出"。石膏味淡且质密,诚难煎出。然味淡则应倍用,质密理当细研,却舍本求末,反于久煎中寻。生石膏质密需细研为末,若不研细入药,久煎亦不能出;味淡者久煎则失其味,夫用药,或取其气,或取其味,或取其重而镇,或取其轻而扬。煎之既久能令生石膏辛味散,寒气消,药性减弱反不堪用。

五、服法对石膏功效发挥的影响

医者重视前人之遣方用药,而对服法多有忽略,殊不知前人药之神效,服法乃其重要一环。含生石膏的方剂以汤剂数量最多,故生石膏内服各功效的发挥还是以温服为主。因为石膏性甘寒,温服有利于防止寒凉伤脾。生石膏内服采用茶清、荆芥汤、薄荷汤、蜜调服、酒调服和生姜汤送服,石膏主要发挥解肌透表和清热泻火的功效;生地汤、白茅根汤、甘蔗汁等清热生津的药物送服主要发挥生津止渴的功效;金汁、水牛角末等送服主要发挥解毒逐疫的功效;生姜汤送服主要发挥清肺平喘的功效;生地汤和灯心汤送服主要发挥透疹化斑的功效。

六、剂型对石膏功效发挥的影响

剂型对石膏功效发挥方向有一定影响。生石膏内服时,各功效的发挥以汤剂为主。发挥解肌透表、清热泻火和清肺平喘功效时,多选用汤、丸、散、煮散剂;发挥透疹化斑和解毒逐疫功效时,多选用汤剂和煮散剂;发挥生津止渴功效时,多选用汤剂、煮散剂和丸剂。从各个功效发挥方向应用的剂型来看,汤剂最为常用。这是因为汤剂具有吸收快、药效发挥迅速的特点,而且可以随证加减,能较全面、灵活地照顾到每个患者或各具体病变阶段的特殊性。煮散剂系将药物制成粗末的散剂,加水煎煮,去渣服用,所以煮散剂亦有汤剂的特点。所以汤剂和煮散剂在生石膏各种功效的发挥运用中最常见。

七、用法对石膏功效发挥的影响

生、煅石膏都有内服、外用的用法,而用法的不同亦涉及炮制方法的不同。前面的论述认为生石膏内服有六大功效,而生石膏外用主要发挥清解热毒,消肿止痛的功效。煅石膏内服主要发挥清解肺胃热邪的作用,而其外用主要有三方面的功效。下面详细分析之:生石膏内服,清代以前的部分医家认为生石膏性味辛甘大寒,而生石膏经煅后,寒性减弱,内服应用可以防止石膏寒凉伤脾的弊端。《景岳全书》认为“欲其缓者,煅用;欲其速者,生用”。《本草纲目》的记载是“近人因其性寒,火煅过用,或糖拌炒过,则不妨脾胃”。在《长沙药性解》中有“虚热煅用”的理论,而《本经逢原》中则提出“清胃热煅用,治中暍热生用”的理论。所以可以看出,古代部分医家为了减弱生石膏对机体的不良作用,所以将生品改为煅制应用。生石膏经煅制后,辛味去除,性变收敛,而寒性减弱,所以不利于发挥解肌透表的功效,同时因其寒性较弱,亦局限于热势不盛,或素体不足的病症。其他情况下还是应选用生石膏为妥。

由此可见,生、煅石膏均可内服、外用,只是生、煅不同,其性不同,用亦不同。临证处方遣药,当因证而施、灵活掌握。由于用法只是影响石膏功效发挥的一个方面,还应结合石膏的炮制、剂型、剂量等因素综合考虑对石膏功效发挥的影响。

（吴施国　蒋义芳）

第五章 地 黄

地黄,始载于《神农本草经》,"干地黄,味甘寒,主折跌绝筋,伤中,逐血痹,填骨髓,长肌肉,作汤,除寒热积聚,除痹。生者尤良"。张仲景《伤寒杂病论》用生地黄配伍的方剂有8首,治疗肾阳不足、妇女干血痛及胎漏下血、虚劳等,对后世产生了深远的影响。直至唐代,地黄才有了区分生地黄、熟地黄的雏形;宋代时,苏颂《本草图经》正式以药名记载了熟地黄,逐渐辨识两者的功效。

第一节 生 地 黄

通过历代医家对生地黄的论述和运用,先生将生地黄的功效总结为养阴和血、清热凉血、活血化瘀、止血、明目。

一、配伍对生地黄功效发挥的影响

(一)养阴和血

生地黄—生姜

生地黄性寒,能养阴凉血活血;生姜辛散温通,入气则行气导滞,入血则行血逐瘀。二药一寒一温,一补一散,寒温并用,补散结合,相反相成。生地黄得生姜,活血化瘀之力增而寒性减,生姜得生地黄则辛窜之力减,入血行血中之气而不伤血动血,二药配伍后不温不寒,药性平和,共调气血。此外,生姜辛温入肺,可发汗解表,祛风散寒,发汗力较温和,不若麻黄、桂枝发汗之猛,与生地黄合用,生地黄补血养阴生津可滋汗源,性寒又制其温,使生姜发汗之力更缓和而不伤津,共奏养血微汗散寒之功。生地黄、生姜在调和气血的同时又能养血微汗,汗而不伤正,共奏调气血、和营卫、畅经脉、散寒邪之功。

生地黄—阿胶

生地黄与阿胶二者都能补血养阴止血,生地黄偏于凉血清热,治疗阴血虚有热之证;阿胶补血之中并能益阴,偏于养血润燥,治疗阴血虚以血虚为主。二药相配,补血之中能清热,清热之中能育阴,相互为用,有养阴血、清虚热、止血的功效,善于治疗阴血虚以血虚为主,或伴有虚热之证,如《金匮要略》芎归胶艾汤中以该配伍和当归、白芍等同用,治疗妇人冲任虚损,崩中漏下,月水过多,淋漓不止,或半产后下血不绝、或妊娠下血,腹中疼痛者。

(二) 清热凉血

生地黄—赤芍

此为凉血止血,养阴散瘀的常用配伍。生地黄入心、肝、肾,苦寒质润而滑利,清热凉血止血,养阴生津,活血化瘀,故既能清血分实热,又能清虚热;赤芍入肝经血分,味苦微寒,性散而泄,善泻肝降火,清血分实热而凉血止血,又能散瘀血留滞而通脉止痛,以活血散瘀见长。故《神农本草经疏》云"木芍药色赤,赤者主破散,主通利,专入肝家血分,故主邪气腹痛。"二药配伍,优势互补,清热凉血、活血化瘀力明显加强,且活血凉血之中能养阴生津顾护营阴,使活血而不耗血动血,清热凉血;同时又可兼顾热伤阴津之病机,使邪热清而瘀无所成,瘀血去而热无所附又止血而不留瘀,共奏凉血止血、养阴散瘀之功。

生地黄—黄芩

生地黄和黄芩是清热凉血止血的常用配伍。生地黄甘寒质润,补养阴血,清热凉血止血;黄芩味苦性寒,清热燥湿,凉血止血。二药合用,甘苦并用,燥润相济,清热凉血止血中又养阴血,黄芩之苦燥受生地黄之甘润所制而不伤津,相互为用,清热凉血止血之功著,善于治疗血热妄行之出血证。或有里热,但纯用苦寒直折恐苦燥伤阴,纯用甘寒生津以清热又恐留邪之时,亦常取二药燥润合用,使苦燥清热而不伤阴,甘寒养阴而不留邪,如张元素之九味羌活汤治疗外感风寒湿邪,内有蕴热证之恶寒发热,肌表无汗,头痛项强,肢体酸楚疼痛,口苦微渴,舌苔白或微黄,脉浮,配伍生地、黄芩既清热燥湿,又生津止渴,生地以其柔润之体制黄芩之燥,使热去津复而汗源充足,并制约诸解表药之辛温燥烈。

生地黄—黄连

生地黄与黄连滋下清上,是治疗消渴的常用配伍结构。二药即为《外台秘要》引《肘后备急方》黄连丸的组成,原方用于治疗消渴。"阴虚为本,燥热为标"为消渴病的基本病机,并贯穿于消渴病发生发展的整个病程,治宜滋阴清热。生地黄甘寒质润,入肾经滋肾阴,并能入心经清心凉血;黄连苦寒降泄性燥,入心、胃经泻心、胃之火,清热解毒。二药相配,润燥相宜,不燥不腻,生地黄甘寒养阴而不腻滞,黄连苦寒泻火而不伤阴,生地滋培下焦之阴,黄连清解膈上之热,复水火既济之用,滋补肾阴以治本,清上焦燥热以治标,共奏滋下清上、清热降火、凉血解毒的功效。可配伍天花粉、藕汁同用,如治疗肺热津伤,烦渴多饮之《丹溪心法》消渴方。

生地黄—石膏

二药为清气凉血,养阴生津之常用配伍。石膏味辛性寒,质重气清,清中能透,外解肌热,内泻胃火,长于泻气分实热;生地甘寒微苦,质润性寒,既能清热凉血又能养阴生津。二药配对,其性皆寒,石膏偏于清气,生地偏于凉血,气血两清,从而达到清气分、血分之热以保阴液之功,共奏清气凉血、养阴生津之功。用治温病气血两燔,高热口渴、发斑在气分而津伤者,症见身热、烦渴、脉浮滑大数,肺胃火热所致的吐血、衄血,斑疹,牙痛、咽痛等。

生地黄—玄参

此为清热凉血、养阴生津的常用配伍。二药均甘寒微苦,均能养阴生津、清热凉血,生地黄长于凉血止血,玄参长于泻火解毒。二药相须为用,清热凉血、养阴生津之力倍增。且同入血分,常相须用于温病热入营分,身热夜甚,时有谵语,烦渴,舌绛脉数者或热入血分之狂乱谵语,斑疹显露,或吐血衄血,舌绛苔少者。二者养阴生津力也较强,还常用于热病伤阴,心烦口渴,肠燥便秘者或阴亏火旺的咽干心烦,手足烦热,舌红,脉细数等。此外,生地黄能养肝清肝而明目,玄参能清热凉血、泻火解毒,可用治肝经热盛之目赤肿痛,亦能养阴而明目,二者都能养阴清热而明目,故亦常相须为用于目疾。

生地黄—木通

二药为清心利水的常用配伍。生地黄甘苦而寒,入心清热凉血,入肾养阴生津,肾阴充足则心火得降;木通味苦性寒,其性通利,上能清心降火,下能清利小肠,利尿通淋。生地黄得木通之清利,利水使热邪有出路,清降心火之力更胜;木通得生地黄,则利水而不伤阴,生地黄清心有利于木通清小肠之热,心与小肠相表里也。二药相配,清心与养阴兼顾,利水与导热并行,利尿而不伤阴,养阴而不恋邪,共奏清心养阴、利水通淋之功。常用于治疗心经热甚,心胸烦热,口渴面赤,口舌生疮或心热移于小肠之小便短涩刺痛,甚至尿血。

（三）活血化瘀

生地黄—大黄

生地黄具有活血之功,如《神农本草经》曰"(生地黄)主折跌绝筋,伤中。逐血痹。"徐之才《药对》称生地黄为"散血之专药"。大黄力猛善走,直达下焦,深入血分,下瘀血,破留瘀积聚。《别录》谓大黄可治"诸老血留结"。二药相伍,活血中生地黄能养阴血,可防止大黄活血逐瘀过猛而伤好血,生地黄活血与大黄下瘀相合,血行畅而瘀得下,活血逐瘀之功倍增,为治疗瘀血证的常用配伍。此外,该配伍还具有清热凉血,泻火解毒,养阴泻下,止血等多种功效。

生地黄—牛膝

二药配伍,长于活血化瘀,补益肝肾,常用于肝肾不足,瘀血阻滞诸证。生地味甘性苦寒,归心、肝、肾,能养阴血,补肝肾,活血化瘀;牛膝苦、酸、平,归肝、肾经,能活血化瘀,补肝肾,强筋骨。二药均能祛瘀血又补肝肾,牛膝活血祛瘀作用较强,有疏利降泄之特点,长于活血通经;生地黄补养阴血作用较强。二药配伍,活中有补,活血可助补血,而补肝肾、补阴血,可使血脉充盈而血行畅、瘀易去。二药相辅相成,活血而不伤血,补肝肾而不腻滞,相得益彰,标本兼顾,共奏活血化瘀、补益肝肾之功。常用于瘀血阻滞,肝肾不足之妇科经产诸疾以及跌打伤痛或肝肾不足之腰膝酸软,腰痛,痹痛日久等证。同时,牛膝可导热引血下行,折气火上炎之势,上病下取,助生地黄清热凉血之力,上下并治,标本兼顾,共奏清热凉血、滋阴补肾之功,故亦可用于上部火热证。

若欲发挥地黄和牛膝补益肝肾功效,可将生地黄换成熟地黄与牛膝配伍,则变为补益肝肾的常用配伍。

（四）止血

生地黄—侧柏叶

生地黄和侧柏叶为凉血止血的常用配伍结构。生地黄苦寒而甘,善入血分,清热养阴,凉血止血;侧柏叶苦涩微寒,入血分,长于凉血、收敛而止血,炒用更有收敛止血之功,为治疗各种出血病证之要药。二药配伍,既凉血止血,又清热养阴,标本同治,出血可止,阴血自充,常用于治疗各种血热妄行之出血证,如衄血、咯血、吐血、尿血、便血、崩漏等。二药均性寒,有伤中阳之弊,只取暂用,不宜久服。临床应用中常以二者炒炭用,其凉血作用减弱而收敛止血力增强,对于热势不著或脾胃虚弱之人,用之较为适宜。若血热妄行,二药均用鲜品,则凉血止血之功更佳。

生地黄—蒲黄

二药为活血止血的常用配伍结构。《名医别录》谓生地黄能"主妇人崩中血不止……伤身胎动下血……鼻衄吐血,皆捣饮之。"指出了生地黄能活血、止血。蒲黄味甘性平,归肝、心包经,长于收敛止血,兼有活血化瘀之功,为止血行瘀之要药。生地黄偏于凉血止血,兼养阴补血,蒲黄长于收敛止血,二药均止血之中兼能活血,止血而不留瘀,活血而不动血,相须为用,活血止血之功著,对于出血证无论寒热虚实,有无瘀滞,均可使用。治疗诸衄出血,常配伍阿胶同用;治疗肺热阴伤之鼻衄,可配伍麦冬、白芍同用;治疗下焦虚寒性出血,可配伍续断、当归、肉桂、干姜、阿胶等,如《千金》续断止血方。

(五)明目

生地黄—防风

二药为养肝清肝,调肝明目的配伍。生地黄甘寒质润,入肝肾补阴血,清肝热而明目;防风辛散微温,为风药之润剂,其性轻扬疏散上行,善升浮走表,随所引而上,故《汤液本草》曰"治血,防风为上使"。生地黄和防风配伍,主要通过以下三方面作用机理相互加强明目功效:①目为肝之窍,目疾的发生发展与肝的功能密切相关。生地黄补肝肾阴血,清肝凉血,使肝得血养,肝热得清;防风辛散入肝,可调肝疏肝,复肝疏泄条达之性,二药养肝、清肝、疏肝并进,柔肝抑阳,遂"肝体阴而用阳"的生理特性,肝血足而疏泄正常,肝之窍得养,不被火热熏蒸,目可复常。②二药调肝同时,防风还能以其升浮上行之性,引药和肝肾阴血上达头目,使该配伍更好地发挥明目功效。③《神农本草经读》曰:"邪风害空窍,则目盲无所见……防风之甘温发散,可以统主之。"防风可疏散肝经风邪而明目,无论外风、内风,均可疏散,偏于治"风"之标;生地黄可养肝之阴血,抑肝之亢阳,清肝经之热而治"风"之本。二药合用,补散结合,清散结合,对肝经之风邪可标本兼顾。可见,二药相伍,甘寒之生地黄以其补、清,与辛温之防风的升、散相合,一补一散,一寒一温,补散结合,寒温并用,补中有升,标本兼顾,通过多方面配伍,共奏养肝清肝、调肝明目之功。

生地黄—细辛

为养血疏风、清热明目的结构。生地黄甘寒入肝,能养肝清肝而明目;细辛为辛温发散之品,芳香透达,可上达颠顶,通利九窍,能疏风利窍而明目,眼科专著《秘传眼科龙木论》明确指出"细辛味辛温,无毒,主头痛脑动,益肝胆,通精气,久服明目。"细辛辛温性燥,配伍甘寒质润之生地黄,则无伤阴助火之忧,且能散火助生地清热之力。二药一寒一温,一柔一刚,一润一燥,相反相成,以细辛之升散,引甘寒之生地黄,直达上焦,疏散风邪而无燥烈升散之弊,生地得细辛升散之性,既凉血清热而不冰伏邪火,又可直达上焦病所治疗眼目疾患,共奏养血疏风、清热明目之功。若阴血不足或精血亏虚明显而无热象之视物昏花等,以熟地黄易生地黄,配伍细辛可增强滋阴补血明目之功。

生地黄—车前子

二药为补益肝肾,清肝明目的常用组合。生地黄能补养肝肾,清肝明目;车前子性寒,归肝、肾、肺、小肠经,能清泄肝火而明目,《名医别录》谓车前子能"明目疗赤痛"。二药配伍,补清相合,既能补益肝肾阴血,又能清泄肝经火热,凉润肝经之血热,使"目受血而能视""肝和则目能辨五色",共奏补益肝肾、清肝明目之功效,可用于治疗肝肾不足、肝火上炎之目疾。生地黄与车前子均性寒,故清肝热强于补肝肾之力,常用于肝经火热之目赤肿痛,目眵色黄量多等,可配伍清热凉肝明目之品合用。此外,二药合用,能凉血止血,利水通淋,且清利中能养阴生津,清利而不伤阴。

二、用量对生地黄功效发挥的影响

生地黄发挥养阴生津、清热凉血、明目功效时,以中小剂量为主,要小于20g,而生地黄活血功效时多使用小剂量。发挥止血功效时,因出血病证有轻重缓急的不同,出血急则宜重用生地,使止血力强;出血缓可轻用生地以缓治,剂量对止血功效的影响主要表现在对该功效强弱的影响,故止血时需据出血轻重缓急使用不同剂量。不同时代、不同学派、不同医家由于学术观点、治疗思想、用药经验的不同,药物剂量相差甚远。从临床实用性的角度出发,生地黄发挥养阴生津、清热凉血、明目功效时的临床常用量可参考用 5~20g;发挥活血化瘀功效的临床常用量可参考用 3~12g;发挥止血功效的临床常用量可参考用 5~60g。

三、炮制对生地黄功效发挥的影响

生地黄各种制法中,以干地黄运用最多,依次为鲜地黄、酒地黄、姜地黄、地黄炭。

干地黄:焙干或炒干或晒干用,可减弱药物的寒性,增强养阴补血能力。干地黄因制法简便,且便于贮存和运输流通,无鲜地黄须就近取材、不宜久藏之限制,故临床运用最为广泛,各功效均可使用干地黄。

鲜地黄:鲜用寒性较强,擅于清热凉血,活血化瘀。《医学入门》曰"脉洪实热者生采捣汁服之",《别录》云"生地黄乃新掘之鲜者,为散血之专药"。

酒地黄：酒制用可减生地黄寒性，免伤中阳，可增强养阴补血、活血祛瘀之功效，酒性升散上行，故还可引生地黄走上部，对于病位偏上的可助生地走上，更好地发挥其功效。正可谓"酒洗曝干，恐寒伤胃气也"（《汤液本草》），"酒炒制其寒"（《本草通玄》）。

姜地黄：《医学入门》曰："脉虚血热者用姜汁拌炒，免致泥膈痰。"《景岳全书》曰："又若制用之法，有用姜汁拌炒者，则必有中寒兼呕而后可"，《得配本草》曰："痰膈，姜汁炒"，这些论述说明姜汁制亦主要是为制约生地黄寒腻，防寒凉伤中阳和"泥膈痰"之弊。历代对姜汁炒以制约生地黄不良反应的论述较多，但姜制生地使用较少，其原因可能为：以生姜制约其不良反应，不一定非得通过炮制来实现，可通过配伍生姜来达到同样目的，并可兼调气血营卫，可谓一举两得，且无需炮制过程之繁琐，故而姜制生地少用，而以在处方中配伍生姜和在用法中要求加姜煎煮或以姜汤送服等方法取代。

地黄炭：炒炭用收涩之力增强，可增强止血之力，并可取收涩之中兼清热凉血之功，用治热毒疮疡溃破或湿热带下。

四、剂型对生地黄功效发挥的影响

生地黄为多功效药物，根据病情需要随时配伍不同药物以发挥不同功效，煎剂可以满足此需要，故煎剂运用频率高。而且生地黄清热凉血、止血功效主要用于热证、血证，病情大多较短、较急、易变，亦需要使用煎剂以使功效发挥迅速，即"汤者荡也"之意。生地黄发挥明目和活血祛瘀功效时丸剂使用频率较高，是由于目疾多病程较长，尤其是血虚目失濡润之目疾，以及一些慢性瘀血、痹证等，以丸剂服用可以缓慢、持续地发挥生地黄的养肝明目、清肝明目，以及缓消瘀血之功。生地黄发挥活血祛瘀功效时，散剂的使用频率较高，主要用于跌打损伤病情较急或其他瘀血疼痛剧烈之证，用散剂可使生地黄吸收快、活血止痛作用发挥快而"去急病"。自然汁是用鲜品捣汁服用，药性更寒，可增强清热凉血止血之功效。

五、用法对生地黄功效发挥的影响

一般情况下，以温服为主，以免寒伤中阳。若冷服，常用于发挥其清热凉血功效，治疗热证，取寒药冷服以助其清热。发挥明目功效治疗目疾时，多饭后服用。因饭后服用，可借脾胃运化水谷、输精于上之力，游溢药力于上部，使这些偏于治上的生地黄功效得以更好地发挥。即所谓"病在胸膈以上者，先食而后服药"。因此，发挥生地黄明目功效可考虑饭后服用。此外，生地黄清热凉血止血功效发挥时饭后服用频率也相对较高，是恐其寒凉太过伤脾胃，故饭后服用以减轻此不良反应。

第二节　熟　地　黄

先生将熟地黄的功效总结为益精填髓、滋阴益气、滋阴助阳,各因素对其多功效的影响如下。

一、配伍对熟地黄功效发挥的影响

(一)益精填髓

熟地黄—枸杞子

此为滋补肝肾,益精补血的常用配伍。熟地黄甘温质润,入肝肾,滋阴补血,益精填髓,滋补力强,为滋阴补血之要药。枸杞子味甘,性平,归肝、肾经,滋补肝肾,益精养血,长于明目。二药归肝、肾经,都能滋补肝肾,益精补血,同类相求,相配滋补之功更著,同治一切精血亏虚之证,包括肝肾不足之头晕目眩、视物昏、耳聋耳鸣、腰膝酸软、形容憔悴、阳痿遗精、须发早白等,以及面色萎黄、心悸失眠、月经不调等,可配伍当归、杜仲、牛膝、肉桂、菟丝子、肉苁蓉、巴戟天等。

熟地黄—五味子

二药为滋补肺肾,纳气平喘的常用配伍。熟地黄长于滋肾填精;五味子酸、甘、温,归肺、心、肾经,善于敛肺滋肾,生津敛汗,涩精止遗,宁心安神。熟地黄与五味子合用,肺肾同治,补中有收。滋肾润肺,润肺滋水之上源,滋肾补真水之源,金水相生,滋补肺肾之力倍增,而滋补肺肾同时能固肾精,敛肺气。肾为气之根,主吸气;肺为气之主,主呼气,该配伍既滋肾固肾复肾纳气之职,又润肺敛肺复肺主气之职,上下同治,标本兼顾,久咳虚喘易平,共奏滋补肺肾、纳气平喘之功。常用于肺肾两虚或肾虚不能纳气,咳嗽气喘,呼多吸少等,常配伍山药、山茱萸同用,如《症因脉治》都气丸、《医部全录》引《体仁汇编》麦味地黄丸。

熟地黄—山茱萸

二药为滋补肝肾,涩精固脱的常用配伍。熟地黄滋补肝肾,养血益精;山茱萸酸涩温,补益肝肾,缩尿涩精,敛汗固脱。两者均能补益肝肾精血,然熟地偏于补肾,山茱萸偏于补肝,肝肾同源,精血相生,相得益彰,滋补肝肾之力增强;且一偏于补,一偏于涩,熟地黄长于益精填髓,山茱萸补阴之中又能助阳和秘藏精气,长于固摄肾精。二药补涩相合,肝肾同治,为滋补肝肾,涩精固脱之佳配。盖肾水非得酸不能生,山茱萸味酸而性又温,佐熟地实有水乳之合。该配伍可用于肝肾不足的头晕、耳鸣、腰膝酸软、阳痿、遗精等症,如《小儿药证直诀》六味地黄丸。

熟地黄—山药

熟地黄大补阴血,填精益髓,为滋阴补血要药;山药味甘性平,归肺、脾、肾,能平补肺脾肾,入肾益肾固精,平补阴阳,入脾既补脾气,又补脾阴,入肺既补肺气,又养肺阴。山药补中兼涩,补肺脾肾三经之阴;同时,又能收涩止泻、收涩止带、收涩缩尿。两药配伍,山药以其补肺脾肾之功助熟地滋补肾阴,入肾益肾固精,助熟地滋阴补肾;入脾补脾,脾为后天之本,山药补后天以实先天,有助于肾阴之复;山药还入肺补水上之源,金水相生,亦有助于肾阴之复。此外,山药又以其收涩之性助熟地益精血,可收涩止泻、收涩止带、收涩缩尿,防止精血津液之丢失耗损,并固涩肾精以助肾主封藏之职、使肾精足而能藏,增强滋阴补肾、固精止遗的作用。故熟地黄滋补肾中阴精,每多配伍山药,常用于治疗肾虚精亏诸证,遗精,遗尿,尿频,盗汗,带下清稀,绵绵不止,眩晕耳鸣,腰膝酸软等或肺肾两虚,摄纳无权所致虚喘者,肺虚喘咳或脾肾两虚之泄泻,胎动不安等。

熟地黄—鹿茸/鹿角胶

二药为滋补肝肾,温补精血之常用配伍。熟地甘温味厚滋腻,为滋阴补肾,益精填髓之要药。鹿茸味甘、咸,性温,归肾、肝经,《本草纲目》载其能“生精补髓,养血益阳”。熟地黄、鹿茸均甘温味厚,“精不足者,补之以味”,二者均擅入肝肾,以其厚味甘润之性填补精血。鹿茸为血肉有情之品,为动物类填补精血之要药,长于补肝肾之阳而益精血;熟地黄为植物类填补精血第一要药,善于补肝肾之阴而滋阴养血。两药配伍,肝肾阴阳精血俱能补,尤长于温补精血,填补精血之中鹿茸又能温阳,有“阳中求阴”之义。而鹿茸之温阳不仅使“阴得阳升而源泉不竭”有助于补阴,还可防止熟地黄腻滞碍阳。

鹿角胶与鹿茸性味功效相似,亦味甘、咸,性温,归肝、肾经,察纯阳之性,具生发之气,能“补肝肾、益精血”,为补肾壮阳、益精填髓、强筋健骨之要药。《药鉴》曰:鹿角胶“与熟地同用,下补肾家之阴”,可见鹿角胶也长于补肝肾,益精血,只是功效不如鹿茸峻猛,亦常与熟地黄配伍以滋补肝肾,温补精血,用于精血不足之腰膝酸软,神疲消瘦,腰痛,眩晕,耳聋,耳鸣或肾虚阳痿,遗精,无子,妇女阴寒带下,胞冷不孕等。

（二）滋阴益气

熟地黄—人参

二药为气血双补的常用配伍。熟地黄味甘性微温,长于补血滋阴,填精益髓;人参味甘微苦,性平,归肺、脾、心经,能大补元气,补脾益肺。人参为补气要药,性主动属阳;熟地为补血良药,性主静属阴,一阴一阳,一形一气,合用则阴阳兼顾,动静结合,气血双补。合用益气补血之功较强,成为治疗气血两虚证的首选药对,故《景岳全书》云:"补血以熟地为主……而人参、熟地则气血之必不可无。故凡诸经之阳气虚者,非人参不可,诸经之阴血虚者,非熟地不可。人参,有健运之功,熟地禀静顺之德。此熟地之与人参,一阴一阳,相为表里,一形一气,互主生成,性味中正,无逾于此,诚有不可假借而更代者矣……阳性速,故人参少用亦可成功;阴性缓,熟地非多难以奏效。"常用于气血两虚之头晕,心慌,失眠,健忘,月经过多,闭经等。

熟地黄—黄芪

二药也是气血双补的常用配伍。熟地黄滋阴补血,益精填髓;黄芪味甘,性微温,归脾、肺经,为补脾益气之良药,又能补益肺气,固表止汗。二药配伍,常用于治疗气血两虚或精气不足诸证,心悸乏力,头晕目眩,少气懒言,面色萎黄,自汗,盗汗,吐血、便血、崩漏等血证,肌肤麻木外伤痈疮,脓成不溃,肌肉不生,疮疡不敛。可配伍当归同用加强其补血之功,如《辨证录》当归补血汤即由熟地黄、黄芪、当归三药组成。

（三）滋阴助阳

熟地黄—附子

熟地黄和附子为补肾助阳的常用配伍,是治疗肾阳不足的基本结构之一。从药性而言,附子辛、热,有毒,入心、肾、脾经,为纯阳燥烈之品,"回阳救逆第一品药",能峻补元阳,益火消阴。附子辛而大热,性刚燥,善扶五脏之阳,独用则易于伤阴,故补火助阳时宜配伍补阴血之品;熟地味甘性微温,性润柔,主补五脏之阴血,单用则腻滞碍阳,故常与温阳行滞之品同用,诚如《本草纲目》引朱震亨所云"仲景八味丸以附子为少阴向导,其补自是地黄为主,后世因以附子为补药误矣。附子之性走而不守,但取其健悍走下之性,以行地黄之滞,可致远尔。"二者合用,刚柔相济,动静结合,补而不腻,行而不散,补阳之中得以阴配,益阴之中得阳以相助,合为阴阳兼补之剂,共奏补火助阳、益气养阴之功。

熟地黄—肉桂

此为补肾助阳,填补精血,引火归原的常用配伍。肉桂辛、甘、大热,浑厚沉降,温补肝肾,补火助阳,并能引火归原而摄无根之火,抑阳消阴,作用温和持久,为治命门火衰之要药。在滋阴养血药中,能温化阳气,鼓舞气血生长,《本草害利》云:"肉桂甘辛大热大温,气厚纯阳,入肝肾血分,补命门相火之不足。"熟地黄味厚沉降,大补血衰,滋培肾水,益真阴,为补肾滋阴生精之要药。二药配伍,一阴一阳,阴阳互济,刚柔相济,共奏补肾助阳、填补精血、引火归原之功。

(四)制约副作用之配伍

熟地黄—砂仁

此为制约熟地黄副作用的常用组合。熟地黏腻之性较甚,易于助湿,既俗云"腻膈",故宜少佐砂仁,以去其弊。砂仁味辛性温,归脾、胃、肾经,能芳香醒脾,化湿行气,具有性温而不太燥,行气而不破气,调中而不伤中的特性,常用于脾胃湿阻或气滞。与熟地黄配伍,可制约熟地黄腻滞之性,防止其生湿滞气碍脾,避免出现虚不受补反致病理产物之弊。砂仁还可助熟地黄补肾纳气,代表方如《医宗金鉴》治疗阴虚火旺,无制妄行伤金,肺痿咳嗽之滋阴降火汤。

二、剂量对熟地黄功效发挥的影响

从总体上看,熟地黄发挥滋阴益气、补血功效时以中、小剂量为主;发挥滋阴、益精填髓功效以大剂量为主;滋阴助阳功效时以中、大剂量为主。从临床实用性出发,熟地黄发挥不同功效的临床常用量可参考:滋阴益气、补血功效用 5～20g;益精填髓功效用 15～60g;滋阴助阳用 15～40g。

熟地黄发挥滋阴、益精填髓、滋阴助阳功效时大剂量使用,是由于滋阴、益精填髓、滋阴助阳功效均以滋补肾中阴精为基础功效,病位居下且填补有形之精,"治下焦如权,非重不沉",重用使其易达下焦补肾中阴精。而熟地黄发挥滋阴益气、补血功效时针对之病证多伴有脾胃气虚,若用量过大,熟地黄腻滞之性反不利于气血之化生和气血之流通,而变为呆补,故剂量相对其他功效而言稍偏小,使用中、小剂量即可。

三、炮制对熟地黄功效发挥的影响

熟地黄以蒸法最为常用,清蒸或加酒或加砂仁蒸;历代记载较多,不同的蒸法对熟地黄功效或副作用有一定影响。

清蒸："干地黄本经不言生干及蒸干,方家所用二物别,蒸干即温补,生干则平宣,当依此以用之"(《本草拾遗》)。"生与生干常虑大寒,如此之类故世改用熟"(《本草衍义》)。《汤液本草》曰:"(地黄)借火力蒸九数,故能补肾中元气。"地黄不加辅料蒸晒后性微温,药性滋腻重浊静守,功效专于滋阴养血,填精补髓。

加酒蒸:《汤液本草》曰:"(地黄)酒洒蒸如乌金,假酒力则微温大补,血衰者须用之。"酒蒸地黄温性加强,静守之中有动,既可制约熟地黄腻滞之性,又可加强补益作用,尤可加强其滋阴助阳之功效。

砂仁蒸制:《本草纲目》之言"地黄性泥,得砂仁之香而窜,合和五脏冲和之气,归宿丹田故也""佐以砂仁、沉香二味,皆纳气归肾,又能疏地黄之滞"(《本草通玄》)、"纳气理气砂仁炒"(《得配本草》),均指出了砂仁制用可制约熟地黄腻滞之性,减轻其碍脾滞气之副作用。

四、剂型对熟地黄功效发挥的影响

熟地黄使用煎剂频率较生地黄低,与生地黄功效较多而熟地黄功效相对较单一不无关系,但仍可通过与不同药物配伍煎煮达到所需功效。丸剂便于服用和携带,吸收较慢,药效持久,即李杲所说"丸者缓也,舒缓而治之也",适用于慢性、虚弱性疾病,故专于滋补的熟地黄使用丸剂频率较生地黄高,发挥填精益髓、滋阴助阳、补血养肝、补血养心、滋肾填精功效时丸剂使用频率甚至高于煎剂,这些功效适用之病证,精亏阳虚、肝肾精血亏虚,病程往往较长,需丸剂以缓治,使滋补功效发挥持久,故这些慢性虚弱性疾病使用丸剂较多。

五、用法对熟地黄功效发挥的影响

徐灵胎在《医学源流论》中说:"病之愈不愈,不但方必中病,方虽中病,而服之不得法,则非特无功,反而有害,此不可不知也",说明了服法对方药功效有一定影响。一般情况下,以温服为多。若冷服,主要是根据病证需要冷服,如用于阴火喉痹,冷服可减少对咽部刺激。或用于阴阳格拒,真阳失守证,取热药寒服,为服药反佐法。服用时间,大多是空腹服用。空腹服药有利于药物的充分吸收,熟地黄方空腹服用频率高,是由于熟地黄专于滋补,空腹服用药物吸收较好,利于滋补作用的发挥。一部分饭后服用的熟地黄方,是其需发挥滋肺纳气和补血养心的功效,主治证病位在肺、心,病位属上。

(李卫民　鱼潇宁)

第六章 大 黄

大黄,列于《神农本草经》下品,主"下瘀血血闭,寒热,破癥瘕积聚,留饮宿食,荡涤肠胃,推陈至新,通利水谷,调中化食,安和五脏",后世医家对大黄进行了广泛应用。医圣张仲景创立了 38 首大黄复方(《伤寒论》用大黄者 15 首,《金匮要略》用大黄者 23 首,共占张仲景药方的十分之一),临床运用十分广泛:既可攻下积滞、又可消痞除满,既可主下瘀血、又可行气消胀,上可止呕,下可治痢,可缓可峻,能温能清,充分体现异病同治,将理法方药融为一体。经过不断地完善,大黄的功效可大致归纳为泻下通腑、泄热降气、凉血止血、活血化瘀、利胆退黄、解毒消痈六个方面。

一、配伍对大黄功效发挥的影响

(一)泻下通腑

1. 泻下热结

大黄—芒硝

大黄、芒硝为荡涤积滞、泄热通便的常用组合。大黄味苦,性寒,入脾、胃、大肠、心包、肝经,气味重浊,直降下行,走而不守,具有攻积导滞之功。芒硝味苦、咸,性大寒,入胃、大肠经。二药合用,正如《药品化义》载"大黄……如积热结久,大便坚实,秘固,难以取下,又借芒硝味咸软坚,两者相须为用"。两药配伍,体现了"釜底抽薪"的治法,可广泛用于中焦热盛证,非大热大实者慎用。清代张璐指出"若老人虚人,及病后肾水本亏,以致燥结,再用硝、黄下之,是虚其虚,目下取快一时,来日复秘愈甚,欲再下之,虽铁石不能通矣"。先生亦指出无邪热者不用大黄,无坚积者不用芒硝,勿犯"是虚其虚"之弊。

大黄—厚朴—枳实

大黄、厚朴、枳实合用,有消痞、除满、燥湿之功。《伤寒杂病论》中有 16 首泄热通腑的方剂,其中,用枳实者 7 首,用厚朴者 5 首,枳、朴同用者 5 首。

枳、朴的使用次数仅次于大黄,正如柯韵伯在《伤寒来苏集》中所说:"诸病皆因于气,秽物之不去,由气之不顺也。故攻积之剂,必用气分之药。"此语不仅说明了大黄、厚朴、枳实相伍的意义,而且指出了大黄泻下作用的强弱并不在于大黄本身剂量的多少,而是在于所配伍的行气药的多少。例如,大承气汤和小承气汤均用大黄四两,但小承气汤中厚朴二两、枳实三枚,"微和胃气",故曰"和之",而大承气汤中用厚朴半斤、枳实五枚,泻下之力峻猛,故曰"下之"。如果大黄用量不变,厚朴加重至八两,枳实加至五枚,则是治疗气滞便秘的厚朴三物汤。这充分说明了配伍组方中,剂量因素的重要性:一旦药物剂量发生变化,即使药物组成不变,药物功效发挥的方向也会发生改变。

大黄—柴胡

大黄、柴胡为通腑泄热、疏肝利胆的基本结构,《绛雪园古方选注》在大柴胡汤的方解中指出:"柴胡治中,大黄导下,二焦并治,故称大。"升降出入是气的运动形式,升降有序才能维持正常的生命活动。柴胡能疏达少阳气机,透达肝胆之火;大黄苦寒攻下,清泻肝胆之火。两药相伍,升降相因,散泻同用,具有通腑泄热、疏肝利胆的作用。需要注意的是,在《医学发明》所载的复元活血汤中,大黄经酒浸后大剂量使用(用量为一两),主要突出活血之功,与柴胡相伍,其功效发挥方向侧重于治疗跌打损伤所致瘀血留滞、胸胁疼痛。因为大黄既能荡涤瘀血、引瘀下行、从大便而去,又能宽肠下气,与柴胡合用,一升一降,调畅气机,气行则血行,正如张秉成所说:"夫跌打损伤一证,必有瘀血积于两胁间,以肝为藏血之脏,其经行于两胁,故无论何经之伤,治法皆不离于肝。且跌仆一证,其痛皆在腰胁间,尤为明证。故此方以柴胡之专入肝胆者,宣其气道,行其郁结,而以酒浸大黄,使其性不致直下,随柴胡之出表入里,以成搜剔之功。"这说明不同的剂量、炮制方法和煎服方法,会影响大黄的功效发挥方向。

大黄—木香

木香经配伍后,既可用于脾虚气滞、运化无力所致脘腹胀满、不思饮食,又可用于脾胃气滞实证之下痢腹痛、里急后重。但大黄、木香合用后,就决定了两药共奏"行气通便,活血止痛"之功。《本草会编》曰:"木香,与补药为佐则补,与泻药为君则泻也。"大黄活血,得木香行气之助,活血止痛效力显著。先生临床总结,大黄用量在 10g 以上的水煎剂,内服可出现短暂的腹痛反应,如与木香合用,则不会出现腹痛的不良反应,这也启发在选药组方时,不仅要考虑增强疗效,还要考虑减小不良反应。

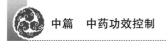

2. 泻下寒积

大黄—附子

大黄、附子为温下法的基本组合。大黄泻下通便,可祛除有形实邪,附子大辛大热,为温阳祛寒之要药。两药相伍,首推医圣张仲景的大黄附子汤,《金匮要略·腹满寒疝宿食病脉证治第十》载:"胁下偏痛,发热,其脉紧弦,此寒也,以温药下之,宜大黄附子汤。"日·浅田宗伯对大黄、附子配伍的机理进行阐述:"大黄与附子为伍者,皆非寻常之证,如附子泻心汤,温脾汤亦然。凡顽固偏僻难拔者,皆涉于阴阳两端,为非常之伍。"先生运用大黄、附子相配伍,不局限于治疗寒积便秘,更广泛用于各种内科疾病,如中风后遗症、胰腺炎、慢性肾衰竭等。

3. 泻下逐水

大黄—葶苈子

大黄、葶苈子为泄热、蠲饮、止咳的常用组合。肺与大肠相表里,肺为水之上源。肺气壅塞,上焦气化不利,津液不能输布,水邪泛滥,导致腹满、全身肿胀、二便不利。葶苈子苦降辛散,入肺、膀胱经,上开肺气,善泻肺中之满,下通膀胱。大黄虽无定喘之说,但能通腑泄热,使壅塞之气得以疏通,与葶苈子相伍,肺肠同治、前后分消,使水饮得除,津气得布,腹满、肿胀、喘咳诸症皆消。小儿外感风热或风寒,郁而不化,邪热壅塞肺络,肺失宣降而成喘息急促,必赖此两味披坚执锐之才,以成捣穴犁庭之绩。水饮停聚所致水肿、腹满诸证,相当于西医的腹水、胸腔积液、水肿重症,皆可用大黄、葶苈子相伍。

大黄—甘遂

大黄、甘遂为治疗胸胃实证、水热互结心下、满而硬痛、手不可近、不大便、舌上燥而渴的常用组合。《成方便读》曰:"以甘遂之行水,直达所结之处,而破其澼囊;大黄荡涤邪热……非表邪尽除,内有水热互结,不可用之。"大黄、甘遂除了用于水热互结之外,还可用于水与血结,如《金匮要略》:"妇人少腹满如敦状,小便微难而不渴,生后者,此为水与血俱结在血室也,大黄甘遂汤主之。"为了保证大黄荡涤水饮功效的发挥,正确的煎服方法是大黄先煮,熟则行迟,其意不在速下。甘遂生药研末,随汤冲服。大黄与甘遂同用,攻逐水饮之力峻猛,若非大实大聚之重症险症,不可使用。

4. 扶正通腑

大黄—人参

大黄、人参为益气通便的常用组合。大黄为峻猛之品,泻下通便。人参益气补虚,有统补心、脾、肺之功。《儒门事亲·三法六门》中列古今方剂 171 首,用大黄 47 次、人参 18 次,两者同用共 3 次。可见,张从正虽然频繁使用攻下的大黄,但不排斥大补气血的人参,并把两者合用,作为攻补兼施的结构。《医学源流论》曰:"大黄人参同用,大黄自能逐去坚积,决不反伤正气。人参自能充益正气,决不反补邪气。"两药相伍,一攻一补,寓补于消。凡久病体弱,食难运化而引起积滞便秘,单用大黄攻下恐伤正气,不能全效,而大黄、人参共用,则攻补兼施,恰到好处,无过通之患。此外,两药相伍,还可以用于治疗血证,因大黄可化瘀止血,人参可益气止血。

大黄—黄芪

大黄、黄芪为益气排毒的常用组合。大黄荡涤积滞,活血化瘀。黄芪补益脾肺,益气升阳,托毒运毒。二药配伍的机理,与大黄、人参相伍的机理相似:单用大黄排毒消痈,难免损伤正气,加之疾病不是一成不变,有因虚致实和因实致虚的病机演变过程,故两药相伍,尤其适宜于辨证为虚实夹杂的疮疡。

(二)泄热降气

大黄—甘草

大黄、甘草为清泻胃气、降逆止呕的常用组合。《外台秘要·卷八·胃反方》:"疗胃反,吐水及吐食方:大黄四两,甘草二两……以水三升,煮取一升,去滓,分温再服……神验,千金不传。"二药相伍,治疗心下胃脘灼热,得食即吐,有较好疗效。对畏服中药,服药即吐者,用大黄三分、甘草二分,煎一小杯,慢慢咽下,20 分钟后服药,可避免呕吐。此外,大黄配甘草,用酒调外敷,可治疮疡痈疽,用醋调,治下肢溃疡。

大黄—石膏

生大黄、生石膏为降泻阳明经热、阳明腑实的常用组合。《疡医大全·卷三十五》:"脓窠疮:生大黄二两,生石膏一两,研细麻油调搽。"大黄生用,泻阳明腑热,下其火势,石膏生用,清泻阳明经热,折其壮热之炎威。两药相伍,一为苦寒,一为甘寒,既能直折阳明经腑实热,存阴保津,又能透达而不闭郁,截断病势,防止内陷。凡属肺胃蕴热、卫气同病者,皆用二药配伍,以折其邪热,存阴保津,泄热防陷,扭转病机。

大黄—麻黄

大黄、麻黄合用,有降气泄热、宣肺解表之功。因肺与大肠相表里,肺气不通,可病及大肠,而致传导失司;反之,热郁大肠,腑气不通,也可致肺失宣降,发为咳喘。大黄麻黄相伍,一则宣肺达表,二则泻腑通里,表达里降,宣降自如,咳喘自平。此外,大黄、麻黄相伍,是治疗疮疡的常用结构。先生指出,大黄苦寒,清热解毒,麻黄辛温,散邪外出,一透一解,能托邪于外、解毒于内,故可有效治疗疔毒内陷。

(三) 凉血止血

大黄—黄连—黄芩

大黄、黄连、黄芩是治疗火热亢盛、迫血外溢的常用组合。《金匮要略》治疗吐衄的泻心汤,主药是大黄。唐容川在《血证论》中将大黄称为"圣药",止血不留瘀。张山雷《本草正义》:"(黄连)苦先入心,清涤血热,故血家诸病,如吐、衄、溲血、便血、淋浊、痔漏、崩带等症……皆仰给于此。"《证治准绳·女科·卷四》:"治肝经有热,妄行下血。细条黄芩炒末。"《药鉴》也对三药的配伍机理进行论述:"泻心汤,正是因肾经不足,而本经之阳,亢甚无辅,以至血妄行飞越,故用大黄泄去亢甚之火,使之和平,则血归经而自安矣。夫心之阴气不足,非一日矣,肺与肝俱各受火邪而病作,故芩救肺,连救肝,肺者阴之主,肝者心之母,血之舍也,肝肺之火既退,宜其阴血自复矣。"大黄、黄连、黄芩相伍所治疗咯血的特征是血色鲜红,大便正常或干结,口干唇红,苔薄黄,脉沉数或沉弦有力,辨证为热结肺络,迫血上溢。

大黄—生地

大黄、生地黄为凉血止血的常用组合。两药的配伍应用,首见于《千金翼方·卷十八·吐血》:"吐血百治不瘥,疗十十瘥,神验不传方。地黄汁半升、大黄生末。"由于生地黄守而不走,凉血止血,兼能补阴,大黄走而不守,祛瘀止血,兼能泻实,故生地黄得大黄,养阴而不滋腻,止血而不留瘀,大黄得生地黄,清泻不伤阴。因此,两药相伍,共奏养阴凉血、逐瘀止血之功,适用于热迫血溢,伴有瘀象者。凡血色鲜红、烦热或潮热、大便干或秘、舌尖红或绛、脉数,皆可使用。此外,大黄有泄热通便之功,生地黄有养阴润肠之效,故两药与桃仁、熟地、升麻相伍,常用来治疗热结阴亏便秘,如《兰室秘藏·卷下》的润肠汤(大黄、生地黄、生甘草、熟地黄、当归梢、升麻、桃仁、火麻仁、红花)。

大黄—升麻

大黄、升麻为凉血止血、清散郁火的常用组合。轻清升阳上行的升麻与重浊沉降的大黄相配,一升一降,凭升麻上行之功,清散郁火于上,借大黄下降之力,祛上部瘀血而下,故两药相伍,善治面部诸衄。临证用药时,先生指出要根据不同部位出血,而选用不同的炮制方法:清窍出血,大黄宜酒炒后施用,借酒性之上升,祛瘀热以下;便血、尿血、崩漏者,升麻宜炒炭施用,以展其升清止血之功。

(四)活血化瘀

大黄—桃仁

大黄、桃仁为泄热化瘀的常用组合。桃仁苦甘而平,入血分,破血下瘀,《本经逢原》曰:"桃仁……为血瘀、血闭之专药。苦以泄滞血,甘以生新血,毕竟破血之功居多。观《本经》主治可知张仲景桃核承气、抵当汤,皆取破血之用。又治热入血室瘀积癥瘕经闭疟母,心腹痛,大肠秘结,也取散肝经之血结。"大黄下瘀泄热。《医学衷中参西录》对两药的配伍进行了论述:"用桃仁者,取其能引大黄之力专入血分以破血也。"这说明两药相伍,决定了大黄功效发挥方向侧重走于血分。《伤寒论》中的桃核承气汤,用大黄、桃仁与桂枝、芒硝、甘草相伍,适用于太阳病寒邪化热与瘀血内结少腹,瘀重于热。《温疫论》中的桃仁承气汤,在此基础上去掉桂枝、甘草,加牡丹皮、芍药、当归以增强凉血祛瘀之功,适用于瘀热俱重的温热病。《通俗伤寒论》的桃仁承气汤,用大黄、桃仁与生地黄、犀牛角、五灵脂、蒲黄、玄明粉相伍,适用于热重于瘀的下焦瘀血证。这提示使用大黄和桃仁时,配伍不同药物所治疗的热瘀互结证,其证候有偏瘀、偏热的侧重。大黄、桃仁、䗪虫(土鳖虫)相配,以蜜为丸,就是《金匮要略》中的下瘀血汤,主治腹中有干血着脐下,亦治经水不利。先生临床上运用此方治疗的适应证较广,用于治疗瘀血阻滞的肝硬化、中风后遗症等。

大黄—肉桂

大黄、肉桂为化瘀消积、通经止痛的常用组合。大黄为苦寒之品,能凉血化瘀,活血止痛,泄热通便。肉桂为辛热之品,益火消阴,散寒止痛,温补肾阳。二药相伍,一温一清,以肉桂之辛热,制约大黄之苦寒,又以大黄之寒凉,制约肉桂辛热燥烈,寒热相济,阴阳调和,温而不燥,凉而不遏,共奏化瘀消积、通经止痛之功。此外,大黄和肉桂可用于肝郁气滞之吐血、衄血以及习惯性便秘偏阳虚者。张锡纯治疗血证,若脉象分毫无热,且心中不觉热者,用大黄细末,肉桂细末各六七分,用开水送服,可治疗屡服他药无效的血证,其机理在于:"平肝之药以桂为最要……而单用之又失于热;降胃、止血之药以大黄为最要……而单用之又失于寒,若二药并用,则寒热相济,性归和平,降胃平肝,兼顾无遗。"(《医学衷中参西录》)

大黄—芍药

大黄与芍药相伍,有赤芍、白芍之分。大黄、白芍为行气调血、泄热通滞的常用组合,常用于治疗热结便秘腹痛或痢疾腹痛。大黄味苦,性寒,入脾、胃、大肠、心包、肝经,能荡涤胃肠积滞,有活血化瘀之功。白芍味苦、酸,性微寒,入肝经,能养血柔肝,化瘀消积。由于气滞易引起血瘀,气郁日久易生火,往往气、血、火相兼为病。大黄白芍相伍,酸苦涌泻,寒以胜热,化瘀止痛,恰好针对热结便秘腹痛或痢疾腹痛。

大黄、赤芍为泄热逐瘀、和营止痛的常用组合。大黄为苦寒之品,有凉血化瘀之功,赤芍既能清血分实热,又能祛血中瘀滞。《千金方》中的神明度命丸,即由大黄、赤芍组成,主治"久患腹内积聚,大小便不通,气上抢心,腹中胀满"之证。两药相伍,共奏泄热逐瘀、和营止痛之功,常用于治疗瘀热腹痛、肠痈初起、胸胁疼痛、妇女血瘀经闭、痛经等证。近年有报导指出用两药相伍治疗慢性盆腔炎、子宫内膜异位症有较好疗效。

大黄—䗪虫

大黄、䗪虫为活血破血、逐瘀通经的常用组合。大黄苦以降泻而逐瘀血,《得配本草》曰:"内热既久,瘀血停于经络,必得将军开豁其路,则肝脾通畅,推陈而致新。"䗪虫入肝经,破血逐瘀,通络理伤,走血分而化瘀血。《本经逢原》:"䗪虫伏土而善攻隙穴,伤之不死,与鲮鲤不殊。故能和伤损,散阳明积血。"两药相伍,相互促进,破血逐瘀,通经止痛,消瘀散结之力增强。需要注意的是,该配伍结构药力峻猛,非瘀血停积、元气未伤者,不可使用。

(五)利胆退黄

大黄—茵陈蒿—栀子

大黄、茵陈蒿、栀子为清热利湿退黄的常用组合。《伤寒论》的茵陈蒿汤,就是由这三味药组成。茵陈蒿既可走表,芳香化浊,又可走里,疏利肝胆。如果先煎茵陈蒿,则可去其轻扬外散之气,专取其苦降之性,不走表而直入里,清利湿热从小便出。栀子祛除湿热,清泻三焦,通调水道。大黄泄热通腑,使湿热之邪从大便而出,无论大便秘结或者便溏不爽,均可使用。三药相伍,皆为苦寒之品,寒能清热,苦能除湿,使湿热清除,则黄疸消退。《成方便读·卷三》曰:"以栀子泄其前,大黄泄其后,茵陈辛苦微寒,得春初生发之气,能入太阳、阳明,发汗利水,为治黄主药。三味合而用之,前证(黄疸)自然奏效耳。"

（六）解毒消痈

大黄—黄连

大黄、黄连为清热解毒、散痈散结的常用组合。大黄泻血分实热，既能攻肠胃积滞，又能清热燥湿，消痈散肿。《医学启源·卷上·主治心法》曰："去中焦湿与痛，用黄连，泻心火故也……凡诸疮，以黄连为君。"二药相伍，同属苦寒之品，苦以泻火，寒以泄热，长于清心泄热、凉血解毒，发挥解毒疗疮之功。此外，该配伍结构还可用于治疗火毒炽盛的热痢、黄疸，以及口舌生疮、吐血、衄血。大黄、黄连相伍，如果不入煎剂，而是用"麻沸汤二升渍之，须臾绞去渣，分温再服"（《伤寒论》），则治疗表证误下，邪热内陷，升降失职之热痞。

大黄—牡丹皮

大黄、牡丹皮为清热解毒、化瘀消肿的常用组合，是治疗肠痈的常用药对。张秉成在《成方便读》中指出："肠痈之病，皆由湿热瘀聚郁结而成。病既在内，与外痈之治又不同。然肠中既结聚不散，为肿为毒，非用下法不能解散。故以大黄之苦寒行血……丹皮清散血分之郁热，以除不尽之余氛耳。"

大黄—白芷

大黄、白芷为清泄热毒、排脓止痛的常用组合。大黄通腑泄热，活血祛瘀，治疗"诸火疮"。《景岳全书》曰："白芷……性温散败毒，逐阳明经风寒邪热……其气辛香达表，故治疮疡排脓止痒定痛，托痈疽肺痈瘰疬痔瘘，长肉生肌。"二药合用，清泄热毒，排脓止痛之功较强。头面、背部疮疡肿毒反复发生，大便秘结或不秘结，有火毒湿浊者，常用两药相伍，有明显疗效。胃肠火热壅滞、大便秘结之头痛、眉棱骨痛、鼻渊流浊涕、牙龈肿痛，也可选用大黄和白芷相伍。

二、用量对大黄功效发挥的影响

张仲景运用大黄有如下规律：用大黄攻下时，若病属阳明腑实者，则用量较大，如三承气汤，若病兼挟他证，则用量较小，如大柴胡汤；若用大黄泄热，用量比较小，如泻心汤、附子泻心汤、栀子大黄汤；若用大黄化瘀，用量当视病情的缓急而不同；病情较急者，用量较大，如桃核承气汤、抵当汤，病情较缓者，用量则比较小，如下瘀血汤、治疗马坠及一切筋骨损伤方。大黄有通利水谷、调中化食、安和五脏的功用，不仅适用于实证，而且可用于虚证。《全国中草药汇编》（上册）将大黄不同功效所对应的剂量进行了总结：小剂量（0.3g

以下），健脾开胃；中等剂量（1~2g 大黄粉或者 6~12g 煎服），缓泻通便；大剂量（15~30g 煎服），攻逐力强，常用于治疗癫狂等。

至于大黄有无毒性的问题，历来都有争议：古代文献有称大黄无毒的，亦有称其有微毒的。近代医家认为一般剂量的大黄无不良反应，但大剂量使用则会对心、肝、肾产生毒不良反应。但也有报道用大剂量大黄治疗急性胆囊炎、出血性坏死性肠炎、流行性出血热等疾病，取得明显疗效，未发生明显的毒不良反应。这就证实了张锡纯在《医学衷中参西录》中的论述："大黄之力虽猛，然有病则病当之，恒有多用不妨者。"因此，大黄有无毒性，很大程度上，取决于临床辨证是否准确。

三、炮制对大黄功效发挥的影响

大黄散见于历代文献的炮制方法至少有 22 种，较常见的有蒸制、酒蒸制、制炭、姜汁制、醋制、炒制等。大黄的炮制分生品和熟品两个方面。生品入药要求经过破碎细切或切片，见于《雷公炮制论》，目前仍沿用切片或切块后生用。熟大黄早在汉代就开始用酒浸、酒蒸后用于临床。张仲景虽然在炮制方面的论述不多，但已注明：三承气汤中的大黄酒洗，以增攻下破结之力；抵当汤中的大黄需酒浸，以助化瘀止血之力。这初步证明了大黄与酒共用，可收到较好疗效，为后世医家用酒为辅料来炮制大黄、改变药性，提供了依据。唐代除了进一步论述酒制以外，又提出了"治疬癖，醋煎大黄，生者甚效"，即用醋制大黄入药的方剂，如治疗小儿脾癖并有疬者的"千金散"。也有蜜制大黄入药组方，如《千金方》中"神明度命丸"。宋代对炮制质量有了一定要求："凡汤、酒中用大黄，不须细剉。"到金元时期，炮制理论有了新的见解，王好古提出对大黄进行煨制，"须煨，恐寒则损胃气。"《十药神书》中的"十灰散"，用大黄炭凉血止血。清代的《医宗说约》对前人用炮制辅料加工大黄的方法进行了总结，"治泻痢姜汁拌炒，治伤寒热结生用，治疮疡热结酒炒，血痢韭菜汁拌晒干。"《外科证治全书》用大黄切片，与石灰同炒后，研末，用于疮疡肿痛。可见，古代医家是通过长期的临床实践，经过分析而总结出大黄的炮制方法，以改变药性、减轻不良反应、提高疗效。现将大黄不同炮制对功效的影响总结如下：①酒制，即"酒川军"，活血化瘀之功较强，还可引药上行，泻上焦之热。②醋制，即"醋大黄"，因酸能入肝，故适用于肝经郁热、肝火上扰者。③炒炭，即"川军炭"，能缓和其峻猛之势，炭者黑也，有收敛之性，常用于血热出血者。④蒸制，即"熟军"，生大黄其性凶猛，蒸制后可缓其峻猛之性，常用于老人、小孩及体弱者。

四、品种、产地对大黄功效发挥的影响

全球大黄约有 60 余个品种，我国占三分之二。其中，医用大黄分为两类：

一为北大黄,包括掌叶大黄和唐古特大黄。北大黄的商品有西宁大黄和铨水大黄,前者主要产于青海西宁、同仁等地,后者产于甘肃文县、成县等地。目前,北大黄在四川也有较大量出产。另一类为南大黄,又称"药用大黄、四川大黄、马蹄大黄",其商品有雅黄、南川大黄等,主要产于四川、湖北、云南、贵州等省。据卫生部药品生物检定所等单位调查和实验报告:掌叶大黄、唐古特大黄及药用大黄,因质量优良,被称为"正品大黄"。而非正品大黄(如山大黄、心叶大黄)质量低劣,总大黄酸及番泻贰类含量很低。唐代的《新修本草》明确提出了山大黄与正品大黄不同:服用山大黄后,可引起剧烈腹痛,故仅作为外用或兽用,主要作染料用。

北大黄中的西宁大黄疗效特佳,且服用后无腹痛反应,被誉为"道地药材"。《本草拾遗》载:"若取泻泄峻快,推陈去热,当取河西锦纹者。"河西锦纹,即青海西宁所产大黄,因表面为棕红色,可见类白色薄壁组织与棕红色射线交错而成内部花纹,排列整齐,极似缎面的织锦,故称锦纹大黄。因此,临床选用大黄,应尽可能弄清楚它的品种及最佳性能,以免影响疗效。

五、剂型对大黄功效发挥的影响

由于大黄的复方较多,在临床选方用药的过程中,应根据不同的病情而选用不同的剂型,以增效减毒,扩大治疗范围。例如:汤剂发挥作用迅速,多用于急重症(大承气汤);丸剂吸收缓慢、药力持久,多用于慢性虚劳夹瘀证(大黄䗪虫丸);大黄酊剂,活血祛瘀,多用于痛证;大黄粉剂,收敛和吸附作用好,多用于疮面炎性渗出物较多者;大黄油剂,消肿止痛,多用于因烫伤而疮口红肿疼痛。剂型不同,不仅影响大黄的适应证,而且还影响大黄的剂量,如张锡纯在《医学衷中参西录》中指出:"大黄……若轧作散服之,一钱之力可抵煎汤者四钱。"

六、用法对大黄功效发挥的影响

徐灵胎说:"煎药之法,最宜深讲,药之效与不效,全在乎此。"张仲景对大黄的煎服方法很讲究,有同煎、后下的不同:同煎使大黄下行通便的作用缓和而持久,后下则使大黄下行通便的力量迅猛。现代实验研究也证明了煎煮时间的长短,会影响大黄功效的强弱,例如,后下大黄,且一沸为度者,比久煎大黄的利胆作用强。

张仲景十分强调服法:治疗胃热上冲、食已即吐的大黄甘草汤,嘱"分温再服";治痰热上冲、面热如醉的苓甘五味加姜辛半杏大黄汤,嘱"煮取三升,温服半升,日三服"。病位偏上的疾病,采取分服的方法,使药力逗留在中上两焦,达到"病在上者宜缓"的目的。相反,如果病位在下,治疗"水与血俱结在血室"的大黄甘遂汤,以及治疗"肠痈"的大黄牡丹汤,嘱"顿服",使药量集中,泻下力猛,达到"病在下者宜急"的目的。大、小承气汤,一煎两服,得利停服,以免徒伤正气。大黄䗪虫丸、治马坠及一切筋骨损伤方,以酒送服,增强活血化瘀之力。

值得注意的是,上述因素并非孤立存在,必须整体结合考虑。例如:大黄、枳实、厚朴相伍,既可治疗气秘,又可治热秘,这取决于药物剂量的不同;大黄、柴胡相伍,既可治疗肝胆实热,又可治疗外伤胁痛,这就取决于大黄的剂量、炮制和煎服方法的不同。

（陈西平　夏孟蛟）

第七章 柴 胡

柴胡,本草学最早记载见于《神农本草经》上品,有"治心腹胃中结气,饮食积聚,寒热邪气,推陈致新。久服轻身,明目益精"之效。柴胡最早在医方中的记载见于《五十二病方》,用以治疗头痛。后世医家不断完善柴胡的运用,将柴胡的功效归纳为疏肝解郁、升举阳气、解肌透邪、和解少阳、退虚热、截疟等。

一、配伍对柴胡功效发挥的影响

(一) 疏肝解郁

1. 疏肝调肝

柴胡—白芍

柴胡与白芍配伍是临床上调肝的常用组合。其所以具有调肝的作用,是因为二者配伍符合肝脏"体阴用阳"的特点。柴胡苦辛微寒,具有疏肝解郁、升举阳气的作用,《滇南本草》有"柴胡行肝经逆结之气,止左胁肝气疼痛"的记载。白芍苦酸微寒,具有养血柔肝、平抑肝阳的作用,如《医学启源》曰"白芍药泻肝火"。白芍既养肝血,又清肝热,肝血充足,则"用阳"有根,肝热得解,"用阳"升动可节制有序;柴胡具有疏解、上升、运动的特性,与肝木之性相符。二药配伍使用,符合肝"体阴用阳"的特性,从而达到调肝的作用。历代疏肝调肝名方中常使用柴胡、白芍配伍。如《证治准绳》柴胡疏肝散,《和剂局方》逍遥散。

2. 疏肝行气

柴胡—陈皮

《医碥》云:"百病皆生于郁,人若气血流通,病安从作?"肝,喜条达而恶抑郁,对全身气机调节有重要意义。陈皮理一身之气,作用范围广,如《本草纲目》言其治百病,"总是取其理气燥湿之功,同补药则补,同泻药则泻,同升药则升,同降药则降",且气味平和,如《长沙药解》云其"和平条达,不至破气而损正,行郁理气之佳药也"。二药配伍,是调节气机的常用组合。此外,《经证证药录》云"橘皮……散脾精而行肝郁",故二药配伍还有肝脾同调之义。

柴胡—香附

二药配伍主要功效为疏肝解郁,临床上常用于妇科月经病的治疗。香附是一味调节气机的常用药,自古以来就常用于妇科疾病,疏解郁气,治疗由于气郁所产生的病症。《景岳全书》指出香附为"血中气药也,专入肝胆二经,兼行诸经之气……妇人之要药",《本草纲目》也从性味分析了香附对于气分的调节作用,总结香附为"气病之总司,女科之主帅"。女子以肝为先天,刘河间云"妇人童幼,天癸未行之间,皆属少阴;天癸既行,皆从厥阴论之",而柴胡是肝经专药,《长沙药解》说柴胡"疏木气之结塞,奏效最捷"。二药合用,柴胡疏肝郁,香附在解郁同时,"兼通十二经气分"(《本草纲目》),两药相配,可共同发挥疏肝解郁的功效,常用于妇科病气机不畅的调节。香附除了可以调节气机外,对血分也有调节作用。如《景岳全书》及《女科经纶》认为香附可入于血分,为血中之气药,故香附止痛作用明显。临床上配合柴胡也用于肝失疏泄、气滞血瘀疼痛的病症中,代表方如《证治准绳》柴胡疏肝散。在使用此配伍组合时,由于柴胡与香附配伍,虽疏肝解郁功效十分明显,但香附易于耗气,如《女科经纶》与《本草汇言》均言久用损气血,故在使用此组合时,当注意顾护阴血,或中病即止,不可久用。

柴胡—青皮

肝属木,木气条达,其功能的正常有利于维持气机的通畅,而气行则血行,气滞则血瘀,故肝郁日久或肝郁较重,必会加重气滞而出现血瘀,此时当疏肝破气以治之。"肝欲散,急食辛以散之"(《黄帝内经》),柴胡味苦微辛,辛可散肝而解肝郁,郁解则气畅血行,青皮气味酷烈,为解郁破气消坚要药,对于肝郁气滞日久或肝郁气滞较重,伴有血瘀或积块者较常用,如《医学启源》曰青皮"其用有五:足厥阴,少阳之分,有病则用之一也;破坚癖二也;散滞气三也;去下焦诸湿四也;治左胁有积气五也",《本经逢原》云其"入足太阴、厥阴。破滞气,削坚积及小腹疝痛,用之以疏通二经行其气也",故临床常将此配伍用于开郁气滞兼有癥块的证候,方如《赤水玄珠》伐肝补脾汤(黄连、白芍、柴胡、青皮、白术、人参、茯苓、炙甘草)治疗脾胃气弱,木乘土位,而(痞满)口酸者。先生指出,在使用此配伍组合时,由于柴胡与青皮配伍,其疏肝破气功效十分明显,加上青皮损人真气(《神农本草经疏》),凡欲施用,必与人参、白术、芍药等补脾药同用,庶免遗患,必不可久用。

柴胡—枳壳

肝木郁滞,可因木不疏土而致肝脾气郁,导致胸闷腹胀,治当疏肝理脾。柴胡入肝而理肝气,枳壳理脾气,如《珍珠囊补遗药性赋》称其"消心下痞塞之痰,泄腹中滞塞之气,推胃中隔宿之食,削腹内连年之积",故二药并用可疏理肝脾气机。此外,从气机升降方面,柴胡升少阳之气于上,枳壳可降肺脾之气于下,故此配伍符合气机生理特点具有恢复正常气机升降的作用。

3. 疏肝健脾

柴胡—白术

肝脾之五行分别属木与土,有木克土的关系,木能疏土,土能荣木。柴胡与白术配伍,体现了肝脾生理功能双向调节的关系。柴胡味辛,疏肝行气,白术可健脾燥湿,如《本草求真》云"白术味苦而甘,既能燥湿实脾……其性最温,服则能以健食消谷,为脾脏补气第一要药也",《医学真传·用药大略》亦云"脾土虚者必用之",《丹溪手镜》则曰其"利水道有分渗之功,强脾胃有进食之效",二药并用,肝气条达,脾气健运,肝脾得养,故可用于肝郁脾虚的病症。

柴胡—苍术

二药配伍,一方面可用于疏肝燥脾湿,另一方面还可用于解表散邪祛湿。《素问·气交变大论》云"岁木不及……民病中清……少腹痛,肠鸣溏泄",这实际是谈肝郁脾失运化水湿的病症,此配伍恰适用于这一情况。柴胡疏肝木,木气条达则脾气自健,水湿运化有力则溏泄可止。苍术燥湿健脾,为治湿阻中焦、运化失司、脘腹胀满之要药,《本草正义》曰"脾家郁湿……茅术一味,最为必需之品"。故二药配伍可有疏肝燥湿之效。方如《症因脉治》柴葛平胃散(苍术、厚朴、陈皮、甘草、柴胡、干葛根、黄连、栀子)治肝火犯胃,呕吐酸水。此配伍还可用于外感风寒湿邪,用以发汗、解表、祛湿。柴胡可解表,《开宝本草》即曰"后人治寒热,此为最要之药"。苍术可发汗解表,《药品化义》曰其"辛散气雄,用之散邪发汗,极其畅快"。二药配伍,共奏祛散外邪之功。

4. 疏肝利水

柴胡—泽泻

水液代谢离不开气机的运动,气行则水行,气停则水停,肝气郁结可以导致气机的不畅,故也会引起水液的停滞积聚。柴胡解肝郁、调气机,助水道通利,泽泻是利水要药,《丹溪手镜》云其"通小便遗沥,逐三焦停水,利小便不通,宣膀胱胞垢",《本草衍义》也述其功"尤长于行水",故二药配伍,常用于肝郁气滞、水液内停之证,在肝经湿热方剂中常被使用,方如《罗氏会约医镜》柴陈五苓散(白术、茯苓、猪苓、肉桂、木通、柴胡、茵陈、泽泻、车前子)治疗湿热发黄,小便赤黑,烦渴发热。

柴胡—车前子

此配伍与柴胡、泽泻的配伍,均可用于肝郁水湿内停,并且这两个配伍在临床中常常结合运用以提高疗效。《神农本草经》述车前子"味甘寒……利水道小便,除湿痹",《本草汇言》云其"能利湿行气",《药性论》云车前子治"肝中风热,毒风冲眼,目赤痛,障翳",《本草分经》云其"甘、寒。清肺肝风热",故其与柴胡配伍后,还有清肺化痰、清肝明目之效。

5. 疏肝活血

柴胡—当归

人体气机、血运的正常循行是保持健康、阴平阳秘的保障,而气血的正常运行与肝的疏泄有密切关系,如《读医随笔》云"凡脏腑十二经之气化,皆必藉肝胆之气化以鼓舞之,始能调畅而不病",若肝气失于疏泄,则气血将会循行不畅,进一步会发生气滞血瘀,而气滞血瘀又会加重肝失疏泄,形成恶性循环。当归补血活血,为"血中之圣药",《长沙药解》述其能"养血滋肝,清风润木",而《外台秘要》及《妇人大全良方》因当归具有活血作用故在临床单用其以活血止痛。柴胡入于肝经,味苦,微寒,有良好的疏肝解郁、调畅气机的作用。二者配伍,一方面柴胡可以调节肝的疏泄,疏肝解郁以使气机调达,有利于气血运行,另一方面当归既可补肝血而使"用阳"有根,又可活血化瘀使气血运行通畅,有利于配合柴胡发挥疏肝解郁作用。故二药配伍发挥出了补血活血、疏肝解郁的作用。临床上适用于肝血不足、肝气郁结及血液瘀滞、血行不畅的病症,代表方如《医学发明》的复元活血汤。

柴胡—川芎

此配伍用于肝郁血瘀证。肝气不疏则经脉气机不畅,而《寿世保元》曰"气者血之帅也,气行则血行,气止则血止,气温则血滑,气寒则血凝,气有一息之不运,则血有一息之不行"。柴胡入肝胆经,疏解肝胆之郁气,如《滇南本草》所说"行肝经逆结之气,止左胁肝气疼痛",而川芎有活血行气的功效,如《医旨绪余》说其"治一切气",《成方切用》认为其"辛温,通上下而行血中之气",其余如《经证证药录》《长沙药解》《本草分经》均言川芎有助于疏肝。二者配伍,柴胡疏解肝郁,肝郁得解则经气调达气血通畅,川芎则行气散血、通畅经脉,增强柴胡疏肝解郁功效。此配伍与柴胡当归组合之功效有相似之处,但此配伍行气活血止痛力大,适用于各处疼痛,但无补血功用。川芎"上行头目,下行血海,和血行气,搜风散瘀"(《本草分经》),《本草衍义》认为"头面风不可缺也",由于柴胡也具有解表作用,故二者配合还具有解表祛风止头痛的功效。内伤病代表方如《证治准绳》柴胡疏肝散(柴胡、陈皮、川芎、枳壳、芍药、香附、炙甘草)治疗胁肋疼痛,胸闷喜太息等病症。

柴胡—牡丹皮

明代王肯堂于《灵兰要览》中云"盖未有气滞而血能和者,血不和则气益滞矣",肝应春,为气机生发之脏,《张氏医通》云"盖东方生木,木者生生之气,即火气附于木中,木郁则土郁,土郁则金亦郁,金郁则水亦郁,五行相因,自然之理,惟其相因也",肝郁则气郁,气郁则血瘀,气血郁久可生内热。柴胡,苦辛微寒,有疏肝调气机,助血行之功,故《汤液本草》云其"入足少阳,主东方分也。在经主气,在脏主血",更指出若其配活血药,则"能消坚积,是主血也"。丹皮为凉性活血药,血行则气行而郁解,《长沙药解》曰其"达木郁而清风,行瘀血而泄热……辛凉疏利,善化凝血而破宿癥,泄郁热而清风燥。缘血统于肝,肝木遏陷,血脉不行,以致瘀涩,而生风热。血行瘀散,则木达风清,肝热自退也",《本草汇言》又曰"欲顺气疏肝,(牡丹皮)和以青皮、柴胡"。故二药配伍,可用于肝郁、气血不畅、日久生热之证。

6. 养血疏肝

柴胡—熟地黄

《素问·阴阳应象大论》曰"北方生寒,寒生水,水生咸,咸生肾,肾生骨髓,髓生肝",是以肝为肾之子,若肾水不足,则肝木失养,疏泄无力,气机郁结,法应滋水疏肝。张元素云:"肝虚……虚则补其母……肾乃肝之母……若补其肾,熟地黄、黄柏是也。"肝失疏泄,当以辛味散之,柴胡味辛,可散郁结之肝气,使木条达,熟地黄善养真水以补肝血,《景岳全书》曰其"大补血衰,滋培肾水,填骨髓,益真阴,专补肾中元气,兼疗藏血之经",《药品化义》云其"专入肝脏补血"。二药配伍,肾水得养,肝木得润,则疏泄正常。

柴胡—生地黄

在临床上,肝肾常常同病,《医宗必读》云"乙癸同源,肾肝同治",《石室秘录》云"肾肝同治者,肾水不能滋肝,则肝木抑郁而不疏……肝木不能生肾中之火,则肾水日寒……故补肝必须补肾中之水,补肾中之水,又不可不补肝木",故柴胡生地黄配伍,既可解肝郁,又可补肝肾阴血,如《经证证药录》云"地黄甘寒滋润……益虚耗之精,润枯槁之木",符合肝肾同治之义。《景岳全书》曰"阴虚者能发热,此以真阴亏损,水不制火也",且久病气血虚弱者,脉管不充,气血通行不利而瘀滞,柴胡疏肝可促气血运行,而生地黄气凉,《景岳全书》云其可"凉心火,退血热,去烦躁",生地黄还可化瘀,《神农本草经》云"干地黄,味甘寒……治折跌绝筋、伤中,逐血痹……生者尤良",《本草正义》云"(生)地黄去瘀自有天然作用",故二药配伍,与柴胡熟地黄配伍相比,更适用于肝肾两虚日久,有瘀有热之证。

(二)升举阳气

柴胡—升麻

升麻、柴胡配伍,首见于李杲创制之名方补中益气汤。李东垣重视调补脾胃,认为"内伤脾胃,百病由生",且脾胃受伤,则"下泄而久不能升,是有秋冬而无春夏,乃生长之用,陷于殒杀之气,而百病皆起"。柴胡,能"引清气而行阳道……又能引胃气上行,升腾而行春令是也",海藏云其有"少阳之气",故有春升之力。升麻"气味俱薄,浮而升……可升阳于至阴之下"(《医学启源》),故脾胃不足之证中少用升麻,可使"行阳道自脾胃中右迁"(《普济方》)。升、柴小量共用,柴胡从左升引少阳清气上行,升麻从右升引阳明清气上行(《徐大椿医书全集》),升举协同,可挽下陷之中气上达也。此外,升柴相配,也可升阳散火,治疗热毒壅结之证,是体现"火郁发之"的常用配伍组合,方如李杲普济消毒饮。

柴胡—黄芪

《脾胃论》认为,脾胃居中,脾先行上升春夏之令,升已而降,复下行秋冬之令,为一身气机升降之中枢。脾气不升反陷,则气机失调,百病丛生。柴胡可从左升引少阳清气上行,则土得木助,引阳明清气从右升而上行,黄芪善补中气,《理虚元鉴》云其为"益气甘温之品,主宰中州",又可升陷气,《本草求真》以其治"火衰,而气不得上达"。《医学衷中参西录》因其可升气故治"胸中大气(即宗气,为肺叶阖辟之原动力)下陷"。二药相配,补中气、升陷气,可治疗中虚气陷之证。此外,柴胡可除寒热而散表邪,若素体气虚,无力祛邪之时,配黄芪"助三焦之气,从经脉以达肌腠"(《医学真传》),共奏扶正祛邪之效。

柴胡—人参

肝气升于左,脾气升于右,脾虚无力,阳明清气不从右升反下陷者,以柴胡所禀春夏之性,升肝气于左,以助右升之脾气,人参大补元气,兼可补中升气,如《医学启源》即以升麻一分、人参三分,补上升之气,故二药相配,可有益气升阳之功。二药也常用于虚人外感,柴胡苦辛微寒,有解表之力,但虚人单以此祛邪,则邪气不易尽去,配以人参入表药中,"少助元气,以为驱邪之主,使邪气得药,一涌而出"(《不居集》)。如《内经拾遗》之愚鲁汤(人参、柴胡,水二钟,加生姜三片、红枣两个,煎至八分,食后服),主劳热。

(三) 疏散表邪

柴胡—防风

柴胡,《神农本草经》云其"苦平",治"寒热邪气",可解表而除恶寒发热。防风,"主大风头眩痛"(《神农本草经》),"治风通用"(《本草蒙筌》),可除"风寒湿痹"(《本草汇言》)。故二药配伍,可增解表之力,且兼有祛表湿之效。

柴胡—薄荷

柴胡,属解表药,《汤液本草》云其为"少阳经分之药,引胃气上升,苦寒以发表热"。薄荷,辛凉解表药,可"通利六阳之会首,祛除诸热之风邪"(《药品化义》)。二药配伍,性均为凉,故有解表祛热之功。此配伍还可疏肝解郁,因柴胡味辛,为少阳厥阴经药,擅解肝郁,薄荷气味辛凉,除了善散风邪外,还"入肝胆之经,善解半表半里之邪"(《本草新编》),有"开郁散气"(《本草求真》)之效,故二药配伍亦具有疏肝解郁之功效。

柴胡—葛根

此配伍适用于解散少阳、阳明经之邪。柴胡,为少阳经外感之主药;葛根,性辛凉,"善达诸阳经而阳明为最,以其气轻,故善解表发汗"(《景岳全书》)。故二药合用,通解二经之邪,临床常用于外邪深入少阳、阳明两经之外感疾病。

柴胡—桂枝

柴胡,祛少阳之外邪,使之外达太阳之表而解散;桂枝,性辛温,可解肌发表,为太阳解表之药,《金镜内台方议》云"桂枝能治表邪也,若以伤寒发散风邪,必用桂枝也"。代表方如《伤寒论》柴胡桂枝汤(桂枝、芍药、黄芩、人参、炙甘草、半夏、大枣、生姜、柴胡),治疗伤寒六七日,发热,微恶寒,肢节烦痛,微呕,心下支结,外证未去者。

(四) 退虚热

柴胡—地骨皮

久病伤阴,阴气不足,阴不制阳,故出现"虚劳而热"(《诸病源候论》),是以阴虚发热，热象为标，真阴亏损，水不制火为本。此配伍为治标之用。柴胡，可透散劳热，此功效实为其透散邪热功用的延伸，也即《本草纲目》所云"热有在皮肤、在脏腑、在骨髓，非柴胡不可"之义。地骨皮"甘淡而寒，下焦肝肾虚热者宜之"（《本草纲目》）。二药配合，清中有透，使虚热可退。此属治标之组合，故使用时当配以养阴治本之药，且热象轻时，可少用或不用，因柴胡毕竟升中有散，可耗正气，应以壮水制火为主。

柴胡—青蒿

此配伍与柴胡地骨皮配伍均常用于阴虚劳热，但前者透解之力大，而清解之力稍逊。柴胡可透解深在下焦、骨髓之劳热，青蒿"苦、寒、芬芳，入肝、胆、血分，除骨髓蒸热，阴分伏热"（《本草分经》），其"能引骨中之火，行于肢肤"（《本草新编》），也即透热外出之性，故二药配合，透解虚热之力甚强。

柴胡—鳖甲

《景岳全书》云"阴虚者能发热，此以真阴亏损，水不制火也"，柴胡可透解劳热，鳖甲可滋阴除蒸，《明医指掌》云其可"补肾滋阴"，《随息居饮食谱》云其可"滋肝肾之阴，清虚劳之热"，故二药配伍，标本同治，可收滋阴退热之效。

（五）和解少阳

柴胡—黄芩

柴胡、黄芩相配有和解少阳之药效，"少阳为枢，其经在表之入里，里之出表处"（《成方便读》），故邪踞少阳，即居于半表半里之地，以汗法解表，则里邪不去，以下法攻里，而表邪不解，只可解表清里同用，方可使邪尽去。柴胡苦平，入肝胆经，透泄少阳之邪，并能疏泄气机之郁滞，使少阳半表之邪得以透散，黄芩苦寒，清泄少阳半里之热，二药相配，共奏和解少阳之功。此外，柴胡、黄芩配伍还常用于疏肝清郁热方剂中。

（六）截疟

柴胡—常山

少阳居于半表半里之地，邪袭之时症发寒热往来，而疟发多有寒热，故喻嘉言谈少阳与疟病关系时曰"谓少阳而兼他经则有之，谓他经而不涉少阳，则不成其为疟矣"。配伍中，柴胡入于少阳，升散疏泄少阳邪气，解寒热往来而截疟，故《本草纲目》引东垣言"诸疟以柴胡为君……佐以引经之药"。此外，古人云"无痰不成疟"。常山，主诸疟（《药性论》），有劫痰截疟（《本草纲目》）之功，故二药相配，共奏截疟之功。

二、炮制对柴胡功效发挥的影响

柴胡的功效经过炮制后会发生诸多变化,如《本草蒙筌》云:"酒制升提,姜制发散。入盐走肾脏,仍使软坚;用醋注肝经,且资住痛。童便制,除劣性降下;米浴制,去燥性和中;乳制滋润回枯,助生阴血;蜜制甘缓难化,增益元阳。陈壁土制,窃真气骤补中焦;麦麸皮制,抑酷性勿伤上膈。"

《中药饮片炮制研究与临床应用》对柴胡的炮制方法进行了总结,指出临床以生柴胡与醋柴胡最为常用。生柴胡升散作用较强,多用于解表退热,与黄芩、半夏等同用,能增强和解、退热作用,可用于邪在半表半里、寒热往来、胸胁苦闷、咽干、目眩者,如小柴胡汤(《伤寒论》);与草果、厚朴、黄芩等同用,具有截疟作用,如清脾饮(《妇人良方》);与黄芪、人参、升麻等补脾益气药同用,具升阳益气作用,可用于脱肛、子宫脱垂及短气、倦乏等,如补中益气汤(《脾胃论》)。醋制能缓和升散之性,增强疏肝止痛作用,与枳壳、香附、川芎等同用,能增强疏肝解郁作用,可用于肝气郁结、胁肋疼痛、胃脘胀满等症,如柴胡疏肝散(《景岳全书》);配伍当归、白芍等,具疏肝解郁、健脾和营作用,可治肝郁血虚、月经不调、乳房作胀等症,如逍遥散(《处方集》)。

另外,鳖血制以养阴截疟,可退虚热和骨蒸痨热。

三、剂型对柴胡功效发挥的影响

中医临床辨证处方后,还要依据病情需要选择适宜的剂型,因为剂型不同,方剂功效的发挥也有不同。如汤剂,《药治通义》认为"汤之为物,煮取精液,药之性味,混然融出,气势完壮,其力最峻,表里上下,无所不达,卒病痼疾,无所不适",《圣济经》云"凡涤除邪气者,于汤为宜。伤寒之治,多先于用汤者如此"。对于散剂,李杲的《用药心法》认为"不循经络,止去胃中及脏腑之积……散者散也,去急病用之",《圣济经》云"散者,取其渐渍而散解,其治在中。久病痼疾,剂多以散者,理如此也。"对于丸剂,《用药心法》云"丸者缓也,不能速去之,其用药之舒缓而治之意也。"其他剂型均有相应的适应证。对柴胡的各种功效运用,剂型以汤剂最为多见。对肝郁气血凝滞等慢性疾病,常用丸、散剂。

四、煎法对柴胡功效发挥的影响

《医学源流论》云:"煎药之法,最宜深讲,药之效与不效,全在乎此。夫烹饪禽鱼羊豕,失其调度,尚能损人,况药专以之治病,而可不讲乎?"又云"大都发散之药,及芳香之药,不宜多煎,取其生而疏荡。补益滋腻之药,宜多煎,取其熟而停蓄。此其总诀也。"故对柴胡而言,用其解表祛邪或升举阳气功效时不宜多煎。取柴胡其他功效时当与一般药煎法相同。

五、服法对柴胡功效发挥的影响

中药的服用方法同样会对药效产生影响。如《太平圣惠方》曰:"若病在胸膈以上者,先食后服药;病在心腹以下者,先服药而后食;病在四肢、血脉者,宜空腹而在旦;病在骨髓者,宜饱满而在夜"。徐大椿在《医学源流论》中专门探讨了发散剂的服法,"欲驱风寒了出之于外,必热服而暖覆其体,令药气行于荣卫,热气周遍,挟风寒而从汗解。若半温而饮之……则药留肠胃,不能得汗,风寒无暗消之理,而荣气反为风药所伤矣",故用用柴胡解表时当热服之。

六、产地对柴胡功效发挥的影响

北柴胡和南柴胡(又称狭叶柴胡)是法定使用的两种柴胡(《中国药典》,2015 年版)。北柴胡又名硬柴胡,主产于辽宁、甘肃、河北、河南等地;南柴胡又名软柴胡,主产于湖北、江苏、四川等地。北柴胡与南柴胡由于产地不同,故功效有差异,如《本草汇言》云"北柴胡清热,治伤寒邪热也;软柴胡清热,治肝热骨蒸也"。习惯认为,软柴胡偏于疏肝解郁,硬柴胡偏于和解退热(《中药古今应用指导》)。

(徐慧成　由凤鸣)

第八章　附　子

根据相关本草文献及历代名医使用附子的经验,先生将附子总结如下:味辛甘,性大热,有大毒,入三焦、心、脾、肾、肝、心包、肺经,亦有"通行十二经"之说。附子气味俱厚,其性浮中有沉、走而不守,功能回阳救逆、助阳补火、散寒止痛、祛风散邪。

一、配伍对附子功效发挥的影响

(一)回阳救逆

附子—干姜

附子辛甘大热,禀雄壮之质,走而不守,为通行十二经脉、纯阳之药,外通于皮毛而除表寒,里达于下焦而温痼冷,彻内彻外,诸脏各腑,具回阳补火、散寒除湿之功。干姜辛而大热,纯阳之味,守而不走,有温中散寒、回阳通脉之力。二药相配,相辅相成,相得益彰。《本草正义》云:"用明附片者,必以干姜、吴萸等相助为理,方有功用,独以钱许,其力甚缓。"陶华亦云:"温经用附子,无干姜不热。"附子与干姜配伍,相须配对,协同并用,回阳救逆之力倍增。《喻选古方试验》云:"干姜能发阳气,直至巅顶之上,附子能生阳气,于至阴之下。故仲景治伤寒四逆等汤并用。"张仲景用附子回阳救逆,则必用生者与干姜相配,因生附子性烈善走,可生发阳气,表散寒邪,与干姜相伍,生附子祛外寒、干姜暖内寒,取其一走一守之通力合用,诚非他药之力所能及。四逆汤即由附子、干姜再加入甘草一味而组成,治疗少阴阳衰而见的吐利汗出、发热恶寒、手足厥逆之证。若将方中干姜用量加倍,名为通脉四逆汤,则通阳之力尤盛,可疗少阴病下利清谷、手足厥逆、脉微欲绝,身反不恶寒,其人面色赤之阴盛格阳证。用治亡阳虚脱证,多因大汗、大吐、大下所致。

附子、干姜配伍现多用于治疗各种慢性病阳虚证。干姜温中健脾,助气血生化,附子温先后天之阳。《经方药物药理临证指南》曰附子:"与干姜相用,入心而助阳通脉,入肾而益先天而固后天,入胃而温补脾胃,助阳气以化生。"干姜与附子同用,善治阳气虚弱诸证。治疗脾胃虚寒呕吐,脾肾阳虚泄泻、脘腹冷痛,常与人参、白术、炙甘草等合用,方如附子理中丸,《太平惠民和剂局方》言其治脾胃冷弱之呕吐泄利、心腹冷痛及一切沉寒痼冷证。此外,还可治疗虚寒性月经不调、痛经、风寒湿痹、水肿等。

附子—人参

人参甘温,大补脾胃之元气而固后天,且力宏而迅疾,可回阳气于垂绝,救脱于俄顷。附子大辛大热,温壮元阳而大扶先天,且禀雄壮之质,善走而通行十二经。二药相使同用,辛甘助阳,具有上助心阳、下补命门、中益脾土的作用。《本草纲目》引《伤寒蕴要全书》曰:"夹阴伤寒,内外皆阴,阳气顿衰,必须急用人参,健脉以益其原,佐以附子,温经散寒。舍此不用,将何以救之。"两者配伍,用于正气大亏、阳气暴脱而见四肢厥逆、呼吸微弱、汗出肢冷、脉微欲绝之虚脱微候,尤为契合。单取此二味,煎浓汁服用,对昏迷病人也可用鼻饲。方如《正体类要》参附汤,也常合干姜、炙甘草同用。诚如《医宗金鉴》云:"补后天之气无如人参,补先天之气无如附子……二药相须,用之得当,则能瞬息化气于乌有之乡,顷刻生阳于命门之内。"《本草新编》云:"或问附子何以必得人参以成功,岂他药独不可制之乎? 夫人参得附子则直前,无坚不破;附子得人参则功成,血脉不伤。至于他药,未尝不可兼投。然终不知人参与附子,实有水乳之合也。"先生在临床上运用该配伍治疗阳虚气弱诸证,如腹痛、吐泻、咳喘等。

附子—肉桂

附子、肉桂同为辛甘大热的温里药,附子走而不守,彻内彻外,能升能降,回阳救逆,温肾助阳,有"救阴中之阳"的特点。肉桂守而不走,浑厚沉降,偏暖下焦,温补肾阳,更能引火归原,以摄无根之火,有"救阳中之阴"的特点。二者相须而用,动静结合,具有温肾助阳的作用。适用于肾阳不足,元阳虚衰之证,如男子阳痿早泄,女子宫寒不孕,症见腰膝酸软、手足不温、脉微无力等,常合山药、山茱萸、熟地黄等同用,方如《太平惠民和剂局方》桂附八味丸。徐灵胎亦云:"附子暖血,肉桂暖气。"两者合用,则气血得温而腹痛能除,泄泻能止,方如桂附理中丸。此外,还可用于治疗肾火上浮所致的口腔糜烂、牙龈肿痛,常合用滋阴益肾药,如山茱萸、生地黄、山药、人参、五味子,能引火归原,但用量宜小,一般各用1~3g。

(二) 助阳补火

1. 温通心阳

附子—细辛

《本草正义》云:"细辛……芳香最烈,其气直升,故善开结气,宣泄郁滞,而能上达巅顶,通利耳目……旁达百骸,无微不至,内之宣络脉而疏通百节,外之行孔窍而直透肌肤。"又云"附子……凡三焦经络诸藏诸腑,果有真寒,无不可治。"《本草汇言》曰:"细辛,佐姜、桂,能驱脏腑之寒;佐附子,能散诸疾之冷。"二者合用,同气相求,性则善走通行,功则散寒止痛。内用治寒证、痛证,证属寒气凝聚、经气不行者,如头痛、身痛、腰痛、月经痛等,方如《魏氏家藏方》附子细辛汤。两者相配,亦用治痹证,证属寒湿滞留经脉,见骨节疼痛难忍、屈伸不利者。附子、细辛均入心经,前者可温助阳气,后者善祛风散寒。二者一偏温里寒,一专散表寒,在内则附子温之,细辛托之散之,在外则细辛疏之,附子鼓之助之,表里内外之寒皆可尽愈,有相辅为用之意,可助阳祛邪,治疗阳虚外感之证,方如麻黄附子细辛汤。

两者同用,治疗寒湿痰饮诸证可获良效。细辛外散风寒,内祛阴凝,温通肾气,开通诸窍。附子温里扶阳,散寒滞通经脉。二药同用,温通宣散,表入膀胱经,里入肾经,相得益彰,同奏散寒凝、蠲痰饮之功。《本草汇言》云细辛"佐附子,能散诸疾之冷",对阳虚寒痰水饮喘咳,用为要药。此外还可治鼻窍不通,如《赤水玄珠》葱附丸,以生附子 1 枚、细辛 15g,用葱汁打糊为丸,治肺寒脑冷、鼻流清涕。

附子—桂枝

桂枝与附子均有辛热散寒之效,但桂枝以辛温为主,附子以辛热为主,桂枝辛温重在温阳,附子辛热重在壮阳,两药相互为用,既温阳又壮阳,更能散寒祛寒。多应用于:①心阳虚损证。桂枝与附子均归心经,均可温通心阳,二药均具刚燥之性,阳损常可及阴。先生认为,即使阴虚不明显,也可配伍养阴之品,如地黄、玉竹、麦冬等,以"阴中求阳",且可制约桂附伤阴之弊,服药稳妥有效。②阳虚外感,汗出不止。内生之寒,温必兼补,外来之寒,温必兼散。附子偏于温补,桂枝偏于温散,对阳气虚弱,寒气内生或外侵之证,皆有较好效果。用治阳虚外感,汗出不止,多合用芍药、甘草、大枣,方如《伤寒论》桂枝加附子汤。《绛雪园古方选注》称其为温阳救液之方:"桂枝加附子,治外亡阳而内脱液。熟附虽能补阳,终属燥液,四肢难以屈伸,其为液燥,骨属不利矣。张仲景以桂枝汤轻扬力薄,必藉附子刚烈之性直走内外,急急温经复阳,使汗不外泄,正以救液也。"③风寒湿痹、痛经等。凡遇阳虚寒凝所致的肌肉关节筋脉疼痛等多种病症,都可酌情选用。如用于寒湿痹证,症见骨节烦痛,屈伸不利,转侧不能者,可合生姜、大枣、甘草等。④阳虚水肿。桂枝功能温阳化气,附子温脾以制水、暖肾以主水,两者同用,通阳利水之力效佳,可合茯苓、泽泻、生姜等,用治水肿。方如《观聚方要补》五苓加附子商陆汤,治肾阳不足,寒水停聚,水气肿满,小便不利。

附子—酸枣仁

附子入心经,温通心肾阳气。酸枣仁亦入心经,《药品化义》曰:"益心血……心虚不足,精神失守,惊悸怔忡,恍惚多忘,虚汗烦渴。"古人早已认识到酸枣仁生用和炒用功效不同,如《本草汇》云"胆热多睡,生之功;胆虚不寐,熟之效。"酸枣仁炒用方如《魏氏家藏方》至效十精丹,以人参、沉香、鹿茸、朱砂、琥珀、炮附子、炒酸枣仁、当归、菟丝子、柏子仁各等分,治梦寐不安、睡多盗汗、体发潮热、小便白浊。生用方如《辨证录》生人汤(生酸枣仁、人参、附子、白术、石菖蒲),治疗小便时,忽然寒噤,阴阳两脱,外势缩入。

2. 温中健脾

(1)温中除寒,健运脾胃

附子—厚朴

附子大辛大热、温脾暖胃,为温里扶阳之要药;厚朴辛苦温,功善行气燥湿,消痞除胀,调气机升降之枢机。二药合用,可温阳行气,燥湿除满,使中焦阳气得复,气滞脾湿得除,为治寒胀的常用组合,方如《重订严氏济生方》之朴附汤(炮附子、厚朴、生姜、大枣),用治老人虚人中寒下虚,心腹膨胀,不喜饮食,脉浮迟弱。两者同用:配伍大黄、木香、细辛等温下寒积;配伍大黄、赤芍、川芎、当归等荡瘀泄浊,治疗血瘀经闭、瘀热内结之证,方如《医略六书》荡胞煎(大黄、附子、厚朴、桂心、芒硝、当归、赤芍、人参,桃仁);配伍木香、丁香、肉豆蔻、诃子、赤石脂等,主治脾胃虚寒之泄泻、脘腹冷痛、腹满不食者;配伍白术、茯苓、木瓜等,助阳行气,气行则水湿亦行,以治疗水肿,方如实脾饮。

附子—花椒

附子与花椒同为辛热之品,皆有温里祛寒之功。花椒善走中焦而散阴寒,《本草纲目》言其为"散寒除湿,解郁结,消宿食,通三焦,温脾胃,补右肾命门,杀蛔虫,止泄泻。……纯阳之物……其味辛而麻,其气温以热。"暖胃止痛、温脾止泻作用较强。附子善入肾经而温阳气,温肾助脾,散寒止痛作用较峻。二药并用,脾肾同治,相辅相助,通阳散寒、温中止痛之力极强。故无论素体阳弱、脾阳不振,还是寒邪卒犯中焦之寒积阳遏之证,均可选用。

附子—粳米

附子、粳米同用,始于《金匮要略》附子粳米汤,用治脾胃虚寒、腹中雷鸣切痛、胸胁逆满、呕吐。附子温壮阳气,助阳化饮;粳米补益脾胃,顾护中气。饮邪留结于脘腹,其治非用附子不足以温阳,非用粳米不足以顾护胃气,因此，以附子与粳米为药对，附子得粳米能温壮阳气而不戕伐胃气，粳米得附子则益气补阳而不滋助饮邪，二者相互为用，以治疗寒饮浸淫脾胃。附子粳米汤中附子与粳米的用量比例关系约为1：2，如附子粳米汤用附子一枚，粳米半升，提示附子与粳米同用治疗脾胃病症：非用附子不能温阳化饮，单用又恐燥化而伤胃气，而附子与粳米同用，可补偏救弊。

（2）温中止血

附子—灶心黄土

附子温壮脾阳，使脾阳能摄血于脉；灶心黄土温暖脾阳、收敛固涩、摄血止血。《名医别录》曰灶心黄土："主治妇人崩中，吐下血，止咳逆，止血，消痈肿毒气。"附子温阳偏于散寒，而灶心黄土温阳偏于固摄止血，二者相互为用，以增强温阳摄血的作用，善治阳虚出血证，方如《金匮要略》黄土汤，用附子三两，灶心黄土半斤，提示附子与灶心黄土同用时，若用附子量大则易燥化动血伤血，只有用量协调一致，才能达到温阳止血之效。

3. 助阳固表祛邪

（1）助阳解表

附子—麻黄

附子、麻黄相配，功能温阳发汗、化气利水、散寒除痹。主要应用有：①阳虚外感。麻黄辛温，发汗解表，为治疗外感风寒之要药。附子大辛大热，为峻补元阳之品。若遇素体阳虚，复感风寒之证，单用麻黄发汗解表，自然难以胜任，一则阳虚无力鼓邪外出，二则恐汗后更伤其阳。若以麻黄、附子相伍，附子既可助麻黄散寒解表以祛邪，又能顾护里阳以扶正，二者一攻一补，共奏助阳解表之功。汗中有补，汗出而不伤正，补中助散，扶正而不碍邪。两者为助阳解表的常用配伍，常用于阳虚外感表证，又称太少两感证，症见发热恶寒、四肢不温、无汗身痛、脉沉微，方如《伤寒论》麻黄附子细辛汤。②阳虚水泛之咳喘。麻黄辛散温通，宣肺气，平喘利水。附子纯阳善走，温下焦元阳，逐在里寒湿，散在表之风寒，善治少阴阳虚阴寒证。《古今名医方论》云："附子与麻黄并用，则寒邪散而阳不亡，精自藏而阴不伤。"二药温阳宣通、肺肾同治、心肾同疗，合用相得益彰，共奏温阳散寒通经脉、助阳平喘之功，是为心肾阳虚咳喘之要药。③水肿。麻黄具宣肺发汗、利水平喘之功，附子又有温肾壮阳、化气行水之力，两者相辅为用，利水消肿之功亦佳。可用于水肿，症见四肢浮肿，气短喘促，小便不利，脉沉而小，常与白术、茯苓、甘草等合用。先生常用于治疗肺心病痰饮咳喘、水肿，随证选用三拗汤、越婢汤、小青龙汤合真武汤加减有较好疗效。④风寒湿痹，肢体关节疼痛。《本草正》曰麻黄："善达肌表,走经络。"麻黄辛温发汗,既能解表散寒治疗风寒表实证,又能通利关节治疗肌肉关节疼痛。附子温壮阳气,通行十二经,既能驱散阴寒,又能治疗阳虚寒凝痹证。麻黄与附子相配,既能增强散寒作用,又能通利关节,可治阳虚寒凝关节肌肉疼痛证。

(2)助阳固表止汗

附子—黄芪

附子与黄芪配伍,功能温阳益气,其应用大体有四:①阳虚自汗。两者同用,即为《魏氏家藏方》芪附汤,治阳虚气弱、自汗、盗汗。《本草求真》曰:"(黄芪)入表实卫,为补气诸药之最。"黄芪甘温益气,升阳固表,既可走里而补肺健脾,又可行外而实卫固表。附子辛热助阳之力雄,与黄芪合用,共奏温阳益气、固表止汗之功,可用治阳虚自汗、肢冷畏寒等证。《慎柔五书》云:"凡肌表发热,皆邪阳胜,正阳虚也。用黄芪、附子,所以助阳。盖阳气既虚,黄芪性缓,不能到表,须得附子雄壮之气,引芪直走于表,助之成功也。"治阳虚卫弱、虚汗倦怠、汗出形凛之阳虚自汗证,可以黄芪、附子与党参、五味子、浮小麦等合用,尤为捷效。②阳虚心悸、胸闷。《本草正义》云:"黄芪……补益中土,温养脾胃。凡中气不振,脾土虚弱,清气下陷者最宜。"黄芪入肺,附子入心,二者配伍,两补心肺,常配伍人参、丹参、桂枝等以温心阳、补心气、通心络,可治心肾阳虚,心阳不运所致脉结代、心悸怔忡、胸闷气短等,包括现代医学的病态窦房结综合征及窦性心动过缓等。③水肿、小便不利。黄芪又入脾,扶中州而利水湿;附子又入肾,补元阳而化阴水。二药合之,脾肾同治,补火生土,故治疗脾肾阳虚、运化失职、水湿停留之证,也常取用之。治疗虚寒水肿证时,可在重用此二味的基础上,加用淫羊藿、仙茅、茯苓、白术、泽泻、车前子、益母草及汉防己等。现多将二药用于慢性肾小球肾炎、肾病综合征的治疗。④气血亏虚诸症。黄芪益气养血,附子可助补气药增效,《景岳全书》云附子:"善助参芪成功,尤赞术、地建效。"附子与黄芪同用,补气养血之功显著,方如《简明医彀》之温经丸(附子、黄芪、人参、当归、白芍),主治气血俱虚、寒邪侵入经络、遍身麻木。此外,若气血亏虚,则脉络空虚、外风易中,此时常以黄芪助附子,用治中风诸证。

附子—白术

白术苦温,健脾燥湿,附子辛热,温脾暖肾,散寒除湿。两者合用,补火生土,运其土脏,温阳祛湿之力倍增。脾司运化,喜燥而恶湿,得阳始运。若肾阳不足,脾土亦寒,寒从内生,必致里湿不化,水湿停留,停于中焦胃脘则纳食不化、脘腹冷痛,留于肠间则便溏泄泻,溢于皮肤则全身水肿、小便不利,逆于心胸则心悸怔忡。二药合用,相使配对,用附子暖其水脏、益火之源,补火生土,用白术温脾燥湿、运其土脏,温阳散寒力增强,并有脾肾兼治的作用。术附配伍:行温中健脾之效,如黄土汤;治酒癖痰饮,如《是斋百一选方》之倍术散;治脾肾阳虚、寒湿内盛之下痢,脾气脱陷,肢体不动,汗出身冷,气短喘急,或呕吐不食,如《校注妇人良方》之术附汤,;用治泄泻便溏,或水肿、小便不利,或心悸喘促,属中阳不足,或脾肾两虚者,常与茯苓、芍药、生姜合用,方如《伤寒论》真武汤。此外,白术与附子配用,可还蠲痹除湿止痛,如《普济方》所载术附汤,治风湿相搏、腰膝疼痛、中气不足、四肢重着。

4. 温阳除湿
(1)温阳利水

附子—茯苓

附子药性刚燥,走而不守,能上助心阳以通脉、中温脾阳以健运、下利肾阳以益命门之火,是温里扶阳要药。茯苓味甘性淡,归心、脾、肺、肾经,为淡渗利水之要药。两者相配,既可温肾利水,又能温阳散寒,除湿止痛,其治疗作用大致为两个方面:①阴水证。阴水之证每因脾肾阳虚,脾虚则水无以运,肾虚则水无以行。附子大辛大热,温肾补火;茯苓甘淡而平,健脾利水。茯苓得附子则补火生土,使水有所归;附子得茯苓则坎阳鼓动而水有所摄,以达到温肾健脾利水的作用。用治阴水,属脾肾阳虚、水气泛滥,症见恶寒脉沉、四肢沉重浮肿、小便不利,或腹痛下利等。方如《伤寒论》真武汤、《重订严氏济生方》实脾散,均以此药对为基础,适加健脾利水之药而成。②阳虚寒湿身痛证。附子辛热性燥、温运气血、散寒止痛之力亦佳,附子得茯苓之助又能增强除湿之力。用附子治身痛,无论阳虚阴寒内生,还是寒湿深入筋骨,若症见身体骨节烦疼、恶寒肢冷、脉微而沉之证,则均用之合适,方如《伤寒论》附子汤。

附子—薏苡仁

附子温壮阳气,驱逐阴寒,通利经脉,《名医别录》谓其治"心腹冷痛"。《本草正义》云:"凡三焦经络诸藏诸腑,果有真寒,无不可治。"薏苡仁甘淡微凉,既可健脾渗湿,又能除痹排脓,《本草正》云其"性微降而渗,故能去湿利水。……以其微降,故亦治咳嗽唾脓,利膈开胃。以其性凉,故能清热,止烦渴上气。"两者同用,既能治阳虚寒湿胸痹证,又可治肠痈证属寒湿者。《经方药物药理临证指南》指出,薏苡仁"与附子相用,温阳之中有化湿除痰,祛湿之中有通阳开结,温阳通络而缓急止痛。"方如薏苡附子败酱散、薏苡附子散等。

附子—桑白皮

附子与桑白皮相配伍,是肺肾同治以除水肿及痰湿的常用组合。附子辛热,温肾祛寒、助阳利水。张元素曰"益火之源,以消阴翳,则便溺有节,乌、附是也。"桑白皮甘寒,泻肺降气、利水消肿,《药性论》云:"治肺气喘满,水气浮肿。"附子与桑白皮,一治在肾,化气行水以治本,一治在肺,降气导源以治标。二者肺肾同治,标本兼顾,具有温肾肃肺行水之功。方如《产科发蒙》之琥珀汤(琥珀、人参、白术、茯苓、桂枝、附子、干姜、砂仁、陈皮、补骨脂、桑白皮),治脾肾虚寒、小水不利、遍身肿满或咳喘者。

(2)温阳除痰

附子—半夏

附子、半夏药对,在2015年版《中华人民共和国药典》中属于中药"十八反"的配对,但矛盾的是,此药对历代医家多有应用。两者伍用,最早见于《金匮要略》之附子粳米汤,原为治"腹中寒气,雷鸣切痛,胸胁逆满呕吐"而设。张仲景治寒邪内阻,阴寒湿浊上犯出现腹中雷鸣疼痛,胸胁逆满呕吐之证时,用炮附子一枚,因附子乃大辛大热之品,可大补不足之元阳,散阴寒之气,又用半夏半升,因其味辛苦而性温,能辛开苦降、燥湿化浊、降逆和胃,助附子除阴寒湿浊之邪。两者相配,有相辅相成之意,可收温暖中焦、降逆和胃、散寒止痛之功。《金匮玉函经二注》云:"故圣人以附子回阳,阳回而寒气去矣;以半夏散满,满散而呕吐止矣。"

后世医家半夏、附子配用的方剂颇多,如《备急千金要方》治"胸中结痰饮癖结,脐下弦满,呕逆不得食"之大茯苓汤(茯苓、白术、当归、橘皮、附子、生姜、半夏、桂心、细辛)《扁鹊心书》治"胃虚,冷痰上攻,头目眩晕,眼昏呕吐"之附子半夏汤(附子、生姜、半夏、陈皮)《圣济总录》治"伤寒咳嗽,头痛"之半夏汤(半夏、炮附子、款冬花、麻黄、炮干姜)《世医得效方》治"阳气衰微,风痰上扰,致患痰厥神昏,头晕语涩,手中搐搦"之大省风汤(川芎、半夏、防风、炙甘草、全蝎、炮附子、炮川乌、木香、天南星)《医学入门》治"胃冷生痰"之半附汤(生附子、半夏、生姜)等。附子及半夏均用生品者亦不少见,其中较著名的应用有以生附子、生半夏、生姜相配(三生饮)治痰眩(《赤水玄珠》)。后世不仅用治痰眩,更喜将其用于真中风危证。如《医学从众录》中载治真中风之"心绝""肝绝""脾绝""肾绝""肺绝"等虚极阳脱之证,以三生饮一两,加人参一两(另煎浓汁),调入灌之。以上所举医家,以半夏、附子相伍,应用治疗各种急慢性疾病虽各不相同,但基本病机都有"寒"和"痰"的共性。

从本草源流出发,先生翻阅清代之前的本草,发现并无明言附子反半夏者。如《雷公炮制药性解》中,乌头项下言"反半夏、瓜蒌、贝母、白蔹、白及",但附子只言"恶蜈蚣"。李时珍在《本草纲目》中不仅未收载附子反半夏之说,在附子条下附方中还引载"胃冷有痰,脾弱呕吐。生附子、半夏各二钱,姜十片,水二盏,煎七分,空心温服。一方:并炮热,加木香五分"。而清代本草中,附子条下记载反半夏的著作有《本草从新》《本经逢原》和《本草备要》等。《本草从新》中只记载附了反半夏,而未提及草乌是否反半夏。《本经逢原》对所有相反药的记载极不一致,如川乌附子只反半夏,草乌则未提及是否反半夏,且附子反半夏是否有确凿的临床案例,亦未见记载。《本草备要》亦是类似,只在附子条下言反半夏,草乌条下则只字不提,对附子、川乌、草乌的分类亦没有《本草纲目》全面细致。现代药学毒理亦证实,姜半夏与制附子的单煎混合剂及混合煎剂与附子单煎剂相似,两药相配后没有出现毒性增强的作用。

附子—瓜蒌

附子大辛大热,入心、脾、肾经,功能助阳补火。瓜蒌性味甘寒,归肺、胃、大肠经,功能清热化痰,宽胸散结,润肠通便。《本草思辨录》云"栝楼实之长,在导痰浊下行,故结胸胸痹,非此不治。"但附子与瓜蒌同用,在古代记载方剂中,并未见用治胸痹者,而多用治久泻、脱肛、肠风下血、脓血不止等证属寒湿或虚寒者,且瓜蒌在方中的炮制方法均为"烧存性",方如《太平惠民和剂局方》钓肠丸(附子、瓜蒌、刺猬皮、诃子、枳壳等)。

附子反瓜蒌的本草考证,与半夏一致,亦为清代始载。这可能也是清代少有记载附子与瓜蒌同用的方剂与病案的原因。后至近代,祝味菊吸取现代西方医学的知识,喜在用瓜蒌薤白白酒汤治胸痹时加附子。其认为瓜蒌薤白白酒汤宽胸理气之力强,并认为若加附子振阳之品,其效更彰。此后,越来越多的医者将附子、瓜蒌同用,用治胸痹、胆结石、胃炎等证属痰湿停滞或痰瘀互结者。

附子—天南星

天南星辛温,化痰之力强,尤善散风痰。《本草汇言》言其"南星之辛,劣而善行……若风痰湿痰,急闭涎痰,非南星不能散。"附子辛热,可温通心阳,温脾益肾,通行十二经,更能逐风寒湿邪,既可温化寒痰,又可温散风痰。两者配伍,善治有形或无形之痰阻滞经络而致中风,或上扰心窍而致癫狂者。而在宋代方书中,两药相伍多用治内生痰饮及中风、口眼喝斜等,用于癫狂者较少。至清代,两者用于治疗癫狂证增多。这与医家对狂证的认识发展有关。《石室秘录》中论狂病的证治曰:"此皆正气虚而邪气犯之也。似宜正治邪为是,然而邪之所凑,其气必虚,不治其虚,安问其余。此所以急宜固其正气,而少佐祛痰、祛邪之药为妙。如发狂见鬼者,乃虚也,方用人参一两,白术一两,半夏三钱,天南星三钱,附子一钱,大剂灌之,狂自定矣。"故附子与天南星相配,为温阳消痰之法,用于癫痫及狂病之体弱而病缓者,每获良效。

（3）温阳退黄

附子—茵陈

茵陈苦泄下降，功专清热利湿以退黄。附子大辛大热，为疗阴寒证所必需，功专温肾暖脾，且有一定的逐寒燥湿作用。二药相配，茵陈得附子之温，利湿退黄之功仍著，但无苦寒伤脾阳之弊，同奏温阳祛寒、利湿退黄之功。诚如《本草述钩元》言："茵陈……发陈致新，与他味之逐湿热者殊，而渗利为功者，尤难相匹。……黄证湿气胜则如熏黄而晦，热气胜则如橘黄而明，湿固蒸热，热亦聚湿，皆从中土之湿毒以为本，所以茵陈皆宜。……致寒湿相合以发黄者，此种投姜、附、术、蔻不得不藉茵陈以化湿，所谓阴黄也。"

两者相配用治寒湿阴黄，常见证候为面色黄晦、胸痞腹胀、神疲畏寒、大便不实、舌苔白腻等。此外，二药尚需合用白术、干姜、茯苓、泽泻等，以加强温脾助阳利湿的作用，诸如临床治疗阴黄的茵陈四逆汤、茵陈术附汤、茵陈附子干姜汤等常用专方中，均选附子、茵陈蒿为主，酌予增益而组成。

（三）散寒止痛

附子—川乌

附子辛、甘，性大热，归心、肾、脾经，善补火助阳，散寒止痛。《神农本草经》列为下品，言其可"破癥坚积聚，血瘕，寒湿踒躄拘挛，膝痛不能行步。"川乌辛苦，性热，归心、肝、脾、肾经，功能祛风除湿，温经散寒止痛。《长沙药解》云其"性疏利迅速，开通关腠，驱逐寒湿之力甚捷，凡历节、脚气、寒疝、冷积、心腹疼痛之类，并有良功。"附子与川乌，一为侧根，一为母根，两者虽同出一物，但功效同中有异。《本经疏证》认为附子所治"偏于寒"，而川乌所治"偏于风"。附子"兼入血"，川乌"入气分"，附子"性沉柔"，川乌"性浮刚"，附子"沉而柔者无处不到，无间不可入"，川乌"散而刚者无秘不可开，无结不可解。"附子偏于散寒，性柔善通经络，而川乌偏于祛风，性刚善破秘结。两者同用，对沉寒积冷、气奔心胸、大痛不止，或内外感寒、手足逆冷，或冷风顽痹，有他药无法比拟之功。方如《金匮要略》治"心痛彻背，背痛彻心"之乌头赤石脂丸（花椒、炮乌头、炮附子、干姜、赤石脂）。

附子—白芍

附子辛甘大热，性刚燥而善行，温阳散寒，力刚效宏，入气分，走而不守，通行十二经络，有斩关夺将之功，但有劫营夺阴之弊；白芍苦酸微寒，性敛，柔润而主静，养血敛阴而柔肝，和营缓急而止痛。附子温肾中真阳，温养脏腑气血；白芍滋养阴血，以助生阳之源。附子温散寒凝，白芍养血和营，二药合用可散血之寒凝而缓急止痛。白芍酸收敛阴，兼缓附子辛散燥烈，使温阳散寒而不伤阴耗血。二药配伍，一气一血，一寒一热，一刚一柔，一收一散，一燥一润，动中有静，相反相成，具有温阳散寒、养阴和营的作用，用途广泛。两者同用，其应用主要有三：①阳虚寒凝诸痛之证。白芍入血分，为止痛常用佳品，陈修园云其主"邪气腹痛，小便不利及一切诸痛"（《神农本草经读》）。白芍与温中善走之附子同用，能调气血、理气机、调寒温、理虚实、散恶血、破坚积，开痹止痛之力益彰。可治疗心痛之络道瘀阻，血脉不畅，受凉感寒即发，胃脘痛、腹痛证属虚寒者，因寒滞而胁痛、痛经者。用治心胸彻痛，二药多配桂枝、肉桂、细辛等；用治胃脘痛及腹痛者，二药多配干姜、人参、白术、草豆蔻、厚朴、陈皮等；用治寒凝胞络之妇人痛经，二药常合乌药、当归、吴茱萸、肉桂、川芎等。②痹证。白芍有补血敛阴、柔肝止痛之功，为止痛之良药。白芍与附子相配，调理阴阳气血，可治痹证日久，肝虚肾寒或血虚有寒，脉络不畅之四肢麻木、关节拘挛疼痛等证，对虚劳里急，腹痛挛急拘紧证属阳虚血弱，用之可收良效。③阳虚水肿。《神农本草经》云白芍能"利小便"，《名医别录》云其"去水气"，与附子同用，对脾肾阳衰、水气内停、小便不利，或兼有腹痛，或身瞤动者尤宜，如真武汤。

附子—当归

附子与当归相配，功能温里散寒、活血止痛、益阳养血。应用主要为：①阳虚寒凝或血虚血瘀所致诸痛证。当归为血病要药，附子为温阳之极品。当归甘温，补血行血，气轻能行；附子辛热，刚雄助阳，走而不守。二者配伍应用，有明显的温阳活血作用，临床常用治血虚寒凝之证，症见肢节冷痛、腰冷腿痛者，可与桂枝、细辛、白芍、木通等合用。方如《圣济总录》当归散（当归、桂、牡丹皮、炮附子），治伤寒后腰间冷痛。两者如用于妇女宫寒胞冷之痛经、闭经，可合吴茱萸、川芎、肉桂、阿胶、艾叶、香附、乌药等药。②血虚证。《本草正》云当归："味甘而重，故专能补血；其气轻而辛，故又能行血，补中有动，行中有补，诚血中之气药，亦血中之圣药也。"诸病虚冷则阳气必弱，血虚阴伤则阳无所附，此所谓阴中有阳虚之证。当归虽为必不可少之品，但须与辛热燥烈、温肾助阳之附子配伍，方能奏效。当归与附子配用，可强阳气、滋阴血，附子得当归则引入血分，当归得附子则温运力宏，有阴阳兼顾、刚柔互济之妙义。方如《备急千金要方》白芷丸（白芷、干地黄、续断、干姜、当归、阿胶、附子），治产后下血过多、虚竭少气、面目脱色、腹中疼痛。

（四）祛风散邪

附子—全蝎

全蝎辛咸，能祛风通络止痛，张寿颐云："蝎乃毒虫，味辛，其能治风者，盖亦以善于走窜之故,则风淫可祛,而湿痹可利。"附子大辛大热,与全蝎同用,寓辛热开痹之意,药力倍增,有较强的温经散寒、祛风除湿、通络止痛的作用,可治疗风寒湿痹,历节疼痛,不可屈伸,或寒湿头痛,痛剧时手足厥冷者。此外,全蝎又为息风止痉要药,能引各种风药直达病所,有显著的息风镇痉作用,配附子则息风止痉之力大增,方如《续易简》南附汤,以天南星、生附子各3g,全蝎1~3个,治疗小儿慢惊。

需注意的是,此二药均为有毒之品,而每人的耐受量有所差异,故临证应用时应严格注意剂量,可从小剂量开始,较为安全。

(五)寒热并用

附子—生石膏

附子与石膏同用,始见于《金匮要略·水气病脉证并治第十四》之越婢汤条下。越婢汤由麻黄、石膏、生姜、大枣、甘草组成,主治"风水恶风,一身悉肿,脉浮不渴,续自汗出,无大热",方后又云"恶风者加附子一枚"。《千金要方》卷七之越婢汤则由麻黄、石膏、白术、附子、生姜、甘草、大枣组成,主治风痹脚弱,卷十五之解风痹汤由麻黄、枳实、细辛、白术、防己(一作防风)、生姜、附子、甘草、桂心、石膏组成。上三方均以石膏与附子配伍。

根据以上方剂及医家经验可总结得出:附子辛热,入心、脾、肾,回阳救逆,散寒止痛,内可达下元而温痼冷,外可达皮毛而除表寒;生石膏性寒,清热泻火,内可清肺胃之火,生津除烦止消渴,外可解肌表之热。两药辛热辛寒并行,温阳清泄并施,相辅相成,清不伤阳,温不伤阴,共奏温阳清热泻火之功,可治:①热炽阳脱证。热炽阳脱证多见于感染性疾病,甚至感染性休克,为邪热炽盛,正气欲脱,大虚大实,寒热夹杂之证。患者多为素体阳虚,复感外邪,或本不阳虚,但感受外邪,因实致虚,或过用寒凉,而致"热中未已,寒中又起",此时唯有温清并用,方有生机。②上热下寒证。上热下寒证既可见于内伤杂病,又可见于外感热病。上部可见种种热象如口渴多饮、面红目赤、烦躁不安等,同时见四肢不温、小便清长等阳气不足等证。现代临床常以二药用治小儿夏季热病久,暑热未尽,心肾阳虚者。二药温下清上,温阳生津,扶阳解暑,甚为贴切。③其他寒热夹杂证。如痹证,表现为局部关节红肿疼痛,却又畏寒喜暖者。若痹证日久化热,或外感邪热而见红肿热痛,屈伸不利,痛尤甚者,仿张仲景桂芍知母汤治肢节疼痛之意,以制附子、川乌加入白虎汤中,能收止痛逐痹之功。

附子—大黄

附子与大黄配伍,功能温通泄浊,祛寒止痛。临床主要有:①寒积或虚寒便秘、胀满等病症。大黄苦寒沉降,为泻下通便、荡涤胃肠积滞之要药;附子辛甘大热,为回阳救逆、温补肾阳之要药。大黄借附子之大热,其寒性去而泻下之性存,有通便不伤阳气之妙。二药相配,辛开苦降,同奏温里祛寒、开闭通便之功,适用于寒积便秘实证,方如大黄附子汤。两药为临床最常用的温下药对,方如《金匮要略》大黄附子汤及《千金要方》温脾汤。大黄始用量宜小,并随寒热虚实酌定用量和配伍。②阳虚热疮,吐血衄血,口舌生疮等病症。大黄、附子,一寒一热,相制相辅,大黄药性虽寒而不致气血暴凝,附子药性虽热而不致气血妄行。附子气薄味厚,且能纳气归肾,引火归原。两药配对,相互制约,大寒大热峻烈之性,得以化刚为柔,泻火消疮,引热下行。方如附子泻心汤,有辛开苦降、泄热消疮、温阳降火之功。③慢性肾衰竭。大黄荡涤胃肠积滞而泄浊,泻血分实热,清热解毒,祛血热瘀滞。《本草正义》云:"大黄……迅速善走,直达下焦,深入血分,无坚不破,荡涤积垢,有犁庭扫穴,攘除奸凶之功……生用者其力全,迅如走丸,一过不留,除邪而不伤正气……制过者其力已缓,颇难速效。"附子性亦善走,可温心阳通脉、温脾阳助健运、温肾阳化气利水。二药寒温并用,温清并施,补泻兼顾,有奏温阳活血、泄浊解毒之功,肾阳衰微无以温阳化气利水排毒,湿毒滞留或泛滥者均可选用。大黄用于慢性肾衰竭时宜生用,取其生者推陈致新之功宏峻之性。④阳虚寒湿痹痛及其他痛证。《医学衷中参西录》云:"大黄,味苦,气香,性凉,能入血分,破一切瘀血。为其气香,故兼入气分,少用之亦能调气。治气郁作疼。"附子功能散寒止痛,两者相配,善行血脉瘀滞,除湿浊痹阻,方如大黄附子细辛汤。此外,大黄、附子同用,对寒疝、睾丸肿痛、睾丸鞘膜积液等有较好疗效。《止园医话》云:"中医治疝之药,率用川楝子、小茴香、青木香、橘核、荔枝核、山楂核、炒延胡索等,轻症疝气,自当有效。甚则用附子,其效卓著。然以余之经验,最效之方,则为附子与大黄合剂。此种用药系大热大寒,同时并用,纵有古方,未免骇俗。……以附子、大黄,加入普通治疝气之药中……速收特效。"

附子—黄连

黄连味苦性寒,归肺、胆、胃、大肠经。附子大辛大热,归心、脾、肾经。附子与黄连,一则大热回阳,一则苦寒清热,有寒热并用、阴阳相济之义。附子辛热扶阳以治虚寒,黄连苦寒泻心以泻实热,扶阳泄热之功著。王旭高谓"黄连配附子能交水火于顷刻。"临床应用时可根据寒热虚实的轻重,酌情选用适当配比,热实偏重者,黄连用量宜大,寒虚偏重者,附子用量宜重。临床应用主要有:①胃痛、痞满属寒热错杂者。临床常用二药治虚实并见、寒热夹杂之热结心下、脘腹痞闷作痛、泄泻不畅、呕恶心烦,兼见阳虚不固、汗多恶寒、肢冷脉弱等证,如《伤寒论》附子泻心汤,为治心下痞而复恶寒汗出者所设。尤在泾曰:"按此症,邪热有余,而正阳不足。设治邪而遗正则恶寒益甚,或补阳而遗热则痞满愈增,此方寒热补泻,并投互治,诚不得已之苦心,然使无法以制之,鲜不混而无功矣。"《医学正传》连附六一汤仅用此两味,专治胃脘痛。②泄泻、痢疾属寒热错杂者。黄连善治痢疾、泄泻,刘完素曰:"古方以黄连为治痢之最,盖治痢惟宜辛苦寒药……诸苦寒药多泄,惟黄连、黄柏性冷而燥,能降火去湿,而止泄痢,故治痢以之为君。"湿温后期,中阳不宣,常致湿遏热伏,氤氲淹缠之候。因热处湿中,发热多羁留不退,湿阻中焦,腑气失和又致大便溏泄不实。此时,附子配黄连,参入方中可冀意外之效。盖黄连苦能燥湿,寒能泄热,本为治湿遏热伏之身热不扬、便溏之良药,其效为他药所不能及。附子辛热疾走,既可鼓动中阳,透热外出,又可反佐黄连收厚肠胃而止泻之功,故可治湿温后期便溏。也可用治慢性肠炎或慢性痢疾大便带黏液、白冻者。③心悸、口疮等。附子温通心阳,温补脾阳,温振肾阳。黄连清热泻火燥湿,以清泄心胃二经之火见长。二药寒温并用,补泻兼施,辛开苦降,温阳助清解,泻火护心阳,相辅相成,治疗冠心病、心悸、心律失常证属寒热错杂者,咯血、呕吐、口舌生疮、心烦不寐、膝下或足趾冰冷等证属上热下寒者。④虫积腹痛、吐蛔属寒热错杂者。蛔得苦则下,故用黄连之苦以下蛔,《分部本草妙用》言黄连有"安蛔"之功。蛔得辛则伏,故用附子之辛以伏蛔。二药常与干姜、桂枝、细辛、蜀椒、乌梅等配伍,方如乌梅丸。⑤小儿夏季热属上盛下虚者。近代名医徐小圃常用熟附子配黄连,治疗湿温气阴两伤,余邪留恋所见现身热有汗、烦躁难寐、脉数肢清者及渴饮溲多、肢冷无汗的小儿夏季热。他拟定的治疗小儿夏季热的名方清上温下汤(附子、黄连、磁石、龙齿、覆盆子、菟丝子、桑螵蛸、缩泉丸、蛤粉、天花粉),即以此二药为主药。

附子—黄芩

　　黄芩味苦性寒,归肺、心、肝、胆、大肠经,附子辛热,温脾暖肾,两者相配,可治脾阳不足、脾不统血之大便下血,以及吐血、衄血、妇人崩漏等症,有温阳健脾、养血止血之功,方如《金匮要略》黄土汤。《绛雪园古方选注》云:"佐以生地、阿胶、黄芩入肝以治血热。"《血证论·卷八》谓:"血伤则阴虚火动,故用黄芩以清火。"附子温壮阳气,温阳以固摄血脉;黄芩既能清热燥湿,又能凉血止血。附子与黄芩相配,黄芩既可制约附子温热而不致动血,又可止血,而黄芩受附子温热之性制约,止血而不寒凝,故两者为治疗阳虚出血证的常用组合。

（六）阴阳并补

附子—熟地黄

《石室秘录》提及"气无形也,血有形也。人知治血必先理气,使无形生有形,殊不知治气必须理血,使有形生无形也。但无形生有形,每在于仓皇危急之日,而有形生无形,要在于平常安适之时。人见用气分之药速于见功,用血分之药难于奏效,遂信无形生有形,而疑有形生无形。不知气血原叠相生长,但止有缓急之殊耳",对于补气血之先后缓急,做了详尽的阐述。附子与熟地黄相伍,有阴阳气血并补之意。附子辛热,性刚燥,虽善扶五脏之阳,但独用则有耗于阴。熟地黄甘而微温,性柔润,虽能补五脏之阴血,而单用则有损于阳。刘完素曰:"熟地……补血气,滋肾水,益真阴,去脐腹急痛,病后胫股酸痛。"如果临床使用对证,确能有卓效。其唯一的缺点,每每滋腻碍胃,正如吴仪洛所论"胃中空虚觉馁……阴亏,无汗便闭……痰多气郁之人,能窒碍胸膈,用宜斟酌。"先生强调,熟地黄能治诸虚百损之功肯定,其缺点是碍胃,不宜于痰多气郁之体。附子禀纯阳而主动,走而不守;熟地黄享阴而静,守而不走。阳虚而阴凝者,非附子之动不足以散之;阴虚而阳动者,非熟地黄之静不足以镇之。附子之燥烈,非熟地黄之甘不足以缓之;熟地黄之滋腻,非附子之辛不足以行之。二者同用,刚柔相济,动静相合,补而不腻,行而不散,补阳之中得以阴配,益阴之中得以阳助,阴中求阳,为阴阳双补之妙剂,用治元阳元阴两虚,症见面色少华、头晕耳鸣、腰膝酸冷、脉细而弱等,方如肾气丸(干地黄、山药、茯苓、山茱萸、牡丹皮、泽泻、桂枝、炮附子)。

附子—生地黄

附子温通心阳,性较刚燥;生地黄养阴通心脉,质润性柔,《神农本草经疏》云其为"补肾家之要药,益阴血之上品"。二药合用,可温阳以生阴,滋阴以化阳。主要应用有:①心脏疾病。先生指出,二药刚柔相济,阴阳两调。生地黄能缓和附子强心之燥烈,能发挥附子"是心脏之毒药,又是心脏之圣药"的配伍效应,用以治疗心脏疾病,如风心病、冠心病、心律失常、房室传导阻滞等属心阴阳两虚或心阳不足者均可选用,且为要药。②温热病。生地黄味甘性微寒,功能清热养阴生津,《本经逢原》云干地黄"内专凉血滋阴,外润皮肤荣泽。病人虚而有热者宜加用之"。温热病后期,阴津耗伤,正气不足,凉润有忌,温补有虑。此时二药合伍甚为适宜。③痹证。生地黄与附子相配,可用治类风湿关节炎。《医学衷中参西录》云"生地能逐血痹……附子之大辛大温,又能温通血脉,与地黄之寒凉相济,以共成逐血痹之功。"《本草正义》阐释为"逐血痹者,则血不足而痹着不行,补养充足,自然流动洋溢,而痹者行矣。"

这一组方思路在宋《类编朱氏集验医方》三皮散中已有体现,方以海桐皮、五加皮、桑白皮、川独活、川牛膝、杜仲、黑附子、薏苡仁、生干地黄组成,治风毒湿气,流注脚膝,四肢拳挛,筋脉不伸,脚足疼痛,步履艰难。

二、用量对附子功效发挥的影响

以张仲景对附子的运用为例:凡亡阳急证,需回阳救逆者,用生附子,且须配伍干姜,一般用量较重,如在四逆汤、通脉四逆汤中,为"生附子用一枚";附子用以逐寒止痛,多炮用,用量亦重,如治疗风湿痹痛的治风湿三方甘草附子汤、桂枝附子汤、桂枝附子汤去桂白术汤中分别用炮附子二枚、三枚、三枚,桂枝芍药知母汤中用"炮附子二枚";附子用以温阳助火,用量较小,如肾气丸,附子用量为一两,且与其他药物为丸后,每次仅服用15~20丸。

根据张仲景对附子的运用,可以认为附子小剂量长于温阳益肾,中剂量长于回阳救逆,大剂量长于散寒止痛。但是,先生指出这种估算并不太精确,因为附子用于回阳救逆时用量虽然为一枚,但为生品,且与辛热之干姜配伍。现代中医临床中,生附子为剧毒药材,为安全用药起见,已经不能直接应用于人体(外用除外)。目前尚未见有关于生附子与制附片之间剂量换算的研究,但是可以确定的是,如将生附子的用量折算为制附子的用量,其剂量应该较大。附子引火归原用极小剂量(1~3g),助阳补火用小剂量(5~10g),散寒止痛、祛风除湿用中剂量(10~15g),回阳救逆用中至大剂量(15~30g以上)。

三、炮制对附子功效发挥的影响

附子为有毒中药,古今医家对其炮制都非常重视。古代对附子的炮制方法很多,仅据《中药炮制品古今演变评述》介绍的炮制方法就有"炮""制""烧""焙""煅""煨""煮""炒""炙""蒸""烘""腌""煎""浸(泡)""淬""晒(阴干)(曝)""埋""熟""沾"等。这些方法有不加辅料,也有加辅料者。辅料有蜜、青盐、爽水、泔水、东流水、黑豆、木(灰)、生姜、燋灰、醋、大麦、枣、黄连、盐、蛤粉、朱(辰)砂、童便、灰、丁香、赤小豆、甘草、小豆、酥、陈壁土、防风、石灰、猪月、人参、米粥、干姜、酒、夏布、甘遂、荞麦面、黄泥、纸等。但是大多数炮制方法都没有保留下来。关于附子的炮制,古代医家论述亦颇多,后世医家对附子的炮制方法均有不同发挥,先生将附子不同炮制方法对功效发挥的影响总结如下:

(一)生附子性偏急,熟者性偏缓

附子生用辛热之性烈,其性急,走而不守。《本经逢原》云:"伤寒阴证厥逆,直中三阴,及中寒夹阴,虽身热而脉沉细,或浮虚无力者,非此不治。或厥冷腹痛,脉沉细,甚则唇青囊缩者,急须生附以峻温散之。"

张仲景运用附子回阳救逆时均为生用,方如四逆汤、通脉四逆汤、白通汤、白通加猪胆汁汤、干姜附子汤、茯苓四逆汤、四逆加人参汤。附子生用,还可治冷瘴、中风气厥、痰厥等,如治冷瘴,用生附子同生姜,哑瘴以生者独用;中风气厥、痰厥与川乌、胆南星、木香同用,皆取其性彪悍,走而不守。中寒、昏厥与炮干姜同煎;肿疾喘满和沉香、生姜煎后冷饮,愈病速捷。方如《易简方》三生饮(生天南星、生川乌、生附子、木香),用治寒痰壅于经络,卒中不知人事,痰涎壅盛,语言謇涩,或口眼㖞斜,半身不遂。

附子制熟后,其性缓而力厚,适宜于久病缓图,如年久头痛与食盐捣敷太阳穴;炮附子配半夏、木香疗胃冷有痰;配鸡子白调服,治久痢。方如《圣济总录》白矾丸,以白矾(烧灰)、赤石脂各30g,附子(炮裂,去皮脐)45g,用治痔疮年久不愈,阳气已衰,便下脓血不止。

(二)生用偏于散寒止痛,祛痰除湿,熟炮偏于助阳补火

《本经逢原》云:"附子生用则散阴寒,熟用则助真元。"生附子偏于散寒止痛、祛痰除湿,常用于冷风顽痹、寒湿外侵、寒痰内阻等证,方如《仁斋直指方》生附除湿汤(生附子、制苍术、白术、制厚朴、宣木瓜、炙甘草),治脾肾阳虚、寒湿外侵、身体冷痛。生附子外用时,多入外用散、贴膏剂,功能散寒止痛、祛风散邪,多用于风湿痹痛、湿癣、脱肛、鼻窍、耳窍疼痛、痈疽等;熟附子功善助阳补火,功用为温补气血、助阳解表、温脾补肾等,如《本草纲目》载熟附子之功,"如小便虚闭,伍泽泻,灯心水煎送;大肠冷秘,炮附为末,蜜水送之;元脏虚冷,以盐、葱、枣煎水送服炮附子末;久泻亡阳者,伍人参、木香温补;少阴伤寒发热配麻黄、细辛、炙草温补心肾而汗之。"

(三)生用偏于升浮,熟用偏于沉降

附子"大辛大热,气厚味薄,可升可降,阳中之阴,浮中沉,无所不至",其生者性升浮,熟者则沉降,如《本草纲目》以生乌头、生附子尖为末,以茶调服,升浮涌吐,用治风痰癫痫。熟附子配白石脂、煅龙骨,则沉降湿浊,治小儿吐泻;配白矾则治虚寒下血,性重而沉;配生地黄、酒少许,治阳虚吐血者,使胃气沉降。反胃不食,附子以石灰炮热姜汁淬后,同丁香、粟米煎服,使逆气沉降,反胃自止;眩晕风寒,浊气上逆,炮附子与乌头温补下焦,浊降清升,眩仆得愈;虚火背热,以津液调附子涂于涌泉,则可引火归原。

如配伍药引,生熟附子的升降浮沉之性可异。如《本草纲目》以生附子配蜀椒和食盐,治肾气上攻,则变生附子升散之性而为降补,又以炮附子配生姜、黑豆,配之以酒,使之能上达头目,治头风痛。

四、剂型对附子功效发挥的影响

附子所在方剂的剂型可有丸剂、汤剂、煮散、内服散、外用膏、外用散、酒、内服膏、油、其他。附子为大辛大热、峻烈之品,用治沉寒痼冷、风湿顽痹等均属病程较长、体质已虚的痼疾宿疾,以丸剂缓缓治之,可减其峻猛之性,以图正气恢复,病邪得除。汤剂,是将药物加水煎煮、去渣、取汁而制成的药物剂型,具有吸收快、疗效速、用途广等优点,正谓"汤者荡也"。附子用以回阳救逆时,非汤剂不能速效。煮散,张仲景指出"若四肢病久,风冷发动,次当用散,散能逐邪,风气湿痹,表里移走,居处无常处者,散当平之"。附子用作内服散时,善于发挥助阳补火及散寒止痛功效,作外用散时,长于散寒止痛,这与散剂善逐风寒邪的特点是相吻合的。附子用做外用膏剂多为贴膏,主要用于温肾固精、暖宫种子、骨折疼痛、跌打损伤。也有将附子入膏剂贴恶疮者,还有将附子为膏,纳耳中通窍止痛者。附子的剂型灵活多变,可适应不同急慢性疾病的需要。但研究发现,与其他能逐风寒湿痹的药物相比,附子酒剂很少,这可能与传统中医理论认为附子入酒剂,会使毒性增强有关。现代临床报道也有服用附子酒剂而中毒者。

(叶俏波　由凤鸣)

第九章 干 姜

干姜最早出现于《神农本草经》中品,谓其"味辛温……治胸满咳逆上气,温中止血出汗,逐风湿痹,肠澼下利"。总概历代干姜文献记载,功效以温中祛寒、温阳止血、温肺化饮、温经通脉、回阳救逆为主,尚有温胃止呕、解表之功,只是药力弱于生姜而已。

一、配伍对干姜功效发挥的影响

(一)温肺益阳

干姜—细辛—五味子

细辛味辛性温,具有散寒解表、祛风止痛、温肺化饮、通窍开闭之功;五味子味酸甘,归肺、心、肾经,功能敛肺止咳,生津敛汗。三者配伍而用,是温肺化饮的常用经典配伍结构,干姜、细辛合用性味皆辛温,体现了张仲景治痰饮之用药特点,即"病痰饮者,当以温药和之"。干姜治肺兼治中,使脾能散精于肺,肺能通调水道于膀胱;细辛治肺兼温肾,使肾阳能蒸腾气化,升清降浊,清者上输于肺,浊者下行膀胱,如此水液输布正常,不致停蓄为患。二者再配五味子,首创姜、辛、味伍用以止咳平喘之妙法,开后世散、敛并用之先河。细辛、干姜辛散温通,为温肺化饮之要药;五味子味酸,一能敛肺降逆治咳喘,二能养阴生津益肺气。三药伍用,以姜、辛之辛散,制五味子之酸敛,又制姜、辛之辛散,一散一收,一开一合,相互促进,相互制约,不但化饮止咳平喘之功尤彰,且酸敛留邪、辛散耗气之弊大减。《本草求原》之"五味子为咳嗽要药……然必合细辛、干姜以升散风寒,用此以敛之,则升降灵,咳嗽自止。"陈修园谓之干姜以司肺之开,五味子以司肺之合,细辛以发动其开合活动之机,可谓切中肯綮。

干姜—甘草

干姜辛温,具有温中祛寒、温阳化饮、温经散寒之功;甘草味甘,性平,归心、肺、脾、胃经,功善补脾益气、缓急止痛、解毒、调和诸药。二药伍用,辛从甘化,能守中复阳,具有温肺益阳之功用,用治腹中冷寒、肺寒痰饮咳嗽等,《本经逢原》曰"同甘草以温经"。另一方面,干姜性温燥烈,需以甘草缓其燥烈之性,减少不良反应,增强药效,《医学衷中参西录》载:"与甘草同用,能调其辛辣之味,使不刺激,而其温补之力转能悠长。"先生强调,现代使用干姜甘草配伍只注重功效配伍,忽略"相杀"之特性。只有对证,才可选用干姜配甘草入方。如《本经疏证》邹澍曰:"非甘草之主病多,乃诸方必合甘草,始能曲当病情也。"甘草药性中和,具调和诸药之功,在协调寒热方面如李杲所言"热药得之缓其热,寒药得之缓其寒,寒热相杂者,用之得其平。"故甘草配用广泛,被誉为"国老"。甘草常与他药配伍,但绝对不是乱投,对其不宜合用者,古代医家也早有关注,如《本草正义》云:"若病势已亟,利在猛进直追,如承气急下之剂,则又不可加入甘草以缚贲育之手足,而驱之战阵,庶乎奏效迅捷,无投覆杯得效。"

(二)温中祛寒

干姜—白术—人参

白术味苦、甘,性温,归脾、胃经,功效健脾益气、燥湿利水、止汗、安胎;人参味甘、微苦,性平,归脾、肺、心经,功效大补元气、复脉固脱、补脾益肺、生津、安神益智。干姜配人参、白术,三者均可入中焦脾胃,人参、白术甘而微温,善健脾气扶胃气,干姜辛甘大热,善温暖脾胃而祛寒。三药相使合用,辛甘扶阳,且人参、白术得干姜使补而能行、大气周疏,干姜得人参、白术使行而通、中气畅通,有相补相助之意。如理中丸治疗中焦虚寒证(症见畏寒肢凉,脘腹绵绵作痛,喜温喜按,脘痞食少,呕吐、便溏,舌淡苔白润,口不渴,脉沉细或沉迟无力等虚寒之象),在三药基础上再配伍甘草,寓意有三:一为合参、术以助益气健脾;二为缓急止痛,制约干姜之燥性;三为调和药性,是佐药而兼使药之用。纵观全方,温补并用,以温为主,温中阳,益脾气,助运化,诸症自除。干姜与人参、白术配伍环境及方证对应是控制干姜功效朝温中祛寒发挥的主要因素。

干姜—陈皮—厚朴—木香

陈皮味苦、辛,性温,归肺、脾经,功可理气健脾、燥湿化痰;厚朴味苦、辛,性温,归脾、胃、肺、大肠经,具有行气、燥湿、消积、平喘之功;木香味辛、苦,性温,归脾、胃、大肠、三焦、胆经,行气止痛、健脾消食。如《景岳全书》记载二术煎具有温中健脾、消滞利湿之效,主治肝强脾弱所致气泄、湿泄。方以白术、苍术为君健脾燥湿,以干姜、陈皮、厚朴、木香为臣行气温中,以泽泻、茯苓、甘草为臣健脾渗湿止泻,以芍药、甘草为佐酸甘化阴、柔肝养肝、缓急止痛止泻,以甘草为使调和诸药,共奏温中健脾、消滞利湿之效。在二术煎的配伍环境中,干姜的功效发挥方向不可能是温经散寒或温经止血,它只能是发挥温补脾阳之功效,正应和《药征》吉益东洞自序所言,单味中药功效表述,需从方中体会。这种体会正是配伍环境对功效发挥方向的影响。

干姜—肉桂

肉桂味辛、甘,性大热,归肾、脾、心经,功效补火助阳、引火归原、散寒通经、活血止痛。二者同属于温里药,性味相似,功效接近,二药相配,就如同炭火相加,药力大增。因与附子干姜相配的机制类似(见第八章　附子),故有四逆汤中附子配干姜回阳救逆救性命于顷刻之说,此时干姜功效发挥方向是回阳救逆。针对阴火喉痹喉痹证,可用引火归原之桂姜汤(肉桂、炮姜、甘草各1.5g),各为极细末,"共归碗内,取滚汤冲入,仍将碗顿于滚水,掉药口许,漫以咽下,立愈"。如先以鹅毛蘸桐油,入喉卷痰,痰出服药更效。此时,干姜在肉桂的配伍下,其功效发挥为温中祛寒,且干姜还具有回阳救逆、化饮、止血之力。

(三)散寒止痛

干姜—乌头

乌头味辛、苦,性温,有大毒,归心、肝、脾经,功效祛风湿、散寒止痛。含乌头配干姜的方剂中大都具有止痛功效,可用于不同部位、不同性质的疼痛,但主要为寒性疼痛,这说明二者配伍使干姜发挥温经散寒、温中止痛之效。如宋《三因极一病症方论》卷二收载芎桂散(川乌头、川芎、桂心、甘草、炮干姜),具有祛风散寒、温经化湿之功效,主治风寒湿邪外侵,致四肢疼痛及两足俱软,行履不便。方中有干姜甘草,干姜肉桂,干姜川芎,干姜乌头四组配伍,甘草伍干姜以温中祛寒为主,肉桂配伍干姜则发挥温阳、引火归原的作用,川芎配伍干姜以温经活血为主,难道在该方中干姜功效朝四个方向发挥? 先生指出,这个问题要考虑方证对应和方中的组成结构以及药力分配情况。方中治疗主病主证的乌头药力最大,祛风湿、散寒止痛为君;肉桂、川芎药力中等,温阳活血止痛为臣;干姜温经散寒止痛,药力偏小,协助君臣为佐;甘草调和诸药、解毒,制约前四味药燥烈之性为佐使。综合五药之力,可达祛风散寒、温经化湿之效,诸症向愈。因此可看出,干姜在方中的功效发挥方向体现为温经散寒止痛。这种配伍大环境与配伍小环境既是分离,又是紧密联系的。

(四)温肠止泻

干姜—诃子—赤石脂

诃子味苦、酸、涩,性平,归肺、大肠经,具有涩肠敛肺、降火利咽之效;赤石脂味甘、酸、涩,性温,归大肠、胃经,内服涩肠止泻、止血,外用收敛生肌、敛疮。收涩药都有酸涩之性,与性味辛温燥烈的干姜配伍往往用于治疗久泻、久咳、蛔厥证。如《圣济总录·卷七十五》记载赤石脂散具有温中祛寒,涩肠止泻之功,主治白脓痢及泄泻、虚滑无度,方用赤石脂、干姜相配,药味简单,以酸涩辛温相配,标本兼治。

(五) 温经活血

干姜—当归—川芎

当归味甘、辛,性温,归肝、心、脾经,可补血活血、调经止痛、润肠通便;川芎味辛、性温,归肝、胆、心包经,功效活血行气、祛风止痛。当归甘温能补,补血养血,活血生新;川芎被誉为"血中之气药",芎归配伍是活血养血调经之基本结构,又名佛手散。当归、川芎为血分之主药,性温而味甘、辛,以温能和血,甘能补血,辛能散血也。干姜与芎归合用则活血化瘀与温通并行,通中寓补,瘀血得去,则新血得生也。如产后第一方——生化汤,主治产后血虚寒凝,瘀血阻滞证。妇人产后,血亏气弱,寒邪极易乘虚而入,寒凝血瘀,故恶露不行,瘀阻胞宫,不通则痛,故小腹冷痛。治宜活血养血,温经止痛。方中重用全当归补血活血,化瘀生新,行滞止痛,为君药。川芎活血行气,桃仁活血祛瘀,均为臣药。炮干姜入血散寒、温经止血,黄酒温通血脉以助药力,共为佐药。炙甘草和中缓急,调和诸药,用以为使。全方配伍得当,寓生新于化瘀之内,使瘀血化新血生,诸症向愈。活血化瘀配伍环境中控制炮干姜发挥温经止血的功效方向,正体现《药性论》谓"破血"、开"血闭"之功。

(六) 寒热互用

干姜—黄芩—黄连

黄连味苦,性寒,归心、肝、胃、大肠经,功能清热燥湿、清热泻火;黄芩味苦,性寒,归肺、胆、脾、大肠、小肠经,具有清热燥湿、泻火解毒、止血、安胎之功。黄芩、黄连均为苦寒之品,与辛温燥热的干姜在性味上相反,三药合用多用于治疗寒热互结之痞证、脾胃升降失常所致呕吐泄泻,其中干姜发挥辛热温中祛寒之力,黄芩、黄连发挥苦寒清热燥湿苦降作用,两药配伍,辛开苦降,一温散,一寒泄,共奏除寒疾、清郁热、止呕逆之功,如半夏泻心汤。干姜与黄芩、黄连配伍亦见于《内外验方秘传》所载必效丹,此方具有清热解毒、散火止痛的功效,方以黄连、黄芩、大黄、栀子、青黛、细辛、干姜为细末吹患处,主治口舌破烂作痛。黄芩、黄连大黄为苦寒之品,清热解毒的功效容易理解,但干姜细辛均为辛热之品,蕴有"火郁发之"之意。此外,还有《良朋汇集》卷三之水火散(黄连、干姜),《圣济总录》卷一一七载乱发灰散(乱发灰、黄连、故絮灰、炮干姜),《痘疹全书》卷下载阴阳散(黄连、干姜),《摄生众妙方》卷九载既济丹(干姜、黄连)均作为散剂外用治疗口舌生疮。

二、用量对干姜功效发挥的影响

从汉代至清朝,使用干姜剂量最小的方子见于《傅青主男科》《普济方》,分别为止吐速效汤和芎芷汤中的 0.3g,最大剂量的方子见于《伤寒论》中肾着汤,为56g。剂量的改变是随方证对应、配伍环境的要求和疾病的严重程度、季节气候的变化而出现动态变化,这是保证控制干姜功效发挥方向的重要因素之一。例如桃花汤、桃花丸、干姜丸三个方都有干姜、赤石脂配伍,剂量各不相同,干姜的剂量只是随方证对应和配伍环境的要求发挥温中祛寒之功效,干姜的其他功效发挥方向并没有发生改变。

三、剂型对干姜功效发挥的影响

含干姜的方剂所治疾病较为集中在慢性、虚寒性疾病范畴,故丸剂的使用频次最高。汤、丸、膏、散、煮散、其他(酒、丹)六种剂型与控制干姜功效发挥方向关系为:六种剂型集中表现以温中祛寒功效方向为最高,其次以汤、丸剂型表现朝温经散寒功效方向,第三以汤剂表现朝温阳化饮、回阳救逆功效方向,丸剂表现朝温中祛寒、温经止血方向发挥。以上说明不同剂型可以影响处方的功效发挥方向,在方证对应、配伍合理的基础上,可通过剂型与功效发挥方向的关系来主动控制处方朝预定的功效方向发挥。

四、用法对干姜功效发挥的影响

含干姜的方剂分为内服、外用两种方式,内服方中以发挥温中祛寒作用为主,服用方法与干姜功效发挥方向无关,但是外用方要引起特别注意,含干姜的组方配伍都较为特殊,如:《良朋汇集》记载的水火散具有泻火散热之功效,以干姜、黄连为细末搽于疮上,主治心脾蕴热,口内生疮,口舌糜烂;《阴证略例》回生神膏温阳逐寒,主治男女阴毒伤寒,及诸杂病阴候大小便不通者,加牡蛎、炼粉、炮干姜;《万病回春》赴宴散清胃解毒、消肿止痛,主治三焦实热口舌生疮糜烂,痛不可忍者,是以黄连、黄柏、黄芩、栀子、细辛、干姜各等分,上为细末,先用米泔水漱口,再搽药于患处。以上举例的方是否的确有良效,有待于以后临床的验证,可作进一步的研究与开发。

（林　渊　蒋义芳）

第十章　川　芎

　　川芎,为伞形科多年生草本植物川芎的根茎,《神农本草经》原名芎䓖,异名有:西芎(《本草纲目》)、抚芎(《丹溪心法》)、台芎(《本草蒙筌》)。川芎入药历史悠久,现代中药学将其性能概括为辛,温,主归肝、胆、心包经,具有活血行气,祛风止痛的功效。

一、配伍对川芎功效发挥的影响

(一)活血祛瘀

川芎—当归

　　川芎辛散温通,能活血行气而有止痛之效,为血中气药;当归长于补血调经,活血止痛,《本草备要》载当归"血滞能通,血虚能补,血枯能润,血乱能抚。"川芎与当归相须为用,动静相宜,活血而不伤血,补血而不滞血,活血止痛的作用甚强。因此,二药为活血化瘀功效的最常用组合。此配伍广泛用于妇科、内科、外科之血瘀病症,如胎动不安、产后腹痛、月经不调、不孕等。内科主要运用于:①疼痛。川芎辛散温通,活血行气,有止痛之效。当归质润,功能补血活血止痛。二药合用不仅活血止痛之功佳,且当归温润之性又可制约川芎过于辛散行气的作用,通过配伍可以广泛运用于气滞血瘀的各种痛证,如《张氏医通》四乌汤以二药配伍地黄、芍药、乌药、香附、甘草治血中气滞,小腹急痛。②痢疾。痢疾病机多责之于气机阻滞及络伤血瘀,治疗宜气血同治。金元四大家之一刘完素首创"行血则便脓自愈,调气则后重自除"的治痢方法。李时珍谓"血痢已通而痛不止,乃阴亏气郁,药中加芎为佐。气行血调,其病立止。"当归、川芎配伍具有调气、行血、止痛之功,故可达止痢止痛之效,因而可配伍运用于痢疾,如《丹溪心法》四物汤(川芎、当归、白芍、生地黄、槐花、黄连、御米壳)即是此类运用的代表方。外科主要运用于跌打损伤。外伤常导致瘀血内停或血脉不通,引起较为剧烈的疼痛,当归配伍川芎,其活血止痛之功颇佳,如《世医得效方》五伤接骨膏(没药、乳香、川芎、川当归、自然铜)。此外还可用于疮痈,因疮痈多由气血阻滞而成,行气活血有利于疮痈溃烂处生肌长肉,正如刘完素言"治疮之大要,须明托里、疏通、行荣卫三法。"《日华子诸家本草》言川芎治"脑痈发背,瘰疬瘿赘,痔瘘疮疥,长肉排脓,消瘀血"。川芎与当归合用具有补血活血、消肿生肌之功,如《外科正宗》芎归内托散(川芎、当归、陈皮、茯苓、天花粉、桔梗、金银花、黄芪、甘草)。

川芎—黄芪

此为益气活血的基本结构。川芎与黄芪配伍为王清任所创,王清任认为"元气既虚,必不能达于血管,血管无气,必停留而瘀",治宜益气活血。黄芪补益元气,使气旺血行,瘀去脉通,川芎能活血祛瘀,二者相配,一动一静,一可使气血旺盛,二可使气血运行通畅共奏补气活血之功,代表方如《医林改错》补阳还五汤。此外,黄芪、川芎合用具有益气活血升阳之效。李杲云"饮食失节,寒温不适,则脾胃乃伤,喜怒忧思,劳役过度,损耗元气",进而出现清阳不升。川芎可上行巅顶,配伍黄芪可以益气活血升阳,如《卫生宝鉴》顺气和中汤(补中益气汤加川芎、白芷、蔓荆子)。

川芎—芍药

古代无赤、白芍之分,因此配伍芍药对川芎功效的影响因芍药的不同而有所区别。川芎、白芍为行血调肝的常用组合。白芍苦酸微寒,可敛肝阴,补肝血,川芎辛散,调肝血而疏肝气,与白芍相配,一动一静,一散一收,养血以补肝,行气以疏肝,既相反相成,又相反相制,如《本草求真》云"血之盛者,必赖辛为之散,故川芎号为补肝之气;气之盛者,必赖酸为之收,故白芍号为敛肝之液,收肝之气,而令气不妄行也。"临床常将二药配伍用于肝郁和血虚证,偏肝郁者,配伍疏肝理气之品,如柴胡、香附、枳壳、陈皮等,方如《景岳全书》柴胡疏肝散;偏于血虚者,多加当归、熟地黄,方如《和剂局方》四物汤。川芎、赤芍为活血凉血的常用结构。赤芍有凉血散血之功,与川芎配伍,活血之力加强,且兼清热凉血之功,兼顾了瘀血日久易从热化的特点,故瘀血之证每多配用,如《医林改错》血府逐瘀汤。

川芎—大黄

川芎具有活血之功,何以配泻下之大黄?究其机理有二:一是大黄归厥阴肝经,主"下瘀血"而"破癥瘕积聚",可助川芎活血化瘀之力;二是大黄泻下通腑之功,可开瘀血下行之路,如《本草蒙筌》言大黄调中化食,推陈致新,无壅滞,定祸乱,建太平。川芎配大黄,则既可推陈出新,又有利于气血的运行,是活血下瘀的常用组合,现代常配伍用于高脂血症及慢性肾衰竭的治疗。

(二) 祛风止痛

川芎—防风

防风为风中之润药,《本草纲目》言防风"治风通用……治风祛湿之仙药。"川芎辛温之性有助防风解表祛风,防风甘润之性有制川芎的燥散。二药配伍祛风止痛之效宏,因川芎祛风止痛,防风升散解表,治风通用。《神农本草经》言防风"治大风头眩痛,恶风风邪"。防风与川芎配伍适当,则有祛风散寒、胜湿止痛之功,临床可用于风寒表证及风湿痹痛,如《此事难知》引张元素九味羌活汤及《宣明论方》防风天麻散。此外,还可用于消疮透疹。川芎与防风辛散温通,可消疮止痛,透邪外出,适用于发背痈疽,若脓已成者,则常配伍解毒消痈药,如《瑞竹堂经验方》内托千金散。川芎与防风辛温透发,可祛风止痒,二药合用,寓有"治风先治血,血行风自灭"之意,方如《太平惠民和剂局方》消风散。

川芎—独活

川芎能祛风止痛,但对于风湿痹证而言,其祛风除湿之功单用时较弱,若与功擅祛风止痛的独活相配,则祛风除湿之功较强,且二药皆性温,治风寒湿痹较好。如《名医别录》言独活"疗诸贼风,百节痛风无新久者",《汤液本草》云独活"治足少阴伏风,而不治太阳,故两足寒湿,痹不能动止,非此不能治"。二药合用,并行不悖,为祛风湿、止痹痛的常用配伍,常用于腰痛及头痛,前者如独活寄生汤,后者如羌活胜湿汤。

川芎—羌活—白芷—细辛

四药皆辛温,为祛风除湿、散寒止痛的常用组合。川芎味辛,善走散,能上行巅顶,具有较强的祛风止痛作用;羌活祛风散寒,除湿止痛,《本经逢原》谓"羌活与川芎同用,治太阳、厥阴头痛,发汗散表,透关利节"。细辛功可散寒止痛,《得配本草》云"川芎同细辛煎服,治金疮作痛。"白芷为阳明头痛要药,《汤液本草》引李杲云"头痛须用川芎,如不愈,各加引经药……阳明白芷……少阴细辛"。四药合用有较强的祛风散寒、胜湿止痛功效。四药配伍增效为历代医家所重视,并根据寒、热、湿的侧重创制了一系列的方剂,如治疗外感风邪所致的头痛的川芎茶调散(《和剂局方》),风热上犯头痛的菊花茶调散(《医方集解》)以及治外感风寒湿邪的九味羌活汤。

川芎—石膏—菊花

此为祛风热、止头痛的常用结构。川芎祛风止痛效佳,然其性辛温,单用有助火之弊,宜配伍辛凉之品。张锡纯谓"石膏凉而能散,有透表解肌之力。外感有实热者,放胆用之,直胜金丹"。菊花,《本草经百种录》言"凡芳香之物,皆能治头目肌表之疾,但香则无不辛燥者,惟菊得天地秋金清肃之气,而不甚燥烈,故于头目风火之疾尤宜焉。"三药合用,疏风清热止痛而不助火,故为祛风热、止头痛的常见结构。

(三) 行气

川芎—香附

气滞则血瘀,血瘀又可加重气滞,因此治疗气滞,既要行气,又要活血。香附疏肝理气、调经止痛,《本草纲目》云:"香附子……利三焦,解六郁。"川芎行气活血,与香附配伍,既可行气疏肝,又可活血调经以助气机的调畅。二药配伍主要用于以下两方面:①郁证。香附可"利三焦,解六郁",川芎活血行气,为血中之气药,二者配伍可奏疏肝解郁之功,并创制了行气解郁的越鞠丸。现代医家蒲辅周也认为二药合用,才能推动肝胆气郁。②月经不调。《汤液本草》云:"香附子……血中之气药也。方中用治崩漏,是益气而止血也;又能化去凝血,是推陈也。"香附为气病之总司、妇科之主帅,川芎下行血海、行气活血,二者相配,共奏疏肝调经之效,如用于温经止痛、暖宫助孕的艾附暖宫丸(《仁斋直指方》)。

川芎—苍术

善用此结构的首推朱丹溪,他认为"气血冲和,万病不生。一有怫郁,诸病生焉。故人身诸病,多生于郁。苍术、抚芎,总解诸郁,随症加入诸药。凡郁皆在中焦,以苍术、抚芎开提其气以升之。"川芎为血中之气药,有活血行气之功;苍术气味芳香雄烈,可以悦脾化湿,二药合用,活血行气化湿之功著,如《医方集解》论越鞠丸时讲到"苍术辛烈雄壮,固胃强脾,能径入诸经,疏泄阳明之湿,通行敛涩……抚芎足厥阴药,直达三焦,上行头目,下行血海,为通阴阳血气之使。"通过配伍可以用于各类郁证,如治六郁的著名方剂越鞠丸即是体现此配伍思想的代表方。

川芎—陈皮

川芎入肝经,《名医别录》言其治"诸寒冷气,心腹坚痛……胁风痛",《本草纲目》云川芎"燥湿,止泻痢,行气开郁"。陈皮利气和中,《得配本草》言陈皮"调中快膈,运胃气"。二药同用,肝、脾、胃之气同调,故行气调中之功较佳,代表方如《太平惠民和剂局方》使君子丸,以二药配伍厚朴、使君子治疗小儿疳积腹痛,属脾胃不和者。

二、用量对川芎功效发挥的影响

细析历代医家使用川芎的剂量特点,发现川芎的剂量与功效之间有一定规律:①小剂量祛风。川芎性善疏通,常用于治疗头痛、风湿痹痛,川芎在此类方中的剂量一般较小,这与对川芎功效和不良反应认识的深入有关,同时也与医家对病机与治法的研究深入有关。对此古今医家多有论述,如宋代《本草衍义》提到"川芎过于辛散……不可久服,多服令人卒暴死",《得配本草》提到川芎"上行少用、下行多用"。近代医家蒲辅周也认为川芎不可多用和久服。秦伯未认为川芎治头痛的用量以 3g 为宜,若用 9g,服后反增头晕欲吐。川芎气香窜性温,用小剂量主要取其辛散之性,上行头目、外达肌腠、祛风止痛,这与治上焦如羽、非轻不举如出一辙。②中剂量活血行气。川芎为血中之气药,其行气疏肝、和血止痛的功效主要作用于肝、胆、脾、胃,此为中焦气化的场所,治中焦如衡,非平不安。川芎调节升降平衡而入中焦,如越鞠丸以各药等份入药。川芎下行血海,活血、调经而止痛。此类方剂配伍源于张仲景,随着医家对瘀血证候认识的深入,后世医家在川芎配伍方面有较大的发展,如《医林改错》里活血化瘀方剂中多数有川芎的配伍。《傅青主男女科》中运用川芎的四十余首方剂中大都运用中等剂量。③大剂量活血通络。头风或血瘀头痛等,为久病入络、血脉不通,川芎气味俱厚,但非重用不足以祛瘀通络,故头风或血瘀头痛每大剂量使用川芎。此类方剂配伍多出自医家的独特临床经验,如《宣明论方》川芎丸用川芎五两、天麻二两治头风。陈士铎的《辨证录》中用于头风的救破汤、救脑汤、散偏汤,其川芎剂量均为一两,多于配伍的其他药数倍。先生在临床上治疗久治不愈的头痛多予以川芎 12g。药理研究证实大剂量川芎有镇痛的作用,同时有改善血液流变学的作用。先生强调川芎治疗头风用大剂量一是要严格辨证,二是要注意药物配伍,正如《本草纲目》载有川芎若"单服既久,则走散真气",且"多令人暴死",若以他药佐使,又不久服,"药具五味,备四气,君臣佐使配合得宜,岂有此害哉"?

三、茶调对川芎功效发挥的影响

中医对川芎治头痛的认识,始于汉代,但直到宋代,川芎用于头痛的方剂才逐渐增加。含川芎的方剂治头痛在服用时常辅以茶调,祛风止头痛的方剂尤为明显。茶叶,性苦味凉,《汤液本草》云其"苦以泄之,其体下行,所以能清头目"。《本草蒙筌》认为"茶体轻浮,采摘之时,芽蘖初萌,正得春生之气,是以味虽苦而气则薄,乃阴中之阳,可升可降者也。故古:云清利头目"。茶叶用于配伍川芎的方剂中,既可上清头目,又可制约川芎过于温燥与辛散,使升中有降,升而无过,如《太平惠民和剂局方》川芎茶调散。

(李　远　贾志超)

第十一章　厚　朴

厚朴入药始载于《神农本草经》中品。历代医家对厚朴的运用颇为广泛，具有鲜明的时代性和传承性。最早的本草学专著《神农本草经》记载厚朴"味苦温……治中风伤寒头痛，寒热惊气，血痹死肌，去三虫"，明确了厚朴的性味，还指出其具有解表散寒、消积驱虫的功效。《伤寒杂病论》中对厚朴的运用亦多有记载，张仲景在全书中共收录含厚朴配伍的方剂 14 首，开创了后世对厚朴临床配伍应用的诸多先河，体现了厚朴功效的多样性。厚朴具有行气消痞、去积导滞、消痰平喘等多种功效。

一、配伍对厚朴功效发挥的影响

（一）行气消积

1. 去积消痞，活血除滞

厚朴—大黄

两药配伍，常用于治疗肠胃积滞、腹胀痞满、大便不通者。大黄乃苦寒之药，尤擅泻下攻积，为治疗积滞便秘之要药。厚朴辛散，能通过行气而达到除痞消积通滞的效果。东垣谓厚朴"结者散之，神药也"，即言其长于行气除痞，消积通滞，此乃厚朴之主要功效。厚朴得之大黄，则去积消痞之力倍增，而大黄伍以厚朴，泻下之中兼可行气，用于便秘者常收事半功倍之效。两药合用，寒温同施，适用于各种肠胃积滞证，方如《伤寒论》中大承气汤、小承气汤、厚朴大黄汤、厚朴三物汤、麻子仁丸诸方，均以厚朴、大黄相须为用。

2. 杀虫驱积，消痞通滞

厚朴—槟榔

槟榔辛温，归于大肠经，有杀虫之功，且可驱虫谱广，对诸般寄生虫均有疗效，因而《名医别录》称其"杀三虫，去伏尸，疗寸白"。厚朴也能驱虫，《神农本草经》记载其可以"去三虫"，缪希雍对此解释为"三虫亦肠胃湿热所生，苦能燥湿杀虫，故亦主之也"。二药配伍，杀虫驱积而止痛，广泛用于各种虫积腹痛证,代表方如《简明医彀》之槟梅汤(槟榔、枳实、香附、木香、砂仁、厚朴、干姜、肉桂、川楝子、苦楝根皮、甘草、川椒、乌梅)。根据虫积轻重,均以厚朴、槟榔与相关温里药、理气药、驱虫药、攻积药等灵活配伍,从而达到杀虫消积的功效。此外两药相配,还经常用于脾胃积滞证。

3. 消痞除满,行气化滞

厚朴—枳实

枳实乃是破气除痞、化痰消积之常用药。陶弘景认为此药"主除胸胁淡癖,逐停水,破结实,消胀满,心下急,痞痛,逆气,肋风痛,安胃气"。厚朴行气除痞,消积通滞,与枳实配伍后,二药消痞化滞之力倍增,时常用于各种痞满积滞之证,尤善中焦痞证。此外,厚朴、枳实亦被用于妇产科及外伤科疾患,二者与他药相伍后或能行气通滞,或可消积化瘀,代表方有《医学心悟》之神验保生无忧散(厚朴、枳实、艾叶、当归、川贝母、黄芪、荆芥穗、白芍、菟丝子、川芎、羌活、甘草)。

4. 活血通滞,行气润肠

厚朴—当归

当归"去恶血,养新血",既可活血化瘀,也能养血补血,走而不伤正,补而不碍滞,为治疗血虚血瘀证的常用要药。厚朴消积化滞,有"破宿血"之功,与当归配伍后,可随其入血分而行气活血,逐瘀通滞。另一方面,当归得之厚朴,其行血化瘀之力亦增,当归之补益还能制约厚朴耗气伤津之弊。两药为伍,可用于各种瘀血阻滞证。若是血瘀积滞较重者,在以二者行气活血消滞的同时,常酌加水蛭、大黄、三棱等破血攻积之品,以助其化瘀消癥、攻积除滞;若是气机阻滞较重而成瘀积者,又常以厚朴、当归与陈皮、木香、沉香等相关理气药共用,以增行气化瘀、理气化滞之效。

当归甘温而质润,能补血而润肠通便,汪昂论其可"润燥滑肠";厚朴化滞除满,与当归相合,乃是降气之中兼有润下,补血同时也可消积。两药配伍,每每用于血虚肠燥便秘。东垣对于小儿血虚肠燥,清阳不升,浊阴不降,腹胀便秘者,喜用厚朴、当归行气通便,养血润肠,另加桃仁以增二者通便之力,再以升麻升举阳气,神曲和胃消食,最后少佐全蝎通络散结止痉,全方共奏升阳补血,润肠通便之功,此即《兰室秘藏》所载之升阳益血汤。

5. 益气除满

厚朴—人参

人参味甘性平,归脾、肺、心经,自古就被医家奉为补气圣药,《药性论》云其"主五藏气不足,五劳七伤虚损,补五脏六腑……保中守神",有补脾益肺、大补元气、生津安神等功效,对气虚者最为适宜。厚朴行气除满,化滞消积,与人参相配,则行气而不耗散,补益却不碍滞,两药一行一补,一走一固,堪称补气消痞之经典配伍结构,加之二者皆归于脾经,因而特别适用于气虚所致的痞满积滞证。张仲景早已识此,故在《伤寒论》中载有厚朴生姜半夏甘草人参汤,方中厚朴、人参一消中滞,一补脾虚,全方合用可健脾温运、宽中除满,主治发汗后脘腹胀满之症。

6. 温阳通痹,行气消痞

厚朴—桂枝

桂枝辛、甘、温,有发散温煦之性,能温通经脉、助阳化气,陶弘景在《名医别录》中载其"主治心痛,胁风,胁痛,温筋通脉",说明此药尚可通利血脉而止疼痛。厚朴辛温散结、去积消痞,与桂枝配伍后,两药相辅相成,消积同时兼可温通止痛,助阳之余也能行气化滞。另一方面,桂枝归心经,厚朴归脾、胃经,二药相合,互为导引,既可共入血脉以逐瘀滞,亦可同驻中焦以消痞积,被广泛用于寒凝气滞所致的三焦诸般痞满、积滞、瘀阻等证。用于上焦阳虚胸痹证时,桂枝温通心阳以开痹,合之厚朴又可助阳以增其行气化滞之功,张仲景在枳实薤白桂枝汤中即以二者温阳化滞。

7. 温里行气,降逆消滞

厚朴—吴茱萸

吴茱萸辛散苦泄,性热祛寒,主入肝经,既可散肝经之寒,亦可疏肝气之郁,为治肝寒气滞之主药,且有散寒止痛、降逆止呕、助阳止泻等功效,《神农本草经疏》谓其"辛温暖脾胃而散寒邪,则中自温,气自下,而诸证悉除"。厚朴行气消滞,与吴茱萸相合,二药行气调气之力倍增,并兼有温里散寒之功,因而时常配伍用于寒凝气滞、肝脾失调之证。对于阳虚生寒、腹满痞胀、饮食无味者,刘完素即以厚朴、吴茱萸温里行气,酌加肉桂、干姜、花椒以增温阳祛寒之力,再入陈皮助厚朴理气除满之功,白术健脾以补中虚,诸药共奏温中散寒、行气除胀之功效(《宣明论方》吴茱萸汤)。

8. 温阳行气,散寒化滞

厚朴—附子—干姜

厚朴消积通滞,擅入中焦而行气化滞。附子、干姜皆为大辛大热之品,其中附子功专散寒救逆、补火助阳,乃是"回阳救逆第一品药",干姜长于温中散寒、回阳通脉。附子走而不守,干姜守而不走,自古每每以两药相须为用,以增温阳祛寒之效。厚朴与附子、干姜配伍,三药都归于脾经,用之临床,对于中焦阳虚、阴寒内盛,运化无力,饮食不消,清阳不升之泄泻久痢者,三者既可行气化滞止痢以治标,更可温阳补火散寒以治本,如此则寒邪除、食积消、清阳升、中虚复,虚实同治而泻痢自止,如《太平惠民和剂局方》朴附丸(厚朴、附子、神曲、干姜),即是专以厚朴、附子、干姜温阳行气、散寒化滞,厚朴还兼有除湿之效,少加神曲甘以缓急,可佐制附子、干姜辛温峻烈之性,并兼能消食和胃,合干姜以健运脾阳,四药共用,温中健脾、行气消滞,主治脾元虚弱、饮食迟化、腹痛肠鸣、脏腑滑泄、昼夜无度或胃气虚损、食欲不振、反胃恶心,及久患脾冷泄泻者。

9. 行气调肝,消积通滞

厚朴—木香—青皮

木香行气止痛,健脾消食。《本草纲目》云木香"乃三焦气分之药,能升降诸气",说明木香功可行气化滞,且尤以化中焦痞满积滞为长。青皮性峻力猛,偏入肝胆,能疏肝破气,消积化滞,《本草汇言》便称其为"破滞气,削坚积之药"。厚朴行气消积,为"散结之神药",得之木香、青皮配伍后,相须为用,化滞消积之力甚强,且木香、青皮兼有健脾、疏肝之功,因而常将三者配伍用于肝郁气滞、肝脾失调、脾胃不和等所致的积滞证。《赤水玄珠》卷八温中汤即以厚朴、木香、青皮行气化滞,白术、砂仁除湿止泻,合干姜以健脾温中,再加白芍柔肝缓急,全方温中理气,化湿止痢,对于痢疾泄泻、腹痛饱胀、不思饮食者,可使积滞去、湿浊除、气机复、诸症自安。

10. 破血消积,行气化滞

厚朴—三棱—莪术

但凡癥瘕积聚结块者,多由血瘀、气结、食停所致。三棱、莪术均能破血行气、消积止痛。《药类法象》认为三棱"主老癖痛,癥瘕结块,妇人血脉不调,心腹刺痛。破瘀血,消气胀",《本草蒙筌》则谓莪术"专驱破痃癖,止心疼,通月经,消瘀血",而厚朴也有行气消积之功,三药合用,功可破血消积,行气化滞,对于有形之坚积癥瘕尤为适宜。邓老师尤擅以三药配伍白芥子、海蛤壳治疗肿瘤,因肿瘤为有形之疾,由痰瘀胶结而成,故白芥子、海蛤壳重在化痰,三棱、莪术重在逐瘀,厚朴行气之功增强祛痰活血之力。

(二)燥湿化浊

1. 燥湿健脾,理气化浊

厚朴—苍术—陈皮

厚朴苦温而有燥湿化浊之功,历代本草对此多有记载,《药性赋》论其

"除湿散结调中",认为其长于除湿满、化湿浊。苍术苦温燥湿以祛湿浊,辛香健脾以和脾胃,乃是燥湿健脾之要药。对于陈皮,李时珍认为其"苦能泄,能燥,辛能散,温能和。其治百病,总是取其理气燥湿之功",有健脾燥湿、理气化痰的功效。厚朴与苍术、陈皮相合,堪称相须为用之典型配伍。三者同属脾经,药性皆温,都有燥湿化浊之效,陈皮合苍术尚可健脾助运以化湿,陈皮合厚朴也可理气行气以消滞,用之临床,最擅除中焦湿浊。邓中甲先生对三药除湿满之实证倍加推崇,常用于中焦湿浊困阻,运化失职所致的诸多病症,如湿困脾胃所导致的脘腹胀满、不思饮食,便溏泄泻等。

2. 补脾除湿

厚朴—白术—茯苓

白术甘苦而性温,归于脾、胃二经,以健脾燥湿为主要作用,素有"脾脏补气健脾第一要药"之称。茯苓味甘而淡,甘则能补、淡则能渗,既可扶正,也可祛邪,有健脾利湿之功。厚朴苦温燥湿,合之白术、茯苓,三药除湿之力大增,更兼白术、茯苓之补益,可复中焦之虚,因而时常配伍用于脾气虚弱、健运无力、湿邪内蕴所致的各种病症。先生认为,和厚朴—苍术—陈皮配伍相比,本配伍健脾、利水之力更强,而行气之力稍弱。

3. 除湿辟秽

厚朴—藿香

藿香气味芳香,功可化湿止呕、解暑,为芳化辟秽之要药。厚朴辛温燥湿,与藿香都可归脾、胃经,且药性皆偏于温。两药相伍,长于除中焦湿浊,厚朴行气之功亦可助藿香辟秽之效,因而经常用于中焦寒湿所致的诸般病症。厚朴除了燥湿化浊以外,兼有行气降下之药性,藿香则是化湿止呕之常用药,对于秽浊湿邪阻滞中焦,上逆发为呕吐者常收速效。

4. 温中化湿,醒脾消滞

厚朴—砂仁

砂仁气味芳香,辛散温通,既可化湿醒脾,也能温中行气,为醒脾调胃之要药。厚朴苦温燥湿,并能行气消滞,合之砂仁,则芳化之中兼有苦燥,温中同时亦可化滞,且二药药性皆温,都归脾、胃经,尤常用于寒湿困于中焦,或兼有气机阻滞之证,发挥了温中化湿、醒脾消滞的功效,并可根据病症偏重而酌加理气、温里、收敛、除湿等药,以顾万全之效。

5. 燥湿清热

厚朴—黄连

黄连苦寒,有清热燥湿、泻火解毒的功效,尤长于清中焦湿热;厚朴苦而能燥,也擅于除中焦湿浊。两药配伍,燥湿之力倍增,且寒温并用,可互为佐制,加之黄连大苦大寒之性,因而除湿同时也有清热之功,多被用于中焦湿热所致的各种病症,如是久痢不愈,湿热未清者,《备急千金要方》卷十五之七味散(黄连、厚朴、龙骨、赤石脂、乌梅、甘草、阿胶)。

(三) 消痰平喘

1. 消痰除湿、止咳散结

厚朴—半夏

《名医别录》谓厚朴"大温,无毒……消痰下气",明确了厚朴具有消痰平喘的功效。《药性论》认为半夏能"消痰涎,下肺气,主咳结",有燥湿化痰之功,乃温化寒痰之要药,合之厚朴,可消痰平喘,尤宜于寒邪犯肺之咳痰喘嗽。若因肺气虚寒而致咳嗽痰多者,常以厚朴、半夏配伍陈皮、甘草、五味子等以助二者化痰止咳,再用干姜、黄芪补虚散寒,此即《圣济总录》卷四十八补虚汤;若是咳喘气急较重者,除了二药相伍消痰平喘外,尚需酌加杏仁、款冬花、前胡等止咳化痰平喘药以促其功,少佐木香、沉香等理气行气,此即《内外验方秘传》卷下咳喘丸等。肺为贮痰之器,脾乃生痰之源。厚朴、半夏皆归脾、胃二经,均有消痰化湿之功,故对以痰浊为患的中焦诸证也是屡用不爽。

2. 消痰平喘,止咳调气

厚朴—杏仁

肺主气司呼吸,但凡咳喘为病,多因气机逆乱、肺失宣降而致。厚朴与杏仁相配,对此等病机颇为适用。《神农本草经》言杏仁:"味甘,温,主治咳逆上气。"厚朴得杏仁,降气止咳之力益甚,杏仁得厚朴,消痰平喘之功大增。另一方面,二者药性皆偏于温,降下之中又不失升散之性,两药配伍,降下之中兼有宣散,用之咳喘,能使肺气宣降复常,如此则痰自除、咳自宁、喘自平。正如张仲景在《伤寒论》第二十八条中云"喘家作,桂枝汤加厚朴、杏子佳",并自创桂枝加厚朴杏子汤一方(桂枝、白芍、生姜、大枣、甘草、厚朴、杏仁),可谓开后世厚朴、杏仁配伍应用之先河。

3. 宣降肺气,止咳平喘

厚朴—麻黄

麻黄入肺、膀胱经,可宣肺平喘,为治疗肺气郁遏所致喘咳之要药,李时珍称其"乃肺经专药,故治肺病多用之",缪希雍则谓其"气味俱薄,轻清而浮,阳也,升也"。而厚朴苦能下气,《本草纲目》认为此药"主肺气胀满,膨而喘咳",有消痰平喘之功。厚朴得麻黄,降下且不失升散,麻黄得厚朴,宣发之中兼可下气止咳。两药相配,既能宣发肺气,又能降泄浊气,从而使宣降合宜,肺脏安宁,用之咳喘,可谓是相得益彰。与此同时,麻黄药性辛温,《神农本草经疏》言其"禀天地清阳刚烈之气……应是大辛之药",因此与辛温之厚朴相伍后,常用于寒邪侵袭于肺,清气不升、浊气不降,清浊之气郁滞胸中而发为咳喘者,如《金匮要略》厚朴麻黄汤。

(四) 散寒祛邪

1. 散寒消阴

厚朴—细辛

细辛与厚朴性味相同,皆有辛散温通之能。厚朴归脾、胃、肺、大肠经,细辛归肺、肾、心经,二者归经各异,但合而用之,能散三焦之寒,可祛内外之邪,用于上焦外感风寒湿邪。细辛有解表散寒之长,《本草纲目》便言其"辛温能散,故诸风寒、风湿头痛宜用之",厚朴也"主治中风伤寒"。对于妇人体虚感寒、时有咳嗽者,《太平圣惠方》卷七十之厚朴散用厚朴、细辛配伍桂枝以温阳散寒解表,另加人参、白术益气补虚健脾,再以陈皮、茯苓、诃子止咳化痰除湿,如此则虚实并顾,正邪同治。

2. 解表散寒,温中和胃

厚朴—生姜

生姜辛温发散,归于脾、胃二经,《名医别录》载其"主治伤寒头痛,鼻塞""下气,止呕吐,除风邪寒热",具有解表散寒之功。厚朴亦归脾、胃经,"温热能祛风寒"。二药配伍,厚朴可增生姜祛寒之力,生姜也可助厚朴温散之性,对于风寒外袭之证多有运用。同时,二药共入脾胃以温中祛寒、降逆和中,常常用于寒犯中焦或脾胃虚寒之胃脘冷痛、呕吐纳差者。

3. 散寒解表,祛邪除湿

厚朴—紫苏

张志聪在《本草崇原》中记载"厚朴气味苦温,色赤性烈,花实咸红,冬不落叶,肉厚色紫,盖禀少阳木火之精,而通会于肌腠者也,主治中风伤寒头痛寒热者,谓能解肌而发散也",因其辛温,故有发散解表之性。紫苏辛温,归肺、脾经,《药鉴》认为"惟其性轻浮,故能散上膈及在表之寒邪。是故发表解肌,疗风寒甚捷"。厚朴与紫苏相配则散寒祛邪之力大增,加之二者皆有化湿之功,因此常用于外感风寒湿邪或寒邪外侵,内有湿浊之感冒。

4. 散寒透邪,解肌祛风

厚朴—防风—白芷

三药皆有辛温发散之性,同具散寒祛邪之功,并兼胜湿除湿之能。三药之中,防风长于祛风止痒,白芷尤擅消肿排脓。《药类法象》论防风"治风通用。泻肺实,散头目中滞气,除上焦风邪",《滇南本草》则谓白芷"祛皮肤游走之风,,止胃冷腹痛寒痛,周身寒湿疼痛"。二药配伍厚朴,散寒祛风之力倍增,更兼除湿、止痒、消肿等功效,因而时常被运用于风寒湿邪客于肌表之痈肿疮疡。如《备急千金要方·卷二十二》内补散,孙思邈在方中以厚朴、防风、白芷散寒祛邪、除湿消肿,又用桂枝、人参温阳益气,再合当归、川芎养血活血,佐以桔梗开宣肺气,甘草调和药性,诸药共奏益气养血、祛邪排脓之功,主治痈疽发背,脓已溃破者。

二、用量对厚朴功效发挥的影响

汉唐时期,厚朴的用量偏大,常在10g以上,所治疾病以实证居多,或是用于实多虚少者,如《伤寒杂病论》中大承气汤、厚朴三物汤、厚朴生姜半夏甘草人参汤三方的厚朴用量都达到了24g,厚朴麻黄汤中厚朴用量也有15g。而在《外台秘要·卷七》所载柴胡厚朴汤中,厚朴的用量更是达到了30g。在宋代以后,由于众多医家开始清楚地认识到厚朴的辛温发散之性也伴随着耗气伤津之弊,因而对厚朴的用药剂量开始变的谨慎,更重要的是此时厚朴开始被广泛用于各种虚证或虚实夹杂而偏于虚者,因此复方中厚朴用量多偏小,常在10g以内,这说明剂量的控制也是影响厚朴功效发挥方向的重要因素。如《丹台玉案》卷四之摩痛饮中厚朴的用量为6g。凡此种种,不一而足,都说明了剂量因素对厚朴在复方配伍中的功效发挥方向影响巨大。及至现代,《中华人民共和国药典》将厚朴的临床用量规定为3~10g,但由于现在的厚朴药材呈现出供不应求的局面,往往导致了厚朴生长年限不够、采割周期偏短,今之厚朴药性相比古时为弱,故而先生在临床用量时均在药典规定的范围内适当加大。

三、炮制对厚朴功效发挥的影响

在各种炮制方法中,厚朴尤以姜制法(包括姜汁炒、姜汁浸、姜汁煮)最为常用,这与厚朴历来被作为中焦要药,加之生姜即有温中散寒之功,姜制后可以更好地发挥其宽中燥湿、行气温散的功效有关。宋代时,寇宗奭在《本草衍义》中谈到"不以姜制,则棘人喉舌",此时的医家认识到了厚朴生用有"棘人喉舌"的不良反应,通过姜制则能消除此种弊端,从而达到减毒增效的目的。

四、剂型对厚朴功效发挥的影响

由于汤剂和煮散都具有吸收较快、药效发挥迅速的特点,对于外感风寒或咳痰喘嗽之肺卫表证,厚朴需发挥散寒消痰的功效,并求速效,故与他药配伍后常作汤剂或煮散剂。而其他剂型与厚朴功效发挥方向的联系不明显。

五、产地对厚朴功效发挥的影响

产地与品种的差异往往决定着药物的质量,从而对药物在复方中的功效发挥也会有较大的影响。作为千百年来的常用中药材,厚朴的产地与品种呈现出了多样性的特点,在一定程度上对厚朴的质量和功效发挥产生影响。历来以产于四川、湖北、陕西西南部的厚朴质量较好,素有"川朴"之称,临床也较常用,其中湖北恩施州(恩施在古代隶属于巴蜀的建平郡)所产厚朴质量上乘,具有皮厚、质细、油性重、香气浓、断面棕色、内表深紫色等特点,故有"紫油厚朴"之谓,被公认为道地药材。陶弘景在《名医别录》中对此早有记载:厚朴,"今出建平(现在的恩施属当时的建平郡)、宜都,极厚、肉紫色为好。"另有浙江和福建北部所产厚朴,因为质量较次,故被称为"温朴"。

(王　洪　蒋义芳)

第十二章 郁 金

郁金性味辛、苦、寒,无毒,主归肝、胆、心、肺经。郁金入药始见于《五十二病方》,先生将其功效归纳为行气解郁、活血化瘀、凉血止血、清心开窍、利胆退黄(排石)。

一、配伍对郁金功效发挥的影响

(一) 行气解郁

郁金—枳壳

郁金行气解郁、祛瘀止痛,枳壳行气消胀,宽胸快膈。郁金既入气分,又走血分,以行气解郁、凉血散瘀为要,枳壳行于气分,以理气消胀为主,二药伍用,一气一血,气血并治,行气活血,解郁止痛的力量增强,一侧重散肝郁,一擅长畅脾气,合用则肝胆脾胃兼顾,对肝脾气郁证效佳。如《北京市中药成方选集》之郁金丸(郁金、白芥子、枳壳、青皮、黄芩、白豆蔻等)主治胸膈堵闷、胃口疼痛、积聚痞块、二便不通,《辨证录》之郁金散治胸腹气痛。

郁金—旋覆花

郁金疏肝行气活血化痰,旋覆花和胃降气消痰,二药相配,则和胃降气与疏肝行气并用,活血散瘀与消痰利水并施,相辅相成,共奏行气宽胸、化痰活血之功。据董建华经验,二药是有效的理气宽胸之品,善治气血痰湿阻滞的胸痹胸痛。《黄文东医案》载二药合用又配降香、瓜蒌治冠心病,并以旋覆梗易旋覆花。旋覆梗消痰顺气,郁金理气活血,降香降气宽胸,瓜蒌化痰散结,配用则气血津液兼治。

郁金—柴胡

郁金入肝经血分,活血行气止痛,柴胡入肝经气分,行气疏肝解郁,二药合用,有疏肝解郁、活血止痛的效能,常用于肝郁血滞的胁肋胀痛、月经不调、行经腹痛。《女科方要》即用郁金配柴胡,治"妇人胁肋胀满";《太平圣惠方·

卷十》之郁金散以郁金、柴胡、栀子、大黄、犀角屑等"治伤寒发狂、谵语,大便不通,心腹胀满满欲走";《辨证录·卷八》之郁莲散,以郁金加白芍、柴胡、香附、巴戟天、莲子心等治肝郁血虚之痨瘵。

郁金——丁香

丁香辛温芳香,温中降逆,快气开郁以行壅滞,郁金芳香宣达,行气解郁,凉血祛瘀以畅气血,二药合用,辛温与辛寒并施,寒凉互制,则宣通开郁之功增强,多用于气机郁滞而兼胃气上逆之呕逆、呕吐、反胃等,如《赵炳南临床经验集》用二药相伍对气郁兼气逆之胸痹,食欲不振者,能增强理气降逆作用。

郁金——木香

木香具有行气止痛的作用,与郁金相配,可收行气活血止痛之效。木香善行脾胃之气滞,郁金善于解肝胆之气郁,故临床多将此二药用于治疗肝胃气滞所致的胸胁刺痛、脘腹胀痛、疝气痛等症。郁金能入血分,木香擅走气分,故郁金与木香配伍同用,善治气郁血滞之痛证,气郁倍木香,血郁倍郁金,如《医宗金鉴》颠倒木金散,以郁金、木香相配治胸腹气痛,又如《痧症全书·卷下》以郁金配木香、五灵脂、延胡索、砂仁、生白矾、雄黄治痧症腹痛者及九种心痛。

郁金——香附

香附善走气分而行气解郁止痛,为妇科调气之要药,郁金为血中之气药,可行气活血止痛,又"善行下焦"(《本草汇言》),故二药合用,则有行气止痛、活血化瘀之功,常用于气滞血瘀的痛经、闭经或月经不调、产后腹痛等,如《辨证录》卷十一郁金舒和散,用于妊娠大怒后,腹疼吐血,因而堕胎,及堕胎之后腹疼仍未止者,又如《常用处方手册》之郁金香附散,可行气解郁,治疗气滞血瘀胁肋疼痛、经间期腹痛。

(二)活血化瘀

郁金——丹参

丹参味苦而微辛,微寒,功能活血化瘀,去瘀生血,消肿止痛。郁金行气解郁,又入血分,活血化瘀。二药配伍,多用于瘀血停滞或气滞血瘀所致痛经、经闭、产后腹痛及胸胁刺痛。《全国中草药汇编》以郁金、丹参治痛经。晚清费伯雄之离照汤(郁金、丹参、朱砂、茯神、柏子仁、琥珀、沉香、青皮、广陈皮、生姜皮、灯心草)治心烦躁而短气,痰瘀互结所致的胸胁疼痛,夜卧不安。

郁金—赤芍

赤芍味苦,微寒,既能泻火凉血,又能消积血、行血滞,郁金既可行气疏肝,又可凉血活血,二药合用,可用于肝经瘀热之胁肋疼痛、痛经、闭经等。如《串雅补》郁金串,以郁金、赤芍与三棱、莪术、天南星、半夏等相配,治月经闭久不行。

郁金—当归—川芎

当归性温味辛,气厚味薄,可升可降,能补血活血;川芎味辛气雄,能行气血,疏肝开郁,与郁金伍用,增强行气活血止痛之功。三药合用,则活血行气而不伤血,补益阴血而不滞血,对营血瘀滞而兼血虚者尤宜。如《辨证录》之郁金舒和散(郁金、当归、川芎、香附、神曲、枳壳、白术),功能疏肝理脾、养血解郁,专治妇人肝脾气郁,阴血不足之不孕。《观聚方要补》引《医汇》之郁金四物汤(郁金、酒洗当归、川芎、生地黄、白芍等)治营血瘀滞而兼血虚的各种出血。

(三)凉血止血

郁金—槐花

槐花苦寒而入肝、大肠经,凉血止血,善治下部出血,而郁金凉血止血,亦"善行下焦",二药伍用,多用于热迫血行,血从下溢之下部出血症。如《普济方》以郁金、槐花、甘草为细末,主治一切热毒痢,下血不止,又如《杂病源流犀烛》卷十七以郁金、槐花治溺血。

(四)清心开窍

郁金—白矾

白矾又叫明矾、矾石,味酸涩,性寒,有小毒,入脾、胃、肺、大肠、肝经,既能燥湿又能化痰,尤善祛风痰,更能逐热痰、治下泄上涌,用于治疗风痰壅盛而致的癫痫,或痰阻心窍、精神失常等症。郁金辛而不烈,先升后降,既能入于气分以行气解郁,又可以走血分以凉血清心,破瘀散结,因郁金能"化痰"(《本草通玄》),故可治痰浊蒙闭心窍诸症。郁金以开郁散恶血为主,白矾以化痰为要,二药伍用,清心解郁,豁痰开窍之功益彰,为清心豁痰开窍的常用组合,多用于痰热或痰浊蒙闭清窍的癫痫、癫狂等,如《丹溪心法·附余》卷十金矾丸、《杂病源流犀烛》郁金丸皆配用郁金、白矾治疗癫狂等证。

郁金—石菖蒲

石菖蒲气味芳香、辛温走散、开窍除痰、醒神健脑、化湿开胃,郁金体轻气窜、凉血清心,入于气分,行气解郁,达于血分,凉血清心。石菖蒲以辟秽开窍为主,郁金以解郁开窍为要,二药伍用,则醒脑回苏、清心开窍之功尤著,为治温病痰热,瘀血阻遏心窍之神昏的基本组合,如《温病全书》菖蒲郁金汤以此组合与山栀、竹沥相配治疗伏邪风温、烦躁不寐、神识时昏时清、夜多谵语者,又如《重订广温热论》犀珀至宝丹以此组合与犀角、红花等相伍,用于治温病热陷血分、瘀闭心窍之神昏谵语。

郁金——藜芦

郁金有化痰开窍之功,藜芦有涌吐风痰之力,二药合用,以郁金开郁化痰,藜芦导痰外出,相辅相成,使壅积之痰涌而外出,是治疗风痰壅盛,上蒙清窍的基本药对之一。故《得配本草》谓:“(郁金)佐藜芦,决风痰壅滞。”《经验后方》之“治风痰,郁金一分,藜芦十分。各为末,和令匀。每服一字,用温浆水一盏,先以少浆水调下,余者水漱口都服,便以食压之”;《医学纲目》用郁金、藜芦为末,水调喈之,喈鼻治口噤,皆本药治风痰的实例。

郁金——牛黄

牛黄芳香开窍,凉血解毒。二药合用,长于凉血解毒开窍。《本草经解》曰:“郁金同牛黄,治阳毒,失血。”《痘疹心法》的牛黄清心丸即以此结构与黄连、朱砂同用,功能清心安神、凉血开窍,用于热陷心包之身热烦躁,神昏谵语等症。

(五) 利胆退黄(排石)

郁金——茵陈蒿

茵陈蒿芳化清利,功专清利湿热,利肝胆,退黄疸;郁金芳香透达,行气化瘀,疏利肝胆,退黄疸。二药清利湿热与疏肝活血合伍,则增利胆退黄(排石)功效。先生治疗肝炎,日久气血脾胃不足,不耐大苦大寒之品而湿热余邪未尽之黄疸,每在应证方中加配二药,对清利湿热余邪、清除黄疸有较好疗效,且无伤脾胃之弊端。

郁金——金钱草——海金沙

金钱草味甘、淡,性寒,归膀胱、小肠、脾经,功专清热利尿通淋,故治各种淋症;海金沙味甘、淡,性凉,清热利湿,通淋排石;郁金行气化瘀,疏肝解郁。三药合用,共奏清热利湿、行气排石的功用。《婴童类萃》之金砂散即用郁金、海金沙与滑石、甘草、灯心草、木通相配,治石淋疼痛难忍。

二、用量对郁金功效发挥的影响

对于多功效的单味中药来说,其用量特点不同,往往会影响其功效发挥方向。就郁金而言:小剂量(10g以下)功擅凉血止血,多用于血热所引起的各种出血;中等剂量(10～20g)则清心开窍较突出,多用于热陷心包或痰热上蒙清窍之证;中、大剂量(10～30g),功效长于行气活血止痛,常由肝郁气滞血瘀所致的病症。由此可见,改变药物的用量比例,即改变剂量环境,方剂及方剂中的药物功用、主治有可能发生改变。

三、炮制对郁金功效发挥的影响

历代对郁金的炮制方法比较丰富,宋代有火炮、煮制、浆水生姜皂荚煮后麸炒,皂荚水浸后煮(《圣济总录》)、皂荚汁煮后炒(《圣济总录》)等炮制方法。明代增加了炒制、防风皂荚巴豆河水煮(《普济方》)、烧炭存性(《本草蒙筌》),焙制、醋煮(《医学入门》)等方法。清代又增加了甘草水煮(《握灵本草》)、水煮(《大成》)、酒炒(《本草述》)、酒浸(《成方切用》)、醋炒(《傅青主女科》)等炮制方法。

研究历代郁金炮制方法发现,炮制对郁金功效的影响主要有以下几方面:①用于行气解郁、凉血止血,清心开窍,则多生用。②用于祛瘀活血止痛,可酒制、酒炒或酒浸,亦可醋制、醋炒或醋浸。③用于气郁而兼阴血不足者,用米汤及醋制,可去郁金之燥性。④用于肝脾气郁或肝胃不和证,与甘草合用,则有健胃和中之功。由此可见,不同炮制方法对药物功效发挥方向的影响是不可忽视的。

四、剂型及煎服法对郁金功效发挥的影响

剂型及相应的使用方法如煎药、服药方法等因素亦可影响药物的功效发挥方向。如同为丸剂的郁金丸,用于治疗各种气痛:《太平圣惠方》用温水送、《杂病源流犀烛》用熟汤送下、《痧证全书》以唾津咽干。同为散剂的郁金散用于治疗小儿急慢惊风者:《幼幼新书》张焕方以荆芥汤送下、《太平圣惠方》以橘皮汤调下、《宣明论》用竹叶汤温下。用于治疗血淋的郁金散,《普济方》食前以车前子叶汤调下,而《太平圣惠方》则将粗末以水一中盏煎至六分,去滓温服。用于活血止血者,《串雅补》郁金串用郁金配伍酒炒三棱、莪术、赤芍等研为粗末,以红花、桃仁汤送下,而《医汇》郁金四物汤则加韭汁、姜汁、童便温服。再者,用于治疗齿出血、牙齿疼痛(《直指》),郁金配伍白芷、细辛为细末,仍以竹叶、竹皮浓煎,入盐少

许,含咽,或炒盐敷亦可。《朱氏集验方》郁金散中,郁金与僵蚕、山豆根、皂角、巴豆等"为细末,每服半钱,新汲井花水如茶脚多,调令稀稠得所,时复咽下。如口噤,以巴豆油纸捻成条子,烧烟嗜鼻,自然口开。却以酸黄子醋调,用鹅毛拂患处,痰涎出为度。"

（陈銮香　鱼潇宁）

第十三章　丹　参

　　丹参，最早记载于《神农本草经》。不同时期医家对丹参功效的总结有差异，存在认识不一以及某些功效被淘汰的现象，如《日华子本草》记载丹参"安生胎，落死胎"，用于治疗滑胎、胎动不安以及胎死不下，《得配本草》肯定了这一观点，曰"有孕能安，死胎可落"，但是现在临床少有用及丹参安胎之功，盖"丹参活血"故也。先生将丹参的功效归纳为活血止痛、调经止带、止痒消痈、养血除烦安神、安胎。

一、配伍对丹参功效发挥的影响

（一）活血止痛

丹参—三七

　　三七味甘、微苦，性温。明李时珍《本草纲目》云："止血散血定痛，金刃箭伤、跌扑杖疮，血出不止者，嚼烂涂，或为末掺之，其血即止，亦主吐血衄血，下血血痢，崩中经水不止，产后恶血不下，血运血痛，赤目痛肿，虎咬蛇伤。"先生认为三七的功效为化瘀止血、活血定痛，与活血止痛的丹参配伍使用，二者相辅相成，相得益彰。一方面三七可以增强丹参活血止痛之力，另一方面借助三七止血之功使丹参在活血的同时不至于过分耗伤阴血。二者配伍可用于治疗瘀血所致的心腹疼痛，如《青囊全集秘旨》之追魂复还夺命丹，用"丹参三钱、桃仁一钱五分、生地黄三钱、三棱一钱五分、莪术一钱五分、三七一钱、丹皮一钱五分、茜根一钱、乌桕一钱"，以治疗瘀血凝滞在腹、作痛欲死。丹参与三七配伍现多用于治疗冠心病、心绞痛、心肌缺血等疾病。

丹参—牡丹皮

　　牡丹皮味苦、辛，性微寒。《神农本草经》将其列为中品，该书记载："（牡丹）主寒热，中风瘛疭、痉、惊痫邪气，除坚癥瘀血留舍肠胃，安五脏，疗痈疮。"牡丹皮既能活血又能凉血，与丹参配伍之后其原有清透热邪之力增强。二者可用来治疗肠痈腹痛，如《普济方》木通散（木通、薏苡仁、生地黄、桔梗、丹参、麦冬、茯苓、败酱草、牡丹皮、黄芪、甘草），亦可用于治疗肝火胁痛、经脉热伤，如《医级》之丹栀饮（牡丹皮、栀子、丹参、忍冬藤、生甘草），也可用于治疗腰肾虚冷、脚膝疼痛、胸膈中风气，如《外台秘要》之重听丸（石斛、五味子、牡丹皮、肉桂、白术、丹参、白芍、磁石、槟榔、枳实、通草、细辛）。

丹参—檀香

檀香味辛，性温。《景岳全书》曰檀香："能散风热，辟秽恶邪气，消肿毒，逐鬼魅。煎服之可散冷气，止心腹疼痛，定霍乱，和胃气，开噎膈，止呕吐，进饮食。"临证之中活血之剂大多配伍行气之药，中医自古就有"气行则血行，气滞则血瘀"之说。行气的檀香配伍活血的丹参即成为活血行气止痛的经典组合，如《时方歌括》之丹参饮，用于治疗血瘀气滞之心腹诸痛证。

丹参—独活

独活味辛、苦，性微温。唐甄权《药性论》曰："（独活）能治中诸风湿冷，奔喘逆气，皮肌苦痒，手足挛痛，劳损，主风毒齿痛。"可见独活有较强的祛风止痛作用，配合丹参的活血止痛之力，可用于治疗一切风湿顽痹之症。《圣济总录》之木香散（木香、萆薢、车前子、牛膝、羚羊角、陈皮、杏仁、丹参、独活、桂枝、杜仲、秦艽），祛风通络，除湿止痛，用于治疗脚气缓弱，肢体关节疼痛。对于虚性的疼痛也可用丹参配伍独活，如《马培之医案》独活汤（当归、丹参、秦艽、独活、牛膝、续断），温经通络，活血止痛，治疗寒邪客于肾与膀胱经之腰脊冷痛。

（二）调经止带

丹参—益母草

益母草味辛、苦，性微寒，被誉为"血家圣药"。明李士材《雷公炮制药性解》有言："（益母草）主行血养血，安胎利产……益精明目，除水气，疗血逆大热、头痛心烦，下腹中死胎，理产后血胀。"丹参与益母草都具有活血调经的功效，二者配伍，其效益增，是治疗月经不调的常用组合，如治疗月经不调，久不受孕之毓麟丸（《仙拈集》）（益母草、香附、川芎、当归、丹参、白芍、牡丹皮），以及治疗气滞血瘀型闭经之活血汤（《临证医案医方》）（益母草、泽兰、桃仁、丹参、牛膝、柴胡、当归、香附），都用丹参与益母草配伍。

丹参—当归

当归味甘、辛，性微温。《药性论》言："（当归）止呕逆，虚劳寒热，破宿血，主女子崩中，下肠胃冷，补诸不足，止痢腹痛。"当归具有活血调经、止痛之功。张介宾有言："当归补血又行血，乃血中之圣药也。"丹参与当归配伍是活血止痛、调经止带的常用组合。如治疗月经不调、赤白带下的八珍养血丸(《古方汇精》)(黄芪、生地黄、白术、丹参、当归、茯苓、川芎、白芍),治疗久不受孕的大生丸(《竹林女科证治》)(丹参、熟地黄、杜仲、延胡索、当归、川芎、阿胶)以及治疗血分热盛崩漏的赤石脂丸(《千金方》)(当归、川芎、黄芩、香附、熟地黄、续断、丹参、白芍、荆芥、黄柏)均用丹参配伍当归。

(三)止痒消痈

丹参——连翘

连翘味苦,性微寒,具有清热解毒、消肿散结的功效,自古有"疮家圣药"之美誉,《日华子本草》曰其"通小肠,排脓,治疮疖,止痛"。连翘与丹参都具有消痈排脓的功效,二者常相须为用。痈疡痒痛是由于瘀血、痰湿等蕴结而渐渐形成的,内痈的成因大部分由热毒引起,治疗上应活血消痈以治标、清热解毒以治本。丹参得连翘消痈排脓之力更佳,连翘得丹参解毒散结之力更甚。临床可用治:①乳痈。此病症多是由于热毒入侵乳房,加之妇人多气少血的生理特征而成,此时丹参、连翘常与瓜蒌、金银花配伍,如《医学衷中参西录》消乳汤(金银花、知母、瓜蒌、连翘、乳香、丹参、穿山甲、没药),方中丹参、连翘清热解毒、消痈排脓,加上穿山甲之活血通经之力,用于治疗结乳肿疼或乳痈新起。②肠痈。本病症多是由于肠道运化失常湿热蕴结肠道或忧思伤脾,气机失调,痰凝瘀结化热而成。此时丹参、连翘常配伍大黄、牡丹皮等以加强清热消痈之力,方如《临证医案医方》阑尾炎汤(大黄、牡丹皮、桃仁、丹参、白芍、败酱草、柴胡、连翘、薏苡仁、冬瓜子)。

丹参——乌蛇

乌蛇味甘,性平,具有祛风、通络、止痉的功效,如《开宝本草》记载:"(乌蛇)主诸风瘙瘾疹,疥癣,皮肤不仁,顽痹诸风。"丹参具有活血之功,专入血分,活血以止痒消痈,乌蛇药性走窜,通经络以解肌肤经脉之困,二者配伍,是祛风通络止痒的经典组合,可用于治疗多种皮肤病症。如《太平圣惠方》之乌蛇散(乌蛇、漏芦、大黄、羌活、丹参、白僵蚕、麻黄),治疗一身疥(遍身头面皆生),皮肤瘙痒。二药合用治疗皮肤病症时,乌蛇多用酒浸,一为乌蛇有小毒,酒浸之后可以祛除乌蛇的毒性,以"去性存用",二为酒具有活血通络之功,可以提高乌蛇的临床疗效。

(四)养血除烦安神

丹参——石菖蒲

石菖蒲味辛、苦,性温,具有开窍醒脑、化湿和胃、宁神益智的功效。据

《神农本草经》记载:"(菖蒲)治风寒湿痹,咳逆上气,开心孔,补五脏,通九窍,明耳目,出音声。"石菖蒲性味芳香走窜,与丹参配伍治疗各种神志疾病。如《万病回春》之天王补心丹(人参、麦冬、五味子、丹参、柏子仁、石菖蒲、远志、酸枣仁、黄连)、《古今医统大全》之丹参饮子(丹参、白术、知母、石菖蒲、当归、陈皮、麦冬、炙甘草)、《中药制剂手册》之安神补心丸(旱莲草、丹参、夜交藤、石菖蒲、菟丝子、珍珠母、合欢皮、五味子)均用丹参配伍石菖蒲治疗各种类型的健忘。

丹参—麦冬

麦冬味甘,微苦,性微寒,可"治五劳七伤,安魂定魄,止渴,肥人,时疾热狂,头痛,止嗽"(《日华子本草》)。可见,麦冬具有安神除烦、养阴润肺之功,丹参味苦性寒,二者皆入心经,临床配伍常用于心阴不足所引起的惊悸、失眠、心神不宁、烦躁、健忘等病症。若治疗健忘,常与远志、茯神等合用,如《保命集》之二丹丸(丹参、麦冬、远志、人参、朱砂、石菖蒲、熟地黄、茯神、天冬);若治疗热蒸心包所致的神昏谵语,常与生地黄、石膏等合用,如《镐京直指》之加味清营汤(生地黄、石斛、连翘、竹叶、金银花、麦冬、石膏、丹参、黄连);若治疗心阴血不足之惊悸、不寐,常与当归、柏子仁、五味子等合用,如《慈禧光绪医方选议》之朱砂安神丸(生地黄、柏子仁、丹参、酸枣仁、麦冬、当归、天冬、茯苓、玄参、远志、人参、五味子);若治心阴虚、气虚有热之癫痫,常与犀牛角、钩藤等合用,如《顾松园医镜》之清心安神豁痰饮(犀牛角、麦冬、钩藤、远志、丹参、贝母、竹沥)。

(五) 安胎

丹参—阿胶

阿胶味甘性平,首载于《神农本草经》,该书记载:"(阿胶)治心腹内崩,劳极洒洒如疟状,腰腹痛,四肢酸疼,女子下血,安胎。"丹参养血活血,阿胶补血止血,二者一敛一散,既能化解瘀血,又能防止新血妄动,从而保证了冲任有固,二药相须为用,可治疗各种类型的胎动不安,如《鲁府禁方》所载之安胎四物汤(当归、地榆、续断、丹参、白芍、木香、阿胶、川芎、艾叶、熟地黄、砂仁)与《圣济总录》之阿胶汤(阿胶、桑寄生、大腹皮、麦冬、黄芪、丹参、砂仁、柏子仁、人参、白术)均用丹参配伍阿胶治疗妊娠胎动不安。

丹参—当归

当归味甘、辛,性温,"治冲脉、带脉为病,为血中气药。血滞能通,血虚能补,血枯能润,血乱能抚,使气血各归所有"(《本草分经》)。丹参活血之力配伍当归的补益之功,可用于治疗瘀血引起的胎动不安,如《温氏经验良方》所载之茯神汤(茯神、丹参、龙骨、阿胶、当归、甘草、党参、大枣、赤小豆)用治曾伤三月胎者,又如《千金方》所载之丹参膏(丹参、川芎、当归、蜀椒)用于治疗胎动不安,易于流产。

二、用量对丹参功效发挥的影响

丹参作为多功效单味药,所使用剂量不同,往往影响其功效发挥的方向。其在唐宋时期偏向于运用大剂量,如《千金方》所载的薏苡仁败酱汤,以丹参配伍牡丹皮、败酱草、茯苓、薏苡仁、桔梗、麦冬、赤芍药、生地黄治疗肠痈,以及《太平圣惠方》载丹参汤,以丹参配伍苦参、蛇床子治疗风热,皮肤生瘾癖,苦痒成疥,二者用量均达120g。随着对丹参认识的进一步深入,临床医生对丹参的用量逐渐谨慎,明清时期以小剂量为主,如《鲁府禁方》载安胎四物汤用于治疗胎动不安,腹疼重坠,其中丹参的用量仅为五分(1.5g),又如清代《马培之医案》记载的养血祛风汤以川芎、乌药、秦艽、甘草、当归、丹参、茯苓、续断、革薢、苍耳子、白蒺藜、白术治疗麻风块斑退,汗孔未透,其中丹参的用量仅为4.5g。到了现代,丹参的用量偏向于中等剂量,如《临证医案医方》载阑尾炎汤(大黄、牡丹皮、冬瓜子、桃仁、芒硝、丹参、白芍、柴胡、金银花、连翘、败酱草、薏苡仁),丹参的用量为30g,又如《中医妇科治疗学》载柏子养心汤(柏子仁、茯神、丹参、酸枣仁、枸杞、熟地黄、郁金、泽兰、夏枯草)用于治疗妇人月经不调,丹参的用量为12g。以上内容足以说明剂量的控制也影响丹参功效的发挥方向,各朝代医家们对丹参功效认识的差异导致了用药剂量的不同。先生总结为丹参在发挥安胎功效时以小剂量为主,发挥其他功效时以中等剂量为主。《中华人民共和国药典》将丹参的用量规定为10~15g,但先生认为切不可一概而论,应根据临证所治病症的不同,调整用量,加之现在药材生长周期、人工培育等因素对药效的影响,用药剂量也应在药典规定的基础上适当加大。

三、炮制对丹参功效发挥的影响

丹参的炮制辅料以酒为主,其制法分为酒洗、酒浸、酒蒸、酒渍、酒炒等。《产科心法》载"丹参酒炒",《医学心悟》言"酒蒸",《医宗说约》云"酒浸,去芦"。丹参酒炙之后主要偏向于发挥调经止带、活血止痛的功效。一是因为酒可以引丹参入血分,更好地发挥丹参调经活血之功。其次,酒性为热,丹参经酒炙之后能缓和其寒凉之性,更有助于丹参有效成分的煎出。除酒炙之外,还有炒炙能缓和丹参的寒凉之性,使之不碍脾胃,亦可减轻其滋腻之性,如《圣济总录》载"锉,炒令黑黄。"

四、剂型对丹参功效发挥的影响

丹参在发挥各个功效时最常用的剂型是汤剂,使用频率从低到高为:止痛、止痒消痈、调经止带、安胎、养血除烦安神。酒剂是用酒浸泡药物或者将药物用酒加温隔水炖煮,可内服亦可外用。因为酒本身具有活血通络的功效,能够增加丹参的活血化瘀之力,故丹参在发挥活血止痛功效时常用酒剂,如《太平圣惠方》卷七十九载杜仲浸酒,该方以丹参配伍小茴香、肉桂、川芎、牛膝、杜仲、桑寄生、附子、熟地黄、蜀椒,于空心、午食前温服,治疗产后脏虚、腰间疼痛、肢节不利。与汤剂相比,丸剂虽然吸收缓慢但药性持久,适用于一些慢性虚弱性疾病。丹参在发挥除安胎以外的其他四种功效时,丸剂的使用也相对较高。如《大生要旨》之天王补心丹,用丹参配伍熟地黄、白芍药、当归、川芎、益母草、白术、香附,上药为末,炼蜜为丸,用于治疗妇女经事不调、临期腹痛、不能受孕,又如《幼幼新书》载五参丸,以丹参配伍人参、苦参、沙参、玄参、柴胡、茯苓、巴豆、土鳖虫、黄芩、葶苈子、杏仁,上药为末,蜜为丸,如小豆大,治疗小儿百病热毒。

五、服法对丹参功效发挥的影响

先生指出,丹参发挥不同功效与服药时间有一定关系,如发挥止痛功效时服药时间多为食前及不拘时候,发挥调经止带功效时服药时间多为食前,发挥养血除烦安神功效时服药时间多为不拘时候,发挥止痒消痈功效时多为食后,发挥安胎功效时则为空腹。方剂虽然对证,但服法不得当,不但不能充分发挥药物的功效,反而可能产生不良反应。此外,含丹参的方剂多为温服,自古就有"凉病热服,温病凉服"的说法,且温服和胃健脾,还可减轻药物对胃肠道的刺激。用酒调下亦是常见服法,因酒可增强丹参活血止痛、调经止带之功。

(王冬梅 夏孟蛟)

第十四章　桃　仁

桃仁入药首载于东汉《神农本草经》，原名桃核仁。别名有大仁、毛桃仁（《中药正别名》），单桃仁（《中药处方名辨义》），山桃仁（《中药材手册》）等。从东汉至今，桃仁入药历史悠久，且被众多医家广泛应用，现代中药学将其性能概括为：苦、甘、平，有小毒，归心、肝、大肠经。桃仁具有活血化瘀、润肠通便、消痈排脓、止咳平喘的功效。

一、配伍对桃仁功效发挥的影响

（一）活血化瘀

1. 破血逐瘀

桃仁—水蛭—虻虫

水蛭破血通经、逐瘀消癥，虻虫破血逐瘀、散积消癥，二者均为血肉有情之品。桃仁与水蛭、虻虫相配，破血逐瘀之力倍增，对于瘀血重证多有良效。三者相配，历来被看作破血逐瘀的常用配伍结构。张仲景首用三者配伍，在《伤寒论》中载有抵当丸、抵当汤，两方均由桃仁、水蛭、虻虫、大黄组成，均用于伤寒蓄血证。后人将该配伍的应用范围扩大，主要表现在用三者破血通经，治疗妇人瘀血内阻，月经不通。又可根据不同成因，配伍相应之品，如对于因寒致瘀者，《圣济总录》卷一五一之大黄汤以桃仁、水蛭、虻虫配伍干姜、细辛、牡丹皮等，温里散寒，破血通经，治疗妇人胞中有寒，经年月水不通。

桃仁—大黄

大黄苦寒，其性刚猛峻烈，既善于泄热毒，破积滞，也能入血分，活血通经，破一切瘀血，疗血热互结之蓄血，《神农本草经》言其"下瘀血血闭，寒热，破癥瘕积聚"。桃仁苦而甘寒，性柔润。二药配对，刚柔相宜，大黄得桃仁，专入血分，共奏破血积、下瘀血之功。桃仁得大黄，则柔中带刚，活血的同时破血之力亦增。二者配伍后的破血逐瘀功效早已被认识。《伤寒论》及《金匮要略》中载有桃仁、大黄配伍的方剂共6首，其中5首都有破血逐瘀的功效：抵当丸、抵当汤、桃核承气汤用于治疗蓄血证，下瘀血汤、大黄䗪虫丸则可治经闭不通，腹中瘀血诸症。桃仁、大黄配伍除了继续应用于妇科病症外，还开始广泛应用于各种伤科疾患。桃仁、大黄常与苏木、红花、当归等活血通脉之药合用，方有《扶寿精方》之通血散（桃仁、大黄、苏木、红花、当归、木通、枳壳、泽兰），破血逐瘀、清心通络，用于跌扑损伤，还有《仙拈集》之去瘀饮（桃仁、当归、大黄），用于跌打瘀血，急痛难忍者。大黄除了破积滞，还能泄热毒，与桃仁配伍，尚能泄热逐瘀，广泛用于治疗瘀热互结的各种病症。对瘀热内停，兼见大便闭结不通者，用二者可通肠腑，使瘀热与大便并下，如《金匮要略》中的大黄牡丹汤就以桃仁、大黄与牡丹皮、芒硝、瓜子配伍以泄热逐瘀，用于治疗肠痈初起之证。

　　2. 活血祛瘀

桃仁—红花

　　桃仁苦甘而平，入心、肝、大肠经，《景岳全书》云其"善治瘀血血闭，血结血燥，通血隔，破血癥"。红花味辛而温，也入心、肝经，《本草汇言》称其为"破血、行血、和血、调血之药"。二者皆有活血化瘀之功，且擅入心、肝二经，每每相须配对而活血通脉祛瘀，入心则可散血中之滞，入肝则可理血中之壅，故能疗一切血脉瘀滞之证，是活血通脉化瘀的常用药对，古代医家对其应用颇有心得。《医垒元戎》桃红四物汤（桃仁、红花、当归、熟地黄、白芍、川芎），方中桃仁、红花活血通脉，当归、熟地黄、白芍、川芎四药补血调血，六药合用，药简而力专，共奏补血活血之功，专门用于治疗血虚兼血瘀证。后世医家对此方应用极其广泛，因此该方素有补血活血第一方之称。而古今擅用桃仁、红花两药者，当推清代医家王清任，其《医林改错》中载有含桃仁、红花配伍的方剂 8 首：血府逐瘀汤中以桃红四物汤熟地黄易生地黄、白芍易赤芍和四逆散枳实易枳壳加桔梗、牛膝，是方活血祛瘀、行气止痛，用于胸中瘀血、妇人血瘀经闭不行。会厌逐瘀汤以桃仁、红花，配伍生地黄、玄参、柴胡、桔梗等化瘀利咽，可治疗瘀血内阻的咽部疾患。身痛逐瘀汤则以桃仁、红花配伍秦艽、羌活、香附、地龙等祛风除湿、活血止痛，治疗风湿外客、血瘀络阻、全身疼痛、久久不愈者。通窍活血汤中用桃仁、红花与麝香、川芎、赤芍等活血祛瘀、通络开窍，乃为血瘀所致的脱发、耳聋、白癜风等病症而设。又有解毒活血汤，方中桃仁、红花与连翘、葛根、柴胡、生地黄、赤芍等配伍，解毒活血而治温毒所致的吐泻转筋。在补阳还五汤和黄芪桃红汤两方中，王清任又以大剂量黄芪配伍小剂量桃仁、红花等，开后世补气活血通络之先河。而他在急救回阳汤中用桃仁、红花与党参、附子、干姜等回阳救急之品相伍为用，构成活血通脉、回阳救逆之剂，主治吐泻转筋所致身凉汗多之危证。王氏之方表明，桃仁、红花为瘀阻血脉之常用药对，通过不同配伍，无论病位在上在下、在内在外，还是病性之属实属虚、属寒属热，皆可运用。临床使用时，红花辛散温通而偏于活血，桃仁苦泄而长于祛瘀，然二者均有耗血伤血之弊，故用于瘀血较重者，二药用量宜大，若是调血和血，则用量宜小，以防过于走散而动血耗血。

桃仁—川芎

川芎活血行气，祛风止痛，归肝、胆、心包经，《本草汇言》言其"上行头目，下调经水，中开郁结，乃血中气药……味辛性阳，气善走窜而无阴凝黏滞之态，虽入血分，又能去一切风，调一切气"。桃仁配川芎，活血与行气并行、化瘀与通滞相兼，应用广泛，尤其适宜于气滞血瘀而兼有疼痛者，盖因二者可使气行瘀消、血脉通畅而疼痛自止。用之临床，桃仁、川芎还常常与香附、青皮、当归等相须为用，共奏活血行气祛瘀之功。《丹台玉案》至宝饮（桃仁、川芎、当归、红花、乌药、苏木、青皮、大黄），方中青皮助川芎行气之力，红花、苏木、大黄、当归则增桃仁化瘀之功，乌药、当归合川芎以活血定痛，八药共用，活血祛瘀，行气止痛，用于瘀血凝结肚腹绞痛者。

3. 活血通脉

桃仁—桂枝

《神农本草经疏》言桂枝"主利肝肺气，头痛……风痹骨节挛痛"，其性辛甘而温，归心、肺、膀胱经，可温通经脉，助阳化气，善行于肌腠经络。《本草思辨录》则强调桃仁"主攻瘀血而为肝药，兼疏肤腠之瘀"。二者相配，可温经活血，通脉祛瘀，最宜用于因寒致瘀，痹阻于血脉经络的各种病症。《金匮要略》中桂枝茯苓丸用桃仁、桂枝、茯苓、牡丹皮、白芍各等分，活血化瘀、缓消癥块，治疗妇人素有癥病，或产后恶露停滞。《太平圣惠方》乌药散，方用乌药、莪术、当归、陈皮、木香与桃仁、桂枝配伍，温经散寒、行气消瘀，用于治疗妇人因食生冷而致的寒凝血瘀证。由于桂枝功兼温阳化气，因而二药尚可用于素体阳虚，阳气不振而致的瘀血证，方如《太平圣惠方》赤芍药散，方中桃仁、桂枝配伍赤芍、当归、海桐皮、汉防己等，温经活血、祛风除湿，用于素体阳虚、风湿侵入关节、血行瘀滞、骨节疼痛者。《圣济总录》赤茯苓汤，方中赤茯苓、桃仁、桂枝、人参、半夏、柴胡、前胡、甘草八味药，共奏化痰祛瘀、通阳宣痹之功，专为胸阳不振、痰瘀内阻之心痹而设。今人又有以桃仁、桂枝、川芎、红花配伍，温经散寒、活血通络，可用于治疗冻疮，方如《中医皮肤病学简编》之桃红煎。

4. 养血活血

桃仁——当归

当归补血调经,活血止痛,其性甘温而质润,尤长于养血补血,乃补血之圣药,但凡血虚诸证均可用之,桃仁则长于活血祛瘀。两药相配,可谓是相辅相成。当归得桃仁,活血祛瘀之力增强,桃仁得当归,活血之中兼有养血补血,二者共用,有祛瘀通痹而不伤血,养血补虚而不滞血之妙,对于血虚并血瘀之证尤为适宜,此时二者多与阿胶、熟地黄、赤芍、川芎等配伍。二者不仅常用于妇科诸疾,如《普济方》之活血调经汤(当归、赤芍、生地黄、川芎、牛膝、莪术、三棱、肉桂、干漆、桃仁),养血活血,化瘀通经,适宜于妇人经闭不通,渐成癥瘕血块者,亦多用于内科、外科病症。用于内科者,如《明医指掌》养血汤(桃仁、当归、阿胶、生地黄、玄参、知母、红花),养血祛瘀,主治血气枯弱而成噎塞者。用于外科,与清热解毒之品配伍,功能养血活血、清热解毒,可治疗疮经久不愈者,方如《医学入门》活血四物汤(桃仁、当归、连翘、黄连、防风、生地黄)。若是与祛风之品相配,则可养血润燥,活血祛风,治疗手足皲裂肥厚者,方如《中西医结合皮肤病学》之皲裂膏(桃仁、当归、红花、荆芥、防风)。

5. 活血行气

桃仁——木香

大凡活血之剂多配行气之品,究其机理,主要有二:一是瘀血一证,每与气滞不行、气机失于通畅有关,故有"气滞而血瘀"之说;二是气为血帅,气行则血行,活血药与行气药配伍使用,可使气运通畅,瘀滞自消。木香行气止痛,《本草纲目》称其为"三焦气分之药,能升降诸气"。桃仁与木香共用,则活血与行气并施,实有相辅相成之妙,临床应用颇为广泛。《鸡峰普济方》之桃仁煎以二者与茴香、全蝎、硇砂、阿魏配伍,活血理气,用于胁肋脐腹气结,疼痛如锥刺,及气奔上下不下者。《太平圣惠方》桃仁丸则用两药伍以安息香、诃子,调气活血、涩肠止痢,主治气痢久不愈者。而对于气滞脱肛、肠胃久冷、腹胁虚胀、不思饮食之症,《医方类聚》木香散又以桃仁、木香配伍桂心、陈皮、厚朴、肉豆蔻、赤石脂、附子、皂荚等,以收行气活血、温阳固脱之功。

(二)润肠通便

桃仁——麻仁——生地黄

桃仁、麻仁均为质润脂多之品,都有润肠通便的功效。生地黄甘寒质润,既能清热凉血,又能养阴生津,《本经逢原》言其"内专凉血滋阴,外润皮肤荣泽。病人虚而有热者宜加用之……病人元气本亏,因热邪闭结而舌干焦黑,大小便秘,不胜攻下者用此,于清热药中通其秘结最妙,以其有润燥之功,而无滋腻之患也",因此,生地黄也有润肠通便的功效。桃仁、火麻仁、生地黄三药配伍,最宜用于阴虚血亏或阴虚燥热所致的肠燥便秘。朱丹溪在自创的润肠丸中用桃仁、火麻仁、生地黄、当归润肠通便,用枳壳合桃仁、当归行气活血导滞,五药共用,专治肠燥便秘。《片玉心书》通幽汤则以桃仁、火麻仁、生地黄配伍红花、当归、升麻、甘草,养阴润燥,泄热通便,治疗燥热伤津、大肠干涩之便秘。对于实热燥闭、大便秘结不通者,也可用三者与黄芩、大黄等清热泻火药配伍,并辅以养血行气药,方如《万病回春》之润肠汤(桃仁、火麻仁、生地黄、黄芩、大黄、当归、熟地黄、枳壳、厚朴、杏仁)。

桃仁—郁李仁

郁李仁润肠通便、利水消肿,且润中兼可行大肠之气滞,《用药法象》称其"专治大肠气滞,燥涩不通"。桃仁和郁李仁相配,多用于老人气血亏虚,气滞不行之便秘,常与其他质润多脂的果仁药合用以增效,如《杨氏家藏方》滋肠五仁丸即以二者配伍柏子仁、松子仁、杏仁等,润肠通便、行气导滞,主治老人气血不足,大肠闭滞,传导艰难。《济众新编》之三仙粥一方,仅以桃仁、郁李仁、海松子三药组方,药简而力专、通便降浊,用于老人脏腑壅滞,大便不通,浊气上冲,头痛腹痛者。

(三)消痈排脓

桃仁—瓜蒌

此为消痈排脓,治疗内痈的常用配伍结构。中医学认为痈脓实乃瘀血痰湿之渐,而内痈之成,因于热毒者十之六七,治疗的基本思路一是清热解毒以消除病因,二是活血化痰以消痈排脓。《神农本草经疏》谓桃仁"苦能泄滞,辛能散结",善泄血分之壅滞,有消痈排脓的功效。瓜蒌甘寒微苦,归肺、胃、大肠经,清热化痰,宽胸散结,《本草纲目》云其"涤痰结……利大肠消痈肿疮毒"。桃仁得瓜蒌,利气散结之功尤强,瓜蒌得桃仁,则祛瘀消痈之力益甚。二者配伍,对于热毒壅盛,气血凝滞之内痈尤为适宜。临床主要用于:①乳痈。此证多由肝气不疏、邪热内陷而成,治疗时疏肝理气固不可少,此时桃仁、瓜蒌常与青皮、橘叶、川芎等理气药相伍,以调理气机、疏肝行滞。《玉机微义》卷十五连翘饮子中,青皮、橘叶、川芎合瓜蒌行气开郁,连翘、皂角增强桃仁、瓜蒌消痈排脓之功,再加甘草调和药性,诸药配伍,疏肝散结,行气消肿而治乳痈或乳内结核之证。②肠痈。此证常有瘀热互结的病机,此时桃仁、瓜蒌可配伍牡丹皮、薏苡仁等,以增强泄热散瘀,消痈排脓的功效,方如《外科

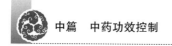

发挥》卷四之瓜蒌仁汤(瓜蒌仁、桃仁、牡丹皮、薏苡仁)。

桃仁—苇茎—薏苡仁—冬瓜子

此亦为治疗内痈的常用组合,临床用其专治肺痈。四药中,苇茎长于清透肺热,薏苡仁性凉而清热利湿,可使邪有出路,冬瓜子清肺化痰,祛湿排脓,桃仁活血祛瘀。四药合用,共奏清肺化痰,活血消痈之功。对于肺痈咳吐腥臭脓痰,胸中隐隐作痛者,单以四药相伍即可,方如《外台秘要》卷十苇茎汤。后人对此方又有发展,对于热毒内陷、伤肺成痈、舌苔白腐者,可用四药与贝母、金银花、连翘、瓜蒌、菩提根、甘草配伍,能清热宣肺,活血排脓,方如《重订通俗伤寒论》加味苇茎汤。若是热毒壅肺,血瘀成痈者,可将四药配伍鱼腥草、金银花、桔梗、黄芩、大血藤、甘草,功专清热解毒,化瘀消痈,方如《中医内科临床治疗学》之鱼腥苇茎汤。

(四)止咳平喘

桃仁—苦杏仁

桃仁有止咳平喘的作用,历代本草著作及医家均有论述。先贤认为桃仁之所以能止咳平喘治咳逆上气,在于它走血分而能降泄行气,血行则气降,气降则咳逆止。正如清代医家邹澍所云:"上气为血络不通气被壅逆者也……桃仁入血分可通气"。苦杏仁止咳平喘,《本草拾遗》言其:"利喉咽,去喉痹、痰唾、咳嗽、喉中热结生疮。"《本草便读》则谓:"功专降气,气降则痰消嗽止。"桃仁、苦杏仁配伍治疗咳嗽喘急诸症,古人早有记载。《圣济总录》双仁丸,药仅桃仁、苦杏仁两味,却可肃肺平喘而治肺气郁闭,上气喘急。若是肺气不足,痰热壅肺而发为咳嗽喘急之证,可用二者伍人参以补益肺气,再加桑白皮以增清肺化痰之力,方如《太平惠民和剂局方》杏参散。对于老人肺有寒痰、咳嗽胸闷者,又用桃仁、苦杏仁配伍生姜以温肺散寒,加甘草助桃仁、苦杏仁止咳祛痰之力,四药合用,共奏温肺祛痰之功,方如宋代医家陈直所创的生姜汤。

(五)特殊配伍

桃仁—威灵仙

桃仁、威灵仙配伍可见于《杂病源流犀烛》所载桃红饮子(桃仁、红花、威灵仙、川芎、当归、麝香),该方活血通络、祛瘀除痹而治痹证兼有瘀血者,方中桃仁、威灵仙配伍,发挥了活血通络的功效,仅限用于瘀血阻滞的痹证。时至今日,现代医家对二者的配伍应用又有发挥,且疗效确切,值得借鉴。先生常在临床辨证的基础上加用桃仁、威灵仙治疗肺系疾病,疗效颇佳:①用于久咳不愈。对于久咳而邪未传里之证,辨证后加桃仁、威灵仙者,盖《医学入门·本草》谓桃仁"兼主上气咳嗽,喘急,胸膈痞满",且桃仁可润肠通便。李杲则谓威灵仙:"推新旧积滞,消胸中痰唾,散皮肤、大肠风邪。"两药相伍,上可治咳嗽、消痰唾,下可通便而利肺气,复其宣降。此时尚可酌加理气药(如枳壳、郁金等)以合桃仁行气活血宽胸,或加解表药(如荆芥、柴胡等)以助威灵仙宣散表邪。②用于慢性咽炎。慢性咽炎属中医"喉痹"范畴,历来为临床难治之顽疾。遵"久病成瘀""久病入络"之古训,可知患者多有血瘀气滞的病机,视其咽部可见红肿而色偏暗,故加入桃仁、威灵仙两味。桃仁苦甘,李杲《用药心法》谓其"苦以泄滞血,甘以生新血,故凝血须用",朱丹溪认为威灵仙"其性好走",且"通十二经脉"(《海上集验方》),可通经络,导瘀滞,消喉痹。两药合用,共奏活血、通络、导滞之功,如此使血行则气行,瘀滞除而经络通,诸症自消。

二、用量对桃仁功效发挥的影响

剂量大小与药物的毒性息息相关。关于桃仁是否有毒,古今医家看法不一。从东汉到清代,大多数医家均认为桃仁无毒。到了现代,开始出现因过食桃仁而中毒的报道,药理研究也证实了桃仁确有一定的毒性。桃仁的毒性主要是由于其所含的大量苦杏仁苷在体内分解出较多的氢氰酸所致。氢氰酸是剧毒物质,人的致死量大约是 0.05g,它能损伤人体的中枢神经系统,进而引起呼吸肌麻痹危及生命。但是,桃仁的毒性与给药剂量、给药途径有很大的关系,以口服毒性最大,其他给药途径基本无毒。研究发现,桃仁的口服剂量最好为 5~12g,超过此则易中毒。因此,桃仁的临床用量不宜过大。同时,古人多认为桃仁有耗血伤血之弊,所以孕妇忌服,血虚津亏者也应慎用。

三、炮制对桃仁功效发挥的影响

炮制方法的不同,桃仁的功效发挥亦有侧重。生桃仁乃采摘成熟果实,堆积后,使果肉腐烂,洗出果核,敲碎,取出种仁,晒干即可。《名医别录》首载其"七月采仁阴干"。《本草经集注》承袭经方论述,首次在经典本草著作中以通则的形式规定了桃仁的炮制,此时桃仁入药开始有了"净制"的要求——即"去皮尖"或"去皮尖及两仁者"。历代对桃仁去皮方法的论述颇多,《金匮玉函经》谓:"泡去皮",《本草经集注》言"汤揉挞去皮",《太平圣惠方》则云"汤浸去皮尖双仁"。桃仁去皮一直沿用至今,使用的方法是"汤揉挞去皮"衍化而来的燀法,即燀桃仁。自古以来皆认为生桃仁活血祛瘀的力量较强,诚如李时珍在《本草纲目》中所言"桃仁行血,宜连皮尖,生用"。现代药理研究也证实,相对于其他几种炮制的桃仁,生桃仁对小鼠实验模型具有很强的抗凝血、抗血栓、抗炎等作用。桃仁皮也具有较好的活血抗炎作用。因此,活血祛瘀时宜使用生桃仁,至于去皮的燀桃仁,普遍认为是在熬制时有利于有效物质的溶出。另外,古人对桃仁有"双仁者不可用"之说,现认为似与古人对食物的"畸形恐惧"心理有关,尚未找到相关的科学依据。(麸)炒桃仁系燀桃仁加工而来。古人认为(麸)炒桃仁润燥活血之力较胜,如《本草纲目》说"润燥活血,宜汤浸去皮尖,炒黄用,或麦麸同炒,或烧存性,各随本方",古今医家多以为是。然而桃仁经炮制后,各种功效作用均趋于缓和,其润燥活血之功仍以生桃仁最强。

桃仁霜是将燀桃仁研成粗粉,用吸油纸包好,反复压榨去油,然后取出研细即可。因为去掉了桃仁中富含的油脂成分,所以桃仁霜功专活血祛瘀而无滑肠之弊。

桃仁在古代文献中还记载了一些特殊的炮制法。如《医宗金鉴》治产后阴肿"烧后外敷",《本草纲目》治崩中漏下不止者"烧存性研细,酒服"。治风虫牙痛,《本经逢原》则谓:"针刺桃仁,灯上烧烟出,吹灭,安痛齿上咬之。"《医学衷中参西录》治疗痘疹重症,大剂量使用桃仁时,主张生炒各半或生炭各半等等。加辅料炮制者,《雷公炮炙论》将桃仁去皮后加白术、乌豆煮制。张璐认为桃仁与干漆拌炒"可大破宿血"。《普济方》中收载的用于治疗鹤膝风的蜈螂丸方中,桃仁与其他诸药均用童便酒炒。上述制法,均为专方特治之法。由于工艺繁琐,一些辅料的成本远高于桃仁,在历史上并未普遍应用。

先生认为,由于生桃仁活血破血之力较强,有耗气伤血之弊,对于血虚生燥的病人,应麸炒桃仁为佳,若是脾胃虚弱、大便溏、泄而兼有瘀血证的病人,则应选用桃仁霜为宜。另外,研究发现,对不同规格粉碎度的桃仁,煎煮后苦杏仁苷含量测定的分析,表明粉碎成原药材 1/4、1/8 大小的桃仁粗颗粒含量为最高。因此,生桃仁、燀桃仁、麸炒桃仁入药时,均应适当捣碎,以利于有效成分的溶出。

四、产地对桃仁功效发挥的影响

古代桃仁来源于桃属多种植物的种子,古人对不同产地桃仁入药的论述众多,《本草经集注》云"又有山桃,其仁不堪用",《本草图经》谓"京东、陕西出者尤大而美。大都佳果多是圃人以他木接根上栽之,遂至肥美,殊失本性,此等药不可用之,当以一生者为佳。"《本草衍义补遗》曰"桃品亦多……山中一种正是《月令》中桃始华者,但花多子少,不堪啖,惟堪取仁……入药惟以山中自生者为正"。不难看出,随着中医学的不断发展,特别是中医临床的不断验证,先贤们关于桃仁入药品种的认识和看法也趋于统一,即以非嫁接的桃和山桃的种子为好,现今市场用药情况也与此相一致。桃仁全国各地均有出产,主产于四川、云南、山东、河北、陕西等地,尤以河北承德所产桃仁为上品,因为该处的气候很适合桃或山桃的生长,所产桃仁饱满多脂,具有较高的药用价值。

(王　洪　吴钱生)

第十五章　半　夏

　　半夏,味辛性温,有毒,归脾、胃、肺经。其名始见于《礼记·月令》"五月半夏生,盖当夏之半"。半夏入药历史悠久,首见于《五十二病方》,处方用名为治半夏。而在春秋战国时期,《素问》即载有半夏秫米汤,用于治疗失眠。《神农本草经》对汉以前医家认识到的半夏功效作了总结,谓其"治伤寒寒热,心下坚,下气,喉咽肿痛,头眩胸胀,咳逆肠鸣,止汗"。张仲景在《伤寒杂病论》中用半夏共42次,如"止呕之祖方"小半夏汤蠲饮止呕,半夏厚朴汤治痰气交阻之梅核气,三泻心汤用治寒热错杂、肠鸣下利等等。通过历代医家长期的医疗实践逐渐将其功效总结为燥湿化痰、降逆止呕、消痞散结,外用消肿止痛。

一、配伍对半夏功效发挥的影响

(一) 燥湿化痰

　　半夏味辛气温,为燥湿化痰之主药,中药学归为化痰药,可除中焦已成之湿。同时,气味辛温可助脾之健运,津液转输归于正常,则生痰之源可绝,有治病求本之意,对脾虚湿困之证尤宜。

　　1. 燥湿健脾化痰

半夏—茯苓

　　半夏功擅燥湿化痰、和胃降逆、消痞散结。脾喜燥而恶湿,湿去则脾运,痰涎无以为生。茯苓味甘淡,长于健脾利水,且补而不腻,利而不猛,既能扶正,又可祛邪。两药相伍,一为温燥化湿,一为淡渗利湿,一为降逆止呕治其标,一为健脾和中治其本,共奏健脾利水、燥湿化痰之功。

半夏—苍术/白术

　　半夏辛温而燥,苍术苦温而燥,白术亦为苦温之品,三者皆可燥湿,入于中焦,醒脾化湿、振奋脾阳,以恢复脾胃健运。辛能行气,香能通气,半夏、苍术相伍能行中焦之气机,除因湿浊所引起的脾胃气滞。叶天士云"若脾阳不运,湿滞中焦者,用术朴姜半之属,以温运之……亦犹低洼湿处,必得烈日晒之",而"诸湿肿满,皆属于脾",无论湿困中焦,还是痰湿内停、脾虚不运都是主要原因。白术善于补脾气以健脾燥湿,使脾健水湿得除,则痰饮可消,半夏、白术相伍,祛邪与扶正兼顾,能健脾胃,除痰湿。

半夏—陈皮

半夏辛温燥烈,功擅燥湿化痰,降逆止呕。陈皮辛苦而温,长于理气健脾,燥湿化痰。两药合用,半夏得陈皮之助,则气顺而痰自消,化痰湿之力尤胜,陈皮得半夏之辅,则痰除而气自下,理气和胃之功更著。两者相伍,共奏燥湿化痰、健脾和胃、理气止呕之功。临床常用于痰湿上犯之胸膈胀满、咳嗽痰多脾胃失和、湿浊内困而致脘腹胀满、恶心呕吐等。

半夏—秫米

半夏辛温,燥湿化痰而降逆和胃,能和阴阳表里,使阳入于阴而令安眠;秫米甘而微寒,健脾益气而升清安中,并制半夏之辛烈。两药合用,一泻一补,一升一降,有除湿痰,和脾胃,展气机的作用,使阴阳协,脾胃和,可入眠,为治"胃不和,卧不安"之良药。

2. 温阳蠲饮

半夏—细辛

半夏配细辛,温肺化饮,主要用于证属饮邪停肺,兼见风寒束表,病势有向上向外倾向者。半夏辛燥化饮兼降逆气,细辛温燥开通,驱水饮而逐湿寒,温肺化饮兼解表邪。二者合用,化饮降逆之功大,温肺散寒之力强。

半夏—干姜

干姜辛热,最善温暖脾胃、驱散中焦沉寒、温化水饮痰浊,令颓萎重振生机。半夏辛温,燥湿化痰、降逆止呕、下气消痞,对有形之痰饮湿浊及无形之气逆、气结皆有良效。两药配伍,辛开苦降,温而复燥,可温阳气于中州之地,化痰饮于水泽之乡,令阴寒四散、脾土健运、气化正常,退痰饮湿浊。

3. 清热化痰

半夏—黄芩

半夏辛温性燥,入脾胃二经为主,功能化饮祛痰、和胃止呕;黄芩苦寒,入肺经,苦燥肺中之痰、寒清肺中之热。两药合用,既杜生痰之源,又清贮痰之器,源清流洁、痰化肺清、湿去逆降之功显。临床多用于痰热壅肺之咳嗽痰多色黄者,或痰热痞结,气逆不降之呕吐等。

半夏—石膏

半夏辛散苦燥温通,性沉而降,长于燥脾湿而化痰浊,气逆呕吐、胸脘痞满之良药;石膏辛甘大寒,入肺胃二经,为清泄肺胃实热之要药。两药配对,寒温并用,既清泄肺胃之热,又化痰降逆止呕、止咳,有肺胃同治之妙,莫枚士云"胃热犯肺者之治,当半夏石膏并用也"。

4. 化痰息风

半夏—天南星

半夏、天南星均可辛温燥湿化痰。半夏能入脾胃,主治湿痰,且能降逆止呕;天南星兼走经络,善治风痰,且能祛风定惊。两药相伍,半夏燥湿健脾,以杜生痰之源,天南星开泄化痰,以搜经络中之风痰,合用祛风痰之效著。临床多用于顽痰咳喘,风痰眩晕,中风仆倒,口眼㖞斜,舌强语謇以及癫痫惊风等症。

半夏—天麻

半夏辛温,为治湿痰要药,长于燥湿化痰;天麻甘平,为治内风圣药,善于平肝息风止眩晕。前人有"无痰不作眩"之说,故用半夏燥湿化痰治其本,天麻息风平肝治其标。两药配对,标本兼顾,化痰息风,治眩晕、头痛。《脾胃论》云:"足太阴痰厥头痛,非半夏不能疗;眼黑头眩,虚风内作,非天麻不能除。"临床用于风痰上扰,症见眩晕头痛、胸闷呕恶、舌苔白腻、脉弦滑。

半夏—皂荚

风痰之证多为积痰生热,痰随气升则清窍蒙蔽。半夏辛温,长于燥湿化痰;皂荚辛散走窜,具祛痰、搜风、开窍之力,善治风痰壅盛,清窍阻闭之证。皂荚得半夏之佐,则祛痰之力大增,祛风痰、开清窍之功更著,使痰去则气降,气降则风息,而清窍自开。

(二)降逆下气

1. 祛痰下气

半夏—杏仁

刘河间曰:"治咳嗽者,治痰为先,治痰者,下气为上"。半夏味辛平,辛入肺而散气,平则止逆而下气,更为燥湿化痰之要药;杏仁味苦性降,苦入肺则降泄肺气,更兼宣利肺气之功。二者相伍,各有侧重,治痰兼下气,使气降痰消而喘咳止。

半夏—麻黄

麻黄味辛性温,中空而浮,宣通肺气,长于平喘,而其蠲饮化痰之力甚微;半夏味辛性燥,色白入肺,散气降逆,但更长于燥湿化痰。二者一宣一降,平喘之力强,除痰之效著,临床多用于胸满气急、水湿停留之证候。

半夏—五味子

咳喘日久,归于肺脾肾三脏,肺气耗散,脾失健运,痰饮内生,肾不纳气,失于固摄。半夏味辛性燥,能燥湿化饮,下气祛痰,痰湿去而脾胃健,肺气降而咳喘平;五味子味酸甘性温,一则酸甘生津,可防半夏温燥太过而伤津,一则既能补气益肺肾,又能敛肺止嗽定喘。两药相伍,散中有收,标本兼顾,止咳平喘之力强,临床用于虚劳咳喘,痰饮上泛,日久不愈等。

半夏—桑白皮

半夏气味辛温,下气祛痰,燥湿化痰而健脾;桑白皮辛散苦降,泻肺平喘,利水消肿。桑白皮入手太阴肺经,作用在肺,半夏入脾、胃、肺经,但着重作用于中焦脾胃。二药伍用,脾肺并重,生化有权,则脾气健运,痰无以生,肺气通畅,邪不可干,故二药合力,清热化痰、止咳平喘之力增强。

2. 和胃降逆

半夏—生姜

半夏、生姜性味相同,均辛温燥散,具降逆、止呕、和胃、化痰之功。两药配伍,协同为用。半夏降逆止呕为主,生姜化水止呕为辅,且又具温中化饮之功,相互协同而增强和胃止呕之效。另外,半夏为有毒之品,生姜可制半夏之毒,属相畏配对,制其所短,展其所长,可更好地发挥和胃降逆作用。临床用于水饮停胃而见呕吐清水痰涎、苔白腻等症。《金匮要略》中以二药组成的生姜半夏汤和小半夏汤可治痰饮内停、呕吐、反胃等。但就其药性而言,二药相伍对痰饮和湿邪内阻所致之呕吐更佳,《医宗金鉴》言:"生姜散邪,半夏涤饮,呕自止矣。"

半夏—藿香

半夏性燥烈,偏于燥湿和胃,降逆止呕;藿香与半夏皆归脾胃经,藿香气芳香,长于化湿悦脾,宽中快气,和胃止呕,《图经本草》谓其"治脾胃吐逆,为最要之药"。二者合用,一以芳化,一以温燥,有两调脾胃之功,并化湿和中,有较强的温胃止呕之效。临床用于寒湿困中、脾胃不和之头目昏沉、胸脘痞闷、呕恶腹泻之症。

半夏—黄连

半夏辛散苦燥温通，性质沉降，长于燥脾湿化痰浊，降胃气止呕吐，又能辛散消痞；黄连苦寒降泄，清泄胃热而燥湿，开中焦气分之热结。两药配对，寒热互用，以其辛开苦降调气之升降。且清热无碍祛湿，燥湿又无妨清热，有相辅相成之妙用，共奏清热化痰，散结止呕之功。

半夏—旋覆花—赭石

旋覆花降气止噫祛痰，赭石镇逆坠痰止呕，两药配伍，善治胃失和降所致之嗳气、呃逆、呕吐等症。半夏能增强二者的降逆化痰止呃作用。三药合用可主治痰浊内阻，胃气上逆之心下痞硬、噫气不除、反胃呕吐涎沫。柯韵伯谓："旋覆、半夏作汤，调代赭末，治顽痰结于胸膈，或涎沫上涌者，最佳。"

半夏—竹茹

竹茹清化热痰、除烦止呕，其性甘寒而偏于凉，善清胃热、止呕吐；半夏燥湿化痰，降逆止呕，性辛温而偏热，善化痰浊、降胃气。二药配伍，一寒一热，相互约束，又相反相成，除湿化痰、止呕和胃之效佳。

半夏—砂仁

半夏燥湿化痰，振奋脾阳，降逆止呕；砂仁气味芬芳，其气香入脾胃，温中行气，醒脾和胃止呕，《本草求真》言其"为醒脾调胃要药"。二药皆为辛温之品，半夏燥湿以复脾运，砂仁芳香醒脾以除湿，且可通过运行中焦之气机，以通调三焦，合用则温中除湿，行气止呕之力强。临床用于脾虚气滞、痰湿内阻、呕吐痞满、胃脘疼痛等。

半夏—丁香

半夏辛温，禀秋金收降之性，为降胃安冲之主药；丁香辛温，主归脾胃，其性下行，有温中散寒、降逆止呕之功。二者药性偏热，半夏善于和胃降逆，丁香长于温中降逆，合用对于脾胃虚寒所致呕吐具有良效。

3. 补虚降逆

半夏—麦冬

半夏燥湿祛痰降逆，麦冬凉润生津，一燥一润，一温一清，如此，辛温宣开与甘寒养阴并用,润肺胃而降逆气,清虚热而化痰浊,润而不腻,补而不滞,燥不伤阴,潜虚火、降逆气,主治肺胃阴虚、虚火上炎、气失宣降之肺痰咳逆上气、呕吐涎沫等症,如麦门冬汤。费晋卿谓:"半夏之性,用入温燥药中则燥,用入清润药中则下气而化痰,胃气开通,逆火自降,与徒用清寒真有霄壤之别。"亦如《删补名医方论》谓:"熟知仲景妙法,于麦冬、人参、甘草、大枣、粳米大补中气以生津液队中,又增入半夏辛温之味,以开胃行津而润肺,岂特用其利咽下气哉? 顾其利咽下气,非半夏之功,实善用半夏之功也。"

(三)消痞散结

半夏—厚朴

半夏辛温,化痰开结,张山雷谓"半夏味辛,辛能泄散,而多涎甚滑,则又速降"。厚朴辛苦温,李杲曰厚朴"苦能下气,故泄实满;温能益气,故能散湿满"。两相配伍,厚朴行气可协助半夏化痰,半夏降逆亦可助厚朴行气,共同完成行气开郁、消痞散结之用,使痰气郁结于胸腹之证得以解除。

半夏—瓜蒌

半夏辛温燥湿,化痰降逆,消痞散结;瓜蒌凉润涤痰,甘寒清泄而散结,可助半夏荡涤痰实,又能制其辛燥之性。两药相配伍,能开能降,助阳化湿,以达涤痰开结之目的,临床用于痰热互结、气郁不通之胸脘痞满,或痰浊胶结所致的胸痹疼痛,或痰热壅肺之胸膈塞满、气逆咳嗽、吐痰黄稠等。

半夏—枳实

半夏辛温燥湿,消痞散结;枳实辛散苦泄,善于破气滞而化痰湿,消积滞而通痞塞,为脾胃气分之药。二药相伍,使痰浊去、中焦气机畅,消痞散结之力强,临床用于痰阻气滞,胸胁胀满,寒热呕哕,心下坚痞等。

二、用量对半夏功效发挥的影响

半夏剂量在小于 10g 时,侧重于燥湿化痰健脾、和胃降逆,而对于阴虚气逆,脾虚生湿,胃气呆滞诸证,应以半夏为佐为使,而重点发挥其补虚降逆作用时,其剂量也都在 10g 以下。在中剂量时,半夏用于和胃降逆较多。

对于半夏的剂量,大多现代出版的书籍记载半夏用量均不出 10g。但古书记载半夏用量可达 30~50g。张锡纯谓:"每用(半夏)一两(约 31.25g),煎汤两茶盅,调入净蜂蜜二两,徐徐咽之。无论呕吐如何之剧,未有不止者。"可见,张氏用半夏止呕剂量可达 30g 以上。另外,张仲景治疗呕吐,其法灵活,用药独特,善用半夏。纵观张仲景各方,半夏用于降逆止呕者最多。凡有呕吐

症者,其治疗方剂中几乎都有半夏。通过对张仲景止呕方剂的比较,可以窥见半夏降逆止呕的功效与其剂量的联系:

方名	半夏用量	原书主治	呕吐情况
柴胡桂枝汤	二合半	伤寒六七日,发热微恶寒,支节烦疼,微呕,心下支结,外证未去者	微呕
小柴胡汤	半升	伤寒五六日中风,往来寒热,胸胁苦满,嘿嘿不欲饮食,心烦喜呕	喜呕
大柴胡汤	半升	呕不止,心下急,微烦者	呕不止
小半夏汤	一升	呕家本渴,渴者为欲解;今反不渴,心下有支饮故也	呕家
大半夏汤	二升	胃反证	胃反

通过上表,可见从"微呕""喜呕""呕不止"到"呕家""胃反",呕吐程度逐渐加大,相应半夏用量也随之增大。在大半夏汤中,半夏用量达到二升,为张仲景止呕诸方中半夏用量最大的一首方,而该方主治为"胃反",其呕吐程度也最为严重。由此不难看出半夏止呕这一功效其强度与用量成正比关系。

三、炮制对半夏功效发挥的影响

半夏在《神农本草经》中列为下品,"多毒不可久服",历代的本草文献也均将其记载为"辛温、有毒"。半夏药用历史悠久,是中医临床上最常用的有毒中药之一,因此半夏的炮制方法及炮制作用为历代医家所关注。半夏通过炮制,不仅可以减毒,也是其功效发挥方向的有效控制因素之一。

半夏炮制品,最早见于《黄帝内经》,当时记载为"治半夏",但却没有说明其炮制方法。确切的炮制方法,最早见于张仲景的《金匮玉函经》"半夏不㕮咀,以汤洗十数度,令水清滑尽,洗不熟有毒也。"陶弘景《本草经集注》对半夏的炮制方法及炮制目的则阐述得更为详尽和明确:"凡汤酒膏丸散用半夏……以热汤洗去上滑,手挼之,皮释随剥去,更复易汤洗之令滑尽,不尔,戟人咽。"到了后世,随着中医药学的发展,半夏的炮制方法逐渐增多,炮制品种也随之增加。《本草纲目》曰:"痰分之病,半夏为主,造而为曲尤佳。治湿痰以姜汁,白矾汤和之,治风痰以姜汁及皂荚煮汁和之,治火痰以姜汁、竹沥或荆沥和之,治寒痰以姜汁矾汤入白芥子末和之",这些不同制法的半夏,具有特定的药效作用。从而满足了中医临床的治疗需要。

生半夏辛热毒甚,以外用为多。但配伍得当,内服对于风痰上扰也有较多应用。

法半夏辛温,多用于燥湿化痰。

姜半夏与姜浸半夏,功效相似,对于胃气不和,呕吐呃逆等使用较多。《本草丛新》曰:"半夏……性畏生姜,用之以制其毒而功益彰。"孙思邈言:"半夏。除湿化痰和胃气……制用姜汁炒。"以生姜制半夏,一方面生姜可以制约半夏之毒性;一方面可以增强半夏降逆止呕之效。现代药理研究显示,两种姜半夏均可减缓胃肠运动,说明姜制半夏不仅可以消除生半夏对胃肠黏膜的刺激,保护胃黏膜正常功能,同时又能拮抗生半夏加速胃肠运动导致的吐泻而起到和胃降逆止呕的功效。

清半夏长于燥湿化痰,但由于炮制过程中加入白矾作为辅料,在制约半夏毒性的同时增加了白矾的不良反应,如烧心、嘈杂、致吐等,以致降低或抵消了半夏止呕作用。《神农本草经读》言:"今人以半夏功专祛痰,概用白矾煮之,服者往往致吐,且致酸心少食,制法相沿之陋也。"但清半夏用于和胃降逆不在少数,分析其原因,可能有以下几点,含清半夏的方剂主要来源于张锡纯《医学衷中参西录》,而张锡纯对清半夏的用法有其独到之处,其认为半夏"惟药房因其有毒,皆用白矾水煮之,相制太过,毫无辛味,转多矾味,令人呕吐,即药房所鬻之清半夏中亦有矾,以之利湿痰犹可,若以止呕吐及吐血、衄血,殊为非宜。愚治此等证,必用微温之水淘洗数次,然后用之,然屡次淘之则力减,故须交分量加重也。"且张氏用半夏和胃降逆,多以赭石相伍,弥补了清半夏降逆和胃功效的不足,提出"赭石、半夏以镇冲气,使之安其故宅。"如《医学衷中参西录》之寒降汤、温降汤、镇逆汤等皆用此二味以镇冲降胃。

半夏曲辛平微甘,偏化食痰,能温胃化滞降逆,脾虚生湿者亦适用。

(张　利　贾志超)

第十六章　人　参

人参性平,味甘、微苦,主入肺、脾、心经,亦归肾经。人参乃补气之圣药,其核心功效为补气。根据人参运用的历史沿革,先生将人参的功效归纳为五个大方面,直接功效有:①补气健脾,养胃和中;②补气益肺;③补气养心,安神益智;④补气生津;⑤大补元气。间接功效有:①补肾纳气;②补气养血;③补气助阳;④补气回阳;⑤补气敛阴;⑥补气摄血;⑦扶正解表;⑧攻补兼施;⑨助正清热;⑩补气活血;⑪明目。其核心功效为补气。

一、配伍对人参功效发挥的影响

(一) 补气健脾,养胃和中

人参—白术

白术甘苦性温,主归脾胃经,以健脾益气、燥湿为主要作用,《本草求真》谓其"补脾气,燥脾湿",并将白术誉为"脾脏补气第一要药"。人参、白术相须为用,振奋脾胃生机,具健运之功而有冲和之德。培补中土,使药气四达,则周身之机运通和、水谷之精微敷布。故《本草求真》曰:"若虚呕谷气不行,当以参、术补胃,推扬谷气而已。"《药鉴》谓人参:"与土炒白术同用,则助其补中。"《本草思辨录》在此基础上进一步阐释为"因吐利重丧其津,而脾弱不振也,是虽有参以生津,而参以气胜,术以味胜。味胜者培中土而滋化源,尤为得力。"白术、人参同能补益中焦脾胃,白术补气之力虽不及人参,但却具燥湿之效。《神农本草经疏》曰:"术为阳药,故善除阴湿,湿去则脾胃之气旺,阳主气,气盛则身轻,脾主四肢,湿去则脾健,健则四肢利,故能涉险负重也。"因此,人参与白术相配,白术既可增强人参补气健脾之力,又能针对脾不化湿、湿困脾土,发挥燥湿化浊之效,故二药合用有相辅相成之妙。

人参又具甘润生津之功,可制约白术温燥之性,防止其对人体正常津液的耗伤,故合用又有相制相成之功。参、术合用以补气健脾,早在张仲景方中已有运用,方如理中丸。但补气健脾的代表方当首推《太平惠民和剂局方》四君子汤(人参、白术、茯苓、甘草),此为治疗脾胃气虚证的基础方,后世众多补脾益气方剂多由此方衍化而来,如异功散、六君子汤、香砂六君子汤、柴芍六君子汤、参苓白术散等。

人参—茯苓

人参与茯苓相配,是补气健脾的常用组合。茯苓性平,味甘、淡,归心、脾、肾经,功能利水渗湿,健脾宁心。《神农本草经》谓其"治胸胁逆气,忧患,惊邪,恐悸……利小便"。《医学启源》则称其"止消渴,利小便,除湿益燥……和中益气为主。"茯苓味甘而淡,甘则能补,淡则能渗,药性平和,能补能泻,《本草新编》曰:"佐人参、白术,分消其水湿,以固其脾土而开胃气也",并谓人参"如健脾也,必加茯苓、白术"。人参与茯苓相配还可用于肺虚痰喘之证。对于痰的产生,前人有"脾为生痰之源,肺为贮痰之器"一说。脾肺气虚,脾虚不能运化水液,津停为湿,湿聚成痰,肺虚不能宣发肃降,水道失于通调,津液凝滞为痰。茯苓善渗泄水湿,使湿无所聚,痰无由生而杜生痰之源。人参补肺虚而又健中焦,肺脾气盛则津液通调,输布有常,痰湿自除。因此,参、苓合用有补肺化痰之效。代表方如《仁斋直指方》人参饮(人参、茯苓、桔梗、半夏、五味子、细辛、枳壳、杏仁、甘草),主治咳嗽痰壅。

人参与茯苓相配亦可用于治疗下焦肾气虚弱之证。如《医学启源》谓人参"若补下焦元气,泻肾中之火邪,茯苓为之使",《本草备要》亦称人参"得茯苓补下焦,泻肾火"。人参与茯苓皆能入肾,人参能补肾气,茯苓能泻湿浊,湿浊去则肾精封藏有常,肾中相火亦不妄动。因此,参、苓相配有补肾益气之妙。常与熟地黄等补肾益精之品合用。人参和茯苓相配还是补心安神的常用组合,并常与石菖蒲、远志、酸枣仁等合用。

人参—黄芪

人参与黄芪相配,是补气健脾的常用组合。人参、黄芪皆有补气健脾之功。《本经逢原》谓黄芪"同人参则益气"。人参偏于阴而健中,黄芪偏于阳而卫表,一阴一阳,一表一里,合用共奏补气扶正之功。黄芪与人参的补气之功有别,故不少医家曾对其进行比较。如《得配本草》谓"黄芪补气,而气有内外之分。气之卫于脉外者,在内之卫气也。气之行于肌表者,在外之卫气也。肌表之气,补宜黄芪。五内之气,补宜人参。若内气虚乏,用黄芪升提于表,外气日见有余,而内气愈使不足。久之血无所摄,营气亦觉消散,虚损之所以由补而成也。故内外虚气之治,各有其道。"一方面强调了黄芪固表益卫之力,一方面却又否定了黄芪补脾健中之效,此说值得商榷。许多方剂都体现了黄芪擅于补中焦之气,如《金匮要略》黄芪建中汤、《内外伤辨惑论》补中益气汤等。《本草求真》谓黄芪"为补气诸药之最","然与人参比较,则参气味甘平,阳兼有阴;芪则秉性纯阳,而阴气绝少,盖一宜于中虚,而泄泻、痞满、倦怠可除;一更宜于表虚,而自汗亡阳,溃疡不起可治。且一宜于水亏而气不得宣发;一更宜于火衰而气不得上达之为异耳",明确指出黄芪也可补中焦脾胃之气。《本经疏证》更提到黄芪"直入中土而行三焦,故能内补中气……能中行营气……能下行卫气……三者皆本于水谷,是三焦为营卫之本,脾胃之蒸府变化,又为三焦之本",亦强调了黄芪的补中健脾之功。这也说明参、芪相配治疗中焦气虚证是协同增效的。方如《卫生宝鉴》参术调中汤,主治内伤自利、脐腹疼痛、肢体倦怠。

人参与黄芪相配不仅可以用于治疗一般的脾胃气虚证,还可用于脾胃气虚所致的气虚发热证、气虚下陷证。黄芪在补气方面具有自身的特点:第一,具有升阳之功;第二,具有甘温除大热之力,以其甘温纯阳之性,消散阴火,治疗气虚及血虚发热,诚如《本草正义》谓黄芪"补益中土,温养脾胃。凡中气不振,脾土虚弱,清气下陷者最宜"。而参、芪相配,补气升阳、甘温除热之力大增。《本草备要》引李杲语"参、芪、甘草,泻火之圣药,合用名黄芪汤。按烦劳则虚而生热,得甘温以益元气",并常与升麻、柴胡等升阳举陷之品相合。代表方当首推李杲创制的补中益气汤。

人参与黄芪相配还可具有补气益肺之功。二药皆能入肺,补益肺气,相须为用,功能大增,适用于肺气虚弱、咳喘日久、气短神疲者,常与阿胶等补血润肺之品,或紫菀、款冬花、杏仁等祛痰止咳平喘之品合用。方如《普济方》引《本事方》补肺散(桑白皮、熟地黄、人参、紫菀、黄芪、五味子),主治肺虚劳嗽、盗汗自汗者。参、芪相配亦具有补气摄血之功。气能摄血,故失血之证常配以黄芪、人参等补气之品以固本。人参能补气固脱,黄芪能固表助阳,配以当归、白芍等血分药,不仅有补气摄血之功,且有补气生血之妙。代表方如圣愈汤(人参、黄芪、当归、川芎、白芍、熟地黄),主治气血虚弱、气不摄血证,症见月经先期而至,量多色淡,四肢乏力,体倦神疲。

人参—柴胡—升麻

人参与柴胡、升麻具有补气升提的作用。人参长于补气,且补气之中有升提之效。故《神农本草经疏》曰:"人参得土中清阳之气,禀春升少阳之令而生。故味甘微寒而无毒,气味均齐,不厚不薄,升多于降。"柴胡与升麻相配乃为升阳举陷的常用组合,柴胡善入少阳,升麻善入阳明,二药皆有升提之力。清罗美《古今名医方论》曰:"胃中清气下沉,用升麻、柴胡气之轻而味之薄者,引胃气以上腾,复其本位,便能升浮以行生长之令矣。"因此人参与升麻、柴胡相配,乃有补气升阳之效。历代医家对本药对也多有论述。如《医学启源》谓人参"补而缓中,泻脾肺胃中火邪,善治短气。非升麻为引用,不能补上升之气。升麻一分，人参三分，为相得也"，《本草新编》称人参"如提气也，必加升麻、柴胡"。李杲所创制补中益气汤（黄芪、人参、白术、甘草、当归、陈皮、升麻、柴胡）乃为补气升阳方之典范，功能补中益气、升阳举陷，是治疗脾虚气陷及气虚发热证的常用方剂。李氏另制的益胃汤、调中益气汤、升阳顺气汤等均用此药对，对后世医家运用补气升阳法亦产生了巨大的影响。但凡治疗气虚清阳不升证候之方，多宗补中益气汤立意或由该方加减衍化而成。如张介宾治疗气虚下陷，血崩血脱，亡阳垂危之证的举元煎，即由黄芪、人参、白术、甘草、升麻、柴胡组成。

人参—山药

人参与山药相配，是补气健脾的常用组合。山药性味甘平，归脾、肺、肾经，功能补脾养胃，生津益肺，补肾涩精。山药乃药食两用之品，具有气阴双补、脾肺肾兼治、补益中略带收涩等特点。张锡纯称山药"色白入肺，味甘归脾，液浓益肾"。山药能补脾益气，主肌肉五脏，甘温能益血、滋养脾阴。然山药补益之力平缓，对于脾胃气虚较重之证，单用山药恐难担起重任，故《景岳全书》谓"第其气轻性缓，非堪专任，故补脾肺必主参术。"明确指出其需与人参、白术相配才能协同增力，作为参、术等药之辅助。对于脾胃气虚之证，人参与山药合用，人参能健运脾气，山药既能增强人参的补脾力量，又可针对脾虚不能升清，湿浊下趋肠道所致泄泻，以其收涩之性，发挥固肠止泻之效。代表方如主治脾虚湿盛泄泻之《太平惠民和剂局方》参苓白术散，又如主治脾虚肝郁，湿浊带下之《傅青主女科》完带汤等。

山药亦能补肺气，兼能滋肺阴，《药性解》引丹溪曰："山药……得补则邪自去、脾自健，于是土盛生金，金盛生水，功效相仍矣。"山药补肺之力虽较缓和，但对肺气虚特别是肺脾气阴两虚者，培土亦有助于生金。人参乃补肺之要药，与山药合用则补肺益气之功大增，适用于肺虚咳喘之证。故《得配本草》谓山药"配人参，补肺气。"方如《太平圣惠方》补肺阿胶散（阿胶、山药、人参、五味子、麦冬、干姜、杏仁、白术、肉桂），主治肺脏气虚、胸中短气、咳嗽声微、四肢少力。山药与人参相配还具有补肾气之效。山药能补肾气，兼能滋养肾阴，且具收涩之力。人参亦能补肾气，与山药合用，对脾肾俱虚者，既补后天亦有助于先天的充养，并常与山茱萸、菟丝子等补肾收涩之品合用，方如《普济方》十补丸（肉苁蓉、山药、人参、当归、肉桂、菟丝子、牛膝、熟地黄、川乌、泽泻），主治阳损久虚下冷，夜尿频起。

人参—大枣—甘草

人参与大枣、甘草相配，乃为补气健脾的常用组合。大枣味甘性温，能补益脾气。《珍珠囊补遗药性赋》谓大枣其用有二,即"助脉强神,大和脾胃"。甘草味甘性平,入中焦,具补益脾气之功。人参、大枣、甘草皆能入脾胃,补益中焦,故合用补气健脾之功甚著。《本草发挥》谓:"大枣、人参之甘以缓脾。"《本草新编》则曰:"气虚者,脾胃之气虚也……胃气即虚,得甘草之补,不能遽然承受,转若添其胀满者,亦一时之胀,而非经久之胀也。故中满之症,反宜用甘草,引人参、茯苓、白术之药,入于中满之中,使脾胃之虚者不虚,而后胀者不胀,但不可多用与专用耳。盖多用则填满,而少用则消满也;专用则添胀,而同用则除胀也,谁谓中满忌甘草哉。"《景岳全书》则称甘草:"助参芪成气虚之功。"张仲景方中多以参、枣、草合用,以奏益气补脾之功,并有助正祛邪、邪去正安之妙。代表方有小柴胡汤、半夏泻心汤、生姜泻心汤、甘草泻心汤、旋覆代赭汤、橘皮竹茹汤等。此组合为后世医家沿用,补气健脾、助正祛邪之方多取用之。

人参—陈皮

脾胃气虚,运化功能减弱,若纯用补气之品易于碍胃,故宜配少量理气药为佐,使之补而不滞。且脾胃气虚之虚弱达到一定程度亦可表现为气机流动不畅、郁滞不通,而见胸膈痞闷等气滞之象,故应在补气的基础上配以理气药行气化滞。陈皮即为常用理气药之代表。陈皮一药,气香性温,能行能降,具有理气运脾,调中快膈之功,擅理脾肺之气,又不克伐脾土,被誉为"理气之珍"。故人参、陈皮常相配而用,健脾益胃之功尤著,有"通补"之妙而无"呆补"之弊,对于脾胃气虚之证不论有无气滞皆可使用。故《本草新编》谓人参"如和中也,必加陈皮、甘草。"《全生指迷方》以陈皮四两、人参一两合用,名参橘丸,功能补气顺气,主治气病。其他代表方如《小儿药证直诀》异功散、《内外伤辨惑论》补中益气汤、《证治汇补》人参养营汤。

《得配本草》谓陈皮"配人参,补肺。"人参补益肺气又能健运脾胃,对肺气虚弱既有直接补益之功又有培土生金之效。陈皮辛行苦泄而能宣肺止咳,燥湿化痰,谓治痰之要药。《本草备要》引丹溪语"治痰,利药过多则脾虚,痰易生而反多。又曰胃气亦赖痰以养,不可攻尽,攻尽则虚而愈剧。广中陈久者良,故名陈皮。"故人参与陈皮相配亦是治疗肺虚痰嗽的常用组合。并常与半夏、桔梗等药相配。方如《魏氏家藏方》参诃饮(人参、诃子、白术、黄芪、茯苓、半夏曲、陈皮、五味子、甘草、款冬花),主治虚寒痰嗽。

人参—砂仁

人参与砂仁相配,具有健脾化湿之功。砂仁辛散温通,气味芬芳,入脾、胃经,具有化湿醒脾、行气温中之功,乃醒脾调胃之要药。《药类法象》谓其

"治脾胃气结滞不散。主虚劳冷泻,心腹痛,下气,消食。"脾胃虚寒,则脾虚不能运化水液而致湿浊中阻,引起气机阻滞,出现脘腹胀痛;水湿下趋肠道,出现肠鸣泄泻;胃气虚弱,不能和降,出现呕吐之症。针对这一系列病理变化,砂仁以其化湿、行气之功,对湿浊中阻之证能发挥较好疗效,祛除湿浊以恢复脾之健运。脾喜芳香而喜暖,砂仁芳香而气温,故又有醒脾、运脾之功。砂仁又善和中,有助于脾升胃降,有开胃健胃,止呕止泻之力。而人参则能驻守中焦,补脾扶胃,以复后天之本。人参与砂仁相配,人参补脾益气,砂仁温中行气,人参健脾养胃,砂仁醒脾和胃,人参固护中焦以助化源,砂仁芳香化湿以除浊。人参得砂仁之化,则补而不滞,砂仁得人参之固,则散而不伤。相辅相成之中又有相制相成之妙。《本草新编》因砂仁芳香走窜之性,更提出其"但止可为佐使,以行滞气,所用不可过多",并常需与人参等补气药合用,能防其耗散并有通补之妙,代表方如参苓白术散、香砂六君子汤。

砂仁亦有安胎之功,若属气血不足、胎动不安者,可与人参相配,并伍以白术、当归、熟地黄等益气补血之品。

人参—半夏

人参与半夏相配,是健脾和胃的常用组合。胃为六腑之一,以通降为顺,以受纳、腐熟水谷为职。胃气虚愆,胃失和降,则上逆为呕。半夏味苦,有降逆和胃之功,乃止呕要药;人参益气健脾,养胃补虚。二药合用,一补一降,补中有开而不壅滞,益中有降而不升浮,相辅相成,共奏健脾和胃之功。代表方如《金匮要略》大半夏汤(半夏、人参、白蜜),主治"胃反呕吐者",症见朝食暮吐、暮食朝吐、宿谷不化,乃因中焦虚寒,脾胃功能失职,不能腐熟运化水谷所致。该方功能和胃降逆,补虚润燥。又如《伤寒论》厚朴生姜半夏甘草人参汤、小柴胡汤、半夏泻心汤、旋覆代赭汤等名方均以人参与半夏相配。

人参与半夏相配还有补肺化痰之效。半夏味辛性温燥,入肺、脾经,为燥湿化痰、温化寒痰之要药,尤善治脏腑湿痰。《名医别录》谓其"主消心腹胸膈痰热满结,咳嗽上气"。人参乃补肺益气之要药,与半夏相配则有补肺化痰之效,对久咳肺气耗散,津聚为痰之证尤为适宜,亦能用于咳嗽气逆痰多,稍带正虚之证。方如《御药院方》参苏半夏汤(人参、肉桂、甘草、木香、五味子、桑白皮、陈皮、白术、紫苏、半夏),主治咳嗽痰涎,咽膈不利,喘满,气不宣通。

(二) 补气益肺

人参—桔梗

桔梗味苦、辛,性平,色白而专入肺经,且其性升浮,张元素称其乃"舟楫之剂",具有引药上行入肺之功。桔梗辛散苦泄,可开宣肺气,人参甘平补益,充养肺气,与桔梗相配,一补一宣,既有利于补益肺气之不足,又有助于肺气之宣降,从而物质基础得养,生理功能得复,因此补气益肺之功大增。而且人参还能补益脾胃,中州健运,物质精微得以充养,桔梗则能以其升提之性,使其上归于肺,从而肺有所益,宣降得复,此乃"培土生金"之妙也。故人参与桔梗相配,适宜于肺气虚弱,久咳久喘之证。并常与前胡、百部等止咳化痰平喘药,以及山药、白术等补气之品伍用。方如《奇效良方》人参丸(人参、桔梗、甘草、阿胶、五味子、肉桂、杏仁、乌梅),主治远年近日咳嗽。

人参与桔梗相配还有助正祛邪之功。桔梗功能宣肺泄邪,祛痰利气,利咽开音,宣利气机而祛邪外出;人参则能扶助正气,以助祛邪。故二药合用,功能助正祛邪。代表方如《太平惠民和剂局方》参苏饮,又如《医方类聚》引《神巧万全方》桔梗丸(桔梗、细辛、石菖蒲、紫菀、肉桂、陈皮、百合、杏仁、人参、甘草),主治肺脏伤风冷,喘促咳嗽,言语声嘶,咽喉不利。

(三)补气养心,安神益智

人参—远志—石菖蒲—茯苓

远志、石菖蒲、茯苓乃交通心肾、安神定志的常用组合,三药皆有安神作用。远志苦辛性温,性善宣泄通达,既能开心气而宁心安神,又能通肾气而强志不忘,为交通心神、安神定志、益智强识之佳品;石菖蒲辛开苦燥温通,芳香走窜,不但有开窍醒神之功,且兼具化湿辟秽之效,还能入心经、开心窍、益心智、安心神、聪耳明目;茯苓功能宁心安神,而又以茯神为良。

远志、石菖蒲、茯苓皆为能补能利之品,既可发挥补益心肾之力,又可起到祛邪化浊之效。远志能祛痰逐涎,石菖蒲能化湿辟秽,茯苓能利水渗湿,合用有助于病理产物的祛除,神清精固则心肾相交。故《本经疏证》云"要之菖蒲不可徒视为开邪,亦不可徒视为崇正,邪开而正自崇者有之,正崇而邪自开者有之,故凡水液浑浊,为神明之翳者,咸有取于是也",并谓"行水即所以浚灵明,灵明畅而气条达,气条达而水流通,水流通而灵明遂有所依"。

远志、石菖蒲、茯苓交通心肾、安神定志,三者既可合用,又可两两相配。《神农本草经读》曾对远志与石菖蒲进行比较:"菖蒲性用略同远志,但彼苦而此辛……菖蒲秉水精之气,外通九窍,内濡五脏,其性自下以行于上,与远志自上以行于下者有别。"《本草蒙筌》则引《神农本草经》注下所载:"有服石菖蒲一十三年,身生长毛,冬袒不冷,日诵万语,牢记常全。今读书士,亦或取和远志为丸,朝夕吞服。盖因目击其说,欲假以开聪明、益智慧之一助也。"明确指出石菖蒲与远志合用有安神益智之功。《得配本草》则指出远志与茯苓相配有开心之效:"(远志)配川贝、茯神,除痰郁,开心窍。佐茯苓,入肾经以泄邪"。《本草备要》亦称远志"补心肾……得茯苓、龙骨良。"

人参乃补心养心之佳品,亦能补益肾气,斡旋于心肾之间,具有安神固精之效,与远志、石菖蒲、茯苓相配后,补心安神、交通心肾之力大增。历代医家对此也多有论述,如《本草新编》对石菖蒲与人参配伍提到"凡心窍之闭,非石菖蒲不能开,徒用人参,竟不能取效。是人参必得菖蒲以成功,非菖蒲必得人参而奏效。盖两相须而两相成,实为药中不可无之物也",且人参用量需大,如《本草新编》谓石菖蒲"能开心窍,善通气,止遗尿,安胎除烦闷,能治善忘……然止可为佐使,而不可为君药。开心窍,必须君以人参。通气,必须君以芪、术。遗尿欲止,非多加参、芪不能取效……除烦闷,治善忘,非以人参为君,亦不能两有奇验也""善忘之症,因心窍之闭耳。心窍之闭者,由于心气之虚,补心之虚,舍人参无他药也。不用人参以补虚,惟恃菖蒲以开窍,窍开于一时而仍闭,又何益哉。夫开心窍尚君以人参,岂治善忘而反遗人参能取效乎"。

人参与远志、石菖蒲、茯苓四药合用,乃《备急千金要方》定志丸,主治心气不定,五脏不足,甚者忧愁悲伤,匆匆喜忘。若人参、远志重用,则名开心散,主治"好忘"。后世医家也多有发挥,在此基础上进行加味。如《寿世保元》加味定志丸(人参、远志、石菖蒲、茯苓、酸枣仁、柏子仁),主治心气不足,恍惚多忘,或劳心胆冷,夜卧不睡。

人参—酸枣仁

人参与酸枣仁相配,为养心安神的常用组合。酸枣仁味甘、酸,性平,归心、肝、胆经,功能养心益肝,安神敛汗。《素问·灵兰秘典论》曰:"心者,君主之官也,神明出焉。"心藏神,主神明。心神正常,驭气控精,调血运津,则脏腑、经络功能协调,全身安泰,故曰心乃"五脏六腑之大主"。血是神志活动的重要物质基础,心血充足则能化神养神而使心神清明。而心血的充盛又需要脾胃后天水谷精微的充养,并有赖于肝所藏之血的濡养。一旦气虚血弱,血不养心,心体失养则见心悸怔忡,心神失养则见失眠健忘。酸枣仁味甘,入心、肝经,能养心阴、益肝血而有安神之效,为养心安神之要药。《名医别录》谓酸枣仁"主烦心不得眠",《本草蒙筌》则谓其"宁心志,益肝补中"。历代医家对酸枣仁炮制方法甚为重视,指出酸枣仁生用可治疗嗜睡,炒用则有安神之功用于治疗失眠,如《本经逢原》谓"酸枣仁味甘而润,熟则收敛津液,故疗胆虚不得眠,烦渴虚汗之证生则导虚热,故疗胆热好眠,神昏倦怠之证。"人参既有补益心气、安神定志之功,又能健运脾气,使水谷精微充足,则心血生化有源。故人参与酸枣仁合用,人参重在补心气,酸枣仁重在养心血,气充血盛,气充则能行血鼓脉,血盛则能养心盈脉,心脉得养则心悸怔忡得除。心血充足,则神能受舍,失眠健忘亦能缓解。因此,人参与酸枣仁合用则养心安神

211

之功大著,常配伍当归、龙眼肉等补血药,以及远志、柏子仁、朱砂等安神药,诚如《本草新编》谓人参"如定怔忡也,必加远志、枣仁",方如《正体类要》归脾汤。

人参与酸枣仁合用亦有补虚敛汗之效。"汗为心之液",心气、心血为汗液化生之源,汗液的生成、排泄与心血、心神的关系又十分密切。如《素问·经脉别论》曰:"惊而夺精,汗出于心。"汗多又可耗伤心气。酸枣仁味酸能敛,有收敛止汗之功,《本草蒙筌》谓其"敛虚汗,驱烦止渴"。人参则能补益心气,并有固脱之力。针对汗证,人参重在养心气以治本,酸枣仁重在涩汗出以治标,标本兼顾,补涩结合,从而收效,故《得配本草》谓酸枣仁"得人参、茯苓,治盗汗"。此外,二者还常配伍黄芪等益气固表之品,以及牡蛎、五味子、山茱萸等止汗收涩之药,方如《医略六书》人参枣仁汤(人参、酸枣仁、五味子、茯神、当归、草灰、山茱萸、乌梅),主治产后汗雨不止,脉虚者,并在方后注曰"产后心肾乏竭,元气疏泄,不能统摄津液而汗雨不收,势甚危急。人参扶元以济心肾之气,枣仁养神以摄心肾之液……俾精血内充,则心肾气密而汗雨自收,何危急之有哉。"

(四) 补肾纳气

人参—肉桂

肉桂味辛甘大热,能补火助阳,益阳消阴,作用温和而持久,为治命门火衰之要药,且大热入肝肾,能使因下元虚衰所致上浮之虚阳回归故里,故曰能引火归原,因此《医学启源》谓其"补下焦火热不足",《本草分经》则称其"引无根之火降而归元"。肾为气之根,主纳气。肾的纳气功能,实际上是肾气的封藏作用在呼吸运动中的具体体现。肾精充足,肾气充沛,摄纳有权,则呼吸均匀和调;若肾精亏虚,肾气衰减,摄纳无力,肺吸入之清气不能下纳于肾,则呼吸表浅,或呼多吸少,动则气喘,谓之"肾不纳气"。

肉桂能直达肾经,以其补火助阳、引火归原之效而具有纳气平喘之功,故《本草乘雅半偈》谓肉桂"亦主上气咳逆,不能吸入,反吐其吸,此病之欲宣摄者也",《本草崇原》亦谓"上气咳逆者,肺肾不交,则上气而为咳逆之证。桂启水中之生阳,上交于肺,则上气平而咳逆除矣……吐吸者,吸不归根即吐出也。桂能引下气与上气相接,则吸入之气,直至丹田而后出,故治吐吸也"。人参乃补气之圣药,且能入肾,充养肾气而补养先天,亦能健脾和中而滋养后天。人参与肉桂相配,肉桂温肾阳重在补先天,人参健脾胃重在养后天,以后天养先天,肾气充足而喘息自平,因此二药合用补肾纳气之功尤著,诚如《景岳全书》所说"与参、附、地黄同用,最降虚火,及治下焦元阳亏乏",方如《傅青主女科》救脱活母汤(人参、当归、熟地黄、枸杞子、山茱萸、麦冬、阿胶、肉桂、荆芥)，主治产后气喘。

人参与肉桂相配，亦为温中健脾的常用组合。肉桂主入下焦肾元，亦归中焦脾胃，甘热助阳以补虚，辛温散寒以止痛，善去痼冷沉寒，《本草崇原》谓肉桂"补中焦而益上下之气也"。肉桂重在温下焦肾阳而促中焦脾胃运化，如《本草备要》曰肉桂："补命门相火之不足。两肾中间，先天祖气，乃真火也。人非此火，不能有生，无此真阳之火，则无以蒸糟粕而化精微，脾胃衰败，气尽而亡矣。"人参配伍肉桂，人参重在补气健脾以建中气，肉桂重在温补肾阳以充下元。脾胃健运，肾阳充足，则水谷腐熟有权。《得配本草》谓肉桂："得人参、甘草、麦门冬、大黄、黄芩，调中益气。"《本经逢原》则提到"脾虚不能饮食，肝脉盛，脾脉弱，用凉药治肝，则脾愈虚，用暖药助脾，则肝愈盛。但于温脾药中，倍加肉桂，杀肝益脾，一治而两得之。"参桂合用，常用于中焦脾胃虚寒证，亦可用于脾肾虚寒证，症见腹痛呕吐、下利清谷等。代表方如桂附理中丸。

参桂伍用还可用于气虚血滞之寒痹。肉桂色红入血分，辛温通散，能行气血、运经脉、散寒止痛。《日华子诸家本草》谓其"通九窍，利关节……治风痹，骨节挛缩。"《本草求真》则称肉桂："补命火，除血分寒滞。"风寒湿痹日久多伴气血亏虚，故以人参充养营气，气充以助血行。故人参与肉桂合用对虚寒久痹尤为适宜。代表方如《备急千金要方》独活寄生汤，又如《备急千金要方》附子八物汤(附子、干姜、白芍、茯苓、人参、甘草、肉桂、白术)，主治风寒湿痹，四肢关节痛不可忍。

人参—蛤蚧

人参与蛤蚧相配，具有补肾纳气之功。蛤蚧味咸性平，归肺、肾经，具有补肾益肺，纳气平喘，助阳益精之功。《本草备要》谓其"补肺润肾，益精助阳，治渴通淋，定喘止嗽。"蛤蚧为血肉有情之品，质润不燥，兼入肺、肾二经，长于补肺气、助肾阳、定喘咳，为治疗多种虚证喘咳之佳品，又能补肾助阳，兼能益精养血，有固本培元之功。人参则大补元气，既能益肺气，又能养肾气。虚证喘咳，多责之于肺肾。肺司呼吸，为气之主；肾主纳气，为气之根。肺气虚则呼吸无力，咳喘短气；肾气虚则摄纳无权，呼多吸少，动则喘甚。二药相配，人参补益肺肾以定虚喘，蛤蚧纳气益精以壮肾根，并取金水相生之意。肺气得补，肾阳得温，精血得养，故补肺益肾，纳气定喘之功效更著。临床用于治疗肺肾气虚，肾不纳气所致的短气、呼多吸少、喘息不能卧、懒言声微、痰多咳嗽等症，亦可治疗肾虚不固所致早泄、尿频、遗尿、滑精等症。《本草纲目》将蛤蚧之功与人参、羊肉并列，谓："昔人言补可去弱，人参、羊肉之属。蛤蚧补肺气，定喘止渴，功同人参；益阴血，助精扶羸，功同羊肉。"《得配本草》则指出蛤蚧与人参相配乃临床常用药对，谓蛤蚧"配参、蜡、糯米，治虚寒喘嗽；配人参、熟地,补阳虚痿弱。"《本草新编》则谓蛤蚧:"亦必得人参、麦冬、五味子、沙参乃奇。"

(五)补气生津

人参—麦冬

麦冬味甘微苦,性微寒,归胃、肺、心经,功能养阴生津,润肺清心。《景岳全书》谓其:"味甘多苦少,故上行心肺,补上焦之津液,清胸膈之渴烦,解火炎之呕吐,退血燥之虚热;益精滋阴,泽肌润结;肺痿肺痈,咳唾衄血;经枯乳汁不行,肺干咳嗽不绝;降火清心,消痰补怯。"《本草备要》则曰:"麦门冬,补肺清心,泄热润燥。"人参与麦冬相配,人参乃补气圣药,兼有生津之功;麦冬乃滋阴要药,亦有扶正之力,两药合用则补气养阴之功大增。麦冬长于滋养胃阴,生津止渴,兼清胃热;人参则长于补益胃气,亦有生津之效。二药合用,适宜于治疗热邪耗气伤津,胃之气阴不足之证,而见胃脘疼痛、饥不欲食、恶心呕吐、神疲乏力、口舌干燥、舌红少苔、脉虚数等症象。方如《千金要方》竹叶汤(竹叶、人参、麦冬、小麦、石膏、知母、茯苓、白芍、瓜蒌、泽泻、甘草),主治胃虚,阳气外蒸,泄津液,口干苦渴,气喘呕逆,涎沫相连。相配可治疗久咳伤肺,气阴两伤证,亦能治疗温燥伤肺而见气阴不足者。对于肺之气阴耗脱者,人参与麦冬相配仍有良效,诚如《本草新编》谓:"惟胃气不绝者,尚有可救之机,仍用麦冬为君,加于人参、熟地、山药、山茱萸之内,尚可延留一线。"《症因脉治》以人参、麦冬等量合用,名参冬饮,主治气虚喘逆,虚热,脉浮大,按之则空或见濡软,散大无神。又如《金匮要略》麦门冬汤,主治虚热肺痿,咳逆上气,咳痰不爽,或咳吐涎沫,口干咽燥,手足心热,舌红少苔,脉虚数。麦冬还长于养心阴,清心热,略兼除烦安神之效,人参乃补心气、安心神之佳品,二药配伍可用于心之气阴不足而见心悸怔忡、失眠多梦、心烦健忘等症,方如《千金要方》安心汤(人参、麦冬、远志、甘草、茯苓、当归、白芍、大枣),主治产后心虚,心悸不定。心主血脉,人参与麦冬相配亦有气充津足脉复之效,故《景岳全书》言麦冬"复脉须仗人参"。人参、麦冬与五味子相配,乃气阴双补之名方生脉散。

人参—生地黄

生地黄性甘苦寒,《本草备要》谓其"滋阴退阳,生血凉血"。生地黄乃滋阴生津之佳品,善补心、肝、肾之阴,也可用于胃阴虚的治疗。有此说法,生地黄以其滋腻之性可能会助湿碍胃,但《得配本草》提出"世人动云生地妨胃,其能开胃,人实不晓。唯胃中阳气不足者,服之则胃气不运,而饮食减。若胃阴虚而胃土干燥,致胃气不运者,生地滋其阴以清其火,而胃气从此运行,饮食自然渐进"，提示了生地黄滋腻之性不是很强。生地黄养阴之中亦能生气，《得配本草》谓："其生血以清阴火，举世皆知。能生气以行阳分，人多不晓。血足气得所归，所谓藉精生气。一切惊悸经枯，掌中热，劳劣痿厥，吐衄、崩漏、便闭等症，均此治之。"人参既能补益元气，又能生津止渴，与生地黄相配则能补气生津。二者配伍可用于热病伤津之证，方如《医略六书》补阴益气煎（生地黄、人参、山药、阿胶、白芍、甘草、柴胡、茯苓、黄芪），主治气阴两亏。亦可用之治疗消渴，并常配入麦冬、天花粉等，方如《医学入门》滋阴养荣汤（当归、人参、生地黄、麦冬、白芍、知母、黄柏、甘草、五味子），主治消渴，汗下过多，内亡津液，或病后水亏火炎，口燥咽干。

人参—葛根

现代中药学将葛根的功效归纳为解肌退热、透疹、生津止渴、升阳止泻。葛根与人参配伍可用于下列病症：①热病，消渴，痘疮，麻疹。外感热邪、五志化火、滥服金石均可导致热病的发生，热乃阳邪，发展到一定程度可造成对气阴的耗伤。消渴、痘疮、麻疹因在发病、病机上有一些独特之处，古人常单独立论，但就其本质而言均为热病，且常有气阴不足。人参与葛根配伍针对热病耗气伤阴，可发挥补气生津的功效。如《圣济总录》人参煎就是仅以人参、葛根两味药来治疗消渴。人参为补气佳品，亦有生津之功，《本草正义》称"辽参禀性向阴，味甘而微苦，确含清凉性质……富有养液而为补阴之最"。葛根具有生津止渴之功，《神农本草经》谓其"治消渴，身大热"。后世医家也对葛根能生胃中津液作了大量论述，一是认为葛根可直接生津液，填充胃阴，二是认为葛根可以其升散之性，鼓舞胃气，通过气化以生胃津，如张元素谓葛根"除脾胃虚热而渴"，吴仪洛称葛根"轻扬升发，入足阳明经。能鼓胃气上行，生津止渴。"也有医家对人参、葛根的生津作用持怀疑否定的态度。就人参而言，因其品种混乱，原上党出产的五加科人参已在明清以前绝迹，后世用的东北人参具有一定的温燥之性，多服甚则有动血的弊端；就葛根而言，清代医家叶天士所倡导的"葛根竭胃汁"可谓影响重大，认为葛根的升腾发散之性有耗伤胃阴的危险。但葛根与人参配伍至今在临床上还用于多种热病特别是消渴的治疗。究其原因，人参与葛根配伍可以增效减毒。葛根以其甘凉之功，可抑制人参的温燥之性，人参以其固涩之效，则能抑制葛根的发散之力。既能相辅相成，又能相反相成。②脾胃气虚证。脾胃气虚证治疗当以补气健脾为首要。人参乃"大补脾胃之健将"。《长沙药解》曰："人参气质淳厚，直走黄庭，而补中气。中气健运，则升降复其原职，清浊归其本位，上下之呕泄皆止，心腹之痞胀俱消。"脾胃气虚的病症，常有脾不升清、气虚下陷的表现。人参亦具有补气升提之功，如徐灵胎在《神农本草经百种录》中说"盖人参乃升提元气之药,元气下陷,不能与精血流贯,人参能提之使起",通过配用葛根,可加强这一作用。《药类法象》明确提出葛根乃治脾胃之药,谓葛根"治脾胃虚而渴"。而后有医家认识到葛根因辛散之力且又入脾胃经,能鼓舞脾胃清阳之气上升,故具有升举清阳之功,如《神农本草经疏》就提到葛根"发散而升,风药之性也",汪昂在《本草备要》中更将葛根称为"治脾胃虚弱泄泻之圣药"。因此人参与葛根相配,一方面针对脾胃虚弱清阳下陷的病机,人参具有补气升提的作用,而另一方面,配以风药葛根则可以其升散之性,直接升发脾胃阳气,从而使下流之谷气得以升提,此外还可以风药疏肝,肝疏则有助于脾胃运化及气机升降,且"风能胜湿",用葛根亦可祛除脾虚后因运化无力产生的水湿。故参葛相配则益气升提之力愈大。如《小儿药证直诀》七味白术散(人参、白术、茯苓、甘草、藿香、木香、葛根)治疗脾虚泄泻。而人参与葛根配伍治疗肺虚久咳,还寓有"培土生金"之义。如《圣济总录》前胡汤(前胡、五味子、生地黄、半夏、泽泻、贝母、人参、山药、茯苓、白术、杏仁、麻黄、甘草、葛根、乌梅)治疗五脏诸咳。人参与葛根配伍在金元时期还多用于内障昏花等五官科病症。值得注意的是,葛根虽以其升提之功助人参补益,但葛根也是一味解表药,可能会以其发散之力造成对正气的损伤。如张元素就提到葛根"不可多用,恐伤胃气",陈士铎也提到"葛根耗人元气,原在无形。天下有形之损,其损小;无形之损,其损大,不可不知也",但通过与人参的配伍,凭人参的固涩之力可以制约葛根的发散之性,从而来增效减毒。③外感病症。外感病症,当以发散之法治之。葛根乃是一味治疗外感之要药,《名医别录》已提到葛根"主治伤寒中风头痛,解肌发表出汗,开腠理",且葛根力量平和,无论风寒与风热皆可选用,故在解表方中多用之。外感病症照理当忌补益之品,以免"闭门留寇"。但应注意虚证外感当属例外。如气虚外感,正气本已不足,故易导致外邪侵袭。若只图发汗,无疑会加重正气损伤。此时解表药的选用宜平和,葛根乃为佳品。而又可选用适量的补气药来扶助正气,如人参之类,既能助正驱邪,又能防邪内传。葛根与人参配伍治疗气虚外感的代表方首推《太平惠民和剂局方》参苏饮(人参、紫苏、葛根、桔梗、前胡、半夏、陈皮、枳壳、木香、甘草、茯苓)。④中风偏瘫、痹证、痿证。中风偏瘫、痹证、痿证等病症均有脉络不通的表现,日久均可导致气血阴阳耗伤。早在唐代,就已将葛根与人参配伍用于上述病症的治疗。如《千金要方》大竹沥汤(竹沥、独活、芍药、防风、甘草、白术、葛根、细辛、黄芩、川芎、桂心、防己、人参、石膏、麻黄、生姜、茯苓、乌头)治疗中风偏瘫,《千金要方》独活汤(独活、当归、防风、茯苓、芍药、黄芪、葛根、人参、甘草、大豆、附子、干姜)治疗脚痹。针对正气耗伤,人参乃补气要药,与葛根配伍还能发挥养阴生津的作用。而葛根早在《神农本草经》中已被提到能治"诸痹",由于葛根具有升腾发散之性,能宣达上下,故使气血通畅,脉络得开。因此葛根与人参配伍可针对瘫、痹、痿进行治疗。

人参—石膏

石膏性味辛甘寒,性寒清热泻火,辛寒解肌透热,甘寒清胃热、除烦渴,为清泻肺胃气分实火之要药。热病易耗伤津液,石膏既有直接生津止渴之功,又有撤热保津之效。故《本经逢原》云:"石膏为阳明经辛凉解热之药,专治热病喝病,大渴引饮,自汗头痛,尿涩便闭,齿浮面肿之热证。"人参则有补气养阴,生津止渴之力,《本草思辨录》谓其"止渴亦补"。针对热病易耗气伤津的特点,人参既有益气扶正之功,又有生津护阴之效。人参与石膏合用,尤适用于热病后期,余热未清,气津两伤,而见身热多汗、烦渴喜饮、气短乏力、舌红少苔、脉来虚数等症。代表方首推白虎加人参汤(石膏、知母、粳米、甘草、人参),功能清热、益气、生津。此外,人参与石膏相配生津止渴还体现在张仲景的竹叶石膏汤(竹叶、石膏、人参、麦冬、半夏、粳米、甘草),该方功能清热生津,益气和胃,主治伤寒、温病、暑病余热未清,气津两伤证。

人参与石膏合用还具有助正祛邪的功效,常将其用于治疗中风。《神农本草经》谓石膏"主治中风寒热",《本草思辨录》对此也有所阐释"阳不足而阴有余者,风之虚也;阴不足而阳有余者,风之淫也。兹味之阴有余,正对待阳有余之证,而治其风淫。讲石膏治中风极真"。后世医家也多从石膏针对"风化之火"立论。人参补益元气可针对久痹之虚。故二药合用相得益彰。方如《医学纲目》续命汤(人参、肉桂、当归、独活、黄芩、干姜、甘草、石膏、杏仁),主治卒中,半身不遂,手足拘急,不得屈伸。

(六) 补气养血

人参—熟地黄

熟地黄,味甘,性微温,归肝、肾经,功能补血养阴,填精益髓。其甘温质润,补阴益精以滋化生血,为养血补虚之要药,《医学启源》谓其"补血虚不足,虚损血衰之人须用"。人参为补气圣药,又为气中血药,主动属阳;熟地黄为补血要药,又具甘润之性,主静属阴。二者一形一气,一阴一阳,相合则有气血双补、阴阳兼顾、动静结合之妙。正如《景岳全书》所言:"气主阳而动,血主阴而静。补气以人参为主,而芪术但可为之佐;补血以熟地为主,而芎归但可为之佐。然在芪、术、芎、归,则又有所当避,而人参、熟地,则气血之必不可无。故凡诸经之阳气虚者,非人参不可;诸经之阴血虚者,非熟地不可。人参有健运之功,熟地禀静顺之德。此熟地之与人参,一阴一阳,相为表里,一形一气,互主生成,性味中正,无逾于此。"人参补气以生血,熟地黄滋阴以助气,补元气、滋阴血相互促进,气盛则能生血,血充亦能助气。故人参与熟地黄合用补气养血有相辅相成之妙。常配伍当归、白芍、白术、黄芪等使用。代表方如《儒门事亲》三才丸,以人参、天冬、熟地黄各等分合用,收滋阴养血、生津润燥之功,主治阴虚咳嗽。又如《瑞竹堂经验方》八珍汤、《正体类要》归脾汤,皆以人参、熟地黄同用,乃气血双补剂之典范,诚如《本经逢原》所说:"阴阳相济之妙用。须知八味、十全、平调血气,且汤液性味易过,地黄与参并用,略无妨碍。"人参与熟地黄合用亦是补肾填精的常用组合,诚如《景岳全书》所言"生气于精,从阳引阴也",该书又云"善治精者,能使精中生气,善治气者,能使气中生精,此自有可分不可分之妙用""此即水中取火,火中取水之义"。人参乃生气之佳品,熟地黄则为生精之良药。人参既能补益脾土,养后天以资先天,亦能直接入肾,充养肾气。故人参与熟地黄合用补肾填精之力尤著。

人参与熟地黄合用亦可用于腰膝酸软、耳鸣耳聋、消渴遗尿等肾精亏损之证,并常与山茱萸、麦冬等养阴之品相配。张介宾称"人参、熟地者,治世之良相也",并将人参半斤或四两、熟地黄一斤合用制成膏剂,名两仪膏,具有调元扶虚之功,主治精气大亏者。此外,人参乃补气固脱之要药,熟地黄乃滋阴填精之佳品,二者合用还有益阴补气固脱之效,方如《景岳全书》六味回阳饮(人参、附子、干姜、甘草、熟地黄、当归),主治阴阳将脱证。

人参—当归

当归,味甘,性辛、温,归心、肝、脾经,功能补血调经,活血止痛,润肠通便。《神农本草经》曰:"当归……味甘温。治咳逆上气。"当归和血调经之圣药,其身长于补血,尾长于活血,诚如《医学启源》所说"能和血补血,用尾破血,身和血……血病须用",《本草新编》曰:"血非气不生,气非血不长。"人参长于补气,当归长于补血,二药合用,补气养血之功尤著。人参补气本亦有助于阴血化生,《药鉴》以"气中之血药"赞之,并谓"气不足而亡血者,须参补之"。《本草求真》则曰:"盖阳有生阴之功,阴无益阳之理,参虽号为补阳助气,而亦可以滋阴生血耳。是以古人补血用四物,而必兼参同用者,义实基此。"以上论述均说明人参补气能助生血,而在此基础上合入补血良药当归,更能增强补气养血之力。参、归相配作为补气养血的常用组合。《本经逢原》称当归"同人参、黄芪,则补气而生血",而《得配本草》则称当归"配人参、黄芪,补阴中之阳"。人参与当归相配补气养血适用于多种与气虚血弱相关的病症,如气血两虚、痹证日久、疮疡日久不能溃破或久溃不敛等。

人参—白芍

白芍味苦、酸,性微寒,归肝、脾经,功能养血敛阴,柔肝止痛,平抑肝阳。

《医学启源》引《主治秘诀》云白芍"其用有六:安脾经一也,治腹痛二也,收胃气三也,止泻利四也,和血脉五也,固腠理六也。"白芍乃补养肝血之要药。白芍能直入肝经以补养肝血,且具敛阴之功,防止肝阳上亢,肝血耗散。人参善补脾胃,脾运则气血生化有源,充养肝血,此乃土能荣木之妙也。故人参主气,重在健脾,白芍主血,重在养肝,合用则有补气生血之妙。历代医家也多有论述,《本草蒙筌》亦谓白芍"与参芪同用益气",《药鉴》亦谓其"与人参、白术同用,则补益元气",《本经逢原》则谓白芍"从人参补血虚",方如《医学发明》双和汤(人参、黄芪、熟地黄、白芍、当归、川芎、肉桂、甘草),功能补益气血,主治虚劳少力。

人参与白芍合用还有补脾柔肝、调和肝脾之功。病理情况下肝脾病变亦相互影响。若肝失疏泄,气机郁滞,易致脾失健运而脾不能正常司运,气血生化无源,血不养肝,亦加重肝郁气结,形成恶性循环,此乃木不疏土、土不荣木之病象,可见胸胁脘腹疼痛、头晕即眩、食少神疲、肠鸣泄泻等症。白芍针对肝失调达,有柔肝养肝之功,且兼入脾经,功能缓急止痛,诚如《本经逢原》谓"白芍药酸寒,敛津液而护营血,收阴气而泻邪热。盖泻肝之邪热,所以补脾之阴,即《本经》主邪气腹痛益气之谓,故仲景以为补营首药"。人参针对脾失健运,有补气健脾之效,且寓张仲景"见肝之病,知肝传脾,当先实脾"之义。参、芍相配,补气和血,健脾柔肝,故有调和肝脾之力,正如《本经疏证》谓白芍"身体疼,手足寒,骨节痛,则应之以人参,使居中而御侮",方如《医学衷中参西录》升阳汤(人参、黄芪、白术、陈皮、厚朴、鸡内金、知母、白芍、桂枝、川芎、生姜),主治肝郁脾弱,胸胁胀满,不能饮食。

(七) 补气助阳

人参—附子

人参与附子相配,既是补气回阳的常用组合,又是温中健脾的基本结构。附子味辛、甘,其性大热,归心、脾、肾经。功能回阳救逆,补火助阳,散寒止痛。《神农本草经》谓附子"治风寒咳逆邪气,温中,金疮,破癥坚积聚,血瘕,寒湿踒躄拘挛,膝痛不能行走"。附子能上温心阳、中暖脾阳、下补肾阳、外助卫阳,故《本草正义》称附子乃"通行十二经纯阳之要药"。回阳救逆之要药附子与大补元气之珍品人参相配,方为补气回阳之上策。人参甘温,益气固脱,大补脾胃之元气而固后天,力宏迅疾,能"回阳气于垂绝,却虚邪于俄顷"。附子大辛大热,回阳救逆,温壮元阳,大扶先天,善走而通行十二经。附子得人参之佐,回阳散寒之功更强;人参得附子之助,补气固脱之力更著。《本草求真》曰:"夹阴伤寒,内外皆阴,阳气顿衰,必须急用人参以益其原,佐以附子温经散寒,舍此不用,将何以救。"人参能助附子温养之功,又能制附子耗散之性。因此，参、附合用，具有刚柔相济、走守相辅的特点，回阳之中有益阴之效，补气之中有助阳之功，辛甘助阳，力专效宏，能振奋元阳，益气固脱，适用于正气大亏、阳气暴脱而见四肢厥逆、呼吸微弱、汗出肢冷、脉微欲绝之虚脱微候，诚如《医宗金鉴》云"补后天之气无如人参，补先天之气无如附子……二药相须，用之得当，则能瞬息化气于乌有之乡，顷刻生阳于命门之内"，《本草新编》则云"夫人参得附子则直前，无坚不破；附子得人参则功成，血脉不伤。至于他药，未尝不可兼投。然终不知人参与附子，实有水乳之合也"。两者配伍可单取此二味，煎浓汁服用，对昏迷病人也可用鼻饲，方如《济生续方》参附汤，也常配干姜、炙甘草同用。

人参与附子相配又是温中健脾的常用组合。人参能健脾和胃、益气生津，附子温壮阳气，与人参相配，益气健脾与温阳相互为用，引补气药通行十二经，乃"内生之寒，温必兼补"之体现，代表方如《景岳全书》一气丹，以人参、制附子为蜜丸，治脾肾虚寒，不时易泻，腹痛，阳痿，怯寒。《本草纲目》有云："气虚热甚者，宜少用附子以行参、芪。"《得配本草》亦云："温补可除大热，必须参、附，然后见功。"故二药合用，不仅能温养正气，还可甘温除热，治疗气虚发热证。

附子有生、熟之分，一般而言，生附子配人参，力雄而峻猛，常用于垂绝之症，《绛雪园古方选注》云："散寒救阳尤必人参佐生附，方能下鼓水中之元阳，上资君火之热化，全赖元阳一起，而少阴之病霍然矣。"熟附子力弱而势缓，与人参相配，久虚之症则可缓图，多配入膏丹丸散服用。但《济生续方》参附汤以熟附子与人参相配主治阳气暴脱之证。对此《本草新编》有很好的解释"或问参附汤之治阴寒直中，又救一时之垂绝者，何以又不用生附子耶？夫熟附子之治直中阴寒也，欲救其回阳也。阴寒入于至阴之肾中，祛命门之火出外，而不敢归宫，真火越出，而阴寒乘势祛逐，元阳几无可藏之地，此时而不大用人参，则元阳飞出于躯壳之外矣。然而徒用人参，不佐之以附子，则阴寒大盛，人参何能直入于腹中，以生元阳于无何有之乡？既用附子，而不制其猛悍之气，则过逐阴寒，一往不顾，未必乘胜长驱，随阴寒而尽散热，必元阳无可归，而气又连亡。故必须用熟者，同入于人参之中，既能逐阴寒之外出，又且引元阳之内归，得附子之益，去附子之损，所谓大勇而成其大仁也。"

人参—干姜

干姜味辛性热，归脾、胃、肾、心、肺经，长于温中散寒，健运脾阳，为温暖中焦之主药。《医学衷中参西录》称干姜"为补助上焦、中焦阳分之要药"。人参为补气健脾之要药，《名医别录》谓其"主治肠胃中冷"。二药同用能斡旋于中焦脾胃，人参长于补，干姜长于温，故对中焦虚寒之证，人参与干姜温补结合,为温中补虚的基本结构,乃"内生之寒,温必兼补"的典范。《本草蒙筌》谓人参:"同干姜用,治腹痛吐逆者,亦谓里虚则痛,补不足也。"《汤液本草》则称干姜"正气虚者散寒,与人参同补药,温胃腹中寒,其平以辛热。"人参与干姜合用以温中健脾的方剂,当首推《伤寒论》之理中丸。诚如张仲景所说"理中者,理中焦",该方以干姜、人参、白术、甘草合用,温补并行,以温为主。为增强温阳之力,常在人参、干姜温中补虚这一组合的基础上,加入大辛大热之附子,代表方如附子理中丸,常用于脾肾阳虚之证。

人参—吴茱萸

人参与吴茱萸相配,是温胃和中的常用组合。吴茱萸味辛、苦,性热,归肝、脾、胃、肾经,具有散寒止痛,降逆止呕,助阳止泻之功,为治肝寒气滞诸痛之主药。肝木为病,易横逆犯胃,而致肝胃不和,胃气上逆,出现呕吐、吞酸等表现。吴茱萸亦能入胃,散寒止痛,降逆止呕,兼有制酸之功。人参则能补益胃气。人参与吴茱萸一补一温,一充一降,温胃和中。且吴茱萸具有辛散达郁之效,使人参补而不滞,人参则有益气固脱之功,使吴茱萸散而不耗,二者相制相成。故《景岳全书》谓吴茱萸:"然其性苦善降,若气陷而元气虚者,当以甘补诸药制而用之。"人参与吴茱萸配伍,早在张仲景方中已有运用。代表方首推吴茱萸汤(吴茱萸、人参、生姜、大枣),主治有三:"食谷欲呕,属阳明也""干呕,吐涎沫,头痛者""少阴病,吐利,手足逆冷,烦躁欲死者。"其病机总乃肝胃虚寒,浊阴上逆所致。该方功能温中补虚,降逆止呕,温中与降逆并施,寓补益于温降之中。

(八)补气固脱

人参—五味子

五味子味酸、甘,性微温,归肺、心、肾经,功能收敛固涩,益气生津,补肾宁心。五味子乃收敛固涩之佳品,亦有补虚益气之良效,《珍珠囊补遗药性赋》谓五味子"其用有四:滋肾经不足之水,收肺气耗散之金,除烦热生津止渴,补虚劳益气强阴"。人参与五味子皆有补气之功。《医学启源》引孙真人云"五月常服五味子,以补五脏之气""遇夏月季夏之间,令人困乏无力,无气以动,与黄芪、人参、麦门冬,少加黄柏,锉煎汤服之,元气两足,筋力涌出",明确指出人参与五味子相配则补气扶正之功大著。五味子味酸收敛,在上能敛肺气,护心阴,在下可固肾元,涩胃肠。人参则为大补元气、固脱拯危之要药。故二药相配有补气固脱之良效。适用于下列病症:①亡阳证或亡阴证,元气大脱者。人参能补气固脱,五味子则能收涩固脱。合用则有拯危救急之妙。方如《伤寒六书》回阳救急汤(附子、干姜、人参、甘草、白术、肉桂、陈皮、五味子、茯苓、半夏、生姜、藿香)，主治寒邪直中阴经真寒证。②久咳肺虚，肺气耗散者。人参长于补益肺气，五味子长于敛肺止咳，合用则有补气敛肺之妙，故《本草备要》曰："肺欲收，急食酸以收之。……气虚病久而喘嗽者，宜人参、五味。"方如《是斋百一选方》皱肺丸(款冬花、人参、五味子、紫菀、肉桂、白石英、石钟乳)，主治久嗽。③自汗盗汗。人参长于补益中气，气充则津固。五味子五味俱全，以酸为主，长于收涩止汗。合用则有补气敛汗之功。方如《医略六书》调卫汤(黄芪、白术、人参、苍术、桂枝、白芍、五味子、甘草)，主治卫虚多汗，脉浮软者。④遗精滑泄。人参能补益肾气，五味子亦能入肾，涩精止遗。合用则有补肾固精之效。方如《理虚元鉴》归养心脾汤(人参、黄芪、白术、芡实、五味子、甘草、生地黄、酸枣仁、茯苓、当归、山药)，主治梦遗滑精。⑤久泻不止。人参能补气健脾、养胃护肠，五味子则能补肾益精、涩肠止泻，二药合用长于治疗脾肾虚寒所致久泻久痢，方如《证治准绳》五味子丸(人参、五味子、补骨脂、白术、山药、茯苓、吴茱萸、巴戟天、肉豆蔻、龙骨)，主治下元虚寒，火不生土，及肾中之土不足，以致关门不闭，名曰肾泄，亦名脾肾泄。

人参与五味子相配还有补气生津之功。人参补益元气，且能生津止渴；五味子甘以益气，酸能生津，亦有益气生津止渴之效。二药合用，可用于热伤气阴，汗多口渴之证，亦能用于消渴。方如《朱氏集验方》引《梁氏总要方》参芪汤(人参、五味子、桔梗、天花粉、甘草、白芍、黄芪、茯苓)，主治消渴。人参长于补益心气、安神益智，五味子既能补益心肾，又可宁心安神，故参、味相配还有安神定志之效，可用于阴血亏损，心气不足，心神失养之证，方如《嵩崖尊生》补心丸(人参、五味子、黄芪、茯苓、远志、熟地黄、柏子仁、酸枣仁、朱砂)，主治怔忡。

人参—山茱萸

山茱萸酸涩微温质润，其性温而不燥，补而不峻，主入肝、肾经，补益肝肾，既能益精，又能助阳，为平补阴阳之要药，且补益之中又具封藏之功，为固精止遗之要药，亦能固崩止血、收涩止汗。《景岳全书》谓其"味酸涩，主收敛，气平微温，阴中阳也。入肝肾二脏。能固阴补精，暖腰膝，壮阴气，涩带浊，节小便，益髓兴阳，调经收血。"民国医家张锡纯更是对山茱萸推崇备至，《医学衷中参西录》曰："山萸肉味酸性温，大能收敛元气，振作精神，固涩滑脱。因得木气最厚，收涩之中兼具条畅之性，故又通利九窍，流通血脉，治肝虚自汗，肝虚胁疼腰疼，肝虚内风萌动。且敛正气而不敛邪气，与他酸敛之药不同。"人参则为补气圣药，亦能入肾。人参与山茱萸相配，人参大补心肾元气，益脾肺之气，山茱萸补肝肾益精血，涩精固脱，二药合用补气益精，扶正固脱益增。张锡纯治疗虚脱危重之证，均用人参与山茱萸作为常用药对以补气扶正、敛散固脱,并常与附子、龙骨等相配。方如《医学衷中参西录》参赭镇气汤(人参、赭石、山茱萸、山药、芡实、龙骨、牡蛎、白芍、紫苏子),主治阴阳两虚,喘逆迫促,有将脱之势亦治肾虚不摄,冲气上干,致胃气不降作满闷。

人参—三七

三七味甘微苦性温,入肝经血分,功善止血,又能化瘀生新,有止血不留瘀、化瘀不伤正的特点,故为血家要药,对人体内外各种出血,无论有无瘀滞,皆可应用,尤以有瘀滞者为宜,且该药与人参同为五加科植物,又具补虚强壮之效。《本草纲目》谓其:"止血散血定痛,金刃箭伤、跌仆杖疮血出不止者,嚼烂涂,或为末掺之,其血即止。亦主吐血衄血,下血血痢,崩中经水不止,产后恶血不下,血运血痛,赤目痈肿,虎咬蛇伤。"《医学衷中参西录》则曰:"三七……善化瘀血,又善止血妄行。"人参味甘微温,功能大补元气,拯危救脱,为治虚劳第一品药,又有补脾益肺之功。人参与三七相配,人参主入气分,三七专入血分。人参以补为主,三七以散为要,一补一散,相互制约,相互为用,有补气摄血之功,又有散瘀定痛之妙。《本草新编》谓"三七根,止血神药也,无论上、中、下之血,凡有外越者,一味独用亦效,加入于补血补气之中则更神",明确指出三七与人参等补益药相配有相得益彰之妙,并提出"盖止药得补,而无沸腾之患;补药得止,而有安静之休也"。临床可用于治疗气虚不能摄血所致吐血、衄血、尿血、便血、崩漏等各种出血证,多配伍白及、血余炭等收敛止血之品,亦能用于气虚不能行血,而致瘀血阻滞引起的胸痹心痛、心悸怔忡、脉虚等症。二药的用量可根据气虚与血瘀的偏重进行调整,若血瘀甚者,可酌加红花、丹参以助化瘀止痛之效,若心气阴兼血瘀者,可用西洋参代替人参使用。

(九) 助正祛邪

人参—防风

防风味辛、甘,性微温,归膀胱、肝、脾经。功能祛风解表,胜湿止痛,止痉止泻,《神农本草经》谓其"治大风头眩痛,恶风风邪,目盲无所见,风行周身,骨节疼痹烦满"。人参能补益正气,助正祛邪。二药相配常用于下列病症:①气虚外感。防风辛温发散,气味俱升,以辛温祛风解表为主,虽不长于散寒,但有胜湿止痛之效,且甘缓微温不峻烈,《本草蒙筌》称防风"系太阳本经之药,又通行脾胃二经。职居卒伍卑贱之流,听命即行,随引竟至。尽治一身之痛,而为风药中之润剂也。治风通用,散湿亦宜",故与人参相配,祛邪而不伤正,扶正而不恋邪,对气虚外感之证尤为适宜。方如《太平惠民和剂局方》八风散(藿香、白芷、前胡、黄芪、甘草、人参、羌活、防风),主治风气上攻,头目昏眩,肢体拘急烦疼,或皮肤风疮痒痛,及治寒壅不调,鼻塞声重。②中风、痹证。防风辛温,功能祛风散寒,胜湿止痛,为祛风湿、止痹痛之常用药。《本草乘雅半偈》曰:"防风黄中通理,鼓水谷之精,以防贼风之来,命名者以此。又云:身本四大合成,以动摇为风,则凡身中宜动处不动,即是风大不及,宜动处太动,即是风大太过。防风甘温辛发,中通濡润,匀而平之。无过不及,此防风功用。"中风、痹证日久多有气血亏虚,故又配以人参扶正益元。故参、防相配适用于中风、痹证日久,气血不足者,方如《活人心统》风湿续断汤(木瓜、续断、防风、羌活、人参、川芎、茯苓、当归、牛膝、杜仲、秦艽、甘草、附子),主治气虚,风湿流注,肢节作痛。

人参与防风相配还有补气升提之功。针对脾胃清阳虚弱下陷的病机,人参大补元气,鼓舞脾胃气化。二药合用,人参得防风,补益则增升提,防风得人参,疏通而防耗散,相辅相成而又相制相成,共奏鼓舞脾气、升发清阳之功。二药相配在宋金元时期常用于治疗中阳下陷、脾不升清、阴火上乘之目睛不明,与石决明、茺蔚子等名目之品合用,方如《圣济总录》通明汤(柏子仁、防风、茺蔚子、车前子、桔梗、人参、茯苓、玄参),主治内障,黑水凝翳。李杲则常以二药相配升举脾气,发散阴火,方如《内外伤辨惑论》升阳散火汤(升麻、葛根、独活、羌活、白芍、人参、甘草、柴胡、防风、甘草),主治血虚或胃虚过食冷物,郁遏阳气于脾土之中,致使四肢发困,肌热,筋骨间热,表热如火燎于肌肤,扪之烙手。

人参—柴胡

柴胡辛散苦泄,散寒退热,善于祛邪解表退热和疏散少阳半表半里之邪。对于外感表证发热,无论风热、风寒表证,皆可使用。《神农本草经》谓其主治"寒热邪气,推陈致新。"人参则有助正祛邪之力,既能防邪内传,又能防止表药过于辛散耗伤正气。《药鉴》谓人参:"古人用之于解散药及发表药者,取其通经走表也。"《得配本草》亦称柴胡:"配人参,治虚劳邪热。"柴胡与人参同用助正祛邪,当首推张仲景小柴胡汤(柴胡、黄芩、半夏、生姜、人参、大枣、甘草)。小柴胡汤乃和解少阳之方,主治伤寒少阳证,症见往来寒热、胸胁苦满、默默不欲饮食、心烦喜呕、口苦、咽干、目眩、舌苔薄白、脉弦等。柴胡透散少阳半表之邪,黄芩清泄少阳半里之热,二药相配乃和解少阳的基本结构。《本草新编》曰:"邪入于内者,能和之而外出,岂邪入于内者,反和之而内入乎。此伤寒汗、吐、下之病,仲景夫子所以每用柴胡……拨乱而为治也。"但邪气之所以内传少阳,乃因正气开始不支所致,故有以人参、大枣、甘草扶助正气,祛邪外出。诚如《本草思辨录》所说"人知小柴胡汤为少阳和解之剂,不知柴芩专解邪,参乃所以和之。病兼阴阳,何以解之第有寒药? 盖此固少阳势重,退少阳则厥阴自靖,且有人参调停其间,何患寒热之不止。"《太平惠民和剂局方》败毒散乃柴胡与人参相配助正祛邪的另一首代表方。该方功能散寒祛湿、益气解表,主治气虚外感风寒湿表证。方中柴胡解肌透邪,并能行气,人参益气以扶其正,一则助正气以鼓邪外出,并寓防邪入里之义,二则令全方散中有补,不致耗伤真元。

人参—桂枝

脾胃气虚,或中焦虚寒,气血精微生化不足,无力充养卫气,则可致卫外不固,外邪侵袭而感受外邪,易伤肺气,肺失宣降。而肺与胃在生理上相互联系,如经络循行方面,"肺手太阴之脉,起于中焦,下络大肠,还循胃口,上膈属肺",在病理上亦相互影响,肺气失宣,导致胃气失和,加重胃气的损伤。是故卫气与胃气相互关联,胃气不和则致卫气不和,卫气不和亦能加重胃气不和。

桂枝辛甘温煦,甘温通阳扶卫,其开腠发汗之力较为温和,而善于宣阳气于卫分,畅营血于肌表,故有助卫实表、发汗解肌、外散风寒之力,《本草求真》谓其"入卫表以除风邪"。人参则乃补气健脾,健运中州之佳品。人参与桂枝相配,人参扶正,桂枝祛邪,人参重在脾胃,桂枝重在表卫,人参补气,桂枝温散。桂枝"佐人参,发阴经之阳",人参得桂枝则补中有通,补而不腻。桂枝得人参大气周流,气血足而百骸理;人参得桂枝通行内外,补营阴而益卫阳。二药配伍适用于中焦虚寒而兼表邪,或外感风寒而兼正气不足。这在张仲景方中均有体现。前者如桂枝人参汤(桂枝、人参、干姜、白术、甘草),主治"太阳病,外证未除,而数下之,遂协热而利,利下不止,心下痞硬,表里不解者",此乃脾胃虚寒,复感风寒之证,故以温阳健脾、解表散寒为法;后者如桂枝新加汤(桂枝、芍药、生姜、大枣、甘草、白芍),主治"发汗后,身疼痛,脉沉迟者",此乃汗后气营两伤,经脉失养,故以调补营卫、益气养阴为法。

人参与桂枝相配还有温阳化气利水之效。桂枝甘温,既可温扶脾阳以助运水,又能温肾阳、逐寒邪以助膀胱气化,而行水湿痰饮之邪,为治痰饮、蓄水之要药。人参则能扶助正气,气以行津。故参、桂相配,一补一温,一助一化,水饮自除。方如《世医得效方》春泽汤(人参、茯苓、猪苓、泽泻、桂枝),主治伤暑烦渴,引饮无度,兼治伤寒温热,表里未解,烦渴引水,水入即吐,或小便不利。

人参—黄连

黄连苦、寒,归心、脾、胃、胆、大肠经,功能清热燥湿,泻火解毒。《医学启源》谓黄连"其用有五:泻心热一也;去上焦火二也;诸疮必用三也;去风湿四也;赤眼暴发五也。"

　　人参与黄连皆善入中焦。黄连大苦大寒,长于清中焦之热,尤长于清胃火,人参则长于健脾胃元气。黄连得人参,泻火而无凉遏之弊;人参得黄连,补气而无留寇之虞。一补一泻,故合用有相辅相成之功,又有相制相成之妙。诚如《本草思辨录》谓黄连"其制剂之道,或配以大黄芍药之泄;或配半夏、栝蒌实之宣;或配以干姜、附子之温;或配以阿胶、鸡子黄之濡;或配以人参、甘草之补。因证制宜,所以能收苦燥之益而无苦燥之弊也。"人参与黄连相配可用于以下病症:①食积。脾胃虚弱,脾不健运,胃不受纳,腐熟无权,易致饮食内停、嗳气酸腐,而食积又易郁而生热。针对此证,人参能健脾益气,黄连又可清解食积所化之热,合用有相得益彰之妙。方如《证治准绳》健脾丸(人参、白术、茯苓、山药、甘草、山楂、神曲、麦芽、木香、陈皮、砂仁、肉豆蔻、黄连),此方功能健脾和胃,消食止泻,乃治疗脾虚食滞之代表方。②痞证。黄连乃张仲景治痞之要药。痞证的主症是心下痞满,满而不痛,按之柔软,乃由气机窒塞不通所致。从成因来看,多因表证误用下法,损伤正气,病邪由表入里,或化热或部分化热。从证候来看,多为寒热错杂、虚实夹杂之证。故张仲景创辛开苦降之大法,以温热的干姜、半夏,配伍苦寒的黄连、黄芩以寒热并调、苦辛并进,从而调理气机升降。针对正气受损,故还常配伍人参、大枣等益气扶正之品。代表方如半夏泻心汤、生姜泻心汤、甘草泻心汤。故《医学启源》谓黄连乃"心下痞满,必用药也。仲景治九种心下痞,五等泻心汤皆用之。"后世医家在此基础上也多有发展。如李杲创制枳实消痞丸(人参、白术、茯苓、甘草、干姜、半夏曲、麦芽曲、枳实、厚朴、黄连),功能消痞除满、健脾和胃,主治脾虚气滞,寒热互结证。③下利。黄连善去脾胃大肠湿热,为治利之要药。《神农本草经》谓其主治"肠澼,腹痛下利"。湿热下利久治不愈,乃成寒热虚实夹杂之势。张仲景创制干姜黄芩黄连人参汤,主治寒热错杂所致呕吐下利。方中以黄芩、黄连清胃肠之热,温中焦之寒,人参补益中气,同时又防止苦寒之品伤及胃气。此方亦乃辛开苦降、补泻兼施之代表。而对于噤口痢之危证,人参与黄连相配更有相得益彰之妙。噤口痢乃下痢不止,口噤不开,不能进食,或呕不能食,有上闭下脱之势,故为痢疾比较严重的证候。多因湿热毒邪蕴结肠中,毒盛而伤害胃气,胃阴受劫或因久病脾胃两伤,胃失和降,输化无力,气机阻塞所致。针对此证,黄连能清热止痢,人参则固护中气,湿去热清,气还津复,则此痢得止。朱丹溪云:"噤口痢者,胃热甚故也……人参二分,姜炒黄连一分。为末浓煎,终日细细呷之。如吐则再服。但一呷下咽便开。"《医宗金鉴》以人参、黄连、石莲子等量合用,名参连开噤汤,主治噤口痢,不堪下者。④消渴。《名医别录》谓黄连"止消渴"。黄连善清胃火,善治胃火炽盛、消谷善饥之消渴证。人参能健运脾气,生津止渴。合用则其效增强。同时还常与麦冬、天花粉等生津止渴之品合用。方如《圣济总录》麦门冬丸

（麦冬、土瓜根、山茱萸、鹿茸、牛膝、狗脊、茯苓、人参、黄连、菟丝子、龙骨、牡蛎），主治消渴，口干喜饮水，小便数，心烦闷，健忘怔忡。⑤瘟疫热毒。黄连乃清热解毒之圣药，而人参则助正祛邪，寓"正气存内，邪不可干"之义，并制约黄连苦燥之性，相反相成。方如《医学入门》人中黄丸（大黄、黄连、黄芩、人参、桔梗、苍术、防风、滑石、香附、人中黄），主治春夏秋冬疫病，温疫诸热毒。

人参—大黄

张介宾称人参、熟地黄乃治世之良相，附子、大黄乃乱世之良将。古人历来又有"人参杀人无过，大黄救人无功"之说。人参其性甘温，乃补气扶正之代表；大黄其性苦寒，乃泻下祛邪之代表。二者药性相反，一是大补，一是大泻，功效背道而驰，合用却有助正祛邪，相得益彰之妙，是临床常用的一组药对。

人参与大黄配伍有攻补兼施之妙，多用于虚实夹杂之证，或虚中夹实，或实中夹虚，甚则大虚夹大实之危候。诚如徐灵胎所云："如大黄与人参同用，大黄自能逐去坚积，决不反伤正气，人参自能充益正气，决不反补邪气。"徐氏所言突出了人参与大黄配伍可取长补短，而获相反相成之功，实乃经验所得。陈士铎在《本草新编》中亦对人参与大黄相配有精彩的阐述："古人用人参于大黄中者绝少。盖用大黄之症，多是下行而不上行"，"加当归以助其势，而不用人参以防其机也"，但"将军（大黄）无参赞之良，亦勇而不仁"，若遇虚弱之人，邪在下焦，"其痛必甚，势必下之为快。然而下之，而气亦随下而俱脱也。苟不用人参以急补其气，则气脱又何救乎。然而与其下之气脱，而后救之以人参，何不先用人参于大黄之中，未下而先防其脱乎？况人参、大黄同用，则人参助大黄而奏功，大黄亦得人参而缓力，但除其燥屎之邪，而不崩其虚弱之气，是两用之而得宜也。"故人参与大黄二味合用，既可避免大黄误下伤正，又可防止人参闭门留寇。

人参—川芎

人参与川芎相配，为补气活血的常用组合。川芎味辛，性温，归肝、胆、心包经，功能活血行气，祛风止痛。川芎辛温通散，长于活血化瘀，为行血通滞之要药。《珍珠囊补遗药性赋》明确提出"其用有二：上行头角，助清阳之气止痛；下行血海，养新生之血调经。"故川芎乃治瘀血头痛与妇科调经止痛之要药。川芎活血祛瘀，还有助于新血的化生，故有去瘀生新之妙，并须配伍当归、白芍等养血之品。川芎善入血分而活血，人参善入气分而补气，合用则有调和气血、补气活血之功。瘀去则新生，血充则气亦旺，故《得配本草》谓川芎

"配参、芪,补元阳,理气之功",方如《仁斋直指方》人参芎归汤(当归、半夏、川芎、莪术、木香、砂仁、乌药、甘草、人参、肉桂、五灵脂),主治血胀,烦躁,漱水不咽,迷忘,小便多,大便黑,或虚厥逆。

川芎不仅长于活血化瘀,又能行气止痛,具通达气血功效,被誉为"血中之气药"。故人参与川芎相配可多途径达到调和气血的目的,不仅能补气行血,亦有助于补气生血,还以川芎的行气之效使人参补气而不滞气,从而有通补之妙。《本草新编》对川芎能增强补气之力有所阐释,"川芎生气之功,数千年未彰矣,谁则知川芎之能生气乎。然而川芎生气,实不能自生也,必须佐参、术以建功,辅芪、归以奏效,不可嫌其散气而不用之也",并高度评价了川芎与补气药合用在增强补气效力中发挥的重要作用:"用川芎,欲其自生气也,固力所甚难;用川芎,欲其同生气也,又势所甚易。盖川芎得参、术、芪、归,往往生气于须臾,生血于眉睫,世人以为是参、术、芪、归之功也。然何以古人不用他药以佐参、术、芪、归,而必用川芎以佐之,不可以悟生气之说哉。"

人参与川芎合用还可达到助正祛邪的目的。对于气虚外感之证,川芎有祛风止痛之功,《本草求真》谓其"散肝气,祛肝风"。人参能益气扶正,助正祛邪,且能固护真元,防止川芎温燥耗散之性对正气的耗散,故参、芎合用有相辅相成之功,又有相制相成之妙。并常配伍麻黄、羌活、柴胡等解表之品,方如《普济本事方》川芎散(川芎、柴胡、半夏曲、甘草、菊花、细辛、人参、前胡、防风),主治风盛膈壅,鼻塞清涕,热气攻眼,下泪多眵,齿间紧急,作偏头疼。对于风湿久痹,川芎辛温,有祛风通络止痛之功,人参甘润,有益气扶正之效,合用亦能相得益彰,并常配伍秦艽、防风、独活、桑寄生等祛风除痹之品,方如《赤水玄珠》加味五痹汤(人参、茯苓、当归、白芍、川芎、五味子、白术、细辛、甘草),主治五脏痹证,亦治风寒湿气,客留肌体,手足缓弱,麻痹。

二、关于与人参相恶或相反配伍的讨论

传统认为,有些药物与人参相配属于相恶的范畴,如人参恶莱菔子。有的药对配伍甚至属于相反的范畴,如"十八反"中有藜芦反人参,"十九畏"中有人参畏五灵脂。一般认为,相恶的配伍会使药物本身疗效降低,应避免在临床中使用。而相反中的"十八反""十九畏"则属于配伍禁忌。一些医家认为,反药同用会增强毒性,损害机体,例如《本草分经》提到"相反则彼我交仇,必不宜合",孙思邈也说"草石相反,使人迷乱,力甚刀剑"。但也有的医家认为反药同用可起到相反相成、反抗夺积的效能。先生就人参与莱菔子、人参与五灵脂、人参与藜芦这三对相恶或相反的配伍阐述如下:

人参与莱菔子

历代医家有人参恶莱菔子一说。莱菔子味辛行散,具有消食除胀、降气化痰之功。因其行气除胀之力较强,《本草新编》谓其"多服则损气,久服则伤阴也"。人参大补元气,宜于气虚津亏者;莱菔子消食开气,宜于食滞气结者。人参为补气药,莱菔子为破气药,宜补气者不宜破气,宜破气者不宜补气。前人因恐莱菔子削减人参补虚之功,故认为人参与莱菔子不以同用,如《得配本草》亦称莱菔子"服补药者忌之"。

然二药相合却又有相反相成之妙。人参补气而易滞气,引起脘腹胀满时,配以莱菔子则能使之缓解。合用能补益脾肺,助降气化痰开通,补而不滞。清代医家陈士铎对二药合用大加推崇,《本草新编》曰:"夫人参之除喘消胀,乃治虚喘虚胀也。虚症反现假实之象,人参遽然投之,直至其喘胀之所,未能骤受,往往服之而愈喘愈服者有之。虽所增之喘胀,乃一时之假象,少顷自然平复,然终非治之之善。少加萝卜子以制人参,则喘胀不敢增,而反得消喘消胀之益,此所谓相制而相成也。"并谓:"人参得萝卜子,其功更补。益人参补气,骤服气必难受,非止喘胀之症也,然得萝卜子,以行其补中之利气,则气平而易受。是萝卜子平气之有余,非损气之不足,实制人以平其气,非制人参以伤其气也。"

先生谓人参补气兼升气,得生莱菔子开、升之性相助,对气虚兼有郁滞者疗效更佳,其功益彰;得炒莱菔子开、降之性相助,对正虚兼有上逆者。《景岳全书》引《和剂局方》人参豆蔻汤(人参、白豆蔻、白术、陈皮、半夏曲、藿香、丁香、厚朴、莱菔子、当归、甘草、石菖蒲),功能宽中顺气,主治噎膈。《傅青主女科》补中益气汤(人参、当归、白术、茯苓、川芎、白芍、莱菔子、木香),主治产后中风,气不足,微满,误服耗气药而胀者。人参与莱菔子相配均体现了补中有行,补而不滞。

人参与五灵脂

"十九畏"歌诀曰:人参最怕五灵脂。人参与五灵脂乃配伍禁忌之一。《得配本草》谓五灵脂"恶人参,损人"。但古今亦有不少医家将人参与五灵脂合用,发现并无不良反应,五灵脂也不会抵消人参的扶正作用。五灵脂苦泄温通,专入肝经血分,善于活血化瘀止痛,《本草纲目》谓此药"能治血病,散血和血而止诸痛"。出血之证,离经之血多瘀滞凝结,导致出血难止。《本草备要》谓五灵脂生用"血闭能通",炒用"经多能止"。人参则长于补气,气能行血。与五灵脂合用有益气化瘀之功,补益而不滞血,活血而不伤正。《脉诀汇辨》记载治张某夫人一案,忧愤交承,食下辄噎,胸中隐痛,先与二陈加当归尾、桃仁、郁金、五灵脂,症犹未衰,因思人参与五灵脂同剂善于溶血,即以前剂加入人参二钱,倍用五灵脂,再剂而血从大便出,十剂而噎止。故《本草备要》也提到"四物汤加人参、五灵脂,是畏而不畏也"。

人参与藜芦

人参与藜芦相配属于"十八反"的范畴。藜芦味苦、辛,性寒,有毒,功能涌吐风痰、清热解毒、杀虫。《儒门事亲》载"十八反歌",谓"诸参辛芍叛藜芦"。明清时期的本草著作也多提到人参"反藜芦",如《本草蒙筌》《得配本草》等。一般认为藜芦具有涌吐作用,且具大毒之性,会使人参补益之力减弱,有可能会导致新的毒性产生,故忌讳配之。例如,《本草衍义补遗》记载二药合用功效会相互抵消,谓人参:"与藜芦相反,若服一两参,入芦一钱,其一两参虚费矣,戒之!"《药鉴》有云:"人参……一见藜芦便杀人。"

藜芦首载于《神农本草经》下品,谓其"味辛寒……治蛊毒,咳逆,泄利肠澼,头疡疥瘙恶疮,杀诸虫毒,去死肌"。至唐代主要将其用于皮肤科、疮科、伤科、杀虫及其他外科疾病的治疗,到宋代将其用于涌吐、祛痰的方剂中。但藜芦本身就不是一味常用药,与人参配伍使用的机会就更少。然而古代也有医家将人参与藜芦配伍使用的例子。如《千金翼方》太一神明陷冰丸治疗癥痕积聚,《医方考》通顶散治疗偏正头痛等。

现代药理实验研究在一定程度上证实了人参与藜芦相反的可能性。有实验研究表明,人参与藜芦配伍后人参皂苷类成分煎出量的含量降低,并且随着藜芦配伍剂量的增加,人参皂苷逐渐减少,但人参与藜芦水煎后的残渣中人参皂苷含量并没有因为藜芦加入量增加而增加。提示人参反藜芦有一定科学道理。

三、剂量对人参功效发挥的影响

对于多功效的单味中药来说,其用量特点不同,往往也会影响到其功效发挥方向。人参发挥补气固脱、补肾纳气功效时主要以中大剂量为主,特别是发挥大补元气,与附子相配补气回阳救脱时还会用到超大剂量(>100g) ;发挥助正祛邪功效时剂量则相对较小;而发挥补气健脾、补气益肺、安神益智、补气生津、补气助阳、补气养血等功效时剂量波动较大,大、中、小剂量间无明显差异。

人参乃补气固脱之第一品药。不管是元气大脱,还是阳气暴脱、气阴亡失之证,当以急固正气为先,用药需效专力宏,故人参非重用不为功。人参在补益肾气、纳气平喘的方中用量也相对较大。肾乃先天之本,位居下焦。吴鞠通在《温病条辨》中曾提到"治下焦如权,非重不沉",故人参需重用才有助于其下行。诚如陈士铎在《本草新编》中所说"但肝、肾乃至阴之经,人参气味阳多于阴,少用则泛上,多用则沉下。故遇肝肾之病,必须多用之于补血补精之中,助山茱、熟地纯阴之药,使阴中有阳,反能生血生精之易也。"对肾阴不足兼有肾气虚弱的患者,人参也要重用,以其沉降之势防止虚火上冲,《本草新编》谓"至火衰而阴虚者,人参断宜重用,肾中下寒之据,则龙雷之火不能下藏于至阴之中,势必直冲而上,至于咽喉,往往上热之极,而下身反畏寒,两足如冰者有之。"

人参在发挥助正祛邪功效时用量则往往偏小,明清医家多用一二钱,或用至一二分,甚或只提到用参少许。人参乃补气圣药,但又有甘温壅滞之性,少用则能扶助正气,鼓邪外出,防邪内传,多用之则能壅滞邪气,有"闭门留寇"之弊。因此,喻嘉言在《寓意草》中论述扶正解表法时提到,人参用量要小,"三五七分,入表药中",目的是为了"少助元气,以为驱邪为主,使邪气得药,一涌而去"。但是如果邪气深入,损伤正气,则须加大人参用量,以补益不足之正气。故陈士铎提出应根据邪气的深浅、正气的亏盈斟酌方中人参的用量,《本草新编》谓"当邪之初入也,宜少用参以为佐,及邪之深入也,宜多用参以为君,及邪之将去也,宜专用参以为主。斟酌于多寡之间,审量于先后之际,又何参之不可用,而邪之不可攻哉",这在张仲景方中也有体现,例如小柴胡汤乃和解少阳之正方,方中柴胡用量独大(原方用至八两),人参用量虽小于柴胡,但与黄芩、生姜等药均同为三两,在张仲景用人参方中用量也不可谓小。故邹澍《本经疏证》提到"新加白虎汤、加人参汤、小柴胡汤、桂枝人参汤、半夏泻心汤、生姜泻心汤、吴茱萸汤、干姜黄芩黄连人参汤、理中丸、竹叶石膏汤证,用有表证而用人参三两,甚者加至四两半;旋覆花代赭石汤、黄连汤、炙甘草汤、附子汤用人参二两;柴胡加龙骨牡蛎汤及柴胡桂枝汤,以小柴胡之半者,不论。其余皆虚多于邪,用之反少者,少用壅滞,多用宣通之说,岂诚有所本耶?是殆不然,邪盛则开解药亦多,人参若少,则不足以驾驭,此所以多也。"

人参发挥补气健脾、补气益肺、安神益智、补气生津、补气助阳、补气养血等功效时剂量波动较大,大、中、小剂量组间无明显差异。分析其原因,应当与以下因素有关:①证情病候虚弱的程度及病程的新久。若虚证明显,人参用量则较大;若虚象较轻,或虚不受补,则人参用量也相应较小。②与其他药物的配伍关系,根据药物的性能特点调整人参与其他药物的相对用量。例如,人参或党参、黄芪、白术、山药、熟地黄、山茱萸、鹿角胶、炙甘草等,虽有补益作用,但易产生壅滞;又如川芎、枳实、当归、柴胡、陈皮、肉桂、香附、怪柳、大腹皮、砂仁、白豆蔻等,具有调理气血作用,但易伤正损气。动药可推动静药,两类药合用,使补益作用增强,而不良反应减少。例如在异功散中,参苓

231

术草是补益之品,用量宜重;陈皮乃理气之物,用量宜轻,如此配伍健脾的效果方能增强。③医家的用药习惯。如在东汉时期,张仲景运用人参的剂量普遍偏大。而到了金元时期,李杲运用人参的剂量又普遍偏小,如补中益气汤中人参仅用至三分。但即使是同一医家,使用人参的剂量也不尽相同。就张仲景而言,人参在不同方中的剂量就有很大的跨度,如侯氏黑散中人参仅用三分,温经汤含人参二两。即使是同一医家创制的同一首方,制方时有时也强调要根据病症需要和具体情况灵活调整药物剂量,如明代医家张介宾,创制主治阳虚伤寒的大温中饮,提及方中人参用量为三五钱,甚者一两,或不用亦可,又如主治男妇气血大坏、精神失守的大补元煎,方中人参用量少则用一二钱,多则用一二两。

人参与一些药物配伍时,根据药物的特性和病症的需要,调整人参与其他药物的用量比例也是一个值得重视的问题。下面以人参与黄芪配伍、人参与石膏配伍,人参与柴胡、升麻配伍为例加以说明。

历代许多本草认为,人参与黄芪相配有主次之别,如《本草蒙筌》认为"参芪甘温,俱能补益。证属虚损,堪并建功。但人参惟补元气调中,黄芪兼补卫气实表。所补既略差异,共剂岂可等分……如患内伤,脾胃衰弱,饮食怕进,怠惰嗜眠,发热恶寒,呕吐泄泻,及夫胀满痞塞,力乏形羸,脉息虚微,精神短少等证,治之悉宜补中益气,当以人参加重为君,黄芪减轻为臣。若系表虚,腠理不固,自汗盗汗,渐致亡阳,并诸溃疡,多耗脓血,婴儿痘疹,未灌全浆,一切阴毒不起之疾,治之又宜实卫护荣,须让黄芪倍用为主,人参少入为辅焉"。《药品化义》则提到,在运用黄芪时,"内伤气虚,少用以佐人参,使补中益气,治脾虚泄泻,疟痢日久,吐衄肠血,诸久失血后,及痘疹惨白。主补肺,故表疏卫虚,多用以君人参,使敛汗固表,治自汗盗汗",即认为在治疗中焦里虚时,应加大人参用量,减少黄芪用量;用于肺气虚弱、表虚不固时,则应加大黄芪用量,减少人参用量。有的医家也提出不同见解,如李杲在论述补中益气汤时提出"须用黄芪最多,人参、甘草次之"。《本草新编》中则提到,"补中益气汤之用黄芪,又佐人参以成功者也。人参得黄芪,兼能补营卫而固腠理,健脾胃而消痰食,助升麻、柴胡,以提气于至阴之中,故益气汤中无人参,则升提乏力,多加黄芪、白术,始能升举。倘用人参、白术而减去黄芪。断不能生气于至阴也。故气虚之人,毋论各病,俱当兼用黄芪,而血虚之人尤宜多用"。

此外,人参与柴胡、升麻相配既有助正祛邪之功,又有补气升提之效。若以人参配柴胡、升麻助正祛邪,柴胡、升麻用量需大,有助于外邪宣散、热毒得清,而人参用量需小,以免"闭门留寇"。诚如《得配本草》谓人参"入发散药,驱邪有力",但"宜少用以佐之"。例如《伤寒论》小柴胡汤,原方柴胡用量达八两之多,人参用量仅三两。

若以人参配柴胡、升麻补气升提,则人参用量需大,有助于元气充养,柴胡、升麻用量需小,以免其发散之力造成对正气的进一步耗伤。《本草新编》谓人参"如提气也,必加升麻、柴胡",但同时强调"盖人参乃君药"。在分析柴胡用于升阳举陷的时候,《本草新编》也阐述了柴胡不宜重用的道理:"夫用柴胡提气而反甚者,必气病之有余者也。气之有余,必血之不足,而血之不足也,必阴之甚亏也。水不足以制火,而反助气以升阳,则阴愈消亡,而火愈上达,气安得而不上冲乎?故用柴胡以提气,必气虚而下陷者始可。至于阴虚火动之人,火正炎上,又加柴胡以升提之,火愈上腾,而水益下走,不死何待乎?此阴虚火动,断不可用柴胡,不更可信哉。"并强调柴胡亦需同补气药合用乃有此功:"柴胡提气,必须于补气之药提之,始易见功,舍补气之药,实难奏效。盖升提之力,得补更大,非柴胡之不提气也。"而用人参补气升提来看,如《内外伤辨惑论》升阳益胃汤,原方人参用量为一两,柴胡用量仅三钱。

四、炮制对人参功效发挥的影响

人参的古代炮制方法主要有生切片、焙、烘、蒸、蜜炙等法,且传统用法要求去芦头。现代应用最广泛的是生切片、蒸制、糖制等法。

古代不少医家均强调使用人参时应"去芦"。"芦"又称"芦头",是指人参的根头、根茎、残茎、叶基等部位。我国现存最早的药物学专著《神农本草经》并无人参去芦的记载,《伤寒杂病论》方中使用人参亦不去芦。人参去芦始见于南朝刘宋·雷敩《炮炙论》,书中云:"去四边芦头并黑者。"对于人参去芦的机理,古人有"去芦免吐"一说,认为参芦有催吐的作用,与人参补益之功相反。参芦"吐人"之说,在本草书中始见于唐·李珣《海药本草》:"又有沙州参,短小,不堪采根。用时去其芦头,不去者吐人,慎之。"后世医家多沿承参芦催吐一说。明代开始将人参与参芦分别入药,但清代以降,参芦"吐人"之风又有所收敛,一些医家还对此提出质疑。清·姚澜《本草分经》一方面承前人之说,谓"参芦,能涌吐,痰涎虚者用之以代瓜蒂",但紧接着又提到"然亦能补气,未见其尽吐也。"近现代更多医家指出参芦不能催吐。当代学者从药理、化学研究和临床观察等不同角度,对参芦催吐之功予以否定,且认为其与人参有相似的作用。

现将人参常用的炮制品归纳如下:①生晒参。生晒参是取原药材(园参),洗净润透,切薄片,干燥或捣碎制成,乃人参生品。生晒参性甘而平,偏于补气生津,具有清补之功,多用于气阴不足、津伤口渴、消渴等证,且有安神益智之效。诚如《得配本草》谓人参"土虚火旺宜生用"。《本草纲目》引《月池人参传》则云:"上虚火旺之病,则宜生参凉薄之气,以泻火而补土,是纯用其气也。"②红参。红参是取原药材(园参)洗净,经蒸制后干燥而成。红参味厚而甘,具有温补之效,功擅益气温阳、补气固脱、益气摄血,多用于阳气暴脱、脾胃虚寒、气不摄血等证。诚如《得配本草》谓人参"脾虚肺怯宜熟用"。《本草纲目》引《月池人参传》则云:"脾虚肺怯之病,则宜熟参甘温之味,以补土而生金,是纯用其味也。"③糖参。糖参是取原药材(园参)洗净晒干,经硫黄熏蒸后,浸入浓糖液中软化后干燥而成。一般认为,糖参与生晒参功效相近而力弱。

五、剂型对人参功效发挥的影响

方剂组成以后,要根据病情与药物的特点确定剂型。剂型也是影响人参功效发挥方向的因素之一。人参以内服为主,传统最常用的汤、散、丸剂,此外还有膏剂、粥剂、酒剂等。

汤剂可适用于病症较重或病情不稳定的患者。人参在发挥补气固脱功效时多使用汤剂。因元气虚脱、亡阳、亡阴、气不摄血等证,往往起病急,发展快,病情危重,变证百生,需施以汤剂以求迅速发挥药效。代表方如参附汤,诚如李杲所说"汤者荡也,去大病用之"。当然,汤剂亦可用于慢性病的调理,故人参在发挥补气健脾、补气益肺、补气生津、补气助阳、助正祛邪等功效时,依然使用汤剂。因患者久病多虚,但又可因虚致实,在虚证的基础上伴见气滞、血瘀、湿滞、痰阻、食积、虫积等病理产物,因此在长期服药过程中,病情也处于不断变化之中,故以汤剂为基础随症加减,更具有治疗的针对性,代表方如《内外伤辨惑论》补中益气汤。或患者以邪实为主,而兼有正虚见症,更当以汤剂为主祛邪外出,以收速效,代表方如《伤寒论》柴胡桂枝汤。

散剂亦是含人参方剂的常用剂型之一,内服散剂有两种类型:一是将药物研成细粉,以温开水冲服,量小者亦可直接吞服,代表方如《增补内经拾遗》一带五参散(白花蛇、人参、玄参、沙参、丹参、苦参),该方强调"上各为细末。每服一钱至二钱,食后临卧酒调下",主治大风不仁,皮肤顽麻,绕腰遍身,似蛇皮黑隐,旋生旋没,通身痛痹者,充分体现了散剂"去急病用之";二是将药物制成粗末,以水煎取汁服的,称为煮散。煮散兴盛于宋代,见于《太平惠民和剂局方》《太平圣惠方》《圣济总录》等多部宋代方书中,例如《太平惠民和剂局方》四君子汤,该方虽名为"汤",实为煮散,强调"上为细末,每服二钱,水一盏,煎至七分,通口服,不拘时候",主治"荣卫气虚,脏腑怯弱,心腹胀满,全不思食,肠鸣泄泻,呕哕吐逆",亦体现了散剂"去急病用之"。

人参发挥补气健脾、补肾纳气、安神益智功效时,宜用丸剂。因慢性虚弱性疾病"冰冻三尺,非一日之寒",故治当缓图,以扶助正气,逐步收功,因此丸剂尤适宜于此类病症。若以蜜丸,性质柔润,既能增强补益之力,又可使其作用缓和持久,更适合于长期服用,如《饲鹤亭集方》参茸固本丸(人参、鹿茸、天冬、麦冬、生地黄、熟地黄），乃"蜜为丸"，功能生精添髓、壮筋健骨、大补气血、固本培元，主治诸虚百损，腰膝酸软，步履无力。人参在发挥助正祛邪功效的方剂也有用到糊丸的剂型，通过配伍人参和使用丸剂均有助于"舒缓而治之"，如《古今医鉴》木香金铃丸（木香、乳香、没药、附子、小茴香、川楝子、延胡索、全蝎、人参），方中附子、全蝎均有毒性，故强调"上为末，陈酒打糊为丸，如梧桐子大。每服百丸、空心陈酒送下"，主治外肾肿痛，诸般痛气。

膏剂有滋润补益作用，一般用于慢性虚弱病人，此时用于人参发挥补气健脾、补气益肺、安神益智、补肾纳气、补气养血等功效，而在人参发挥补气固脱、助正祛邪的方中均极少用到煎膏，如《景岳全书》两仪膏（人参、熟地黄），功能调元，主治精气大亏，诸药不应，或以克伐太过，耗损真阴，虚在阴分而精不化气者，或未至大病而素觉阴虚者。

酒剂既可内服，又可外用。酒有活血通络、易于发散和助长药效的特性，用在补益剂中可能增强温阳力量，又能以其发散之性制约补益药的滋腻之性。如《墨宝斋集验方》人参固本酒（人参、天冬、麦冬、生地黄、熟地黄、枸杞子、虎骨、龟甲、何首乌、当归），功能固精健骨，补精益髓。

粥剂乃是在方中加米与其他药物共煮成粥食用。米粥能健运脾气，充养胃气，故在人参发挥补气健脾、温阳健脾的方剂中可用之，如《圣济总录》参苓粥（人参、茯苓、粳米、生姜），原方强调"上四味，先将人参、茯苓、生姜，用水三升，煎至一升，去滓，下米煮作粥"，功能益气补虚，健脾养胃，主治伤寒胃气不和，全不思食，日渐虚羸。

尽管剂型对人参功效发挥方向的影响缺乏明显差异性，但也有一定规律可循：人参发挥补气固脱、助正祛邪等功效时，首选汤剂；发挥补气健脾、补气助阳、补肾纳气、安神益智等补益为主的功效时，汤剂、丸剂均可首先考虑，散剂特别是煮散亦多用。而粥剂则是在人参发挥补气健脾时一个很有特色的剂型。通过调整剂型可以影响单味药物乃至整首方剂的功效。例如张仲景创制理中丸与人参汤，均有干姜、人参、白术、甘草各三两组成。但理中丸是用治脾胃虚寒的方剂，如改为汤剂内服，则作用快而力峻，适用于证情较急重者反之，如证情较轻或缓者，不能急于求效，则可以改汤为丸，取丸剂作用慢而力缓。所以《伤寒论》在理中丸服法中指出"然不及汤"。而与理中丸在药味组成、剂量上均相同的《金匮要略》人参汤，则用于治疗虚寒胸痹之证。

六、煎煮法对人参功效发挥的影响

徐灵胎曰："煎药之法，最宜深讲，药之效与不效，全在乎此。"目前普遍认为,对人参等名贵中药材,若入汤剂需与方中其他药材分开,单独另煎,且宜用文火久煎,以更好地煎出其有效成分,并防止药材的浪费。另煎的人参汤液可以另服,也可与其他煎液混合服用。

七、服法对人参功效发挥的影响

对于脾胃气虚特别是中焦虚寒之证,运用含人参的补益之剂且强调温服,有助于健运中州,布散药力。冷服亦可见,然人参在方中发挥的主要是补气助阳之功,整首方的功效也以温阳健脾为主,如《罗氏会约医镜》理中加半夏汤(人参、白术、干姜、甘草、生姜、半夏),主治脾胃虚寒,吞酸,冷咽涎沫,呕吐。原方明确提出"如虚热拒格,冷服",因此通过冷服主要达到的是反佐之功。诚如《素问·五常政大论》中所说:"治热以寒,温而行之;治寒以热,凉而行之;治温以清,冷而行之;治清以温,热而行之。"

含人参的方剂多需送服,除以水送服外,人参发挥补气助阳、补气养血、助正祛邪功效时主要以酒送服,发挥补气助阳功效时多以姜汤、大枣汤送服,发挥补气健脾功效时米饮送服之,发挥补气益肺功效时则以蜜水送服,发挥补肾纳气功效时则可用盐汤送服增效。酒味辛、甘、苦,性温。自古以来,酒不仅是很好的溶媒介质,也是送服药物常用的材料。故古人有"酒为百药之长"一说。陶弘景曰:"大寒凝滞,惟酒不冰,明其热性,独冠群物,药家多须以行其势。"

酒有通血脉、行药势之功效。人参发挥补气助阳功效的方剂以酒送服,可增强其温热之力,发挥补气养血功效的方剂以酒送服,可以"行药势"、防止人参及补血药的黏滞之性,以助血脉之温通,发挥助正祛邪功效的方剂以酒送服,可以酒的温散之力,鼓邪外出。

生姜辛散温通,能温中散寒,故对寒犯中焦或脾胃虚寒之胃脘冷痛、食少纳差者,有祛寒开胃、温中止痛之功,又能和中降逆,有"呕家圣药"之称,适宜于治疗多种原因导致的胃气上逆之呕吐,尤其对胃寒呕吐最为适合。《本经逢原》云:"生姜辛温而散,肺脾药也。散风寒,止呕吐,化痰涎,消胀满。"大枣甘温,能补脾益气,保护胃气,《本草纲目》谓大枣"养脾气,平胃气,通九窍,助十二经"。而生姜与大枣相配,则有调和营卫、调和脾胃之妙。诚如《本草发挥》引成聊摄云:"姜、枣味辛、甘。固能发散,而又不特专于发散之用。以脾主为胃行其津液,姜、枣之用,专行脾之津液,而和荣卫者也。"人参发挥补气助阳功效时,以姜汤、大枣汤作为送服材料的使用频率较高,也是为了增强其温阳散寒、调脾和胃之效。

米饮有调运脾气、充养胃气之功效。脾胃乃气血生化之源,后天之本。《冯氏锦囊秘录》谓粳米"感天地冲和之气,得造化生育之功,为谷中之长，人相赖以为命者也……禀土德之正，其味甘、淡，性平，无毒。虽专主脾胃，而五脏生气血脉精髓因之以充溢，周身筋骨肌肉皮肤固之而强健"，故人参发挥补气健脾功效方剂中以米饮作为送服材料，可增强其健运中州之力。

（张　胜　蒋义芳）

第十七章 黄 芪

　　黄芪首载于最古老的医方书《五十二病方》,书中用黄芪与白蔹、芍药、肉桂、干姜、蜀椒、吴茱萸及甘草等配伍治疽病。《神农本草经》载黄芪(时亦称戴糁)为上品,总结其功用为"主痈疽,久败疮,排脓止痛,大风癞疾,五痔,鼠瘘,补虚,小儿百病"。联系到《五十二病方》,可见黄芪的最初运用,主要在治痈疽疮痔。后世在运用中不断总结完善黄芪的功效,加之近数十年,中医学术突飞猛进。在黄芪的应用研究上,亦取得巨大进展。黄芪被制成各种剂型,广泛应用于防治感冒,治小儿支气管哮喘、慢性乙型肝炎、慢性肾炎、病毒性心肌炎、消化性溃疡、视网膜脱落、鼻炎、流行性出血热、晚期血吸虫病、高胆固醇血症、糖尿病等,并取得显著疗效。

一、配伍对黄芪功效发挥的影响

(一) 补气

1. 补气健脾

黄芪—白术

　　黄芪、白术相须而用,鼓舞脾胃运化,振奋生机,共奏补气健脾之功,治疗脾胃气虚证,表现为食少便溏、脘腹胀满、肢软神疲等症,为补气健脾的基本结构,代表方如补中益气汤、归脾汤。脾胃虚弱,运化水液功能失常,则可致水湿内停,发为痰饮、水肿等证,黄芪补气健中,利水消肿;白术既可健脾益气,又可燥湿利水。二者相配具有补脾除湿之效。正如《本经逢原》谓黄芪"同白术、防风则运脾湿"。代表方如《医方类聚》十味锉散(附子、当归、黄芪、白芍、川芎、防风、白术、肉桂、茯苓、熟地)主治气血两虚,风湿外侵,臂痛连筋及骨,举动艰难,湿痹周身疼痛。黄芪、白术还共具固表止汗之功,《赤水玄珠》谓黄芪"得白术则止虚汗",代表方如玉屏风散。

黄芪—人参

　　黄芪、人参皆有补气健脾之功,《本经逢原》谓黄芪"同人参则益气",《本草品汇精要》则谓黄芪"合人参、甘草,退劳役发热"。许多医家认为,人参偏于阴而补中,黄芪偏于阳而实表,二药相合,一表一里,一阴一阳,相互为用,共奏扶正补气之功。历代许多本草文献也曾将黄芪补气之功与人参补气之功进行比较,如《得配本草》认为"黄芪补气,而气有内外之分。气之卫于脉外者,在内之卫气也,气之行于肌表者,在外之卫气也。肌表之气,补宜黄芪;五内之气,补宜人参。若内气虚乏,用黄芪升提于表,外气日见有余,而内气愈使不足。久之血无所摄,营气亦觉消散,虚损之所以由补而成也。故内外虚气之治,各有其道",一方面强调了黄芪益卫固表之功,另一方面却否定了黄芪补中健脾之效,此说值得商榷。从历代文献来看,在许多方剂中都体现了黄芪擅长补中焦之气,如《金匮要略》黄芪建中汤、《脾胃论》补中益气汤等。《本草求真》则认为:"黄芪……为补气诸药之最""然与人参比较,则参气味甘平,阳兼有阴;芪则秉性纯阳,而阴气绝少,盖一宜于中虚,而泄泻、痞满、倦怠可除;一更宜于表虚,而自汗亡阳,溃疡不起可治。且一宜于水亏,而气不得宣发;一更宜于火衰,而气不得上达之为异耳",明确提出了黄芪与人参相比也可补中焦之气。《本经疏证》更提出黄芪"直入中土而行三焦,故能内补中气……能中行营气……能下行卫气……三者皆本于水谷,是三焦为营卫之本,脾胃之蒸府变化,又为三焦之本。黄芪一源三派,澹三焦之根,利营卫之气,故凡营卫间阻滞,无不尽通,所谓源清流自洁者也",更强调了其补中健脾之功。这就说明黄芪与人参相配治疗中焦气虚证,二者是相须为用,协同增效的。

2. 补气温阳

黄芪—附子

《赤水玄珠》曰:"黄芪得大附子则补阳",黄芪甘温,在外益卫固表,在内补气和中;附子辛热,为"诸温阳药之首",助阳补火,散寒止痛,可上温心阳,中暖脾阳,下壮肾阳,外助卫阳。二者相配,共奏补气温阳之功,既可用于治疗虚寒里证,代表方如《伤寒六书》再造散。还可用于治疗卫阳虚弱汗出之证,代表方如《赤水玄珠》芪附汤。芪、附相配为温助卫阳的常用组合,《本经逢原》谓黄芪"同桂枝、附子则治卫虚亡阳汗不止",《慎柔五书》论:"凡肌表发热,皆邪阳胜,正阳虚也。用黄芪、附子,所以助阳。盖阳气既虚,黄芪性缓,不能到表,须得附子雄壮之气,引芪直走于表,助之成功也。"

黄芪—桂枝/肉桂

黄芪甘温益气,补在表之卫气;桂枝散风寒而温经通脉,与黄芪配伍,益气温阳,和血通经。桂枝得黄芪,益气而振奋卫阳;黄芪得桂枝,固表而不留邪。二者相配,多温在表之阳,且具有通痹活络之效,代表方如《金匮要略》黄芪桂枝五物汤(黄芪、桂枝、芍药、生姜、大枣)。而肉桂具有补火助阳、散寒止痛之功,"内生之寒,温必兼补",与黄芪相配多温在里之寒。对于外科病证,二者相合,又具有托毒生肌之功,适宜于治疗疮疡阴证病久不溃或溃久不敛。代表方如《医学集成》加味保元汤(人参、黄芪、肉桂、杏仁、五味子、炙甘草)。《汤液本草》提出"芪与桂同功,特味稍异,比桂但甘平、不辛热耳""黄芪既补三焦、实卫气,与桂同,特益气异耳,亦在佐使。桂则通血也,能破血而实卫气,通内而实外者钦。桂以血言,一作色求,则芪为实气也。"

3. 补气升阳

黄芪—升麻—柴胡

黄芪与柴胡、升麻这组药对的运用是李杲补气升阳学术思想的体现。李杲认识到,饮食劳倦损伤脾胃,以致脾胃气虚,中虚日久不复,气机失常,清阳当升而不得升,则可导致多种病变,若中阳下陷,升举无力,可出现久泻、久痢、崩漏下血不止等气血津精滑脱散失之证,或脱肛、子宫脱垂、胃下垂等内脏下垂现象。根据《素问·至真要大论》"劳者温之""下者举之"的治疗原则,李氏提出:"内伤不足之病……惟当以甘温之剂,补其中,升其阳",并创制补中益气汤。黄芪甘温纯阳,补中益气,升举阳气,《本草正义》谓黄芪"补益中土,温养脾胃,凡中气不振,脾土虚弱,清气下陷者最宜";柴胡、升麻可升阳举陷,协助黄芪以升提下陷之中气,《内外伤辨惑论》曰:"胃中清气在下,必加升麻、柴胡以引之,引黄芪、人参、甘草甘温之气味上升……二味苦平,味之薄者,阴中之阳,引清气上升也",《成方便读》谓"升麻升脾胃之清气,从右而上,以达于表;柴胡升肝胆之清气,从左而上,以达于表",由于二药并无补益之功,故《本草正义》提出:"在脾虚之病用之者,乃借其升发之气,振动清阳,提其下陷,以助脾土之转输,所以必与补脾之参、芪、术并用",且用量宜轻,多用则有解肌发散之疑,而无升提之功。总之黄芪与柴胡、升麻相配,共奏补气升阳之功,其他代表方如《脾胃论》升阳汤、益胃汤。

黄芪—葛根

此结构的运用始于宋代,其具有升阳止泻之功。葛根以其升提之力,与黄芪配伍治疗气虚下陷、升举无力之泄泻、崩漏等证。代表方如《阎氏小儿方论》和中散(人参、茯苓、白术、甘草、葛根、黄芪、白扁豆、藿香)主治小儿脾胃气虚,中焦不和,腹痛吐泻,烦渴厌食;《东垣试效方》益气聪明汤(黄芪、甘草、芍药、黄柏、人参、升麻、葛根、蔓荆子)主治脾胃气虚,清阳不升,致患内障。后世医家承袭并发展其功效,认识到两者相配具有升阳布津之功效。黄芪可补益元气,葛根可升腾津液,正如《本草备要》"辛甘性平,轻扬升发,入阳明经。能鼓胃气上行,生津止渴。风药多燥,葛根独能止渴者,以能升胃气,入肺而生津耳。"《医学衷中参西录》提出"消渴之证,多由于元气不升",故创制玉液汤治疗消渴证,并谓"方中以黄芪为主,得葛根能升元气。"

4. 补气生血

黄芪—当归

气为血之帅,气能生血,在血的组成及生成过程中,均离不开气及气的运动变化——气化功能。黄芪大补脾肺之气,以资气血生化之源;当归甘辛而温,养血和营。两者相配,则阳生阴长,气旺血生,共奏补气生血之功,体现了"有形之血不能自生,生于无形之气"的机理。李杲在《内外伤辨惑论》中根据气血相关,气能生血之理,创制当归补血汤,将黄芪与当归按5:1的比例相配治疗血虚发热证。《本经逢原》谓当归补血汤"盖阴血之虚而发热,明系阳从阴亢,自必峻用阴中之阳药为君,兼当归引入血分,自然阳生阴长,阴邪退听而亢热除矣。"《本草新编》则谓"气能生血,而血不能生气,不能生气,而补气必补血者,非取其助气也。盖气虚之人,未有不血亦随之而俱耗者也。我大用黄芪以生气,则气旺而血衰,血不能配气之有余,气必至生血之不足,反不得气之益,而转得气之害矣。故补气必须补血之兼施也"。

黄芪—白芍

黄芪益气健脾,白芍补血养阴,二者相配,共奏益气养血之功,代表方如《素问病机气宜保命集》八物汤(白术、人参、黄芪、茯苓、川芎、熟地、当归、芍药各等分),主治气血不足,皮聚而毛落;妇人月经愆期。此外,白芍其性酸收,长于敛阴止汗,《本草备要》谓其"益气除烦,敛汗安胎,补劳退热",黄芪益气固表,两者合用,有固表止汗之效,可用于治疗自汗、盗汗证,正如《本草求真》提出白芍"同黄芪、人参则敛虚汗",代表方如《赤水玄珠》芍药黄芪汤(黄芪、白芍、白术、甘草),主治虚劳,肺脾气虚,自汗不止。

5. 补气行滞

黄芪—川芎

黄芪补气健脾,使气旺血行,川芎行气活血,二者相配,共奏益气行滞之功,用于治疗气滞血瘀之证,代表方如《圣济总录》茱萸丸(吴茱萸、当归、桃仁、大黄、芒硝、桂、牛膝、川芎、黄芪、人参),主治妇人月事欲下,脐腹撮痛不可忍。颜德馨临床常用清暑益气汤、益气聪明汤、补阳还五汤等方加减,并重用黄芪、川芎二味,治疗清阳下陷,血瘀内滞之老年高血压、脑动脉硬化、脑血管意外、老年性痴呆等病,并认为黄芪配川芎,具有补气活血、引血上行之功。此外,黄芪、川芎合用还具有益气和营安胎之效。冲为血海,任主胞胎,若妊娠脾胃虚弱,气血生化无源,血虚无以养胎,气虚无力固胎,则胎动不安,甚则滑胎、堕胎;气虚行血无力,血滞而阻于胞脉,亦致胎动。配用黄芪益气健脾,张锡纯谓:"黄芪升补之力,尤善治流产崩滞",而川芎乃为安胎之要药,入肝调血,故二者相配则有益气和营安胎之妙用,宜于脾虚气弱,气血虚滞之胎动不安。《得配本草》谓黄芪"配川芎、糯米,治胎动腹痛,下黄汁。"代表方如《杨氏家藏方》六物汤(阿胶、糯米、蜜黄芪、川芎、当归、熟干地黄),主治妊娠胎动不安,腰腿疼痛,恶露频下。

黄芪—桃仁—红花—当归尾

清代医家王清任善用此组药对。血属阴而主静,不能自行,有赖于气的推动,气行则血行。正气亏虚,血行无力,则瘀阻经脉,王清任谓:"元气既虚,必不能达于血管,血管无气,必停留而瘀"。黄芪大补脾胃元气,补中兼行,令气旺血行,瘀去络通;桃仁、红花、当归尾活血通络。四药相配则共奏补气活血通络之功,使气旺则血行,活血而不伤正,用于治疗气滞血瘀之证,代表方如《医林改错》补阳还五汤。

黄芪—陈皮

脾胃气虚,运化功能减弱,若纯用补气之品易于碍胃,故宜配少量行气药为佐,使之补而不滞;而陈皮一药,气香性温,能行能降,具有理气运脾、调中快膈之功,擅理脾肺之气,李时珍谓其"脾乃元气之母,肺乃摄气之龠,故橘皮为二经气分之药,但随所配而补泻升降也",故黄芪、陈皮常相配而用,代表方如《和剂局方》黄芪汤、《脾胃论》补中益气汤、《证治汇补》人参养营汤。柯琴论补中益气汤用陈皮时说:"气乱于胸,清浊相干,用陈皮以理之,且以散诸甘药之滞",又在人参养营汤方论中指出:"盖补气而不用行气之品,则气虚之甚者,无气以受其补……故加陈皮以行气,而补气者,悉得效其用"。

6. 补气生津

黄芪—地黄(生地、熟地)

此组结构为补气生津的最常用组合,黄芪补虚益气,可补三焦之气,《本草便读》曰:"黄芪之补……使阳气和利,充满流行,自然生津生血",地黄又有生、熟之分,生地其性甘凉,长于清热凉血,养阴生津;熟地其性甘,微温,长于补血养阴,填精生髓。生熟地总具养阴之功,与黄芪相配共奏补气养阴生津之效,但生地偏凉,与黄芪在阴虚火旺证中合用较多,如《圣济总录》生地黄饮

（生地黄汁、桂、当归、炙甘草、麦冬、黄芪），主治产后气阴两虚,发热,恶露未尽;地黄偏温,与黄芪在虚寒精衰之证中合用较多,如《圣济总录》地黄丸(熟干地黄、黄芪、枳壳、桑寄生、蔓荆子),治疗腰痛筋脉拘急,强直不伸。生熟地亦可与黄芪共用,如《兰室秘藏》圣愈汤(生地、熟地、川芎、人参、当归身、黄芪),主治血出过多,心烦不安,睡卧不宁,或疮证脓水过多,五心烦热,作渴。《本草述钩元》谓黄芪"同生熟地黄、芩、连、柏、当归,加枣仁炒研,为治阴虚盗汗之正法。"

黄芪—山药

黄芪、山药的配用以张锡纯最具匠心。二药皆为补气之品,配伍运用本就具补气健脾之功。然黄芪甘温,补气健脾益肺,而偏于补阳;山药甘平,补脾养肺,养阴生津,益肾固精,而偏于补阴。二药相配,一阴一阳,阴阳相合,相互促进,相互转化,共奏健脾胃、促运化、养肺阴之功。代表方如《医学衷中参西录》黄芪膏(生黄芪、生石膏、山药、甘草、白茅根、蜂蜜),治疗肺病一证,黄芪与山药相配,"黄芪以补肺之阳,山药以滋肺之阴……俾肺之阴阳调和,窍络贯通,其阖辟之力自适均也。"又如玉液汤治疗消渴之证。徐景藩治疗溃疡病,常辨证使用黄芪、山药,认为有补气护膜止血作用,有利于溃疡的愈合,还认为二药健脾益气,兼护其阴,增强健脾之功,对慢性肠胃炎兼溃疡之脾胃气虚有良效。

黄芪—知母

黄芪益脾肺元气,升举阳气;知母质润,养肺胃之阴,润肾燥。知母得黄芪使药性分毫不觉凉热,黄芪得知母使阳上升而阴液滋润。二药相配,温补凉润,相辅相成。正如张锡纯所谓:"黄芪温升补气,乃将雨时上升之阳气也。知母寒润滋阴,乃将雨时四合之阴云也。二药并用,大具阳升阴应,云行雨施之妙",共奏益气养阴升阳之功。代表处方如《医学衷中参西录》玉液汤、升陷汤等。

（二）益卫固表

黄芪—防风

黄芪可大补元气,外可固表止汗,防风祛风散邪,二者相配共奏益卫固表止汗之功,多用于表虚自汗之证。其次,二者相配还具有益气升阳之功。此外,二者在风疾、外科病证中应用也较广泛。《神农本草经》谓黄芪、防风有一共同主治为"大风",这就为芪防配伍应用特别是治疗风疾奠定了基础。宋代认识到黄芪具有益卫固表功效,配伍小剂量防风,可加强其固护的力量,治疗表虚自汗的玉屏风散(黄芪、白术、防风)即为此说的代表方。历代医家均认识到二者相配具有相反相成之功,李杲谓"防风能制黄芪,黄芪得防风其功愈大,乃相畏而相使者也",《绛雪园古方选注》曰:"黄芪性钝,防风性利,钝者受利者之制耳,惟其受制,乃能随防风以周卫于身而固护表气",先生认为防风配黄芪,一散表,一固表,两药合用,黄芪得防风固表不留邪,防风得黄芪则祛邪不伤正,常以芪防益卫固表之功,治疗表虚自汗、反复感冒等证,且多配伍白术,以加强健脾除湿的力量,还多与浮小麦、麻黄根、牡蛎等固涩敛汗药相配,加强其固表作用。

黄芪—牡蛎(龙骨/麻黄根/小麦)

黄芪益卫固表,牡蛎、龙骨、麻黄根、小麦固涩止汗,配伍多用于治疗表虚自汗证,代表方如《和剂局方》牡蛎散。其中,龙骨、牡蛎具有较强的收敛固摄作用,与黄芪等补虚药相配,还可用于遗精、滑精、遗尿、崩漏、带下等多种正虚不固滑脱诸证,代表方如《医学衷中参西录》安冲汤(白术、黄芪、龙骨、牡蛎、生地、白芍、海螵蛸、茜草、续断),主治妇女经水行时多而且久,过期不止或不时漏下;《医林绳墨大全》远志丸(远志、酸枣仁、黄芪、石菖蒲、茯神、茯苓、人参、龙齿、麦冬、五味子),主治心肾两虚,梦遗滑精。此外,龙骨、牡蛎均为重镇之品,具有镇惊安神之功,黄芪健脾益气,配合使用可用于心神不宁、心悸失眠、惊痫癫狂等各种神志失常之患,代表方如《圣济总录》远志汤(远志、龙骨、人参、茯神、肉桂、芍药、黄芪、麦冬),主治产后心虚惊悸,梦寐不安。

黄芪—五味子

此组药物配伍运用较为广泛。黄芪补肺益气,五味子敛肺止咳平喘,《神农本草经》谓此品"主益气,咳逆上气,劳伤羸瘦",二者相配可补肺平喘,治疗肺气虚弱,咳喘短气之证,代表方如《太平圣惠方》五味子散(五味子、人参、当归、黄芪、川芎、茯苓)、《辨证录》芪味丸等。另,五味子其性酸甘,可生津止渴,黄芪益气健脾,二者相配又可益气生津,且多与生地、麦冬等合用,《药类法象》引孙真人云:"五月常服五味子,以补五脏气。遇夏月季夏之间,人困乏无力,乃无气以动也。以黄芪、人参、麦冬,少加黄柏锉,煎汤服,使人精神、神气两足,筋力涌出",代表方如《医学衷中参西录》玉液汤。此外,五味子其性收敛,长于止汗,与黄芪相配,又可益卫固表止汗,代表方如《石室秘录》止汗定神丹(人参、白术、当归、黄芪、麦冬、桑叶、五味子)。五味子还具有宁心安神之功,黄芪则有健脾益气之效,两者相配,还可用于心悸、失眠等证,还多与远志、酸枣仁、柏子仁、茯神等合用,代表方如《三因极一病证方论》大补心丸(黄芪、茯神、人参、酸枣仁、熟地黄、远志、五味子、柏子仁)。

（三）利水消肿

黄芪—防己

黄芪、防己合用始见于《金匮要略》，为治气虚水湿不运之浮肿、周身困重麻木、关节痹痛的常用组合，此证多是由于平素脾肺不足，表虚不固，外受风邪，水湿郁于肌表经络之间所致，代表方如《金匮要略》防己黄芪汤、防己茯苓汤。黄芪补气消肿，防己祛风利水，《本草纲目》提出防己"利大小便""行十二经"，《本草求真》谓"防己专入膀胱。辛苦大寒，性险而健，善走下行，长于除湿通窍利道，能泻下焦血分湿热及疗风水要药"，两者相配，一补气，一利水，一扶正，一祛邪，外宣内达，通行诸经，使利水而不伤正，固表而不留邪，共奏益气祛风，健脾利水之效，正如《本经逢原》谓黄芪"同防己、防风则祛风湿。"

（四）托疮生肌

黄芪—穿山甲

黄芪性升提，补气托毒，排脓生肌；穿山甲溃脓散结，《本草分经》谓本品"咸寒，性猛，善窜入肝胃。功专行散，能出入阴阳，贯穿经络。入营分以破结邪，直达病所……消肿溃痈，止痛排脓，和伤发痘，为风疟疮科要药。"与黄芪相配则能托疮溃脓，治疗脓成不溃之证，代表方如《外科正宗》透脓散（黄芪、穿山甲、川芎、当归、皂角刺），主治痈疽诸毒，内脓已成，不穿破者。

此外，黄芪与穿山甲相配还可用于产后少乳、无乳之证。此证是由于产后气血虚弱，乳汁化源不足，加之情志不畅，乳脉瘀滞所致。黄芪益气养血，而穿山甲乃通经下乳之要药，二者配合，则有益气通乳之妙用，且多与当归、王不留行合用。代表方如《医学衷中参西录》滋乳汤（生黄芪、当归、知母、玄参、穿山甲、路路通、王不留行）。

黄芪—金银花

金银花为清热解毒之品，乃疮家之主药，诚如《本草求真》所谓"为外科治毒通行要剂"；黄芪善于排脓生肌，亦为疮家要药。二药合用，既能祛其疮痈生长之由，又能排脓生肌而加速疮痈愈合。黄芪配金银花，益气之中兼解毒排脓、养阴补虚之功，补中寓泻，补不碍邪，且温而不燥，鼓舞气血生长而无助热之虞；金银花配黄芪，清热解毒排脓之中，又具益气养阴之力，泻中寓补，泻不伤正，性寒而无凝遏之弊，对疮疡属热毒蕴结，正气已亏者用之尤佳。另一方面，金银花还具有养阴生津之功，《本草备要》谓本品"养血止渴"，《医学入门》则提出金银花为"止消渴之要药也"。与黄芪相配，具有益气养阴之效，同时又兼清热之力。《本草备要》引丹溪曰："痈疽安后发渴，黄芪六一汤吞忍冬丸切当。忍冬养血,黄芪补气,渴何由作?"痈疽因于热毒,病在营血,病后发渴,必是气阴(血)耗伤而余热未尽,用黄芪、银花既善清热消痈,又能益阴养血,故宜于此证。

黄芪—白芷

白芷具有消肿排脓之功,《日华子诸家本草》谓本品"破宿血、补新血,乳痈发背,瘰疬痔瘘,肠风痔瘘,排脓,疮痍疥癣,止痛,生肌,去面䵟疵瘢"。与黄芪相配,增强其托疮溃脓之功,广泛运用于外科疾病,《本草品汇精要》谓黄芪"合白芷、连翘,排脓止痛消毒",《本草述钩元》谓黄芪"同白芷、白及、甘草、银花、皂角刺,排脓止痛"。代表方如《洞天奥旨》黄白僵蚕散(人参、黄芪、当归、厚朴、桔梗、白芷、僵蚕)主治瘰疬已破,久不收口。《疮疡经验全书》乌茯追龙汤(黄芪、芍药、白芷、天花粉、蛤粉、白及)主治发背已成脓者。

二、用量对黄芪功效发挥的影响

对于多功效的单味中药来说,其用量特点不同,往往也会影响到其功效发挥的方向。一般认为,黄芪补气健脾宜用中小剂量,益卫固表、托疮补气活血宜用中大剂量。研究黄芪与相关药物配伍时的最佳用量比例也是当前研究中的一个热点。如对玉屏风散的研究,观后世各种文献中所转载的玉屏风散,其用量比有不少差异。如《丹溪心法》重用白术(二两),芪、防等量(一两);《究原方》(录自《医方类聚》)中黄芪、白术各二两,防风一两;《医宗金鉴·删补名医方论》中三药等份;《东医宝鉴·内景篇》中防风、黄芪、白术比例则为3:1:1。一些医家认为,用玉屏风散治疗表卫不固之自汗、盗汗,黄芪发挥益卫固表之功,用量宜大;但一些医家也认为,黄芪益卫固表用量宜小,因其甘温纯阳,其性升提,用量过大反会耗伤卫气。先生认为,玉屏风散配伍本为补散并用,如患者表卫阳虚不固,自汗症状明显,夹湿的征象又不明显,则黄芪用量宜大,术、防用量应相对偏小;若患者气虚夹湿的征象明显,则白术的用量宜偏大,芪、防的用量应相对偏小;若患者在表虚自汗的同时,外感的症状明显,则防风的用量宜大,芪、术的用量又应相对偏小。

三、炮制对黄芪功效发挥的影响

历代医家在黄芪炮制方面积累了丰富的经验。《景岳全书·本草正》曰:"黄芪……生者微凉,可治痈疽;蜜炙性温,能补虚损。"《得配本草》曰:"补虚,蜜炒;嘈杂病,乳炒;解毒,盐水炒;胃虚,米泔炒;暖胃,除泻痢,酒拌炒;泻心火,退虚热,托疮疡,生用。"一般认为黄芪益卫固表、利水消肿、托疮溃脓宜生用,补气健脾宜炙用。

　　蜜炙所用之蜂蜜多经炼制,蜂蜜熟用则性偏温,以补脾气,润肺燥之力胜。黄芪蜜炙后性甘温而偏润,则补益力量更强,更长于和中健脾。而黄芪生用则补益力量不及蜜炙黄芪而走表达实、升提之性明显,故认为其长于益卫固表、托疮溃脓。

四、剂型对黄芪功效发挥的影响

　　治疗气虚血脱之证,以含黄芪的方剂来补气摄血,以汤剂运用最多,汤剂具有吸收快、药效发挥迅速的特点,正如李杲所说:"汤者荡也,去大病用之",如《会约医镜》拯阳汤(黄芪、白术、附子、干姜、炙甘草、熟地、当归身)具有益气摄血、回阳固脱之功,主治血脱之盛者,气亦随之,因而昏聩;《辨证录》助气敛血汤(白术、黄芪、三七末)补气摄血,主治老妇多言伤气,不节饮食,血崩,头目眩晕。在补气摄血治疗急症方面,散剂特别是煮散也有较广泛的运用,散剂具有制作简便、吸收较快、节省药材、便于服用的优点,李杲谓:"散者散也,去急病用之。"代表方如《医学入门》扶脾生脉散(人参、当归、白芍、紫菀、黄芪、麦冬、五味子、甘草),主治脾胃虚弱不能摄血,衄血、吐血不止,气喘,精神短少。在膏剂的运用方面,煎膏具有滋润补益的作用,口味甜美之特点,多用于慢性虚弱患者,如《古方汇精》五益膏(玉竹、黄芪、白术、熟地、枸杞)具有益气健脾,养阴补虚之功,主治诸虚百损;外用膏剂在托疮生肌方面应用颇多,如《太平圣惠方》乌蛇膏(乌蛇、当归、黄芪、生干地黄、血余炭、防风、甘草、黄丹、胡粉、蜡、松脂)可祛风拔毒,生肌长肉,主治恶毒疮,发背,冷漏,疗疮,刀箭所伤,久不收口。在丹剂的运用方面,内服丹剂以药材贵重而药效显著著称,如《幼幼新书》麝茸丹(麝香、鹿茸、生干地黄、当归、黄芪、虎骨、羊髓)可补气血,益精髓,强筋健骨,主治小儿行迟;外用丹剂又称丹药,在托疮生肌方面应用较广,如《世医得效方》神丹(刺猬皮、皂角刺、硫黄、白矾、枳壳、黄芪、附子、白鸡冠花子)具有消痔之功,主治肠风、痔漏。

五、用法对黄芪功效发挥的影响

　　用法方面,历代医家均较为重视。如《本草新编》以黄芪治疗喘满时极为考究:"大约黄芪用一斤,用防风一两。先将防风用水十碗煎数沸,漉去防风之渣,泡黄芪二刻,湿透,以火炒之干。再泡透,再炒干,以汁干为度。再用北五味三钱,煎汤一大碗,又泡半干半湿,复炒之,火焙干,得地气,然后用之。"正如徐灵胎所言:"煎药之法,最宜深讲,药之效与不效,全在于此。"有的医家对用药剂量较为重视,王清任以可保立苏汤治疗小儿抽风,指出:"此方分两

（即分量、剂量）指四岁小儿而言。若两岁,分两可以减半;若一岁,分两可用三分之一;若两三个月,分两可用四分之一",并进一步指出:"不必拘于付数,余治此症,一日之间,常有用两三付者。服至不抽,必告之病家,不可因不抽,遂不服药,必多服数付,气足方妥"。

（张　胜　鱼潇宁）

第十八章　白　术

　　白术运用历史源远流长，早在秦汉之际，《五十二病方》即有以术入复方和酒服治疗金伤疼痛。《名医别录》将术分为赤、白两种，赤术即苍术，白术又名山连。但未阐明二药的性味功能及临床应用有何不同。《刘涓子鬼遗方》的术膏方涂疮上，治汤沃人肉烂坏，此为白术用于外科的最早记载。《医学启源》较为完整地概括本药的功效，言其"除湿益燥，和中益气，温中，去脾胃中湿，除胃热，强脾胃，进饮食，和胃，生津液，主肌热，四肢困倦，目不欲开，急惰嗜卧，不思饮食，止渴，安胎。"先生将白术的主要功效归纳为：益气健脾、燥湿利水、固表止汗、安胎、驻颜去黯五个方面。

一、配伍对白芍功效发挥的影响

（一）益气健脾

1. 健脾补虚

白术—人参

　　二者为健脾益气补虚的常用结构。二者合用名为参术膏（《集简方》），治一切脾胃虚损，益元气。人参味甘微苦，性微温，入肺、脾、心经，性禀中和，不寒不燥，大补人身之元气，最善补气生血，健脾养肺，又能生津止渴、宁神益智。白术味甘苦性温，入脾、胃经，甘能健脾胃之运化，苦能祛内停之水湿。《内经》曰："脾欲缓，急食甘以缓之，用苦泻之，甘补之。"人参和白术相配伍，相须为用，相互促进，甘温之性，缓中补脾养气；苦温之性，燥湿温中健脾。《绛雪园古方选注》云："白术健脾阳，复人参保脾阴。"两药共使脾胃之气得补，气机升降得顺，阴血津液得生，诸疾皆可自愈。用于益气补血时，多配伍熟地、当归等；温中健脾时，配以丁香、肉豆蔻等；温中祛寒时，配伍附子、桂枝等，增强辛温之力。如人参丸（《圣济总录》）用人参、甘草、白术、旋覆花、麦门冬、前胡、枳壳、木香，治风邪上客，头旋目眩，痰逆恶心，胸膈痞闷，咳嗽痰涎，喘满呕逆，不欲饮食。

白术—黄芪

白术、黄芪为益气养血、健脾利湿、固表止汗、托毒生肌的常见结构。黄芪味甘,性微温,入脾、肺两经,为补气升阳之良药,长于补益中土、温养脾胃、强壮营卫、利水消肿。白术味甘、苦,性微温,入脾、胃经,具有补脾益气、燥湿利水、固表止汗之功效。两药相伍,相须为用,共收健脾胃、利水湿、益气血、强营卫之功。如《本经逢原》谓黄芪:"同白术、防风则远脾湿。"《不居下集·卷之七·玉屏风散》云:"白术健脾胃,温分肉,培土即以宁风也。夫以防风之善驱风,得黄芪以固表,则外有所卫,得白术以固里,则内有所据,风邪去而不复来,当倚如屏,珍如玉也。"临床加减治疗脾胃两虚,气血不足所至的虚损证;风湿在表,卫阳不足所致的肢体困重、疼痛、汗出恶风诸症;治疗气虚所致的自汗、盗汗证;脾气不足,中气下陷引起的内脏下垂证;脾胃虚弱所致的消化不良证。如万全逍遥散(《济阴纲目》),用人参、黄芪、白术、白茯苓、柴胡、甘草,治妇人血风劳,五心烦躁,心悸怔忡,恍惚忧惧,头昏目眩,夜多盗汗。

白术—甘草

白术、甘草为常用的健脾和中配伍结构。白术苦甘温燥,长于健脾燥湿,又有止泻之力。甘草得中和之性,入脾胃而有调补、缓急之功。二药合用,甘草补中,能促进白术健脾作用的发挥,并和缓其燥性;白术健脾,能助甘草补中益气之力,有较平和的健脾和中作用。《本草思辨录》云:"甘草,乃白术补虚之佐使。"临床常用于脾胃气虚之食少、体倦、便溏;肝脾不和,腹中拘急作痛;脾胃不和之吐泻。如六一散(《鸡峰普济方》)又名白术六一汤(《太平惠民和剂局方》),用白术、甘草治脾胃不和,心腹痞闷,胁肋膜胀,口苦无味。呕秽恶心,不思饮食,面色萎黄,肠虚自利,肌体瘦弱,膈气反胃。若益气健脾,多配人参、党参、黄芪、茯苓等;健脾温中,配附子、肉桂、干姜等;健脾化痰,配陈皮、半夏、五味子等;托疮生肌,配黄芪、熟地、银花等;利水消肿,配茯苓、猪苓、泽泻等。其配伍结构可见于各种功效发挥方向中,但于滋阴清热、祛风散寒、行气等方中,甘草用药频率相对较低,可能与甘草缓和之力较强有关。

白术—山药

白术、山药为常用的补脾养肺、燥湿止带配伍结构。山药甘平,入肺脾肾经,具有补脾养肺、益肺固肾、养阴生津的作用。白术燥湿健脾、益气生血之力大于山药,山药补肾强精之力大于白术,两者同用可以健运中焦、益肺气、强肾固精,并且治疗脾肾两虚,湿邪注于下焦之带下。代表方如完带汤,以白术(土炒)一两、山药(炒)一两、人参二钱、白芍(酒炒)五钱、车前子(酒炒)三钱、苍术(制)三钱、甘草一钱、陈皮五分、黑芥穗五分、柴胡六分治疗白带,方中用量体现动静相应,其中白术、山药用量重至一两,为柴胡、黑芥穗的二十倍,轻重相济,为"寓补于散之中,寄消于升之内"之典范(《傅青主女科》)。

白术—茯苓

白术、茯苓为健脾益气、利水除湿的常用组合。白术甘温补中,补脾燥湿;茯苓甘淡渗利,健脾补中、利水渗湿、宁心安神。白术以健脾燥湿为主,茯苓以利水渗湿为要,二药伍用,一健一渗,水湿则有出路,故脾可健、湿可除、肿可消、饮可化,诸恙悉除。用于健脾益气时,多配人参、黄芪、扁豆、山药、甘草等;利水渗湿,配薏苡仁、猪苓、泽泻等;消食,配麦芽、山楂、神曲等。临床用于脾虚不运,痰饮内停,水湿为患,饮停心下,振振有声,头晕目眩,痞满吐泻,食欲不振,以及脾虚小便不利,水肿等症。如三白汤(《医学入门》),用白术、白茯苓、甘草,用治伤寒虚烦,或泄或渴。

2. 健脾消食

白术—鸡内金

白术、鸡内金为常见健脾开胃组合。白术甘温补中,苦温燥湿,能补脾燥湿,益气生血,和中消滞;鸡内金甘平无毒,可生发胃气,养胃阴、生胃津、消食积、助消化,还可固摄缩泉,化结石。二药伍用,白术偏于补,鸡内金善于消。白术多用、久服有壅滞之弊,故与鸡内金伍用,其弊可除,二药相合,一补一消,补消兼施,健脾开胃之力更彰。《医学衷中参西录》云:"白术多服久服,亦有壅滞之弊,有鸡内金之善消瘀积者以佐之,则补益与宣通并用。"张锡纯运用不同用量,作用略有所偏,白术量大者偏于健脾胃,如资生汤;鸡内金量大者偏于消积除满,如鸡胵汤、鸡胵茅根汤;等量应用则健脾消积,补泻平调,如健脾化痰丸。施今墨临证处方时,习惯以焦白术、生内金伍用。白术炒焦,意在加强健脾止泻作用;鸡内金多取生品,目的是保持其有效成分,以增强治疗作用。临床用于脾胃虚弱,运化无力,食欲不振,食后不消,痰湿内停,脘腹胀满,倦怠无力,或泄泻等症。如益脾饼(《医学衷中参西录》),以白术、干姜、鸡内金、熟枣肉,上药4味,白术、鸡内金皆用生者,每味各自轧细焙熟,再将干姜轧细,共和枣肉,同捣为泥,作小饼。用治脾胃湿寒,饮食减少,常作泄泻,完谷不化。

白术—枳实

白术、枳实为常用健脾消积、消痞除满的配伍结构。白术甘温补中,补脾燥湿、益气生血、和中消滞,枳实辛散温通、破气消积、泻痰导滞、消痞止痛。

枳实辛散性烈,以泻为主;白术甘缓补中,以补为要;枳实以走为主,白术以守为要。二药参合,一消一补,一走一守,一急一缓,相互制约,相互为用,助其升清降浊之枢机,以达补而不滞、消不伤正、健脾强胃、消食化积、消痞除满之功。《医方集解》云:"枳实力猛,能消积化痞,佐以参术,则为功更捷,而又不致伤气。"《珍珠囊》言白术:"得枳实,消痞满气分。"《药鉴》言白术:"君枳实,有消痞之妙。"临床用于脾胃虚弱,消化不良,饮食停滞,腹胀痞满,大便不爽等症;也用于肝脾肿大,内脏弛缓无力,胃下垂、子宫脱垂、脱肛等症。如半夏枳术丸(《脾胃论》),半夏、枳实、白术为极细末,荷叶裹烧饭为丸,如梧桐子大,治饮食内伤。枳术丸中枳实、白术用量为 1:2,以补为主,主治脾虚气滞,枳术汤中枳实、白术用量为 2:1,以消为主,主治气滞水停。对此两方的用量比例,《张氏医通》云:"金匮治水肿心下如盘,故用汤以荡涤之,东垣治脾不健运,故用丸以缓消之;二方各有深意,不可移易。"若变枳实为枳壳,以下气宽中、降浊泄秽为用,与白术相伍,则为常用的健脾宽中组合,能健脾益气、行气消痞。《药鉴》言枳壳:"如脾胃湿热,生痰有食者,入白术四分之一。"

白术—苍术

白术、苍术健脾燥湿、行气除满,常合用以治疗脾虚痰食不运。白术补脾燥湿,苍术健脾平胃、燥湿化浊、升阳散郁、祛风湿;白术甘温性缓,健脾力强,补多于散,善于补脾益气、止汗;苍术苦温辛烈,燥湿力胜,散多于补,偏于平胃燥湿;二药伍用,一散一补,一胃一脾,则中焦得健,脾胃纳运如常,水湿得以运化,不能聚而为患,人则康复无恙。临床用于脾胃不健,纳运失常,以致消化不良,食欲不振、恶心、呕吐等症;或湿阻中焦,气机不利,胸脘满闷,呼吸不畅诸症;也用于湿气下注,水走肠间,症见腹胀、肠鸣、泄泻等症。如二术二陈汤(《古今医统》),用苍术(土炒)、白术(土炒)、半夏、陈皮、茯苓、甘草、生姜、大枣,用治脾气虚弱,痰湿内阻,呕吐清水;亦用于湿痰头痛,脉弦细。

就两者的用量,《本草崇原》云:凡欲补脾,则用白术,凡欲运脾,则用苍术,欲补运相兼,则相兼而用,如补多运少,则白术多而苍术少,运多补少,则苍术多而白术少。

3. 健脾通便

白术—生地

白术、生地为临床用于阴虚劳伤证或阴虚脾虚引起的吐血、衄血等各种出血、便秘等的常见组合。白术补脾运湿止泻,健脾布津通便。《本草正义》谓白术"能振动脾阳,而又疏通经络……且以气胜者,流行迅利,本能致津液通气也",生地养阴清热凉血,润肠通便。二药健脾与养阴合伍,相制相济,并行不悖,而能阳运阴布,调畅腑气。临床可用于阴虚血热、崩漏下血、大便秘结等症,如小蓟汤(《全生指迷方》),以小蓟茎叶(洗、切、研,服汁)、生地黄汁、白术,用治阴虚血热,崩漏下血,血色鲜明,得温则烦,至于昏闷。

白术—升麻

白术、升麻为升清降浊、健脾通便的重要组合。白术健脾燥湿,鼓动脾阳,芳香多脂,大剂量生用有通便作用;升麻升脾胃清阳,清升则浊降,两者同用,可调节脾胃功能。临床多用于浊淋、大便不畅或便秘者,如气化汤(《辨证录》,白术、茯苓、猪苓、车前子、黄芪、升麻)用治感湿气而成淋,其症下身重,溺管不痛,所流者清水而非白浊。

4. 健脾温中

白术—附子

白术、附子为健脾益气、温阳燥湿的常见组合。白术味苦、甘,性微温,入脾、胃经,功能健脾补中、燥湿利水,生用偏除湿,炒用功偏健脾;附子味辛、甘,性大热,有毒,气味雄烈,走而不守,行十二经,多用于壮命门之火,长于温肾散寒止痛。两者相伍,白术偏于补益脾气,附子偏于温补肾阳;白术偏于燥湿利水,附子偏于散寒止痛。二药相须为用,共获温阳健脾、燥湿除痹、利水止泻之功。张元素言附子:"以白术为佐,乃除寒湿之圣药。"《冉注伤寒论》言:"加白术,以身重著,湿在肉分,用以佐附子,逐湿气于肌也。"临床主治风湿造成的痹证;阳虚所致的水肿证;脾肾阳虚、水湿内停所致的眩晕证;脾肾虚寒所致的大便出血和下利证。如术附丸(《普济方》引《指南方》),以白术、附子、橘皮用治洞泄。

白术—桂枝

白术、桂枝为祛风除湿、温通经脉、散寒止痛的常用组合,《本草经疏》论白术云:"其气芳烈,其味甘浓,其性纯阳,为除风痹之上药,安脾胃之神品。"桂枝辛甘性温,辛散温通,既能祛风除邪、温通经脉、散寒止痛,又能温中补虚、通阳化气。白术甘温补中,苦温燥湿,既能补脾益气,又能燥湿利水,两药相合,桂枝温胃之阳,白术补脾之气。桂枝走表散邪,白术入内燥湿。两药一脾一胃,一散一燥,共使中焦得运,水气得行,风湿祛,脉络通,体康无恙。临床常用于风寒湿侵袭肌表经络,流注关节所致的骨节疼痛,关节肿胀诸症;胃内停饮,水入即吐的胃反证;脾肾阳虚,水饮内停的水肿或下利证。如桂枝汤(《素问病机气宜保命集》),以桂枝、白术、芍药、炙甘草用治寒泻。

白术—干姜

白术、干姜为温运脾胃、温中化饮的常见配伍结构。白术生者能健脾益气、培补中焦、生化气血;炒者能健脾燥湿,促进中焦运化之功;炒焦则最宜于食积内停、中焦不运之证。干姜最善温脾胃之阳,散脾胃之寒。《内经》曰:"寒淫于内,治以甘热,佐以苦辛""湿淫于内,治以苦热。"白术和干姜相配伍,一补气,一散寒,共使脾气健,寒邪散,湿浊除,诸症自解。临床常用于主治脾胃虚寒引起的腹痛、呕吐、腹泻;用于治疗脾气不足的消化不良;寒湿内盛所致的骨节疼痛,肢体困重诸症或者脾气不足,胃内停饮的口淡、喜唾等症。如消饮丸(《外台秘要》卷八引《深师方》),以干姜、茯苓、白术、枳实治痰饮内停,胸满呕吐,耳聋,腹中有水气。

5. 健脾止血

白术—伏龙肝

白术、伏龙肝为健脾止血的重要组合。脾主统血,若脾气虚寒,不能统摄,则血溢于外,导致各种出血。伏龙肝味辛,入脾胃二经,具有收涩温通之性,功能温中和胃、健脾摄血。白术苦甘,性温,入脾、胃经,具有甘缓温通苦燥之性,既能补脾益气,又能燥湿利水。《本草汇言》云:"又如血虚而漏下不止,白术可以统血而收阴。"二药相伍,伏龙肝主收,白术主补。二者相须为用,共奏温阳健脾摄血之功。临床用于治疗脾阳不足,统摄无权所致的便血、崩漏诸证;也用于治疗脾阳不足所致的小儿腹泻证或用于治疗妊娠呕吐证。如黄土汤(《金匮要略》)以甘草、干地黄、白术、附子、阿胶、黄芩、灶心土治脾阳不足,中焦虚寒之下血、衄血,及妇人崩漏等。

白术—白芍

白术、白芍为柔肝健脾、止泻止血之常用组合。白术苦温刚燥,味甘补脾,能助脾胃之健运以促生化之源,使气血充盛;白芍养血柔肝缓急。脾统血,肝藏血。脾不统血日久,继发肝不藏血,肝不藏血,亦可继发脾不统血,二药合用,一则益脾气助脾阳以运之,一则养肝血敛肝阴以藏之。一阳一阴,刚柔相济,肝脾同调,相辅相成。临床多用于肝旺脾虚所致痛泻,如痛泻要方(《医学正传》)以白术、白芍药、陈皮、防风用治痛泄,又如地黄汤(《医学入门》)以生地、白芍、白术、黄柏、地榆用治脾气虚弱,湿热内蕴,血络损伤,致患血痢,腹中疼痛。

白术—地榆

白术、地榆为健脾止血常用组合。白术辛苦性温,补脾益气,燥湿利水;

地榆苦酸微寒,为凉血止血药。白术使脾气旺而统摄有权治其本,地榆凉血解毒、敛血止血而治标,二药合用,能标本兼顾,相辅相成。正如《雷公炮制药性解》言白术云:"防风、地榆为使"。可用于脾虚湿毒、肠络受伤之痢疾,日久不愈,大便时有血丝黏液者,也可用于脾弱络伤所致的大便下血。如白术丸(《洁古家珍》),以白术、泽泻、地榆、枳实、皂角子用治脾气虚弱,湿热蕴于大肠,致患痔疾,大便下血。

（二）燥湿

1. 燥湿利水

白术—泽泻

白术、泽泻为燥湿利水的重要配伍结构。白术补脾益气、燥湿利水;泽泻甘淡,性寒,入肾、膀胱经,功能利水渗湿。白术补中有泻,泽泻泻而无补,二者相伍,脾健水湿得运,湿利脾不受困,补泻同用,健脾除湿,相辅相成。该配伍治疗眩晕有丰富经验,主症是"苦冒眩",言其头目冒晕之苦,有不可名状之意。另外还可用于治疗头痛头重、耳鸣、鼻塞等。临床用于脾虚水湿内停的水肿、小便不利等症;治疗痰饮内停所致的眩晕、头痛诸症;用于治疗脾虚湿盛所致的黄疸、呕吐、带下、腹痛诸症。

白术—薏苡仁

白术、薏苡仁为健脾利湿化痰的常见配伍。白术健脾除湿,薏苡仁健脾渗湿、清热除痹排脓,两者合用即能加强健脾利湿的功能,还能清利湿热,用治湿热腰痛,小便不利之证。加之白术健脾能消生痰之源,薏苡仁渗湿排脓以除已成之疾,二者又可用治痰证。正如《本经疏证》所说:"术性急,薏仁性缓,而合用之,恐其应速则嫌其缓,应迟又伤于燥也。"二者合用名为白术汤(《不知医必要》),以白术、生薏苡仁治湿热腰痛,腰部如击重物者。

2. 燥湿止泻

白术—车前子

白术、车前子为燥湿止泻、分清泌浊的常用配伍。《得配本草》言白术"合车前除肿胀",两者合用名为车术散(《仙拈集》),分水丹(《石室秘录》)。白术健脾除湿,车前子清热利湿,清肺化痰,合用后清利效佳。临床常用于暑湿暴泻、水肿、小便不利及各种淋证。如车前子散(《太平圣惠方》),以车前子、贝齿、赤茯苓、白术、木通、赤芍药为细散,食前以温酒调服,用于浊淋。

白术—陈皮

白术、陈皮为补脾理气、燥湿消痰、止泻的常用配伍。《得配本草》言白术："入广皮,生津液。"白术与陈皮相配为一味白术散(《赤水玄珠》),功能健脾止泻,治久泻脾虚。白术健脾益气,燥湿固表,为培补脾胃必用之品。因脾主运化,喜燥而恶湿,得阳始运,能升则健,白术既能补脾阳,又善燥湿,陈皮理气健脾,燥湿化痰。白术重于补气,陈皮重在理气,两者相配,补而不滞,理气而不伤气,共奏健脾化湿、行气祛痰、止泻之功。临床多用于脾胃虚弱、食少便溏者或食积、脾胃虚弱兼有痰饮者,如振中汤(《医学衷中参西录》)以白术、当归身、陈皮、厚朴、生明乳香、生明没药用治腰腿疼痛,饮食减少者。

3. 燥湿化痰

白术—半夏

白术、半夏为健脾燥湿、化痰止呕的重要配伍结构。《得配本草》言白术"得半夏,止呕吐。"白术健脾燥湿,为健脾要药;半夏燥湿化痰、降逆止呕,为治湿痰要药;白术补脾胃之气,半夏降肺胃之气,白术治生痰之源,半夏消已成之痰,如《丹溪心法·头眩》认为"无痰则不作眩",提出"治痰为先",固二者为健脾燥湿、止呕消痰、止眩的重要配伍结构。治湿阻痰多,多配伍陈皮、茯苓,治眩晕,多配伍天麻。两者相伍,常用于胃气虚弱,呕吐不止或痰多目眩等。如半夏白术天麻汤(《医学心悟》),以半夏、白术、天麻、陈皮、茯苓、甘草、生姜、大枣,治痰厥头痛,胸膈多痰,动则眩晕。

白术—五味子

白术、五味子为健脾敛肺、祛痰止咳的重要组合。白术归脾、胃经,健脾燥湿;五味子酸、甘、温,归肺、心、肾经,功能敛肺滋肾、生津敛汗、涩精止泻、宁心安神。白术消生痰之源,五味子上能敛肺阴、下能滋肾阴祛痰止咳,二者相伍,脾、肺、肾三脏同调,标本兼顾。临床常用于新旧咳嗽气喘,尤以久咳虚衰者多用,如白术五味子汤(《幼幼新书》),以白术、五味子、丁香、人参、款冬花、细辛、生姜,治小儿肺气不足,外感风寒,咳嗽气喘。

(三) 固表止汗

白术—黄芪

白术、黄芪为固表止汗的常用组合。白术健脾燥湿、益气止汗;黄芪固表止汗,防邪入里,如《不居下集·卷之七·玉屏风散》云:"白术健脾胃,温分肉,培土即以宁风也。夫以防风之善驱风,得黄芪以固表,则外有所卫,得白术以固里,则内有所据,风邪去而不复来,当倚如屏,珍如玉也。"如《金匮钩玄·卷第一》中治疗盗汗以白术四两,一两用黄芪同炒、一两用石斛同炒、一两用牡蛎末同炒、一两用麸皮同炒。各微黄色,余药不用,只用白术。上为细末。每服三钱,用粟米汤调下,尽四两效。邓中甲先生临证多用玉屏风散,白术 15g,黄芪 20g,白术是脾胃药而资其健运之品,脾健则运化有权,慢性病注重培本,是关键问题。

白术—牡蛎

白术、牡蛎为收敛止汗的常用配伍。白术健脾止汗,牡蛎咸涩微寒,收敛固涩力强,但牡蛎质重,难以到达肌表,如《绛雪园古方选注》云:"好古曰:牡蛎咸寒固涩,虽能止汗,顽钝之物,非防风、白术引之,不能达于肌表。"此外,白术与牡蛎相伍,可避免牡蛎重镇之性,损伤胃气。临床用于自汗、盗汗,如白术散(《宣明论方》)以牡蛎(煅)、白术、防风为末,温水调服,不拘时候,用治脾气虚弱,风邪外客,肌表多汗,食则汗出如洗,少气瘘劣。

白术—麻黄根

白术、麻黄根为健脾固表、敛肺止汗的常用配伍。白术健脾益气,脾主肌肉,脾气健则分肉开合有司,从而达到止汗的目的,麻黄根归肺经,敛肺收涩止汗力强,为临床止汗之专品,既可内服,还可外用,两者一补一收,一脾一肺,止汗力佳。《本草经读》言:"古云止汗,是引止汗之药,以达于表而速效。"《医方集解》言:"麻黄根专走肌表,引人参白术以固卫气为使。"临床用于自汗、盗汗,如母鸡汤(《景岳全书》),以人参、黄芪、白术、白茯苓、麻黄根、牡蛎等分,上用母鸡一只,同药煎任意服之,治产后褥劳,虚汗不止。

(四) 安胎

白术—黄芩

先生认为妇女妊娠时脏腑经络的气血均下注冲任以养胎,故阴血相对不足,气也相对有余,易化热化火,加之饮食多为大补之品,宜滋生湿邪,故湿热内攘、胎动不安,而白术、黄芩为安胎之圣药,可祛湿清热以安胎。白术苦温味厚,阳中之阴,可升可降,补脾益气、健中增食、燥湿利水、固下安胎;黄芩苦寒而降,清热燥湿、泻火解毒、去热安胎,又善除胃热,泻肝、胆、大肠之火。二药伍用,一补一泻,一温一寒,相互制约,相互促进,增强安胎的力量。《金匮要略》妇人妊娠病篇曰:"妇人妊娠,宜常服当归散主之。当归散方:当归、黄芩、芍药、川芎各一斤,白术半斤",又如清·张璐云:"黄芩助白术安胎,盖黄芩能清热安胎,白术能补脾统血也。此惟胎热升动不宁者宜之"。

白术—砂仁

白术、砂仁为安胎止呕的常用配伍结构。白术补脾益气以安胎元,砂仁芳香燥湿、行气止呕。《女科经纶·卷四》云:"故白术为补脾安胎之要药也,若因气者,多加砂仁,少佐木香以行气。""养胎全在脾胃,譬之钟悬于梁,梁软则钟下坠,梁断则钟下堕。故白术补脾,为安胎要药。胎中痛者,非缩砂不止,必择连壳者研用之。"(《万氏妇人科·卷二·确论胎养胎教数条》)临床多用于妊娠胎动不安、恶阻诸证,也用于脾胃虚寒引起的呕逆、腹痛等症。如敦厚散(《辨证录》),以白术、半夏、人参、益智仁、茯苓、砂仁用于妇人脾虚湿盛,身体肥胖,痰多不能受孕。

白术—熟地

白术、熟地为养血安胎、补肾强腰的常见配伍。白术健脾益气,熟地益肝肾、养血补血;脾胃健则胎元有所依附,肝肾壮则可培补胞宫,血气盛则胎有所养,两者组合可养血安胎,白术又可利腰膝,熟地固根本,故两者又可治腰膝不利。临床常用于血虚气弱之面白无华、心悸怔忡,妇女不孕、胎漏、月经不调、血少经闭等证。如止漏绝神汤(《万氏女科》)以白术、熟地、三七根末用治妊娠脾肾两虚之胎漏、胎动不安。

(五)祛风除湿

白术—麻黄

白术、麻黄为散寒除湿、宣肺利水的常用组合。白术味甘,性温,入脾、胃经,能健脾补中、燥湿利水;麻黄辛温,入肺、膀胱经,功能散寒解表、宣肺平喘、利水消肿。两药相伍,一表一里,一散一补,白术走里,得麻黄之助,能并行表里之湿;麻黄得白术之助,虽发汗不致过汗,取前人所谓"湿亦非暴汗可散,使其微汗"之意。故二药合用,外治风湿所致的痹证,内能治水湿内停之水肿。

《本草思辨录》云:"白术除脾湿固中气,为中流之砥柱,其散表邪,非辅以麻黄桂枝附子之属,不能由肌肉而透皮毛,盖其味厚而甘,擅长于守也,麻黄桂枝附子为走表散风寒之剂,加以白术除湿,则为治风湿、治寒湿……而术惟有水气始用之。"临床用于治疗风湿袭表的肢体烦痛等症或者用于治疗水肿证,如麻黄加术汤(《金匮要略》),以麻黄三两,桂枝二两,甘草一两,白术四两,杏仁70个,用治湿家身烦疼;又如桂术汤(《仁斋直指方》),以辣桂、白术、麻黄、细辛、甘草、枳壳、干姜用治水饮内停,阳气不能宣通,痞满腹鸣,骨痛冷痹。

白术—香薷

白术、香薷合为宣散安中、利水消肿之良剂。白术甘温,功专健脾运湿,安定中州;香薷辛而微温,上能宣肺气、开腠理、达皮毛,下能利水道,有彻上彻下之力。此外,香薷为夏暑妙品,与白术相配,辛苦相合,有芳化畅中之功。用于夏暑感湿或暑月感寒之发热、头痛身重、脾湿不化之腹痛吐泻,多与扁豆、茯苓、厚朴等同用,也治脾虚兼有风邪犯肺或寒湿内蕴之肢重身肿等证。李时珍称其二者:"治水之功,果有奇效。"如解热消暑散(《石室秘录》),以青蒿、干葛、香薷、茯苓、白术、白扁豆、陈皮各等分,用治时感暑邪,上吐下泻。

白术—防风

白术、防风为祛风除湿、健脾止汗的常见配伍。白术苦温燥湿,既能补脾益气,治疗纳食减少、体倦无力的脾胃虚弱证,又能燥湿利水,治水湿内停、脘腹胀满、全身困重、关节肿痛的湿痹证。防风入肝、脾二经,既能治一切风邪,除周身之湿,还能疏肝理脾、调肝脾之不和。二者相配,白术健脾,防风疏肝,白术燥湿,防风祛风,一补一散,共收和肝脾,祛风湿之神功。《本草纲目》引李杲论述防风与白术的关系:"防风,治一身尽痛……若补脾胃,非此(白术)引用不能行。"《雷公炮制药性解》言白术云:"防风、地榆为使。"

临床主治风湿偏胜所致的身体困重,关节烦痛诸症,多与羌活、独活同用;用于治疗肝脾不和所致痛泻配白芍、陈皮;表虚自汗则配黄芪、浮小麦等;解表发汗则配荆芥、苏叶等。如《〈傅青主男科〉注释》中用白术五钱,荆芥、防风、甘草、桔梗、苏叶各一钱,云苓三钱,陈皮五分以发汗。傅氏云:"此方妙在君白术,盖人之脾胃健,而后皮毛腠理始得开合自如,白术健脾去湿,而邪已难存。

白术—续断

白术、续断为健脾运湿、壮肾理腰的常用配伍结构。白术健脾、利腰脐,如《重订石室秘录》云:"白术乃脾经药也,何以为正治肾经? 不知白术最利腰脐,腰脐利则水湿之气不留于肾宫……上利胃而下健脾,且能祛湿以生肾……用白术以利腰脐之气血……"续断补肝肾,通利血脉,强筋骨。腰为肾之外府,二药合用,脾肾同治,相辅相成,用于腰痛效佳,且有健脾安胎之功用。临床常用于腰痛、经脉挛急等症,如活血丹(《世医得效方》),以干地黄、当归、白芍药、续断、白术、川芎面糊为丸,温酒送服,用治血脉不和,筋急行步不利。

二、用量对白术功效发挥的影响

通过研究配伍结构,从历代方剂分析中可认为,白术小剂量侧重于健脾益气,中剂量常用于燥湿止泻,大剂量有润肠通便之功。

三、炮制对白术功效发挥的影响

白术始载于汉《神农本草经》,列为上品,但在该书中未记载有炮制方法。其后的唐《千金翼方》中首先提出"熬"的炮制方法。以后的古代医药书籍中多数记述有白术各种不同的炮制方法。综合古代白术的炮制方法,主要有炮、炒、煨、焙、烧、蒸、浸、洗、煮、炙等。在炙法中有不加辅料,也有加辅料者。辅料有米泔、土、蜜、酒、麸、人乳、绿豆、牡蛎、面、姜汁、醋、盐等,《本经逢原》对白术的炮制方法有较详细的阐述:"入诸补气药,饭上蒸数次用;入肺胃久嗽药,蜜水拌蒸;入脾胃痰湿药,姜汁拌晒;入健脾药,土炒;入泻痢虚脱药,炒存性用;入风痹、痰湿、利水、破血药,俱生用。"现将现代应用较多的主要炮制方法及不同的功效发挥方向简述如下。

生用功效以燥湿健脾、利水消肿为主。主治脾胃虚弱,脾不健运,水湿内停,症见四肢浮肿、小便不利、目眩心悸者。

制用包括炒白术、麸炒白术、土炒白术、焦白术。

炒白术:白术炒后,健脾功佳,故健脾和胃常炒用。用于:①脾胃虚弱:常与人参、茯苓、木香等同用,具有补脾止泻的作用。②痰涎内停:常与干姜、人参、半夏(姜制)等同用,具有健脾和胃,温中化痰的作用。③肝旺脾虚:常与白芍(炒)、陈皮(炒)、防风同用,具有补脾泻肝的作用。

麸炒白术:白术麸炒后,健脾益气之功增强。用于:①脘腹痞满:常与茯苓、党参、炙甘草同用,具有补脾益气的作用。②中气下陷:常与芪、人参、升麻等同用,具有益气升陷的作用。③气虚自汗:常与黄芪、防风同用,具有益气固表止汗的作用。

土炒白术:白术土炒后,燥湿健脾止泻之功增强,用于:①脾泄:常与莲肉、茯苓、麦芽(炒)、陈皮同用,具有健脾止泻的作用。②脾胃虚弱:常与人参、枳实、陈皮等同用,具有健脾、除湿的作用。③胎动不安:常与熟地、姜杜仲、酒当归等同用,具有养血安胎的作用。④带下:常与山药(炒)、人参、白芍(酒炒)等同用,具有健脾燥湿的作用。⑤脱肛下血:常与生地(蒸熟)同用,其有健脾补血的作用。

焦白术:白术炒焦后,避免了滞气的副作用,有消食醒脾的作用,可用于脾虚腹胀和泄泻等证,又有医家认为可以有止血功能。

四、用法对白术功效发挥的影响

白术服用方法较多,现列举如下:

酒送服:用酒送服者有《济阴纲目》九味香附丸,以香附子、当归、芍药、川芎、白术、黄芩、小茴香为末,醋糊丸如梧桐子大,空心以酒送服。能养血和血,行气调经,治妇人血虚气滞,月经不调。又如《太平圣惠方》干姜散,以干姜、吴茱萸、白术为细散,以热酒调服,治脾胃阳虚,寒气上逆,致患膈气,食后呕逆,心胸中绞痛。用酒者,主要取温中活血之效。

醋送服:用醋汤送服者有《太平圣惠方》厚朴散,以厚朴、丁香、白术、枳壳、草豆蔻、川芎为细散,用醋汤调服,温中散寒,降气止噎,治产后脾胃伤冷,心胸气滞,咳噎不止。

姜汤送服:用生姜汤送服者有《医统》丁香半夏丸,以丁香、红豆蔻、半夏、白术、陈皮为末,姜汁打糊为丸,生姜汤送服,治脾胃虚寒,呕吐吞酸,痰饮咳嗽,胸闷等证。

在服用时间方面,有《普济方》活络汤,以白术、杜仲、牛膝、附子、炙甘草、人参、官桂、川姜、当归为细末,温服,病在上,食后服;病在下者,食前服,祛寒化湿,通络蠲痹,治寒湿脚气,筋骨手足疼痛。

五、毒副作用控制

一般认为,白术芳香性烈,能耗伤阴液,补益之性易使脾胃壅滞。刘涓子《痈疽论》云:"溃疡忌白术,以其燥肾而闭气,故反生脓作痛也。"《本草经疏》云:"凡脏皆属阴,世人但知术能健脾,此盖指脾为正邪所干,术能燥湿,湿去则脾健,故曰补也。宁知脾虚而无湿邪者用之,反致燥竭脾家津液,是损脾阴也,何补之足云。此最易误,故特表而出之。"《本草害利》云:"凡血少,精不足,内热骨蒸,口干唇燥,咳嗽,吐痰吐血,齿衄鼻衄,咽塞,便秘滞下者,咸宜忌之。肝肾有筑筑动气者勿服。"就如何减少白术的副作用,先生认为,在配伍环境方面,可以配用半夏、陈皮制约其壅滞之弊;在炮制方面,《景岳全书》提出:"制以人乳欲润其燥,炒以壁土欲助其固,佐以黄芩清热安胎。"

（叶俏波　蒋义芳）

第十九章　山　药

山药味甘,性平微涩,归脾、肺、肾经。无毒。生用或炒用。先生将其功效总结为益气养阴,补脾肺肾,固精止带。主治脾胃虚弱证,肺肾虚弱证及阴虚内热的消渴证。

一、配伍对山药功效发挥的影响

(一)补肺生津

1. 补肺益气

山药—人参

人参味甘、微苦,性温,归肺、脾、肾经,具有大补元气,补脾益肺,生津,安神益智的功效,为治虚劳内伤之第一要药,历代医家说"人参补益之功,独冠群草""人参为万病之灵药",有"起死回生"之力,并称其为"千草之灵,百药之长",有"神草"之誉。山药甘温,色白入肺,可补肺气,并可借其补脾之力以生培土生金之效,张锡纯认为"疗肺虚之咳逆,肾虚之喘促,山药最良。"其在治喘促咳嗽,重用山药达一两。又山药以其收涩之性固摄气化,助人参以补气,如《本草正》谓之"气轻性缓,非堪专任,故补脾肺必主参术",《得配本草》谓之"配人参,补肺气",而人参"佐以血药则补血,佐以气药则补气"(《药性微蕴》),可助山药以总提气化,二药并用,相互协同,共奏补益肺气之效,常用于治疗单纯肺气虚的肺系疾病、土不生金或肺肾均不足而引起的气喘,肺肾阴虚所致的虚喘、消渴等。先生指出,若肺虚气短喘促、咳嗽无力,则可配伍阿胶、五味子、炙甘草等;若产后人虚,心悸,志意不安,不自觉恍惚恐畏,夜不得眠,虚烦少气、男子虚损心悸,可配伍甘草、桂心、大枣;若劳嗽、虚损、骨蒸等疾,可配伍紫河车、茯苓、菖蒲、泽泻、干姜等,如《妇人良方》河车丸、《鸡峰普济方》人参山药丸。

二者合用,亦可补肺滋肾。人参培元气之根本,补肺益肾,使气旺自能生水;山药其汁浆稠黏,液浓益肾,滋下焦真阴,可济参之燥性,治疗肾不纳气之虚喘,肺肾阴虚之消渴等症。

2. 调肺化痰

山药—贝母

二药为调肺化痰的常用配伍，贝母味苦甘，微寒。归肺、心经，有清热化痰，润肺止咳，散结消肿之功；山药色白入肺，循循有调肺之功，二药合用，一甘平偏补，一苦寒偏清，常用于痰黏难出，郁而化热之发热、咳吐黄痰等。肺宣降失常，津液不布，化生痰液，因"肺为贮痰之器"，若痰浊日久化热，耗液伤津，阴虚津亏，则如《医贯》所言"肾虚不能制水，则水不归源，如水逆行，洪水泛滥而为痰，是无火者也"，陈修园所云"痰之本，水也，源于肾；痰之动，湿也，主于脾；痰之成，气也，贮于肺。"治宜调肺化痰，补肾滋阴。贝母因其根象肺，色白味辛，又产于西川，得西方金气最全，故能入肺润肺，治虚痰咳喘，如王好古谓之"乃肺经气分药也"，《本草汇言》谓之"开郁、下气、化痰之药也"。润肺消痰，止咳定喘，则虚劳火结之证，贝母专司首剂；山药，为四大怀药之一，味甘有汁，功专补脾，色白又得土中金气，故可入肺，如《药品化义》载："山药，温补而不骤，微香而不燥，循循有调肺之功，治肺虚久咳，何其稳当。"贝母清热化痰为标，山药调肺化痰为本，且山药兼顾补脾肾，有利于病情改善及正气的恢复，二药合用，一清一补，共奏调肺化痰之功，常用于治疗久嗽不止，痰多气喘等。若虚劳咯血，咳嗽痰多，可配伍百合、人参、麦冬、茯苓、甘草、鹿角胶、杏仁，如《杨氏家藏方》蜡煎散。

3. 润肺滋阴

山药—麦冬

麦冬善滋阴润肺而退虚热，如《药品化义》谓之："色白体濡，主润肺，味甘性凉，主清肺。盖肺苦气上逆，润之清之，肺气得保。"山药"味甘归脾，液浓益肾""在上大能补肺生津……在下大能补肾敛冲，则冲气得养，自安其位"，用以滋肾气、安肺气，且生山药以其"稠黏留滞之力"，可除伤阴血之虑。阴虚咳嗽不能单用寒药治疗，否则会致寒郁而化热，耗伤肺阴而成虚劳，治宜滋阴化痰。麦冬滋肺胃阴，山药滋补肺阴，缓肺燥之性。二药配伍，诚如《药性解》言山药："补阴虚……疗干咳……麦门冬……"。在《备急千金要方》的金水膏中，以麦冬养阴生津，润肺止咳，用治里热虚燥之证。二药合用，滋阴降火、润肺，相须为用，可用于治疗阴虚劳嗽咯血等。

二者还具有补肺美肤的功效。肺主皮毛，因此肺的功能好坏即气、液的运行正常与否，与皮肤好坏有直接关系。麦冬滋补肺阴，如《名医别录》谓之"定肺气，安五脏，令人肥健，美颜色"，《本草图经》载有"麦冬煎"，即鲜麦冬捣汁浓缩成膏，具有"补中益心，悦泽面色，安神益气，延年益寿"之功。山药滋补肺之气阴,如《本草求真》谓之"润皮毛,长肌肉",金元四大家之一的李杲说"皮肤干燥,以此物(山药)润之",《药品化义》记载其有"温养肌肤"之功。《本草求真》则更是具体指出山药润皮肤的机理在于能"补脾肺之阴,是以能润皮毛、长肌肉。"由此看来,山药与麦冬合用,通过滋阴而间接养颜,是一种治本之法,与各类化妆品把皮肤遮盖起来的治表之法有质的区别。

山药—阿胶

阿胶滋润肺燥,如《本草纲目》谓之"化痰清肺",《本草备要》谓之"润燥定喘",又色黑,为血肉有情之品,可直接入血分,以其滋补黏腻之性,能补肝血益肾水,并善于凝固血络,又有止血之效,如《本草思辨录》曰:"阿胶为补血圣药,不论何经,悉其所任。"《本草便读》谓之"黑驴皮,皮可入肺,黑能入肾,血肉有情之品,使之金水相生,补养血液……为治虚劳咳嗽一切血证之要药。"山药色白,"味甘归脾,液浓益肾""能补肺补肾兼补脾胃",润肺肾阴,且以金水相生之理,补肺效果更加,由于阴血相生,山药亦对血分有作用,如"在上大能补肺生津……在下大能补肾敛冲,则冲气得养,自安其位"(《参西录》),且其入血分有"中焦受气取汁,变化而赤"(《灵枢·决气》)的过程,即山药虽不直接入血分但是可通过补脾肺肾化其精微而化以为血。山药、阿胶均滋腻,归经相似,山药有助于阿胶发挥药效,正如《药性论》所言阿胶"薯蓣为之使",故二药合用,润肺滋阴,润燥止血,可用于肺虚燥咳气喘、虚烦失眠,或痰中带血等证。此外,二者配伍,还具有固崩止漏、固胎止血之功,以疗气血不足,如血虚之病,妇人月经不调等。

山药—杏仁

杏仁疏利开通,破壅降逆,善于开痹而止喘,消肿而润燥,调理气分之郁,如《药征》曰:"杏仁主治胸间停水,故治喘咳,而旁治短气结胸,心痛,形体浮肿。"山药色白入肺,能润肺生水,且补益肾精,二药并用,共取"清痰降气,使逆气转而下行,即能引药力速于下达",从而达到益肺化痰止咳、祛邪不伤正的功效,常用于治疗肺气不足之咳嗽气喘、多痰等证。

且杏仁乃果仁,《本草便读》云:"凡仁皆降,故杏仁功专降气,气降则痰消嗽止。能润大肠,故大肠气闭者可用之。"《珍珠囊》谓之"除肺热……润大肠气秘。"故其通利大便,有"增液行舟"之意。山药性涩,则偏于黏腻,可固肠止泻,如《本草图解》谓之:"止遗泻,固肠胃",《本草纲目》谓之:"止泄痢,化痰涎",另《杂病源流犀烛·大便秘结源流》云"大便秘结,肾病也。"山药则兼顾补肾阴而助杏仁通便。故二药相配,作用温和,取山药之补、固,杏仁之润、利,可使山药滋而不腻、杏仁温而不燥,从而得润肠下气之性不过于猛烈,可用于肠燥便秘、津枯肠燥、大便艰难、老人或产后血虚便秘等。

4. 滋肺润肤

山药—茯苓—白术

山药、白术、茯苓均为白色，入脾经，三药中两药之间都是常用配伍，白术、茯苓之配伍，见于四君子汤、六君子汤、香砂六君子汤等健脾方剂，根据《本草正义》谓白术"富有膏脂，故苦温能燥，亦能滋润津液……无伤阴之虞"，故二者配伍起到了相佐相成的补气健脾之作用；山药、茯苓之配伍，合乎《本草再新》所言"补品中之王道者，合茯苓用之尤良。"二者同入脾、肺经，相须为用，山药得茯苓则补脾而不留湿，茯苓得山药则利湿而不伤阴，补渗兼施，健脾补肺，助营卫之气的生化和敷布，延缓皮肤衰老。山药白术之配伍，一刚一柔，阴阳平补，即补脾阳不伤胃阴，养胃阴不碍脾阳，共奏益气健脾，养胃生津之功，故三药配伍，可将脾精宣散卫气于皮毛，通过卫气的温分肉、充皮肤、肥腠理、司开阖，防御外邪侵袭。再如《太平惠民和剂局方》的参苓白术散就是使用三药配伍他药治疗因劳倦过度、饮食失节等，导致脾失健运，气血生化不足，不能输精于皮肤、毛发、齿、唇、爪甲等。故三药配伍，补脾益肺，可用于治疗黄褐斑、皮肤干燥等。

（二）补脾益胃

1. 补中益气

山药—甘草

东垣所云"百病皆由脾胃衰而生也"，治以补中益气，渗湿止泻。甘草补中兼调和，被陶弘景誉为国老，曰"此草最为众药之主，经方少有不用者，犹如香中有沉香也。"山药益气健脾，早在《本经》中就有记载"主伤中，补虚羸，除寒热邪气，补中益气力，长肌肉。"张锡纯则常以山药为主用作药膳食疗，并认为"因山药冲和稠黏之液，既可代粳米和胃，又可代人参补益气血"，乃"滋补药中诚为无上之品也。"二药配伍，山药尚有补脾益气之力，甘草又有生津止渴之功，二者相须为用建立中气，补益脾胃，又二药甘缓平淡，补脾益肺而不嫌其峻猛，养阴生津又不嫌其滋腻，故为心肺脾胃之气虚弱者要药，可视为具有滋养性的平补剂。

此外，甘草味甘而润，对于咳嗽气喘，无论外感内伤，寒热虚实，有痰无痰，皆可用之，且其调和之性，如李杲所云："性能缓急，而又协和诸药，使之不争，故热药得之缓其热，寒药得之缓其寒，寒热相杂者，用之得其平。"山药色白入肺，兼具补土生金之效，二者相须为用，入肺经润肺滋阴，可用于治疗咳嗽气喘等。

2. 健脾和胃

山药—陈皮

陈皮,辛苦温,归脾、肺经,具有理气健脾,燥湿化痰之效。《本草纲目》云:"橘皮能泻能燥……同补药则补,同泻药则泻,同升药则升,同降药则降……故橘皮为三经气分之药,但随所配而补泻升降也。"山药甘平,滋补脾肺阴,多用可产生气塞、腹中胀、食欲不振,陈皮配伍使用可去其滋腻之性,故二药并用,一补一利,一涩一通,润燥兼施,刚柔相济,气旺阴复,阴阳和调,可使补而不滞,有利于祛邪,主治肺脾虚弱夹实之食少纳呆,或食后腹胀,倦怠乏力,形体消瘦,烦满等证,可见手足烦热、口干不欲饮、大便干结或不爽、舌淡红少津、苔薄、脉濡微数等。

二者合用还有滋肺祛痰之效,因陈皮以理气为根本,其苦能泄能燥,辛能散能和,故可燥湿化痰,如《金匮要略方义》言"以陈皮为君,行肺胃之气而宣通气机",《本草汇言》云其"味辛善散,故能开气;胃苦开泄,故能行痰"。山药入肺,又能补肺气、滋肺阴,其补脾之力虽较和缓,对脾肺气阴俱虚之证,有"补土生金"之妙,如《药品化义》谓之"温补而不骤,微香而不燥,循循有调肺之功"。二药合用可用于肺虚邪实之证,如气短、懒言、胸中胀闷,咳嗽咳痰,气短而喘,活动或劳累后症状加重等证。

3. 滋养脾阴

山药—黄芪

二药是补脾养阴的常用配伍,且均属于最常用的益寿中药。二药皆味甘,微温,归肺、脾经。黄芪补中益气,固表益卫,升提中焦清气,偏补脾阳;山药平补脾胃且偏补脾阴,仲景善用其治疗虚劳、消渴及小便不利证,如《金匮》中肾气丸、瓜蒌瞿麦丸。二药配用,滋胃阴而兼温脾阳,使阴中求阳,或以山药为主,"使之阳升而阴应,自有云行雨施之妙也",如玉液汤、扶中汤、资生汤,阳中求阴,滋而不腻,温而不燥。故二药相配可谓平补脾胃阴阳之典范。

同时,黄芪为补气药中之最佳品,而且有升提气机的作用,如《药性微蕴》言其"故欲提下陷之阳气以上升,则当以黄芪为君。"《本草正义》谓"黄芪具春令升发之性……清气下陷者最宜。"《日华子本草》谓之"气盛自无陷下之忧也"。山药性微涩,补脾滋阴,补肾固精,如《药性解》谓之"止遗泄,定惊悸。"《删补颐生微论》谓之"长肌强阴,安神退热,止泻固精。"黄芪的补与山药的补、固作用相合,有固涩升提之效,且黄芪可助山药更好地发挥补肾生精作用,二药配伍,一滋阴,一升阳,补气升提,固精止泻,常用于中气下陷,泻痢滑脱之证。

山药—白术

白术甘、苦，温，归脾、胃经，具有益气健脾、燥湿利水、止汗、安胎之效，既能燥湿实脾，复能缓脾生津，《本草求真》被称为"脾脏补气第一药也"。《药类法象》云其"除湿益燥，和中益气"，《本草衍义补遗》谓之"除湿之功为胜"，《本草思辨录》更是称赞"白术除脾湿，固中气，为中流之砥柱"；山药，可滋阴、补脾气，如《药品化义》谓之"治脾虚腹泻，怠惰嗜卧，四肢困倦，又取其甘则补阳，以能补中益气，温养肌肉，为肺脾二脏要药。"张锡纯重用山药养胃阴，佐以白术理脾阳，使阴中求阳，阳中求阴，滋而不腻，温而不燥，如资生汤。二药相制相须为用，一动一静，相得益彰，白术燥湿健脾、益气生血之力大于山药，山药滋阴补脾、补肾强精之力大于白术，可用于治疗脾胃气虚，食少便溏，或脾虚泄泻、带下等。

山药—茯苓

茯苓为"假松之真液而生，受松之灵气而结"，故又称茯灵，甘、淡、平，归心、脾、肾经，具有利水渗湿，健脾，宁心的功效，为健脾利水渗湿之要药，药性平和，无论属寒属热属虚属实，均可应用。山药味甘滋补脾胃，茯苓味淡能利水，故二药合用，一阴一阳，一开一合，"利水而不伤正，补而不助邪"，可用于脾、肾两虚夹湿等证，对于脾肾同病，古人多用补，且必兼泻邪，因脾弱则生湿，使邪去则补乃得力。

茯苓健脾渗湿，有标本兼顾之效，如《伤寒明理论》谓之"渗水缓脾"，《用药心法》言之"除湿之圣药也"，《医贯》曰："茯苓味甘而淡者也，甘从土化，土能防水，淡能渗泄，故用之以制水脏之邪，且益脾胃而培万物之母。壮水之主，以镇阳光，即此药也。"陶弘景则直接称其为"通神而致灵，和魂而炼魄"的上品仙药。山药滋补脾阴，使脾气实而正常运化水谷精微，输归肾脏而充实肾脏精气，具有补脾益肾功能，如叶天士云"薯蓣气温平，秉天春升秋降之和气……得地中正之土味，入足太阴脾经，气升味和，阳也。"张锡纯认为"山药之性，能滋阴又能利湿，能滑润又能收敛，是以能补肺补肾兼补脾胃""乃滋补药中诚为无上之补品。"《小儿药证直诀》的六味地黄丸在众多的补脾药物中，只选择茯苓、山药二味，是以其相和相济，补中有利，利中有补，合为平补缓利之剂，使脾土无湿淫之患，水藏土中，顺应其性，而不致水湿泛滥成病，其中山药养脾阴、固肾益精，得茯苓补脾不留湿；茯苓渗脾湿，得山药则利湿而不伤阴，浊湿得降，脾胃得健，则泄泻可止。故二药配伍，一补一利，祛邪而不伤正，如《医方考》曰："山药、茯苓，味甘者也，甘从土化，土能防水，故用之以制水脏之邪，且益脾胃而培万物之母也。"又二药皆味甘，甘从土化，补脾以甘，正如《素问·五脏生成篇》云"脾欲甘"，土能防水，用之祛水脏之邪，且补益脾胃而培养后天之本，故可用于治疗脾虚泄泻或久病脾肾不足的脘闷不思食、神倦、腹泻等。

山药—白芍

肝胆升发之性不能疏泄，脾胃会使消化功能失常，治宜疏肝健脾。白芍滋阴疏肝、缓急止痛，《药品化义》谓之"微苦能补阴，略酸能收敛，因酸走肝，暂用之生肝，肝性欲散恶敛，又取酸以抑肝，故谓白芍能补复能泻，专行血海，女人调经胎产，男子一切肝病，悉宜用之调和气血。"山药甘以入脾以健脾和胃，白芍酸能收敛以滋阴疏肝，故二药相伍，有酸甘化阴之效，可用于阴虚不濡之筋脉挛急，肝木凌脾之面色萎黄无华、腹痛、倦怠便溏等。若带下色白或淡黄，清稀无臭，面色灰白，舌淡，配伍当归、茯苓、白术、砂仁、人参等，如《傅青主女科》完带汤；若崩漏，配伍附子、鹿角霜、栀子炭、熟地、五味子、人参、炙龟板等。另外，二药配伍也可用以治疗阴虚为本的崩漏，其非时而下所至，为冲任损伤，不能制约精血，迫血妄行而致，是言阴虚而阳盛，始发崩中，选药以白芍养阴敛肝；山药健脾益气阴，再配伍他药可共同实现滋阴清热，固冲止崩。

同时，白芍善收敛上焦浮越之热而下行引诸药之力至膀胱成小便而出，为阴虚有热小便不利者之要药，如《本经》谓之"利小便"，《本草》云其"利小便……去水气，利膀胱。"山药为滋阴固肾之良药，张锡纯言其佐白芍"以利小便而兼能滋阴清热"，故二药合用，滋阴利小便，正如《医学衷中参西录》所言"山药与芍药并用，大能泻上焦之虚热"，可用于治疗小便不利等。再如《医学衷中参西录》的急救回阳汤、劳淋汤、气淋汤、膏淋汤、寒淋汤等方中，均是以山药、白芍以滋阴，又山药能温固下焦，滋补真阴治疗淋浊。另一方面，白芍清泄积热，利小便实大便，如《医学启源》谓之"收胃气，止泻利"，山药滋阴以补脏腑之阴液，取其收敛以固下焦之气化，二药合用，滋阴泄热以止泻痢。

4. 收涩固肠止泻

山药—白扁豆—莲子

脾气不足、胃失和则运化失职，气血生化不足，湿自内生，故肠鸣泄泻宜从三个方面进行，即健脾止泻、渗湿止泻、滋阴止泻。治疗当以甘淡微寒之品以清润脾土，滋补脾阴。扁豆属平补之列，健脾养胃，与脾性最合，故能实脾土，涤肠胃，如《药性纂要》谓其"凡健脾开胃之药……独扁豆冲和而能清热健脾"，《本草纲目》谓之"止泄痢"。莲子甘涩平，养心健脾，补肾固涩，能厚肠胃止泄泻，如《本草纲目》谓之"交心肾，厚肠胃……除寒湿，止脾泄久痢"。山药味甘平，性涩不燥，补脾胃止泻，如《本草纲目》谓之"健脾胃，止泄痢"，《本草备要》谓之"补其不足,清其虚热。固肠胃……止泄痢。"故三药合用,补其中气,渗其湿浊,行其气滞,恢复脾胃受纳与健运之职,以行涩肠止泻之功。

三药配伍还可健脾止带,《女科撮要》提出带下过多乃由脾胃亏虚等所致,又冲为血海,任土胞胎,寒则血凝,湿则生浊,月经不调或经前腹痛,均与脾虚有关,正如《世补斋医书》所言"脾属湿土,脾虚则土必不实矣,土不实而湿更甚,经水将动,脾先不固",故带下或者月经相关疾病的治疗均须以健脾为主。扁豆清湿利浊,消散太阴湿浊之邪,《本草图经》谓之"主女子带下",《本草备要》谓之"通三焦,降浊升清,消暑除湿"。莲子补肾固涩,《本草纲目》谓之治"赤白浊,女人带下崩中诸血病",《玉楸药解》谓之"遗精便溏,极有良效。"《本经逢原》言"莲子得水土之精英……固精止泻,除崩带赤白浊。"山药强肾固精而止带,故三药配伍,相须为用,健脾利湿而不伤阴,护卫冲脉之气,使"寒湿扫除而经水自调",适用于脾虚湿滞,寒气较重的女科病证。

(三)益肾强阴

1. 补肾强阴

山药—附子

山药味甘性平,入肺、脾、肾经,滋补肾阴,《名医别录》谓之"补虚劳羸瘦,充五脏,除烦热,强阴。"与附子配伍,一补一温,平补阴阳,正合《金匮翼》"温必兼补"的用药原则,从而更好实现阴阳并补,阴平阳秘,常用于治疗阴阳两虚之腰膝酸软、畏寒肢冷、阳痿、泄泻、消渴等。

附子为大辛大热之品,温煦五脏阳气,其性浮而不沉,其用走而不守,无所不至,具有回阳、温中、止痛之效,《本草汇言》谓之"乃命门主药,能入其窟穴而招之,引火归原,则浮游之火自熄矣。"《本草备要》"补肾命火,逐风寒湿。"山药为平补之药,即若与滋阴药相配伍则能使滋阴药得气而化生,若与温阳药相配伍则能使温阳药以补阳,故山药与其配伍既可使阴得阳助而源泉不竭,也可缓和附子之辛热燥烈,温阳祛寒而不伤阴动血。二药配伍,温肾阳滋肾阴,使阳壮阴充,生化无穷,可用于治疗肾虚之腰酸腿软、小便不利等。

山药—枸杞子

枸杞子味甘性平,质润气和,入肝、肾经,为平补肝肾之良药,具有滋肾补肝,益精明目的功效;山药滋补肾阴,二药相须为用,常用于肝肾不足等证。枸杞子清虚热,生津液,《本草经疏》谓之"润而滋补,兼能退热……为肝肾真阴不足、劳乏内热补益之要药。"《本草经疏》云其为"补肾家之要药,益阴血之上品。"另枸杞子质润,单用易致泄泻,须配伍山药等制约此作用,如《本草必用》言枸杞子:"性润而能利大小肠,泄泻者勿用,或与山药、莲肉、茯苓同用则可不泻矣。"山药滋肾养阴,借肾水之充以涵养肝木,二药均可补阴,相须为用,常用于治疗肝肾阴虚的目花目干、易疲劳、肢麻、胁隐痛等证。

山药—巴戟天

巴戟天辛、甘、温,入肝、肾经,有补肾助阳,祛风除湿之效;山药甘平,滋肾阴。巴戟天温而不燥,以其体润,健脾开胃,胃气滋长,既益元阳,又填肾精,《别录》云其"补五劳,益精",《本草汇》谓之"为肾经血分之药,盖补助元阳则胃气滋长,诸虚自退",记载于《备急千金要方》中的"肾虚阳道不举方",就是用巴戟天浸酒服食。山药甘平,滋肾阴,二药配伍,一阴一阳,一形一气,合用而阴阳兼顾,动静合宜,适用于肾阴阳俱虚之腰膝酸痛、小便不禁等,正符合张介宾之"凡诊病施治,必须先审阴阳,乃为医道之纲领"(《景岳全书·传忠录·阴阳篇》)。若骨髓虚惫,腰膝无力,配伍黄芪、远志、牛膝、熟地黄、桂枝、五味子、附子等,如《圣济总录》巴戟天丸;若肾虚牙齿豁落、隐痛,配伍补骨脂、石斛、茯苓、菟丝子、杜仲、肉苁蓉、白蒺藜,如《赤水玄珠》安肾丸。

山药—熟地黄

熟地黄为味厚之品,为阴中之阴,故能滋肾阴,填精补髓。《药品化义》谓之"滋补真阴,封填骨髓,为圣药也。"山药滋补肾阴,如《本草经读》谓之"能补肾填精,精足则阳强";配伍熟地,如《本草正》谓之"补肾水必君茱地",《得配本草》谓之"佐熟地,固肾水",《得宜本草》云其"得熟地黄,固肾精气,又熟地黄、山药均是滋润之品,符合肾喜润恶燥之性,故二药配伍,大补真阴,如《金匮》云"虚劳诸不足,风气百疾,薯蓣丸主之。"又说"虚劳腰痛,少腹拘急,小便不利者,八味肾气丸主之。"前者以山药配熟地以滋肾阴益气,后者山药佐地黄以添精补肾,以为气化的物质基础。该组合常用于肝肾阴虚之腰膝酸软、筋骨无力、潮热盗汗、遗精、消渴等症,如补阴基础方六味地黄丸(《小儿药证直诀》),即是以该组合配伍泽泻、茯苓等治疗肾阴不足。

2. 补肾固胎

山药—菟丝子—续断

造成胎动不安等的主要病机是肾虚、气血不足,其次是冲任气血不调,胎元不固,或脾虚中气亏损、化源亏乏以致不能摄养胎元所致。故治疗当以补肾为固胎之本,培脾乃养血之源。菟丝子偏温但不燥,大补肾精,《本草汇言》谓之"补肾养肝,温脾助胃之药也,补而不峻,温而不燥",《本草新编》谓之"入心肝肾三经之药。益气强阴,补髓添精",张锡纯言"最壮胎治流产之药,乃菟丝子也。"续断有补肝肾,行血脉,续筋骨之效,如《滇南本草》《本草求真》均谓之"安胎",《本草正义》言其"女科之胎产经带……皆赖以成功",《本草汇言》谓之"所损之胎孕非此不安……以其气和味清,胎产调经,最为稳当",其与山药配伍,在《药鉴》中早有记载,曰"与淮山药同用,固精滑梦遗。"菟丝子、续断二药皆甘温主入肝肾,有行血气之效。张锡纯的寿胎丸为补肾养血、固摄安胎之著名方剂,其中菟丝子补肾益精、壮胎元以安胎,续断固冲安胎。山药补脾肺肾,滋而不腻,补固兼施,其配伍菟丝子,在《本草正》中早有记载,曰:"固遗泄仗菟丝相济。"故三药配伍,重点补肾,兼以补肝、脾,常用于治疗阴道下血,伴腰酸胀痛、小腹坠胀等。若妊娠脾胃虚极、上吐下泻、胎动欲坠、腹痛难忍、急不可缓,配伍人参、白术、肉桂、附子、炙甘草、杜仲、枸杞子等。

山药—杜仲

肾虚则冲任不固,肾虚则胎失所养,不能系胎而致流产,正如《景岳全书》所言"妇人肾气系胞,而腰为肾之府,故胎动之妇,最虞腰痛,痛甚则堕,不可不防。"根据"必伏其所主,而先其所因"的原则,治宜补肾固冲、益气安胎。杜仲补肝肾之阳气,肝肾气足则胎自安,《本经》谓之能"主腰脊痛",《续名医类案》云其"腰膝之专药",《中药八百种详解》谓之"甘温补肝肾,壮筋骨,为治腰痛必用之品。"《圣济总录》的杜仲丸即是以单味研末以枣泥为丸服治之。山药之汁晶莹透彻,具"向稠黏留滞之力",故人服之大有补固之意,如张锡纯谓其"能滋下焦真阴,其气味甘温,又能固下焦气化",故山药为滋阴固肾之良药。二药配伍,一阴一阳,一补一固,补肝肾,固冲任,常用于治疗肝肾不足之冲任不固、胎动不安、胎漏等。

3. 补肾通窍

山药—肉苁蓉

肉苁蓉色黑质润入肾,填精补髓,精足则气充,如《本经》谓之"养五脏,益精气",甄权云:"肉苁蓉益髓,悦颜色",《本草经疏》谓之"益肾肝补精血之效也",《玉楸药解》则中肯地指出"肉苁蓉,方书称其补精益髓,悦色延年,非溢美之词。"山药补肾填精聪耳之效,如《本经》谓之"治耳聋,益精,通九窍",《药性论》谓之能"兴阳道,添精髓,疗耳鸣",陈修园说"山药能补肾填精,精足则阴强、目明、耳聪。"故二药合用,补益精髓、聪耳,常用于治疗肾虚之耳鸣、耳聋等。若治肾虚耳聋,风邪入于经络,耳内虚鸣,配伍人参、山茱萸、川牛膝、覆盆子、龟板、生地、枸杞子等,如《集验良方》资生大造丸;若肾劳虚后,耳常闻钟磬风雨之声,配伍鹿茸、磁石、枳实、附子、牡蛎、五味子等,如《圣济总录》补肾鹿茸丸。此外,肉苁蓉可补虚且润肠通便。山药液汁浓厚,补益脾肾,久则失于黏腻;单用肉苁蓉,久则失于滑利,惟等分并用,乃可久服无弊。

故二药配伍,相制为用,作用和缓,可用于治疗肾虚便秘等证。

4. 补肾益智

山药—远志

远志化痰开窍,宁心安神,《本经》谓之"益智慧、强志",《本草正义》谓之"其专主心经者,心本血之总汇,辛温以通利之,宜其振作心阳,而益人智慧矣",《本草纲目》谓之"功专于强志益精,治善忘",其在被誉为"教子弟第一方"的如孔圣枕中丹(《千金要方》)、状元丸(《赤水玄珠》)中都是君药。山药补肾精以养髓益智,兼可补脾肺,使上气充足,《本草汇言》谓远志"同地黄、枸杞子、山药能补肾",故二者配伍,相须为用,祛邪而不伤正,扶正而不恋邪,使平衡阴阳,神明得安,肾精充足,髓源不断,可用于治疗失眠健忘等。若心气不足,惊悸多忘,配伍麦冬、熟地黄、人参、茯神、甘草、白术等,如《圣惠》远志丸、《圣济总录》养神丸;若注意力不集中、记忆力差,配伍牛膝、人参、桔梗、天冬、石菖蒲、桂心、茯苓、附子、枸杞。

(四)固肾敛阴

1. 固肾涩精止遗

山药—龙骨—牡蛎

龙骨涩精止带,《医学衷中参西录》谓之"质最粘涩,具有翕收之力",《本经逢原》直接谓其"为收敛精气要药"。牡蛎滋阴清热,如《本草便读》谓之"咸寒入肾,能益阴潜阳,退虚热……又能固下焦,除湿浊,敛虚汗,具咸寒介类之功,有重镇摄下之意",二药皆有平肝潜阳,镇心安神,收敛固涩之功用。山药滋补肾阴且性涩,龙牡温肾培元,《本草蒙筌》谓之"涩精管泄滑",《本草备要》谓之"补肾止遗精",配以龙骨、牡蛎"以固其滑脱而兼能化其凝滞",如用于肾虚的膏淋汤,用于湿热淋浊的清肾汤、理血汤,可用于赤白带下的清带汤等,故三药合之不但元阳不复上脱,而真阴亦水不下脱,正如《静香楼医案》云:"阴不足者,阳必上亢而内燔。欲阳之降,必滋其阴",可常用于治疗肾虚为本而标为不固的滑精、遗精、崩漏、带下等。

山药—山茱萸

山茱萸补肾涩精,在被称为"延年续嗣之至药也"的草还丹(《扶寿精方》)中为君药,《药品化义》谓之"借此酸能收脱,敛水生津,治遗精,白浊,阳道不兴,小水无节,腰膝软弱,足酸疼,即子令母实之义也",《医学衷中参西录》云其"大能收敛元气,振作精神,固涩滑脱。"山药填精固肾,涩精止遗,使气血生化有源,是气阴不足之要药。张锡纯谓之"善引诸药之力至膀胱",而对肾虚梦遗、滑精、早泄等证,常配伍山茱萸,如《本草正》谓之"补肾水必君茱地",然山茱萸补益之力逊于固涩,《长沙药解》谓之"阴耗而滋阴,同于此味,使阴有所育,阳虚而益阳,同于此味,使阳有所守"。故与甘平滋阴药的山药合用,补阴而性兼固涩,二药配伍,固中有补,主治肝肾阴虚、遗精等,如《中藏经》引葛玄真人方百补构精丸,其中就是以山药补肾固精,佐山茱萸等治疗梦泄,精滑不禁。张介宾的左归丸、左归饮、右归丸中,均将山药和山茱萸配伍,如《医略六书·杂病证治》论左归饮:"肾虚无火,纯自精血不足。此方乃精不足者,补之以味焉⋯⋯,萸肉秘气涩精⋯⋯山药补脾益阴⋯⋯此壮骨补精之剂,为肾虚精乏之虚方"。

还可用于滋补肝肾。山茱萸味酸主化阴、收敛固涩,补益肝肾,敛精益阴,平补肾之阴阳,山药味甘主滋补、和中缓急,补脾肾之阴,亦能固精,二药配伍,酸甘化阴,滋养肝肾,亦寓"壮水之主,以制阳光"之意,适用于治疗肝肾不足之腰膝酸软、头目眩晕等。

山药—五味子

五味子酸、甘,温。归肺、心、肾经,具收敛固涩,益气生津,补肾宁心的功效,如《医学衷中参西录》曰:"其酸收之力,又能固摄下焦气化,治五更泄泻、梦遗失精,及消渴小便频数。"明代医家缪希雍解释之:"五味子专补肾,兼补五脏,肾藏精,精盛则阴强,收摄则真气归元而丹田暖,熟腐水谷而化精微,则精自生,令人体悦泽。"由于五味子色、味俱五,故古人谓五味子乃禀五运之精而生。山药滋阴固肾,与五味子配伍,相须为用,一补一固,相得益彰,具有固精缩尿、补肺止咳、滋阴清热、补虚止泄之功,常用于治疗久嗽虚喘,梦遗滑精,遗尿尿频,久泻不止,津伤口渴,短气脉虚,内热消渴等。

2. 固肾缩尿止带

山药—芡实

芡实益肾固精,兼能益脾,如《本草经百种录》中称芡实"乃脾肾之药也",《本草从新》谓之"补脾固肾,助气涩精。治梦遗滑精,解暑热酒毒,疗带浊泄泻,小便不禁",岳美中常用芡实粥治遗精与泄泻。山药偏于补脾肾,兼补肺阴,《得配本草》谓之"惟此同芡实、莲子以实之,则补土不妨于水,乃为善治。"二药虽补涩之力有别,如《本草求真》曰"山药之补,本有过于芡实,而芡实之涩,更有甚于山药。"但二药性质平和,不腻不燥,以芡实之固涩,山药之补固,相须为用,敛气固涩之功益彰,补虚作用得到有效增强,如《本草便读》言"芡实生于水而能治水⋯⋯或此药同山药等味则补。"故二药配伍,培本固土,填脾肾之元,可用于脾肾虚弱之纳差、带下等。若虚劳以脾胃证候突出者,常以二药为主治疗,如《寿世保元》神仙粥,配伍粳米煮粥服;若劳瘵失精,《辨证录》二白散,配伍万年青治疗胸前饱闷,食不消化,时时溏泻,肚痛腹胀,面色黄黑,气短难以接续等。对于带下证,傅青主认为二药"专补任脉之虚,又能利水",广泛运用其健脾利水之效,如易黄汤(山药、芡实、黄柏、车前子、白果),药仅五味却力专,以山药、芡实配伍固肾健脾,运化水湿摄精微,寓补于行,能守能走。

山药—补骨脂

补骨脂苦辛温燥,长于助肾阳、补下元、健腰膝,兼有涩性,被称为"兴阳事""固精气""壮火益土之要药"。《本草便读》谓之"辛热入肾,助火益阳。"山药性涩有收摄之功,且固肾补阴,善于治疗淋浊带下,张锡纯言"盖山药为滋阴之良药,又为固肾之良药,以治淋证之淋涩频数,诚为有一无二之妙品",《本草正》谓之"涩带浊须破故同研"。故二药合用,一阴一阳,温必兼补,相得益彰,常用于治疗肾冷精流、带下、腹泻日久不愈等。若妇人赤白带下,腰酸,头晕眼花,小腹胀痛,四肢无力,困倦而虚等,配伍当归、川芎、白术、人参、杜仲、香附、青黛、牡蛎、续断、椿根皮,如《回春》止带丸;若滑泄日夜无度,肠胃虚寒不禁等,配伍白术、吴茱萸、莲子、人参、甘草、白芍、木香、陈皮、干姜,如《寿世保元》补脾丸。

二、用量对山药功效发挥的影响

山药的最常用剂量的前三位次序为:小剂量(6~10g、较小剂量<6g)、中剂量(10~20g),对功效的影响表现在:①山药发挥补脾益胃作用时,小剂量(<6g)令其增强,中等剂量(10~20g)令其降低;②发挥补肺生津作用时,小剂量(<6g)令其略微降低,较小剂量(6~10g)令其较大降低,中等剂量(10~20g)以上都是增强;③发挥益肾强阴功效时,小剂量(<6g)、大剂量(>30g)均令其降低,中等剂量(10~20g)令其增强;④发挥固肾敛阴功效时,较小剂量(6~10g)、大剂量(>30g)令其略有增强,中等剂量(10~20g)令其略有降低,即小剂量适合补脾而不适合补肺肾,较小剂量适合固肾,虽然二者较中剂量常用,但是中剂量对功效的影响更全面,若运用合理,可对山药功效发挥有很好指导作用,其适合肺肾双补,但不适合于固肾健脾。

故山药剂量的临床运用参考为:①补脾功效用小剂量,不用中剂量;②补肺功效要注意剂量界线,即以10g为界,剂量越小作用越弱,剂量越大越强;③益肾功效只用中剂量,较大或较小都不用;④固肾功效时,则与补肾相反,不用中剂量,只用较大或较小剂量。

三、炮制对山药功效发挥的影响

山药的最常用炮制方法的前三位次序为:炒山药、干山药、生山药,对功效的影响表现在:发挥补脾益胃功效时,炒法令其增强;发挥补肺生津功效时,生山药令其较大提高,蒸煮法令其略微增强,炒法令其较大降低;发挥益肾强阴功效时,炒法令其增强,生山药令其降低;发挥固肾敛阴功效时,生山药和干山药令其增强,炒法令其较大降低。由上可见生山药和炒山药作为较大的两个炮制影响因素,作用正好相反,前者适合补肺固肾而不适合益肾,后者不适合补肺固肾而是适合补脾益肾,干山药较适合固肾,蒸煮制山药较适合补肺。

山药功效	生山药	干山药	炒山药	蒸煮山药
补脾益胃			+	
补肺生津	+++		---	+
益肾强阴	-		+	
固肾敛阴	+	+	--	

山药的不同炮制品种有不同的临床应用,生山药和炒山药为临床最为常用的两个炮制品种,从表可以看出,生山药补肺生津功效极为显著,益肾强阴作用较低;炒山药则相反,即补肺生津作用极为不显著,益肾作用较强,两种炮制品截然相反的功效让我们看到炮制对山药功效的发挥起到较大作用,究其原因,应该与温度参与、水分的散失对山药相应化学成分的保留与破坏有关。

故山药炮制的临床运用参考为:①补脾用炒山药;②补肺,用生山药或蒸煮制山药,不用炒山药;③益肾用炒山药不用生山药;④固肾用生山药或干山药,不用炒山药。

四、剂型对山药功效发挥的影响

山药的最常用剂型的次序为:丸剂、煎剂、丹剂、散剂,对功效的影响表现在:发挥补脾益胃功效时,散剂令其增强,丸剂令其降低;发挥补肺生津功效时,煎剂令其较大增强,丸剂令其很大降低;发挥益肾强阴功效时,丸剂令其较大增强,煎剂令其降低;发挥固肾敛阴功效时,散剂令其降低,即临床上需主要区别煎剂和丸剂,二者对山药功效影响正好相反,煎剂适合补肺而不适合益肾,丸剂适合益肾,非常不适合补肺和脾,散剂适合补脾。

山药功效	丸	散	蒸煮山药
补脾益胃	−	+	
补肺生津	−−−		++
益肾强阴	++		−
固肾敛阴		−	

故山药剂型的临床运用参考为：①补脾，用散剂不用丸剂；②补肺，用煎剂，不用丸剂；③益肾，用丸剂，不用煎剂；④固肾不用散剂。

五、服药方法对山药功效发挥的影响

山药以补脾肺肾为多，其所在的方剂中也主要是以补益作用为多，温服更适合补益作用的发挥，故含山药的方药采用温服法较为适宜。

不同服药时间亦会影响山药功效发挥，通过比较历代含山药的方剂，先生发现空腹比其他服药时间占绝对优势，其次是饭后和临卧。这对功效的影响表现在：发挥补脾益胃功效时，饭后令其增强；在发挥补肺生津功效时，饭后和临卧令其较大增强，空腹令其显著降低；在发挥益肾强阴功效时，空腹令其显著降低；在发挥固肾敛阴功效时，空服令其较大增强，饭后和临卧令其降低，即空腹对山药功效发挥影响很大，非常适合于固肾敛阴，但不适合补肺、肾；饭后和临卧均不适合固肾而相对适合补肾，前者适合补脾肺，后者只适合于补肺。

山药功效	空腹	饭后	临卧
补脾益胃		+	
补肺生津	−−−	++	++
益肾强阴	−−−		
固肾敛阴	++	−	−

故山药服用时间的临床运用参考为：①补脾，宜饭后服；②补肺，不宜空腹，当饭后或临卧前服用；③益肾，不宜空腹；④固肾，宜空腹，而非饭后或临卧前服用。

山药的服用也伴有不同的送服材料，山药的送服材料的前三位次序为：酒、盐汤、米汤，对功效的影响表现在：发挥补脾益胃功效时，盐汤均令其降低；发挥补肺生津功效时，姜汤、米汤令其显著增强，酒令其显著降低，盐汤令其较大降低；发挥益肾强阴功效时，盐汤令其增强，姜汤令其降低；发挥固肾

敛阴功效时,盐汤令其增强,姜汤令其降低,即姜汤非常适合于补肺而不适合于补肾固肾,盐汤适合补肾固肾而不适合补肺,米汤适合补脾润肺而不适合于益肾,酒不适合补肺。

山药功效	酒	米汤	盐汤	姜汤
补脾益胃			-	
补肺生津	---	++	--	++
益肾强阴			+	-
固肾敛阴			+	-

故山药服用材料的临床运用参考为:①补脾,不用盐汤;②补肺,用米汤或姜汤,而不用盐汤,不用酒;③益肾,用盐汤而不用姜汤;④固肾,同益肾用法。

（周　滢　蒋义芳）

第二十章 当 归

秦汉时代,当归已用于临床。最早的本草专著《神农本草经》载其"主咳逆上气,温疟,寒热,洗洗在皮肤中,妇人漏下,绝子。诸恶疮疡金疮,煮饮之。"仲景《伤寒论》《金匮要略》两书配有当归的方剂有 13 首,诸方大多用于腹痛,尤其是妇人腹痛,如当归生姜羊肉汤。宋代医家们充分肯定当归"治一切风,一切血,补一切劳,破恶血,养新血及主癥癖"之功效。从其运用的历史沿革,先生总结当归的功效为补血,活血,调经,润肠通便,消肿排脓。

一、配伍对人参功效发挥的影响

(一)补血

1. 补气生血

当归—黄芪

"有形之血不能自生,生于无形之气",血的生成,离不开气及气的运动变化。黄芪大补脾肺之气,鼓舞气化,以资气血生化之源;当归甘辛而温,养血和营。两者相配,则阳生阴长,气旺血生,气血双调,共奏补气生血之功。李杲根据气血相生之机理,将黄芪与当归按 5∶1 的比例相配,创制了当归补血汤,功能补气生血,用于因劳倦内伤所致阴血亏虚,阴不维阳,阳气浮越于外,表现为肌热面赤,烦渴欲饮,发热头痛,脉象洪大而虚等症候,为甘温除热的代表方。此方名为补血汤,为何黄芪用量五倍于当归?《本经逢原》言:"盖阴血之虚而发热,明系阳从阴亢,自必峻用阴中之阳药为君,兼当归引入血分,自然阳生阴长,阴邪退听而亢热除矣。"可见,该方重用黄芪主要是取其量大力宏,固摄浮越之阳气。此外,《本草求真》谓:"当归专入心。辛甘温润,诸书载为入心生血上品……故凡一切血症,阴虚阳无所附,而见血枯、血燥、血闭、血脱等症,则当用此主治。"说明当归通过补血而使得阳气有所依附,其本身亦可用于"阴虚阳无所附",同黄芪配伍相得益彰,使得阳生而阴长,非一般补血方、补气方所能及。

当归—人参—白术

此为补气生血的常用结构，"当归、丹参虽能入心补血，毕竟是行走之品，必得人参之大力驾驭其间，方有阳生阴长之妙。"《医论·三十篇》云："血不独生，赖气以生之。"《灵枢·决气》记载："中焦受气取汁，变化而赤，是谓血。"因此，脾胃气虚，运化失健，水谷则不能化生为精微物质，气血生化乏源，必导致营血亏虚，而气血素虚之人，也常出现脾胃运化功能障碍。所以当归在补血方剂中，多与补气之人参、白术同用，正如《本草求真》谓："血属有形之物，必赖无形之气以为载，故参、芪最为生血之药。"人参、白术皆可以补益脾气，白术则功专补脾。《得配本草》亦谓白术"得当归、白芍补血"。代表方如《景岳全书》之五福饮（人参、熟地、当归、白术、甘草）用于五脏气血亏损，头昏目眩，神疲乏力，食少体瘦。方中当归配参、术，意义有三：一则阳生阴长，气旺血生，补气以生血；二则补脾胃之气，以充化源；三则取气血双补之用。

2. 补血柔肝

当归—白芍

二者为补血柔肝，缓急止痛的常用结构。两药合用名为心肝双解饮（《石室秘录》），以当归五钱、白芍三钱，主治心肝血虚之心悸不宁，头晕耳鸣，筋脉挛急等。当归甘辛苦温，功擅补血，为血中气药；白芍苦酸微寒，养血敛阴，柔肝止痛，为血中阴药，《药鉴》认为当归"与白术、白芍、生地同用，则能滋阴补肾……再入白芍、木香少许，则生肝血以养心血"；《本草求真》以为："白芍专入肝。有白有赤，白者味酸微寒无毒，功专入肝经血分敛气……气之盛者，必赖酸为之收，故白芍号为敛肝之液，收肝之气，而令气不妄行也。"两药配伍，一动一静，既可补血柔肝，又可缓急止痛。凡心肝血虚或血虚肝郁所致的心悸、健忘、胁痛、筋脉挛急等皆可配用。

此外，《景岳全书》言当归："若血滞而为痢者，正所当用。其要在动、滑二字。"故两药相配亦是治痢之常用组合，治痢名方芍药汤即用此结构以"行血"而收"便血自愈"之功。余如当归导气汤（《洁古家珍》）（当归、甘草、白芍药、青皮、槐花、生地黄）、化滞汤（《医学衷中参西录》）（白芍药、当归、山楂、莱菔子、甘草、生姜）等均是。

3. 温阳补血

当归—羊肉

当归、羊肉的配伍运用始于汉代。首见于《金匮要略》谓"寒疝腹中痛，及胁痛里急者，当归生姜羊肉汤主之"，并用治"产后腹中疗痛"。羊肉为血肉有情之品,《本草备要》言羊肉"甘热属火",有"补虚劳,益气血,壮阳道,开胃健力"的功用。其与当归配伍,一者补血,一者温阳理虚,阳生阴长,相配使用充分体现了《内经》"形不足者,温之以气,精不足者,补之以味"的治则,而成为温阳补血的经典组合,后世很多温补之剂,如《圣济总录》的四味当归汤、地黄汤,《太平圣惠方》的高良姜羊肉汤、当归散等,皆含有此结构。《本草求真》言"夫气属阳,血属阴,体轻而燥者属阳,体重而润者属阴,羊肉气味虽温,然体润肉肥,其于肌肤血液则易及。"当归、羊肉合用还是滋补之佳品。当归、羊肉煮汤,药食两用。《得配本草》总结前人的配伍经验说:"羊肉,甘,温。入脾、肺二经血分。滋益虚赢肌肉之气,眷恋在下欲脱之阳。配生地、当归,治崩中欲死。同归、芎、甘草,治疗产后厥痛合当归、生姜,治肾虚寒病。"

当归——肉桂

早在南北朝《刘涓子鬼遗方》中已有关于益气养血药与肉桂配伍治疗气血虚损证候的记载。历代遣药用方的特点表明,当归配伍肉桂主要用于以下两方面:

气血两虚证:代表方如十全大补汤(《太平惠民和剂局方》)。肉桂辛甘大热,补火助阳,与诸益气养血之品同用,可温通阳气,鼓舞气血生长,从而增强补益虚损之功。正如《成方便读》所言"得温阳之力,则补性足,见效愈多。非惟阳虚可温,即阴虚者亦可温,以无阳则阴无以生……或虚之盛者,即炮姜、肉桂,亦可加于大队补药之中,自有神效。若仅以苦寒柔静,一切滋润之药,久久服之,不特阴不能生,而阳和生气,日渐丧亡,不至阳气同归于尽不止耳"。

阳虚寒滞之痛证、痹证:代表方如治疗肠胃虚寒的茱萸汤(《杨氏家藏方》)、治疗风寒湿痹的威灵仙丸(《圣济总录》)。血得温则行,遇寒则凝。阳气不足,易生内寒,寒凝血滞,不通则痛,故致疼痛诸症。当归辛能行血,甘能补血,温能祛寒,肉桂温经散寒,温通血脉。风寒湿痹,日久不愈,两药合用,取当归"合桂、附、吴茱萸,逐沉寒"之意。

4. 补血滋阴填精

当归——熟地黄

当归补血,兼能养肝调经,气味辛甘微温,入手少阴、足厥阴。熟地长于补肾滋阴填精,气味甘苦微寒,入足少阴。相配则肝肾同治,精血互生。二者常伍于肝肾精血不足所致的眩晕、月经不调、胎动不安等。如《普济本事方》既用此两药相配治目昏不明而泪下(地黄当归汤),又取熟地黄"合当归,治胎痛"之论,以两药治妊娠血虚,胎动腹痛(内补丸)。当归、熟地黄均为养血要品,配伍还有补血润肠之功,如益血丹(《医垒元戎》)以当归、熟地黄各等份,炼蜜为丸服,使得血生有源,津液亦充,增水行舟,大便自调。用治久虚亡血,大便干燥,颇为相宜。

当归—生地黄

津血同源,相互化生。津液是血液重要的组成部分,血液充盈与否与津液的充盈亦有很大的关系。当归有补血之专长,生地有滋阴之妙用,二者合用,乃补血生津养血之佳配,正如《赤水玄珠》言"当归,得生地则生血"。以此组合为方,在内、外、妇各科皆有应用。如《医学纲目》之大补血丸,治疗阴虚吐血;《医学入门》之二宜丸,主治虚损属于阴亏血虚证之白蜡膏(《医学入门》)、《摄生众妙方》之当归地黄膏,外用治疗痈疽、烫伤;《竹林女科》之调经汤,以两药等份水煎,治疗产后血虚等。

(二) 活血

当归—川芎

东汉末年的张仲景最早将此结构用于妇科诸疾患,其著作《金匮要略》中载当归的方有 13 首,其中归芎相配的方有 7 首。《普济本事方》以此两药辑方名佛手散,治妊娠、伤胎、难产、胞衣不下等症,是对仲景应用的发展。故《医宗金鉴》曰:"命名不曰归芎,而曰佛手者,谓妇人胎前、产后诸症,如佛手之神妙也。当归、川芎为血分之主药,性温而味甘、辛,以温能和血,甘能补血,辛能散血也。"可见两药配伍,能调经安胎,行气止痛,下死胎,疗效确切。治疗月经不调的四物汤也含有此结构,自宋代《和剂局方》将唐代《仙授理伤续断秘方》之四物汤用治妇人诸疾患开始,其调经之基础方的地位随即确定。

归芎相配亦是活血止痛的常用组合,当归、川芎皆入血分,皆被称之为"血中之气药",两者配伍有良好的通行脉络、畅行气血、活血止痛之功,每用于头痛、痹证、胁痛等病。救脑汤(《辨证录》)(辛夷、川芎、细辛、当归、蔓荆子)以大剂当归、川芎相配来治疗"头痛连脑,双目赤红,如破如裂者。"此即《本草蒙筌》言当归"同川芎上治头痛,以其诸头痛皆属肝木,故亦血药主之"之运用。先生还将归芎配伍用于治疗冠心病、脑动脉硬化症等。

(三) 调经

当归—益母草

益母草苦、辛而性寒,被称为"血家之圣药",同当归合用是活血调经的常用配伍。如妇科得生丹(《北京市中药成方选集》)(益母草、白芍、当归、羌活、木香)用治肝郁血瘀,症见气滞胸满,经血不调,血瘀腹痛,四肢倦怠者。《本草汇言》谓:"益母草,行血养血,行血而不伤新血,养血而不滞瘀血,诚为血家之圣药也。妇人临产之时,气有不顺,而迫血妄行,或逆于上,或崩于下,或横生不顺,或子死腹中,或胞衣不落,或恶露攻心,血胀血晕,或沥浆难生,蹊涩不下,或呕逆恶心,烦乱眩晕,是皆临产危急之症,惟益母草统能治之。"当归为"血中之气药"活血行血,补中有动,配伍益母草是产科治疗难产最常用的组合。如横生逆产之济阴返魂丹(《古今医统》)(益母草、当归、赤芍药、木香),治正产胞衣不下之送胞汤(《傅青主女科》)(当归、川芎、益母草、乳香、没药、黑荆芥、麝香)无不是当归同益母草配伍。

当归—干姜—桃仁

本组结构主治产后恶露不行,小腹冷痛,具有活血化瘀、温经止痛之功。妇人产后的疾病特点是多虚,多寒,多瘀。因妇人产后,气血大亏,寒邪容易乘虚而入,胞宫败血与之交结而凝滞于内,故恶露不行。此时用药首当活血化瘀,正如张秉成在《成方便读》中云:"夫产后气血大虚,固当培补,然有败血不去,则新血亦无由而生,故见腹中疼痛等症,又不可不以祛瘀为首务也。"同时温经养血亦不可偏废。当归甘温能补,补血养血,活血生新;桃仁味苦而入心肝血分,善泄血滞,祛瘀之力较强;干姜温经散寒,若是炮而用之,又可温经止血。合用则活血化瘀与温通并行,通中寓补,瘀血得去,则新血得生也。乃是唐容川所说"血瘀可化之,即所以生之也。"代表方为"产后第一方",即傅青主创制的生化汤(当归、川芎、桃仁、炮姜、甘草)。

(四) 消肿排脓

当归—金银花

金银花功善清热解毒,亦被称为"疮家之圣药",《本草求真》称之为"外科治毒通行要剂";当归活血消肿,补血生肌,"治诸恶疮疡者,养血解毒也。治金疮者,养血生肌也。"当归配金银花活血兼可清热解毒,补血生肌又可祛除余毒,如此解毒活血并行,当归补血生肌之中得银花寒凉之制,则无助邪生热之虞;银花清热解毒之中得当归活血之助,祛邪之时亦无寒凉冰伏气血之弊。以两药为基础,适当配伍,疮痈初期可以解毒活血消肿,中期可以清热排脓消肿,溃脓期可以祛除余毒、祛腐生肌。如《本草新编》所言"用当归于败毒化毒药中,正取其性动,则引药内消,直趋大便而出,奏功实神。故已溃者断宜大用,使之活血以生肌,即未溃者尤宜急用,使之祛毒而逐秽也。"代表方如败毒汤(《外科全生集》)(天花粉、黄芩、连翘、赤芍药、金银花、当归身、甘草),功可清热解毒,消肿散结,用于痈毒初起红肿者;五宝饮(《丹台玉案》)则是在当归、金银花的基础上加黄芪、人参、甘草组成,以加强托毒之力,用于发背久不收口,作疼作痒者甚效。

当归—白芷

《本草纲目》谓当归"治痈疽,排脓止痛",《日华子诸家本草》言白芷"破宿血、补新血,乳痈发背,瘰疬,肠风痔漏,排脓,疮痍疥癣,止痛,生肌,去面皯疵瘢",两药合用则活血养血、排脓消肿之力尤强,是治疗外科疮疡痈肿的常用组合。代表方如《外科全生集》之白芷散(乳香、没药、白芷、浙贝母、当归身各等分),主治乳痈,乳疖;《洞天奥旨》之黄白僵蚕散(人参、黄芪、当归、厚朴、桔梗、白芷、僵蚕)主治气血已虚,余毒未尽之臁疮已破,久不收口者。

(五) 润肠通便

当归—肉苁蓉

当归甘温而质润,有很好的养血润燥、滑肠通便作用。肉苁蓉温而不燥,滋肾益精,正如张介宾谓肉苁蓉"若虚不可攻而大便闭结不通者,洗淡。暂用三四钱,一剂即通,神效。"肉苁蓉是治疗虚秘之要药,同当归配伍运用,养血益精、滑肠通便的力量增强,尤其适合精血亏虚之便秘。方如养正通幽汤(《傅青主女科产后编》)用当归、肉苁蓉、甘草、川芎、桃仁、麻仁,治疗产后血虚肠燥,大便秘结;济川煎(《景岳全书》)用当归、牛膝、肉苁蓉、泽泻、升麻、枳壳,治疗肾虚精亏之便秘。

二、剂量对当归功效发挥的影响

一般来说,当归中小剂量多用于补血和血、活血、调经等,大剂量多用于消肿排脓、润肠通便等。同时,药物用量与各个医家的用药习惯有关,如妇科医圣傅青主运用当归用量较大,平均用量 26g 之多,治疗崩漏、难产、产后等病证用量尤大。

《本草新编》认为取当归补血功用之际用量宜大:"肝中血燥,当归少用,难以解纷;心中血枯,当归少用,难以润泽;脾中血干,当归少用,难以滋养。是当归必宜多用,而后可以成功也。"而后又说"大约当归宜多用者,在重病以救危,宜少用者在轻病以杜变。不敢多用,固非疗病之奇,不肯少用亦非养病之善也",是对当归用量的总结概括。

三、炮制对当归功效发挥的影响

历代中医药文献中都有不少中药炮制方法的记载,积累了十分丰富的经验。《得配本草》言当归"身和血,酒洗。吐血,醋炒;脾虚,粳米或土炒。治痰,姜汁炒;止血、活血,童便炒。恐散气,芍药汁炒"。当归主要的炮制方法是以酒为辅料,其中又有酒洗、酒拌、酒炒、酒蒸、酒浸等多种不同的炮制方法。一般认为,酒作为辅料炮制是为了加强药物的活血作用。但并不是酒制之后仅发挥活血功效,如对《傅青主女科》55首含当归方剂进行研究,发现当归酒洗炮制的方剂就有48处,其中无论是补血还是调经,当归皆用酒洗之。

先生认为当归用酒炮制的目的有三点:①以酒为使,引当归入于血分。《品汇精要》论述当归时言"酒为之使",《本草述》云"血病,酒蒸"。可见,酒制可以引领当归入特定病所——血分,使其充分发挥补血、活血的功效。②助药势,使其补而能行,行中有补。对于药物酒制的作用,《本草衍义补遗》谓"行药势",酒性升腾发散,使当归的作用趋势"向上""向外",酒制当归促血行,使得补而能行,行中有补。③减少滋腻之性。当归质润而滋腻,酒制则无滋腻碍胃之弊,此即《本草疏证》论酒之"补阴剂中以此通药性之迟滞"。

酒制是当归炮制的主体,清代始提出土炒法,当归酒制、土炒、炒炭三种方法已作为目前的法定炮制方法。《中药炮制与临床应用》对于当归的炮制与主治进行了总结:认为当归生用主要用于疮痈肿毒、血虚便秘等,当归酒制主要用于风湿痹痛、血虚经闭、产后抽搐、跌打损伤等,土炒当归主要用于血虚便溏、中寒血凝等,当归炭则多用于崩中漏下。

四、药用部位对当归功效发挥的影响

传统习惯上把当归的根头称为"归头",把主根称"归身",支根称"归尾"。历代医家认为当归头、身、尾用药部位不同,其功效是不同的。雷公最早提出它们的功效区别,雷公云:"若要破血,即使头节硬实处。若要止痛止血,即用尾。"其后的临床医家通过不断的临床实践予以修正和完善。到了金元时代,进一步明确了当归头、身、尾的功效,如张元素言当归:"头止血,尾破血,身和血,全用即一破一止也。"李杲的观点则与张元素相同"头止血上行,身养血中守,梢破血下流,全活血不走。"然而诸医家所言多有分歧,本草学家李时珍言:"雷张二氏,所说头尾功效各异。凡物之根,身半以上,气脉上行,法乎天;身半以下,气脉下行,法乎地。人身法象天地,则治上当用头,治中当用身,治下当用尾,通治则全用,乃一定之理也,当以张氏之说为优。"后世的《本草发挥》《本草蒙筌》《得配本草》等本草著作都基本沿用李杲观点,依此来指导临床用药。先生临证亦遵从"补血用当归身,活血用当归尾,和血补血活血用全当归"这一规律。然而,当代的中医临床中,有些医家对当归头、身、尾已经很少有区分了,基本都以全当归入药。

(张卫华　鱼潇宁)

第二十一章 芍 药

芍药,最早见载于《诗经》。直至魏晋南北朝时期,《本草经集注》载"芍药,今出白山、蒋山、茅山最好,白而长尺许。余处亦有而多赤,赤者小利",又云"白芍,其花药白,大而美丽,根亦白色,故名",最早明确提出了赤、白芍之名。金元时期,进一步区分了白芍、赤芍的功效差异,认为白芍偏于养血益阴,赤芍偏于行血凉血,白芍长于敛阴柔肝而平肝阳,兼能安脾,赤芍长于散邪行血而泻肝火。成无己首次提出"芍药,白补而赤泻,白收而赤散"(《注解伤寒论》)。

第一节 白 芍

从历史运用沿革及综合现代权威资料,先生将白芍的功效总结为八个方面:益阴和营、缓急止痛、养血止血、平抑肝阳、柔肝健脾、清热止痢、安胎止漏、通利小便。

一、配伍对白芍功效发挥的影响

(一)益阴和营
1. 调和营卫

白芍—桂枝

白芍性柔善静,属阴,走于营分,益阴和营,善治营弱,能收能敛;桂枝性刚善动,属阳,走于卫分,善通阳气,解肌发表,能升能散,长于散在表之邪。两药性味功能虽相反,但配伍使用,发卫气之闭以开腠理,透营分之郁以畅营阴,使白芍敛阴而不滞邪,桂枝解肌而不伤阴,起到相反相成的作用,共收调营卫、和气血、益阴敛汗之效,用于治疗外感风寒表虚证或病后、产后体虚营卫不和之自汗、盗汗、局部汗出,有安内攘外,使表解里和,营卫和谐,邪无所附之功。

2. 敛阴护营

白芍—麻黄

麻黄味辛发散，性温散寒，主入肺与膀胱经，长于宣肺气、开腠理、透毛窍而发汗解表，为解表散寒、平喘止咳要药，专治风寒之邪在表，恶寒无汗或风寒束肺，肺失宣降之喘咳等。由于表卫闭郁较重，只有运用麻黄之峻汗，才能开张腠理，驱除表寒。但麻黄性烈，轻扬升散，若单独使用一恐过汗损阴伤阳，使表寒内陷，变生他证；二惧宣散太过，使肺气过宣不降，过散不敛，加重喘咳，故与酸收之白芍相配，益阴和营，护固津液，收敛气机，使营阴内守，宣降相宜。先生指出，二者配伍，于发汗之中佐敛阴止汗，宣肺之中寓以敛肺，从而达到发汗而不伤营阴，护营而不留邪气，宣肺而不致过散的作用，为敛阴护营的常用配伍结构。

3. 敛阴止汗

白芍—五味子

白芍味酸，可敛阴固营，使营阴内收而汗无外泄之出路，且能健脾以强肌肉，助腠理固实，从而达到止汗作用；五味子其性收涩，善能敛汗止汗，且能补肺以坚皮毛。二药参合，相得益彰，敛阴止汗之力增强。临床用于自汗、盗汗诸症，或针对阴虚气弱者发挥益阴健脾作用，以固其本；或针对热盛迫津，阴液外泄等，又可收敛止汗，以治其标，避免津伤太过，因实致虚证的转归。

（二）缓急止痛

白芍—甘草

白芍酸寒，补益阴血，滋荣筋脉；甘草甘平，益气和中，"甘以缓之"，二者均为缓急止痛的要药。白芍与甘草相伍，被历代医家称赞，如张元素云"芍药得炙甘草为佐，治腹中痛，夏月少加黄芩，恶寒加桂，此仲景神品药也。"两药相配，酸甘化阴，其作用一则化生津血；二则柔肝缓急，尤其对挛痛有效；三则和营止汗；四则柔肝健脾。若其痛因脾胃亏虚，气血不足，筋脉失濡所致，白芍偏于补血以缓急，尚能益阴健脾，甘草偏于益气和中，芍、甘益气养血，培土健脾，治本求源，使气血充养，脾胃健运而筋脉得养，则挛急、疼痛自止；若疼痛因寒邪凝滞经脉、气滞血瘀等所致，芍、甘入肝柔肝，针对标急，使肝所主筋膜得以舒缓，亦可起到很好的缓急止痛功效。

白芍—枳实

白芍性柔味酸，主敛收而养血柔肝，长于缓急止痛，《药品化义》曰"白芍药微苦能补阴,略酸能收敛,因酸走肝,暂用之生肝,肝性欲散恶敛,又取酸以抑肝,故能补复能泻"。枳实味苦性刚,主降泄而破气消滞,调理气机,《伤寒内科论》云:"枳实行气破滞,善解肝气郁滞",功专行气止痛。白芍得枳实缓急利气而止痛,枳实得白芍则入肝而行血中之滞,芍、枳合用,降泄之中有收敛,柔肝之中有行散,调理之中有降泄,行而不伐,敛而不涩,既护肝体,又助肝用,最宜调畅气机,和血止痛,多用于肝虚血弱而兼气滞不行之各种疼痛。历代以这一结构为主的名方甚多,除著名的四逆散外,如《金匮要略》中"枳实芍药散",为治疗血虚气滞之产后腹痛、烦满不得卧的方剂,自此开启行气和血止痛的先河。

(三)益血养血

1. 滋养肝血

白芍—当归

二药配伍,动静结合,补而不滞,养血和血而柔肝,使血得养,肝得疏,一动一静,一活一敛,既可补肝养血,又可缓急止痛,《药鉴》认为白芍与当归同用,"则生肝血以养心血",凡心肝血虚或血虚肝郁所致的心悸、健忘、胁痛、筋脉挛急皆可配用。以《仙授理伤续断秘方》的四物汤为代表。

2. 益气养血

白芍—黄芪

有形之血,生于无形之气,亦即阳生阴长,而生化之权皆由乎脾胃,故以养血补血之白芍配益气健脾之黄芪,可奏益气养血之功,即李杲《医学发明》所谓"血不自生,须得生阳气之药,血自旺矣,是阳主生也"。气为血之帅,气可生血,黄芪味甘性微温,补中益气,一者通过补脾益气,使脾气健旺,促进气血生化之源,以生营血,二者通过益气健脾,使脾能统血而不致血液外滋。临床常用于单纯血虚或气血俱虚之面色萎黄、心悸、眩晕、失眠、多梦、健忘、气短乏力、不孕不育或女子月经不调,或月经后期甚至闭经,或少或崩漏不止,质稀色淡,伴小腹隐痛,脉细无力等以及病后虚弱、各种慢性虚损性疾病。代表方如《古今医统大全》之泰山磐石散、《局方》之十全大补汤等。

3. 填精养血

白芍—熟地

白芍柔润之品,善于养肝血,敛肝阴,健脾气,入足太阴、厥阴,为养血敛阴第一要药,熟地滋腻之味,长于补肾滋阴,填精养血,气味甘苦微寒,入足少阴,为填精补血佳品。相配则肝肾同治,使肝血得补,肾精得充,精血互生互化,其滋肾补肝、养血补血之力增强,正如张介宾认为:"形体之本在精血。熟地以至静之性,以至甘至厚之味,实精血形质中第一品纯厚之药……得归、芍则入血分。"适用于肝肾不足、冲任虚损之月经不调、月经后期、月经量少、闭经、不孕,或妊娠腹痛、胎动不安等精血亏虚、肝肾不足、阴血亏损之头晕目眩、心悸怔忡、失眠、健忘、盗汗遗精等。

4. 养血活血

白芍—桃仁—红花

盖血虚之证,血行每每不能畅达,易于凝滞成瘀。此外,瘀血的形成,又可影响新血的生长,瘀血不去则新血不生。白芍入肝、脾二经,长于养血止血,但其酸收之性又有碍气机通畅,血液运行,单纯用于血虚日久之证则有留瘀之弊;桃仁、红花具有良好的活血化瘀作用,可通行血脉,如《神农本草经》云桃仁"主瘀血,血闭癥瘕";《本草汇言》论红花"破血,行血",但若单纯用之,又恐耗血伤血。故以白芍配桃仁、红花,体现了养血活血的功效,使之既能生新,又能祛瘀防瘀,于补中寓通,使补血而不滞血,行血而不伤血,补行结合,在补血的同时兼有调血之功。代表方如《医垒元戎》中的桃红四物汤,主治血虚兼瘀之妇女月经后期甚至闭经、痛经,月经色暗有块,少腹作痛或产后瘀滞腹痛等。

5. 养血安神

白芍—酸枣仁

白芍配酸枣仁是重要的养血安神结构。盖心藏神,肝藏魂,心主神明,以血为物质基础,肝主藏血,故心肝阴血不足,心神失其濡养,肝魂不得敛藏,则神志不安诸症由是而作。治若徒用安神之品,难免舍本求末,影响疗效,故宜以养血之品白芍,以治其本,使心肝之血得以充养,则魂魄依附有根,再配伍既能安神定志,又可养心益肝的酸枣仁以治其标,增强疗效,如《济生方》之归脾汤是治疗心脾气血不足导致心神不安的代表方剂。

(四)平抑肝阳

1. 重镇潜阳

白芍—龟板

此为平肝潜阳,滋养肝肾的常用配伍组合。白芍酸苦微寒,归肝经,具有养血敛阴,补肝平肝之功;龟板甘咸而寒,直入肾经,具有补肾填精,滋阴潜阳之功。二药相须互补,肝肾同治,精血共生,镇敛结合,共奏滋肾养肝、平肝潜阳之功。适用于阴虚阳亢之头晕目眩、耳鸣耳聋、烦躁易怒;肝肾不足、精血两亏之腰膝酸软,男子遗精、早泄,女子月经不调、不孕以及热病伤津等。如朱丹溪创虎潜丸(《丹溪心法》),以白芍、龟板、虎骨、当归、黄柏、熟地、牛膝、锁阳、知母、陈皮等组方,主治肝肾阴亏,筋骨酸软不能步履等证。

白芍—牡蛎

白芍养血敛阴,平抑肝阳;牡蛎平肝潜阳,收敛固涩,《本草思辨录》:"牡蛎治惊恚而又止遗泄者,以阳既戢而阴即固也。"二药一养阴血,一潜肝阳,互补为用,白芍抑肝可助牡蛎平肝,牡蛎坚阴可助白芍养阴之功,如此标本兼顾,使阴平阳潜,肝气得平,则肝阳上亢诸症可消。代表方如《医学衷中参西录》镇肝息风汤,以白芍、牡蛎育阴潜阳,镇肝息风,合牛膝以引气血下行,急治其标;白芍合麦冬、玄参滋水以涵木,滋阴以柔肝,补肝肾阴虚之本,共成标本兼治,而以治标为主的平肝良方。此外,白芍敛阴,牡蛎固涩,敛涩共调,使阴液得固,具良好收敛固涩之功。临床用之治疗自汗、盗汗、多唾、遗尿等阴津外泄之证,常获良效。

2. 滋阴清热平肝

白芍—生地

二者为滋阴平肝,清热凉血的常用组合。生地质润苦寒,其性平和,善养阴清热;白芍苦酸而阴柔,入肝经血分,养血敛阴,平抑肝阳。两药相配,既养阴血,又退虚热,兼平肝阳,共制肝阳上亢,同时使养血滋阴,凉血柔肝效力大增。临床常用于阴虚阳亢或肝阳上亢,头痛、眩晕、潮热盗汗等,还可用于血热所致的吐血、衄血、斑疹,常配白茅根、地榆凉血止血;妇女血虚有热的崩漏、月经不调者,可配丹皮、阿胶凉血祛瘀,养血止血。

（五）疏肝调肝

白芍—柴胡

肝脏具有"体阴而用阳"的特性,"体阴"是"用阳"的物质基础,"用阳"是"体阴"的功能反应,即肝藏血而主疏泄。若因脾虚失运、劳累暗耗或吐衄、崩漏等出血性疾病损耗,则肝体既无以内敛肝气,又不能助肝用之疏达,造成肝用失制,或升发太过,或郁结不疏。白芍苦酸微寒,具有补养肝血,柔肝敛肝的作用,《景岳全书》曰:"(白芍)补血之虚,泻肝火之实。"肝血得养,肝阴得收,则肝体充足,肝用有制,疏泄有序;柴胡具有疏肝解郁、条达肝气的作用,《滇南本草》云:"(柴胡)行肝经逆结之气,止左胁肝气疼痛",其上升、运动的特性,与肝木条达之性相符。二药配伍使用,一散一收,一补一泻,符合肝"体阴用阳"的特性,从而达到疏肝调肝、解郁止痛的作用。故临床上柴胡与白芍配伍是疏肝调肝的常用组合。

（六）行气止痢

白芍—木香

白芍和血止痛，善治痢疾，《神农本草经疏》云："止下痢腹痛后重，白所治也……东垣以中焦用白芍药，则脾中升阳，又使肝胆之邪不敢犯，则泄利自止矣。"木香辛行苦降，擅行大肠之滞气，长于行气止痛，为治湿热泻痢，里急后重之要药，《日华子本草》言其："（木香）治心腹一切气，膀胱冷痛，呕逆反胃，霍乱泄泻痢疾。"两药皆为止痢佳品，白芍入血、木香入气，相须为用，则气血兼顾，有行气止痢、和血止痛的作用，以治气血凝滞之腹痛下痢，里急后重，所谓"行血则便脓自愈，调气则后重自除也。"历代医家常以此二药配伍使用，治疗泻痢、腹痛等证，较具代表性的如《素问病机气宜保命集》的芍药汤。

（七）安胎止漏

白芍—杜仲

妊娠与肝、脾、肾三脏关系密切，且其为特殊生理时期，不仅用药有诸多禁忌，且方药不宜太过繁杂，以免药力伤胎，故历代医家常选白芍养血安胎，《药性解》称白芍长于"调经安胎"；杜仲既可养肝健脾，又可补肾安胎，《本草正》曰其可"暖子宫，安胎气"，二者皆为安胎佳品，协调为用，既可治肝脾肾不足导致胎动不安之本，又可固胎以针对标急。白芍之酸收配杜仲之摄纳，一敛一摄，还可缓胎去之势。药虽二味，但却能入肝脾肾三脏，调和气血精三端，诸方协调，达到良好安胎止漏功效，为安胎的常用有效结构。

二、用量对白芍功效发挥的影响

（一）益阴和营，养血安胎

当白芍发挥益阴和营、养血、安胎功用时，用量中等偏小，一般为 10～15g。白芍能益阴和营，配合调卫之品（如桂枝等），发挥调和营卫之功，使卫气能正常升散；而卫属阳主动，营属阴主静，若白芍用量过大，则不利卫气升散。又白芍补肝之阴血，但酸苦性寒能抑敛肝气，有碍于疏泄，故治肝血虚者，白芍用量不可过大。又因白芍阴柔而静，故补肝血时，当加川芎、当归补而善动之品，动静结合，相得益彰。如血虚而伴有肝郁，兼有闷闷不乐，胸胁胀满者，又当少配疏散之品，如柴胡、香附类。胎气有赖阴血滋养，且妊娠这一特殊时期，用药皆当审慎，因此白芍作安胎之用时，剂量也不宜太大。

（二）缓急止痛

当白芍用于其缓急止痛时，用量宜大，一般为 30~60g。肝主疏泄，"欲散"，恶抑郁，若肝失疏泄，气机不通，不通则痛，故可发为疼痛之证。白芍养血柔肝，既补肝体，又补肝用，且甘味缓急，故为缓急止痛的要药，但欲很好发挥其缓急止痛功效，用量须大，若拘于常量 6~15g，实难收效。纵观《伤寒杂病论》，医圣张仲景治疗诸疼痛之证，如腹中痛、脚挛急作痛、身疼痛、四肢疼痛、骨节痛等，喜用白芍。其中，治疗疼痛的方剂中共有 18 首含白芍，充分说明早在汉代，白芍缓急止痛的功效就已得到充分发挥。如下表，通过对比仲景方中白芍的用量变化，可以窥见白芍缓急止痛功效与其剂量的关系：

方名	白芍用量	原书主治	疼痛情况	主要配伍
枳实芍药散	等分	产后腹痛，烦满不得卧	腹胀痛	枳实
四逆散	五分	四肢厥逆，或腹中痛	为或然症	柴胡、枳实、甘草
通脉四逆汤	二两	厥逆，下利，或腹痛	为或然症	附子、干姜、甘草
温经汤	二两	崩漏，少腹里急	腹中隐痛	当归、人参、阿胶、丹皮、麦门冬、桂枝、川芎等
奔豚汤	二两	气上冲胸，腹痛	为兼见症	李根白皮、葛根、黄芩等
大柴胡汤	三两	心下急	胃脘拘急不舒或痛	柴胡、枳实、半夏
黄芪桂枝五物汤	三两	血痹，身体不仁	四肢酸痛	黄芪、甘草、桂枝
芪芍桂酒汤	三两	黄汗，身体重	骨节疼痛	黄芪、桂枝、苦酒
桂枝加黄芪汤	三两	黄汗，胸中痛，腰髋弛痛	身疼重	桂枝、黄芪、生姜
真武汤	三两	水气，小便不利，腹痛	为兼见症	附子、生姜、白术、大枣
附子汤	三两	少阴病，身体痛，骨节痛	兼见身体骨节痛	附子、人参、白术、茯苓
芍药甘草汤	四两	脚挛急	四肢挛急作痛	甘草
胶艾汤	四两	妊娠腹中痛，下血	腹痛较典型	当归、阿胶、生地、艾叶
小建中汤	六两	里急，腹中痛，四肢酸疼	腹中、四肢皆疼痛	桂枝、大枣、饴糖、甘草

续表

方名	白芍用量	原书主治	疼痛情况	主要配伍
内补当归建中汤	六两	妇人产后,腹中刺痛不止	腹痛程度重,持续时间长,腹满而痛	当归、甘草、大枣
桂枝加芍药汤	六两	腹满时痛	腹痛拒按	桂枝、大枣、甘草
桂枝加大黄汤	六两	大实痛	腹中急痛	桂枝、大枣、甘草、大黄
当归芍药散	一斤	妊娠、腹中痛	腹中剧痛	当归、茯苓、白术、川芎

由此可见,仲景使用白芍缓急止痛,与剂量关系密切,疼痛越突出,程度越重,痛势越急迫,持续时间越长,白芍量越大。在当归芍药散中,疼痛为典型症状,且疼痛程度剧烈,痛势急迫,因此白芍用量达到了1斤,为仲景治疼痛诸方中白芍用量最大的一首(为该方中其他药物用量的2~4倍),且白芍又可养血安胎,针对妊娠腹痛可谓一举数得,故当重用,仲景用药之精当,剂量之考究,可见一斑。且长期临床验证,白芍用量在15g以下时,止疼痛的效果不明显;其收效常在30g以上。另有临床报道对偏头痛、妇女痛经、外科手术后疼痛等病证,都可用白芍进行治疗,如果按常用量效果不显著者,可重用至60~90g,疗效更佳,且没有发现不良反应。

（三）平抑肝阳

当发挥平抑肝阳功效时,白芍亦中量使用,一般用量为20~30g。白芍酸收入肝,可敛肝气,抑横逆上亢之肝阳,而白芍非重镇之品,故在平抑肝阳时用量不必过大,但肝气上逆,疏泄太过,或肝阴不足,阴不敛阳,肝阳上冲,其性急迫,若用量太小(<15g),则又不能有效益阴敛阳,收上亢之肝阳,平太过之肝气,因此剂量宜中等使用。

（四）疏肝柔肝

当主以柔肝解郁时,白芍一般为佐助之药,用量宜小,常用6~9g,目的在于:一者因肝郁易化火,气逆,尤其得辛香温燥之剂,故用酸收性寒之白芍以防其变;二者于疏散之剂中佐用少量酸收之品,此散中有收,开中有合,可防其耗气伤阴;三者白芍补肝体,肝体得充,可助肝之疏泄。但若用量太大,因其柔润酸敛,则不利于疏肝理气药物疗效的充分发挥。

此外,白芍较大量使用,还能止血、通便;有人认为白芍用量在30g以上时,对吐血、呕血、咯血、鼻衄、便血、崩中下血等属于肝气急迫所致者,有较好疗效。《伤寒论》280 条云"其人续自便利,设当行大黄、芍药者,宜减之",提示白芍尚可通大便,用至 30g 以上即有通大便的作用。

三、炮制对白芍功效发挥的影响

生品:长于益阴和营、平抑肝阳、养血、清热、通利小便,多用于营卫不和诸证(如外感风寒表虚证、血痹、肢体不仁等)、头痛眩晕、耳鸣、血虚萎黄、月经不调、自汗、盗汗、湿热痢疾、湿热泄泻、黄疸、水肿等。

酒炙用:酒白芍既可减其寒性,又可缓其酸收,养血之中有行血之力,缓急之中寓止痛之功,多用于胁肋疼痛、腹痛、四肢挛痛。产后腹痛,由于具有"多虚多瘀"的特点,血虚不能濡养,血瘀阻碍气机运行,用白芍尤须酒炙为好,借酒之辛散,通行血脉,畅运气机,使养血之中寓以通散,既发挥养血之功,又有行气之效,故《医宗粹言》云:"行血分得酒制尤力大"。

炒用:炒白芍药性缓和,能柔肝健脾,止泻痢,多用于肝旺脾虚之肠鸣泄泻或中焦虚寒,泻痢日久者。白芍炒黄后入脾,脾运正常,脾气健运,则既可运转水湿,又可升提中气,使水湿去,清阳升,则泄泻自止。正如《药品化义》谓白芍:"其味苦酸性寒,本非脾经药,炒用制去其性,脾气散能收之,胃气热能敛之。主平热呕,止泄热,除脾虚腹痛,肠胃湿热,以此泻肝之邪,而缓中焦脾气。《难经》所谓损其肝者缓其中"。

炒炭用:白芍经炒炭后,色黑入血分,能增强止血作用。药理研究证实:白芍炒炭后,凝血时间比用药前缩短 50%。临床用白芍炭治疗晚期血吸虫病,食管静脉破裂出血,通过 10 例患者观察,证明有较好疗效。

此外,临床经验表明,白芍经醋炙后,可增加酸收之性,主入肝,长于敛阴、柔肝、解郁,治疗营阴不足、肝气郁结等证。

四、产地对白芍功效发挥的影响

白芍产于浙江东阳、磐安者,谓东芍,产于杭州者称杭白芍,两者的品质优佳。各朝代医家仅有少数标明产地,以致未能总结出产地与芍药功效发挥方向的关系,但有部分医家如张锡纯用白芍养血益阴,健脾止痢,通利小便,主治阴血亏虚,脾虚泻痢,小便不利等证,均强调用杭白芍,提示产地对白芍功效发挥方向有一定影响,临证中若能加以注意,则能提高全方疗效。

五、剂型对白芍功效发挥的影响

用白芍养血止血、柔肝健脾功效,治疗气血亏虚,肝郁脾虚等证时,由于病情相对迟缓,发展变化较慢,则运用丸、散剂相对较多。因为与汤剂相比,丸剂有吸收较慢,药效持久的特点,适用于慢性、虚弱性疾病,如《妇科玉尺》

胶艾丸(香附、生地、枳壳、白芍、砂仁、艾叶、阿胶、山药),主治妇人血虚,经水后期。故东垣曾说:"丸者缓也,不能速去之,取其用药之舒缓而治之意也"。

六、用法对白芍功效发挥的影响

历代医家在治疗泄泻痢疾、水肿、血分有热等病证时,常要求"食前服",可促进白芍清热止痢、通利小便。如宋代陈无择《三因方》载固肠汤(用白芍),主治肠虚下痢,赤白频并,日久无度;明代《普济方》中茱萸如圣丸(用白芍)主治脾寒脏寒,腹疼,肠滑下痢。

而在治疗血虚脾弱、拘急疼痛诸证时,常以"米饮送之",以米饮调养胃气,帮助白芍发挥养血健脾、安胎止漏、缓急止痛的功效,如清代《医级》载鱼鳔丸,以白芍配黄芪、当归、阿胶、生地等益气养血,主治"带下日久,经脉渐少,形气脉气不足,饮食不甘,渐将枯闭";《医略六书》中生熟地黄丸,以白芍配生地、熟地、当归、白术等,主治"妊娠肝肾两虚,阴血不足之胎动不安";宋朝《圣济总录》的细辛丸,以白芍配细辛、吴茱萸、人参、白术、干姜、当归、附子,主治厥病冷逆,攻心腹痛等。

《医学六要》中大温中丸治"黄病久者",白芍配苦参、黄连、白术、茯苓等健脾除湿,特别提出"忌一切油腻、生冷、肉、面、鸡、鹅、羊、鸭、糍粽难化之物";《本草纲目》引《韩氏医通》四治黄连丸,主治"五疸八痢",要求"忌猪肉、冷水"等,皆蕴藏了要发挥白芍清热、止痢功效时当配合清淡饮食之意。

近现代有用白芍养血健脾功效时,以白芍配龙眼肉、大枣泡服,代茶频饮的服用方式,提示治疗血虚脾弱时,服用方法宜长期频服。

第二节　赤　芍

综合各代本草,赤芍擅长活血化瘀,常用于痛经、闭经,功可清热消痈,治疗疮痈肿痛,正如《滇南本草》云赤芍可"泻脾火,降气,行血,破瘀,散血块,退血热,攻痈疮,治疥癞"。因而,赤芍具有清热凉血、活血化瘀、消痈散结三个功效。

一、配伍对白芍功效发挥的影响

(一)清热凉血

1. 清热疏散

赤芍—薄荷

二者相配,清泻肝火,疏风散热,为眼科常用有效组合。外感风热,邪客

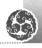

于肺,上犯头目,或肝火炽盛,上行于目,均可见目赤肿痛。薄荷轻扬升浮,芳香疏散,功善透上焦风热,清利头目,兼可凉肝,而赤芍凉血散瘀,兼泻肝火,二药合用,共奏疏散风热,凉血散瘀之功,可用治风热侵袭或肝火亢盛所致的暴发火眼(天行赤眼)、目赤肿痛、羞明流泪、眼生翳障、牙龈肿痛、头痛、眉棱骨痛等。

2. 凉血散瘀止血

赤芍—丹皮

丹皮辛苦性寒,苦寒以清血热,辛散以行瘀血,归心肝走血分,故有清心肝之热、凉血散瘀止血之效,为治热入营血,迫血妄行,发斑发疹,吐血衄血的常用药;赤芍味苦辛,性微寒,专入肝经,善走血分,能清肝凉血,活血散瘀,为凉血祛瘀之要药,可用于热入营血,斑疹、吐衄等出血证;还能活血祛瘀而止痛,以治血瘀之经闭、痛经、产后瘀滞腹痛、跌打损伤瘀血肿痛。丹皮清肝凉血作用较强,赤芍活血祛瘀之力为盛,两药相须为用,清热凉血之力倍增,泄阴血中伏热,使血热得清而不妄行,则出血自止又可活血散瘀,使血流畅顺而不留瘀,总以凉血为主,兼以散血,凉血与散血并用,一防离经之血残留成瘀,二防热与血结成瘀,三防寒凉太过而寒遏留瘀,使血自宁而无耗血动血之虞,凉血止血又无冰伏留瘀之弊,是临床最常用的凉血散瘀止血组合。

赤芍—生地

赤芍苦寒,性散而泄,既能泻肝降火,清血分实热,又能散瘀血留滞而通脉止痛,为清热凉肝之佳品;生地甘寒多汁,苦寒质润,性凉而不滞,质润而不腻,能清热滋阴,凉血止血,为滋肾阴要药。二药配伍,有走有守,生地滋肾水以济肝木,赤芍泻肝火以强肾精,肝肾同治,清热凉血而兼散瘀,使邪热清而血络得宁,瘀血去而热无所附,共奏清热散瘀、凉血止血之功。

(二)活血祛瘀

1. 活血止痛

赤芍—川芎

二者为活血止痛之常用组合。赤芍苦寒降泻,既凉血清血分实热,又活血散血中瘀结,为清热凉血,散瘀止痛的常用药;川芎辛温香窜,能化瘀滞,开血郁,行气活血,为血中气药,上行头目,下达血海,擅治气滞血瘀之头目、胸胁、腹部诸痛。二药都能活血祛瘀止痛,赤芍苦寒泄血中瘀热,川芎辛温行血中气滞,相配则寒温相济,既能增活血化瘀之功,又借气行血行之力,使行血破滞之功倍增,活血止痛功效更强。适用于各种瘀血所致的痛证,但须注意二者终属破血损气之物,不宜久服。历代名家擅长使用这一配伍组合者首推王清任,他喜运用活血化瘀药物,创建了一系列活血化瘀名方,如血府逐瘀汤、膈下逐瘀汤、少腹逐瘀汤,各方皆以川芎、赤芍为基础药物,具有良好的活血止痛作用。

2. 活血化瘀

赤芍—桃仁

赤芍色赤,入肝经血分,长于活血化瘀止痛;桃仁味苦,入心肝血分,善泻血滞,祛瘀力强,又称为破血药,且可润肠通便,使瘀血积聚从大便而出。二药配伍,赤芍得桃仁不仅活血之力倍增,还引血下行,使瘀滞之血有所出路;桃仁得赤芍,直入血分,通行血脉,如此则成破血逐瘀的常用组合,用于治疗多种原因导致的瘀血阻滞病证。但此结构活血破血力强,故孕妇、月经量多者忌服,瘀血诸证亦当中病即止,不可过用,以免太过伤血耗气,如《神农本草经疏》所谓:"性善破血,散而不收,泻而无补。过用之及用之不得其当,能使血下行不止,损伤真阴。"

3. 益气活血

赤芍—黄芪

此结构贵在重用黄芪生品取其力专性走之性,大补元气,令气旺以促血行,与少量赤芍配伍,益气活血通络,使瘀去而不伤正,主治正气亏虚,气虚血滞,脉络瘀阻之证。盖气为血帅,血为气母,血充于脉中,赖气以行,若气虚血瘀之证,当补血与活血同用,但已然气虚,故活血不可太过,不能选配过峻之活血药,如水蛭等虫类药,而选赤芍配黄芪,补气不留瘀,活血不伤正,正如《本经逢原》谓"能通调血脉,流行经络,可无碍于壅滞也。"代表方如王清任补阳还五汤。临床使用务必注意重用益气而轻用活血,以免损伤正气。

4. 养血活血

赤芍—当归

赤芍苦寒,主入肝经血分,长于清热凉血,活血调经,用于瘀血阻肝,经水不调之证甚为合拍。当归甘补辛散,苦泄温通,归肝、心、脾经,既能补血,又能活血,可奏补血调经,活血止痛之功。二药伍用,化瘀止痛之力增强,主治血热血瘀所致的痛经、闭经、产后腹痛、癥瘕等,或产后血虚热扰风动之证,方如《叶氏女科》红花当归汤(红花、当归、牛膝、苏木、川芎、枳壳、莪术、赤芍、三棱、芫花),功破瘀血,调经血,主治"经来未尽腹痛。经来一半,余血未尽,腹中作痛,或发热,或不发热,乃气血俱实也。"运用时须注意当归甘润助湿并润

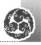

肠通便,故若湿盛中满及大便溏泻者忌用,以免二药活血使血室洞开,又滑肠润下使脾气受损,而气血亏虚,湿邪内郁,羁留不去,衍生他证。

赤芍—白芍

芍药在《本经》中无赤、白之分,后世分为赤芍药与白芍药两种,功用也各自有别。白芍苦酸微寒,以补为功,有养血敛阴,柔肝止痛的作用;赤芍苦而微寒,以泻为用,具清热凉血,祛瘀止痛的作用,为肝家血分要药,专泻肝火,通利散邪。赤、白二芍,白收而赤散,白补而赤泻,白则养血和营,赤则行血活滞。赤芍得白芍凉血散瘀而不伤正,白芍得赤芍养血敛阴而不留邪,二者合用,补而不泄,散而不补,一敛一散,一动一静,补泻并用,具有清热凉血,养血活血,和营止痛的作用,适用于血虚而兼有瘀滞之月经不调、闭经、痛经、肝郁血滞之胸胁疼痛、腹痛坚积、皮肤诸疾,以及血分有热,低热久久不退;阴虚津亏,余热未清之口干舌燥,目赤而痛等。须注意的是,此二药皆为寒凉之品,偏热者用之最宜,若偏寒者应当与温通血脉之品如桂枝、当归等合用,方为对证。

5. 理气活血

赤芍—香附

赤芍苦寒,入肝经血分,活血通经,散瘀消癥,行滞止痛;香附辛散温通,入肝经气分,可散肝气之郁结,味苦疏泄以平肝气之横逆,故为疏肝解郁,调经行气止痛之要药,李时珍称其为“气病之总司,女科之主帅”,主治“妇人崩漏带下,胎前产后百病。”二者配伍,其性互折,寒者不寒,温者不温,气血并调,增强行气活血、祛瘀调经之功,以治气滞血瘀之腹痛、胁肋痛或妇人痛经、崩漏、带下赤白等症。此配伍组合在《袖珍方》中称为如神散(赤芍、香附各等分),治疗“妇人血崩不止,赤白带下”;《济阴纲目》行经红花汤也以当归、赤芍、刘寄奴、牛膝、延胡索、红花、苏木、桃仁、青皮、香附、肉桂,主治妇人经候不行,少腹、胸胁时作胀痛。

(三) 消痈散结

赤芍—大黄

赤芍、大黄为泻热逐瘀,和营止痛,消痈散结的常用组合。赤芍色赤,能入营分,通顺血脉,既能清血分实热,又能祛血中瘀滞,李杲言“赤芍药破瘀血而疗腹痛。”大黄味苦,性寒,入脾、胃、大肠、心包、肝经,竣猛善攻,既长于泄热破积,通下腑实,亦能入血降泄,善解血中之热毒,通血中之积,起到凉血化瘀,清热消痈之功。二者相使合用,大黄得赤芍直入血分,而破血中之滞,赤芍得大黄则祛瘀力宏,直入于下,使瘀热从大便排除,具有较强的通降下行,泄热散瘀,荡涤肠中热毒瘀滞之功,是临床治疗肠痈的常用配伍结构之一,若与丹皮、败酱草、蒲公英等同用,水煎内服,则清热解毒,消痈散结力量更强,并借大黄泻下通便作用,使热毒从大便而出。还可捣烂外敷,泻火解毒,凉血消肿,用于皮肤热毒痈肿、疮疡疔疖、红肿热痛,或烧烫伤未溃者,皆可获效。

二、用量对赤芍功效发挥的影响

各个朝代由于受历史条件、用药习惯、经验传承、煎服方法等的影响,运用赤芍的剂量大小虽各有不同,但也反映了剂量对赤芍功效发挥方向的影响:如东汉时期,虽然赤、白芍混用,但根据后世方论及部分医家的认识,确定在《金匮要略》中有4首方剂使用的芍药为赤芍,且主要发挥活血化瘀的功效,仲景方药由于味数少,煎煮次数常为一次的特点,使得其用药的剂量均偏大,但在这4首方中,赤芍的用量皆偏小,如王不留行散中,芍药仅用2分,土瓜根散中芍药用3分,排脓散中,芍药也只用6分,提示从东汉起,用赤芍活血化瘀时即小量使用。至唐朝,用赤芍用量偏大,多为1~3两,究其原因可能有二:第一,唐代方书大多已亡佚,而现存的《备急千金要方》《千金翼方》和《外台秘要》等多是收集前朝资料而创新方相对较少,故其用量多沿用前朝;第二,唐代的度量衡分为大小制,与现代的折算问题在考古学界尚无定论,此剂量参考《中医方剂大辞典》折算,可能有所偏差。但细探之下,可以发现,用作活血化瘀时多用1两,用作清热凉血时多用2~3两,提示在这一时期,使用赤芍清热凉血时较活血化瘀量大。宋代至清代,度量衡基本统一,以《太平圣惠方》为例,用赤芍活血化瘀时多用3分至半两,而用赤芍清热凉血时多用1~2两。近现代,赤芍开始较多地使用于消痈散结的外用方剂中,且用量较大,如治疗急性乳腺炎,多达100~150g,外敷,收效明显。

通过对各朝代含赤芍的汤剂分析,发现剂量对赤芍功效发挥方向的影响如下:消痈散结:内服大剂量使用,一般30~50g;外用则可更大剂量,可用至50g以上。清热凉血:中等剂量使用,一般20~30g。活血化瘀:小量使用,一般9~15g。

三、炮制对赤芍功效发挥的影响

唐代《仙授理伤续断秘方》即有赤芍"酒制"的论述,宋代以后有净制、切制、炒制、煮制、煨制、醋制、蜜制等方法出现。《本草蒙筌》云赤芍"能泻能散,生用正宜"。《本草述钩元》有"今人多生用,惟避中寒以酒炒,入女人血分药以醋炒";《本草备要》亦言"酒炒用,制其寒,妇人血分醋炒,下痢后重不炒",

说明古代医家也重视赤芍的炮制运用。

生用：生品长于清热凉血，消痈散结，多用于温病热入血分发斑、出血、目赤肿痛、痈肿疮毒，偏于热象明显者。

炒用：炒制后药性偏于缓和，活血止痛而不寒中，多用于闭经、痛经、跌打损伤、胸胁疼痛、瘀血头痛、痢疾腹痛等，偏于血瘀较重者。

酒制：酒炒后能缓和其寒性，虽清热凉血力减，但活血化瘀之功增强，使凉血而不留瘀，多用于血瘀闭经、痛经、跌打损伤等；还能引药上行，用于肝火目赤肿痛者。

醋炙：引药入肝，酸以养肝，肝血得充，可助疏泄，体用协调，则气血通畅，止痛之力更增。

如上所述，历代芍药的炮制方法较多，古代根据芍药的特性和不同病证，在辨证论治指导下，采用了各种不同的炮制方法，以炒法、酒炙等方法较为普遍，临床疗效显著，至今沿用不衰，目前各地广泛应用。

四、产地对赤芍功效发挥的影响

赤芍产自内蒙古哈尔盟、昭乌达盟、哲里木盟的称为西赤芍，品质最优。三者被奉为道地药材，其功效发挥较稳定，疗效显著。而北京近郊西山一带所产者，称为京赤芍，其形粗、质重，皮黑褐坚实，其质次劣，疗效较差。

五、剂型对赤芍功效发挥的影响

用散剂或膏剂外用，多发挥赤芍消痈散结之功，主治疮痈肿毒、跌打损伤、瘿瘤瘰疬、眼科诸疾等。如宋代《是斋百一选方》中载太一膏（赤芍药、大黄、香白芷、肉桂、玄参、当归、生干地黄各一两），主治一切恶疮，发痈疽疖，并治蛇、虎、蝎、犬、汤火、刀斧所伤；《疡科选粹》中风湿气膏，以川乌、草乌各一两，当归二两，红花、肉桂、白芷、桃仁、防风、赤芍、补骨脂、穿山甲、羌活各一两，慢火熬成膏，和匀摊用，主治风湿气痛，兼治跌打损伤。《证治准绳》地黄膏，用大黄、黄柏、黄连、黄芩、赤芍、当归、绿豆粉、芙蓉叶、薄荷各等分为末，用生地黄汁、鸡子清、蜜同调匀，贴太阳穴及眼胞上，主治赤肿疼痛、外障等眼疾。亦有散剂外涂的用法，如《万病回春》记载芍归散，用川芎、干山药、当归、炒白芍、甘草各二钱半为散末，涂擦牙龈，治小儿齿迟等。

六、用法对赤芍功效发挥的影响

赤芍发挥其清热凉血、活血化瘀功效时，多内服用；其消痈散结功效时多外用。且发挥清热凉血功效时，常要求"食前服"，如明朝《医学正传》的苏方

木散,主治便毒,发挥赤芍清热凉血作用;元代《外科精义》乳香托里散,主治
"一切疮肿疼痛不可忍",发挥赤芍消痈散结作用等,均当食前空腹服,有利于
药物疗效的发挥,对热、瘀等邪气内积病证,以此服法配合加强荡逐邪气的
作用。

（陈建杉　蒋义芳）

第二十二章　五　味　子

五味子为传统中药材,应用历史悠久,始载于东汉《神农本草经》,列为上品,记载口"本品益气,咳逆上气,劳伤羸瘦,补不足,强阴,益男子精。"五味子因其五味俱全而得名。现以木兰科北五味子属植物五味子的果实作正品入药,商品习称"北五味子",分布于东北、华北地区,性温,味酸,甘。另有一种同属植物华中五味子的果实,俗称"南五味子",又称"西五味子"或"川五味子",分布于华中、西南及山西、陕西、甘肃等地。本品皮肉甘酸,核中辛苦而带有咸味,以其五味俱备而得名。其实以酸味为最,苦次之,咸更次之。酸能收敛,苦能清热,咸能滋肾,但温而不热不燥,入肺、心、肾经,虽五味俱备,但以酸咸为主,其性温而不燥,具有敛肺滋肾,涩精止泻,生津敛汗,宁心安神之功,为治疗肺虚久咳,肾虚作喘,津伤口渴,自汗盗汗,遗精滑泻,心悸失眠常用之要药。

一、配伍对五味子功效的影响

(一) 补敛肺气

五味子—黄芪

黄芪补肺益气,用治肺气虚弱,咳喘气短,常配五味子同用,五味子敛肺止咳平喘,《神农本草经》谓五味子"主益气,咳逆上气",二者相配可补肺平喘,治疗肺气虚弱,咳喘短气之证,代表方如《太平圣惠方》五味子散(五味子、黄芪、人参、当归、川芎、茯苓)。同时,黄芪益气健脾,五味子其性酸甘,能益气生津止渴,治疗阴虚内热,口渴多饮之消渴证,多与知母、天花粉、山药等益气生津药同用,二者相配又可益气生津,《药类法象》引孙真人云"五月常服五味子,以补五脏气。遇夏月季夏之间,人困乏无力,乃无气以动也。以黄芪、人参、麦冬、少加黄柏,煎汤服,使人精神、神气两足,筋力涌出",代表方如《医学衷中参西录》玉液汤。五味子、黄芪两药都能止汗,黄芪能补肺气、益卫气,益气固表以止自汗,五味子其性收敛,长于止汗,与黄芪相配,又可益卫固表止汗,可治阳虚自汗,常与白术同用,代表方如《石室秘录》止汗定神丹(五味子、黄芪、人参、白术、当归、麦冬、桑叶)。

五味子—熟地黄

二药合用为滋补肺肾、纳气平喘的常用配伍。五味子敛肺滋肾,酸能收敛,性温而润,上能敛肺气,下能滋肾阴;熟地黄长于益精填髓,《珍珠囊》曰"主补血气,滋肾水,益真阴。"熟地黄与五味子合用,肺肾同治,补中有收,滋肾润肺,润肺滋水之上源,滋肾补真水之源,金水相生,滋补肺肾之力倍增,而滋补肺肾同时能固肾精、敛肺气,该配伍既有滋肾固肾、复肾纳气之功效,又有润肺敛肺、复肺主气之功效,上下同治,标本兼顾,久咳虚喘易平,共奏滋补肺肾,纳气平喘之功。常用于肺肾两虚或肾虚不能纳气,咳嗽气喘,呼多吸少,如《症因脉治》都气丸,由六味地黄丸伍入五味子,以补肾纳气,纳气定喘。

五味子—白术

五味子味酸甘,归肺、心、肾经,功能敛肺止咳,生津敛汗;白术归脾、胃经,既能补气健脾,又能燥湿利水。五味子上能敛肺阴,下能滋肾阴;白术消健脾生痰之源,固表止汗。二者相伍,脾、肺、肾三脏同调,标本兼顾,敛肺祛痰止咳,健脾止汗。临床上常用于新旧咳嗽气喘,尤以久咳虚衰者多用,如《幼幼新书》之白术五味子汤(五味子、白术、丁香、人参、款冬花、细辛、生姜),治疗小儿肺气不足,外感风寒,咳嗽气喘。

五味子—细辛—干姜

五味子味酸性温,收敛肺气,敛肺止咳,为止咳平喘要药;细辛味辛性温,为少阴经之表药,能疏表散寒,温肺化饮;干姜可温中散寒,温肺化饮。五味子与细辛、干姜配伍,可防姜、辛过散之弊。这三味药均性温入肺,干姜、细辛温肺化痰,治疗特点是辛散,又因辛散易暗耗肺气,五味子收敛肺气,所以必须与五味子配伍成药对,三药合用,有散有敛,有走有守,相须相制,散不耗正,敛不碍邪,利肺之开合,共奏温化痰饮,敛肺止咳之功。仲景治疗寒饮阻肺的咳喘证,常用五味子与干姜、细辛配伍,首创姜、辛、味伍用以止咳平喘之妙法,一温一散一敛,彼此协同,相互制约,开后世散、敛并用之先河。

五味子—百部

五味子味酸性温,可敛肺滋肾,收敛止咳;百部味苦而甘,性微温,温润肺气止咳,《别录》谓其"主咳嗽上气"。二药相合,有益肺肾止咳之功,临床应用于肺肾不足之久咳。方如《圣惠》卷四十六之百部散(百部、细辛、贝母、甘草、紫菀、肉桂、白术、麻黄、杏仁、五味子),又如《千金》之百部根汤(百部根、生姜、细辛、甘草、贝母、白术、五味子、肉桂、麻黄），两方皆可治疗久嗽，夜不得卧。

五味子—麻黄

此配伍组合可敛肺气，止咳喘，调肺固肾。因麻黄味辛性温，入肺、膀胱经，具有发汗解表、宣肺平喘之功，《本经》言之"主中风，伤寒头痛，止咳逆上气……"为治疗肺气郁遏所致咳喘之要药；五味子味酸性温且润，收敛肺气，滋肺固肾，"专收敛肺气而滋肾水，益气生津"（《本草备要》）。二药伍用，开合相济，一宣一敛，正合气机升降出入之法，使其宣者不过，敛者不涩，肺肾同治，相辅相成，并敛肺气止咳喘，发汗解表而不致失津液，不论新久外感内伤咳嗽均可使用；且麻黄调水之上源，五味子固水之本，肺肾相助，调肺温肾，共收调肺固肾止遗尿之效。

五味子—半夏

两药配伍有止咳化痰、降逆止呕的作用。咳喘日久，多归于肺脾肾三脏，肺气耗散，脾失健运，痰饮内生，肾不纳气失于固摄。半夏味辛性燥，能燥湿化饮，下气祛痰，痰湿去而脾胃健，肺气降而咳喘平；五味子味酸甘生津，敛肺止咳，可防半夏温燥太过而伤津。五味子补气益肺肾，能敛肺止嗽定喘，与半夏相伍，散中有收，标本兼顾，止咳平喘之力强，临床用于虚劳咳喘，气逆痰郁的咳嗽，痰饮上泛，日久不愈等。古方见于《圣济总录》之人参丸治疗年深喘嗽，春秋发动，痞满短气，痰涕如胶，睡卧不宁。

五味子—紫菀

紫菀味辛苦性温，辛散苦降，润肺下气，化痰止咳；五味子味酸甘，性温而润，上能敛肺气，下能滋肾阴，以收敛固涩见长。二药伍用，一散一敛，散不耗阴，敛不留邪，共奏敛肺补肾，生津止咳之功。临床用于治疗肺虚久咳，喘促短气，气怯声低，肺肾不足，咳嗽有痰，痰中带血，咳则小便出等。古方见于紫菀汤（《医方集解》，紫菀、阿胶、知母、贝母、人参、桔梗、甘草、五味子、茯苓），功可养阴清热、化痰止咳，治疗肺虚久咳，痰中带血，口干咽燥等。先生将此配伍用于治疗支气管炎、肺结核等，但须注意，因味酸性温，痰湿咳嗽、邪气盛实者慎用。

五味子—款冬花

五味子敛肺止咳，益气生津；款冬花润肺化痰止咳，为治咳常用药，其功效与紫菀相似，但紫菀长于化痰，此药长于止咳，《本经逢原》言之"润肺消痰，止嗽定喘"，《本经疏证》提到"《千金》《外台》，凡治咳逆久咳，并用紫菀、款冬者十方而九。然其异在《千金》《外台》亦约略可见。盖凡唾脓血失音者，及风寒水气盛者，多不甚用款冬，但用紫菀款冬则每同温剂、补剂用者为多。"五味子和款冬花配伍使用，补益脾肺、敛肺止咳，治疗咳逆上气，方如通声膏（《备急千金要方》）。

五味子—茯苓

五味子收敛肺气，滋荣肺阴，补益肺气；茯苓渗湿健脾，通利水道。五味子与茯苓为药对，既可治疗肺气失守，又可治疗水饮内结，药对相互为用，相互制约，达到利水饮而不伤肺津，收敛肺气而不恋饮，以治疗寒饮郁肺，浊气逆乱。古方见于桂苓五味甘草汤，桂苓五味甘草去桂加干姜细辛半夏汤等。其用量比例多为等量，提示药对剂量调配，既要相互为用，又要相互制约。先生多将此配伍组合用于治疗慢性支气管炎、支气管哮喘、肺源性心脏病、肺间质纤维化、风湿性心脏病等。

五味子—防风

五味子酸甘入肺肾二经，敛肺止咳，使肺气下归于肾，止咳之去路；防风辛温祛风散邪，治咳之来路，《本经》有言"主大风头眩痛，恶风，风邪目盲无所见，风行周身，骨节疼痹。"两药合用，一开一阖，以助肺气宣肃，用于治疗咳嗽。《医学启源》中治疗咳嗽的用药特点都必以五味子为君，以五味子和防风为基本药对，宣肃肺气。咳者，配伍开宣肺气之药；嗽者，配伍化痰利湿之药，如《医学启源》曰："咳嗽有声无痰者，生姜、杏仁、升麻、五味子、防风、桔梗、甘草。无声有痰者，半夏、白术、五味子、防风、枳壳、甘草，冬月须加麻黄、陈皮少许。有声有痰者，白术与半夏、五味子、防风。久不愈者，枳壳、阿胶。"

五味子—柴胡

柴胡辛苦微寒，归肝、胆经，疏肝气、解郁热，达表散邪，尤长于升举阳气；五味子味酸性温，敛肺气，补心肾，涩大肠，且生津敛汗止泻。二药伍用，敛散结合，开阖并施，发散中可防肺气耗伤，酸收而避邪之遏伏，共奏扶正和解，收敛疏达之功。与黄芩、半夏、人参、白芍等同用，可治肺伤咳嗽气促，方如《云岐子脉诀》小柴胡汤（五味子、柴胡、黄芩、半夏、白芍、人参、桑白皮），现代医家常将此方用来治疗慢性支气管炎、老年人感冒，又如《伤寒论》四逆散加五味子干姜汤（五味子、柴胡、芍药、干姜、枳实、甘草）治疗少阴病，四逆，咳或下利。

（二）补敛心气

五味子—酸枣仁

五味子补益心肾，宁心安神；酸枣仁甘酸，内补营血安神志，外敛营阴止虚汗，为宁心安神、固敛虚汗之要药。二药伍用，一入肝经，一走肾经，内收外敛，除烦安神、收敛止汗之力增强。临床常用于阴血不足所引起的心神不宁、惊悸失眠、健忘、烦躁、体虚多汗等。如《医宗金鉴》酸枣仁汤（五味子、酸枣仁、当归、白芍、生地黄、茯苓、知母、黄柏、人参、黄芪），治疗肝虚有热虚烦不眠。

五味子—白芍

五味子其性收涩，能敛肺止汗，且能补肺以坚皮毛；白芍味酸，可敛阴、和营，使营阴内收而汗无外泄之出路，且能健脾以强肌肉，助腠理固实，从而达到止汗作用。二药参合，相得益彰，敛阴止汗之力增强。针对阴虚气弱者发挥益阴健脾作用，以固其本；针对热盛迫津，阴液外泄等，又可收敛止汗，以治其标，避免津伤太过。现代著名老中医施今墨先生曾说："盖汗症者，日久必然伤阴，汗为心之液即是明证"，故其治疗汗证，常在五味子、白芍、浮小麦、牡蛎中选择运用。临床运用时辨证论治，气虚可加人参、黄芪之属益气固表；血虚可加熟地黄、当归等养血和血；阴虚可酌加麦冬、乌梅、生地等滋阴补液。若为实证，太阳中风，可配合桂枝外散风寒，如桂枝汤可发挥益营止汗作用；若为心火亢盛，可合用黄连、竹叶、滑石等清心泻火；若三焦火旺，可加用黄芩、黄连、栀子等清泄三焦实火。

五味子—乌梅

五味子敛肺滋肾，敛汗生津，涩精止泻，宁心安神；乌梅酸收，益精开胃，敛肺涩肠，生津止渴，定喘安蛔。二药均有收敛之功，相得益彰，养阴强心、敛肺止汗、涩肠止泻、生津止渴之力增强。用于治疗肺虚久咳虚喘之证时，多与罂粟壳、杏仁、阿胶等同用，如《卫生宝鉴》之九仙散（五味子、乌梅、罂粟壳、阿胶、桑白皮、款冬花、人参、桔梗、贝母）。五味子与乌梅相配也可治痢疾，如《脾胃论·论饮酒过伤》记载的白术安胃散，方中"五味子、乌梅取肉炒干，以上各五钱，车前子、茯苓、白术以上各一两，米谷三两，去顶蒂穰，醋煮一宿，炒干，上为末"，用治一切泻痢。现代临床运用此配伍组合治疗以下疾病：①自汗、盗汗诸证；②久泻久痢，泄泻，痢疾；③消渴，糖尿病尿糖不降者；④阴汗湿痒。

五味子—牡蛎

五味子五味俱备，而酸味独胜，酸敛生津，保固元气，在上入肺，在下入肾，入肺有生津济源之功，入肾有固精养髓之效；牡蛎性寒质重，能敛阴清热，潜阳镇惊，软坚散结，收敛固涩。二药伍用，生津止渴以敛汗，安神镇惊以除烦，补肾敛精以固涩，相辅相成，其功益彰。常与龙骨、山茱萸、肉苁蓉、巴戟天、黄芪、麻黄根等同用，治疗遗精、遗尿、尿频、带下、自汗、盗汗等多种正虚不固、滑脱之证，方如《万氏家抄方》之玉环丸（五味子、牡蛎、龙骨、莲花蕊、芡实、黄柏、石菖蒲）治疗遗精、白浊。二药配伍，还可镇心安神、滋阴息风，临床用于眩晕、甲亢、神经衰弱、心悸失眠、神经性震颤等属于阴虚风动者。

（三）补肾敛精

五味子—五倍子

五味子、五倍子均有敛肺止咳、固精止泻之功。但五味子味酸性温，偏于敛肺益肾，敛汗止汗，生津止渴，补虚固摄而涩精止泻；五倍子味酸而涩，性寒，偏敛肺降火、固精涩肠、敛汗止汗、涩肠止泻。二药合用，敛涩之力倍增，既敛肺气、清虚火而止咳定喘，又补虚固摄而涩精止泻，具有涩中寓补，敛中兼清之特点。用于久泻、久痢、男子遗精滑精、女子赤白带下、崩漏等，五味子酸能收涩，敛而兼补，保肺滋肾；五倍子酸涩收敛，性寒清热，既能敛精止泻，又能清热降火，常与赤石脂、禹余粮、龙骨、茯苓、桑螵蛸等同用。使用禁忌：表邪未解、内有实热、咳嗽初起、麻疹初发、外感咳嗽、溃疡病、湿热泻痢均忌用。

五味子—桑螵蛸

五味子补肾敛精，桑螵蛸甘、咸、平，归肝、肾经，固精缩尿，补肾助阳，《本经逢原》言其为"肝肾命门药也，功专收涩，故男子虚损，肾衰阳疾，梦中失精，遗溺白浊，方多用之。"两药伍用益肾涩精，补益肾阳，可用治肾虚遗精、遗尿、肾虚阳痿等证。与山茱萸、蛇床子、金樱子、菟丝子、覆盆子同用，以增强其补肾固精的功效，方如《圣济总录》之螵蛸丸，与龙骨、远志、石菖蒲、黄芪、鹿茸等同用，治疗小便频数，遗尿，白浊。

五味子—菟丝子

五味子酸甘温，有敛肾气之功；菟丝子甘温，有补肾固精之效，《药性论》谓其"治男女虚冷，添精益髓，去腰疼膝冷，又主消渴热中。"二药合用，精气自足，治疗肾中精气亏虚，肾水枯燥，咽干口渴，耳鸣头晕，目视昏暗，面色黧黑，腰膝疼痛酸软,阳痿遗精,小便不禁,屡服药不得痊愈者。《普济本事方》据《神农本草经》载"五味子,味酸温,主益气。咳逆上气,劳伤羸瘦,补不足,滋阴,益男子精。"两药伍用,既能补肾阴肾阳,治疗痰证,又有固精、缩尿止带之效。

五味子—附子

临床遇到素体阳虚,阴寒内盛,感受寒邪,格阳于外,故反见头痛壮热之症,此为真寒假热也。治当温阳散寒,回阳救逆。五味子酸温收涩之品,可敛浮越之阳;附子辛热气雄之品,温散阴毒。二药配伍,相须为用,使寒去阳复,阴阳交通,则或吐或汗自愈。临床使用此配伍组合治疗咳嗽,或阳气虚损,诸虚不足之遗精、滑精、遗尿、尿频者。方如《饲鹤亭集方》附子都气丸、六味地黄丸加附子、五味子,治疗阳虚恶寒,小便频数,咳嗽痰多。

(四)补敛脾胃

五味子—石斛

五味子味酸性温,敛津止渴,涩肠止泻,李杲谓之"生津止渴,治泻痢,补元气不足";石斛味甘性微寒,归胃、肾经,滋养胃阴生津,《本草纲目拾遗》谓之"清胃,除虚热,生津,已劳损。以之代茶,开胃健脾",《本经》"主伤中,除痹,下气,补五脏虚劳羸瘦,强阴,久服厚肠胃。"二药养敛并用,养阴不增湿,涩敛不留邪,增强养胃阴、涩精、厚肠功效,可用于热病伤津,久泻伤阴,烦渴咽干,舌红少苔者,方如《引经证医》之加味甘露饮(五味子、石斛、沙参、生地黄、玉竹、蜂蜜、麦冬、甘蔗汁)。先生指出,该药对养阴滋腻之性强,故有其使用禁忌,如表邪未解、内有实热、咳嗽初起、麻疹初发、虚寒证、溃疡病、湿温尚未化燥者均忌用。

五味子—补骨脂

五味子味甘酸性温,上能固表止汗,下能补肾涩精,涩肠止泻,李杲谓五味子"治疗泻痢、补元气不足,收耗散之气";补骨脂归脾、肾经,味苦辛性温,入肾能补火壮阳,入脾能散寒止泻,《开元本草》言之"主五劳七伤,风虚冷,骨髓伤败,肾冷精流,及妇人血气堕胎"。二药伍用,一滋肾阴,一补肾阳,一收敛止泻,一散寒止泻,阴阳相济,散敛兼顾,共奏涩肠止泻,益肾涩精,纳气平喘之功。方如《内科摘要》四神丸(五味子、补骨脂、肉豆蔻、吴茱萸),现代常用于治疗慢性结肠炎、慢性肠炎、肠结核等久泻属于脾肾虚寒者。

五味子—麦冬—人参

五味子益气生津止渴;麦冬甘、微苦、微寒,归心、肺、胃经,养阴润肺,益胃生津,《别录》谓其"疗虚劳客热,口干燥渴……保神,定肺气,安五脏";人参归心、肺、脾经,益元气、补肺气、生津液,《本经》言之"补五脏,安精神,定魂魄,止惊悸,除邪气,明目,开心益智。"三药伍用,一补一润一敛,益气养阴,生津止渴,敛阴止汗,临床用于热伤气阴证或久咳伤肺,气阴两虚证。五味子与人参、麦冬相配,方名生脉散,还有其他别名,如《丹溪心法》"生脉汤"、《兰台轨范》"生脉饮"等。现以《脾胃论》中蕴含生脉散的五个方剂来分析其用法(黄芪人参汤、清暑益气汤、清神益气汤、人参芍药汤、麻黄人参芍药汤),这五方俱用生脉散,但药物剂量配比却不甚相同,用意亦有区别。黄芪人参汤、清暑益气汤用五味子九枚,用生脉散补元气以保肺金。清神益气汤用五味子三分多于人参、麦冬,其与黄柏等相伍以"去时令浮热时蒸"。人参芍药汤则用五味子五个,麻黄人参芍药汤仅用五味子两个"安其肺气"。先生指出,这些方剂中虽均有生脉散之意,但五味子或保肺金,或安肺气,或兼他药以清时令浮热时蒸,用意各不相同。李杲还以生脉散加黄芪、甘草,名"生脉保元汤",补气之力更佳,再加当归、白芍,名"人参饮子",治疗气虚喘咳,吐血衄血。

（五）扩大治疗范围的配伍

五味子—制大黄

此配伍结构为现代医家所提出,临床可将五味子作散剂内服,治疗转氨酶升高的急慢性肝炎,有非常明显的降酶作用。五味子《本草备要》谓其"性温,五味俱全,酸咸为多,故专收敛肺气而滋肾水,益气生津,补虚明目,强阴涩精,退热敛汗,止呕住泻,宁嗽定喘,除烦渴。"大黄味苦性寒,归脾、胃、大肠、肝、心经,《药品化义》"大黄气味重浊,直降下行,走而不守,有斩关夺门之力,故号将军。专攻心腹胀满,胸胃蓄热,积聚痰实,便结瘀血,女人经闭。"大黄功效很多,但经过炮制后,清利湿热、解毒祛瘀是主要的功用,仲景以之为治疗黄疸的主药。五味子味酸入肝,敛肝补肝益阴,大黄清热、泻浊、通腑,二药伍用辛而不燥,泻而不过,一收一散,合而用之,治疗黄疸甚为合拍。

二、用量对五味子功效发挥的影响

古代多数医家在使用五味子时都用量较少,陈士铎提出五味子不宜独用,宜少用,反而有益。其言:"或问五味子补肾之药,人皆用之于补肺,而吾子又言宜少用,而不宜多用,不愈示人以补肺,而不补肾乎? 曰:北五味子补肾,正不必多也,其味酸而气温,味酸则过于收敛,气温则易动龙雷,不若少用之,反易生津液,而无强阳之失也。再者,或问五味子滋不足之肾水,宜多用为佳,乃古人往往少用,岂能生汪洋之肾水耶? 曰:天一生水,原有化生之妙,不在药味之多也。孙真人生脉散,虽名为益肺,其实全在生肾水。盖补肾以生肾水，难为力，补肺以生肾水，易为攻。五味子助人参，以收耗散之肺金，则金气坚凝，水源渊彻，自然肺足而肾亦足也。又何必多用五味子始能生水哉，况五味子多用，反不能生水何也？味酸故也，酸能生津，而过酸则收敛多，而生发之气少，转夺人参之权，不能生气于无何有之乡，即不能生津于无何有之宫矣。此古人所以少用，胜于多用也。"

先生在临床上使用五味子时，若将其作敛肺止咳用量宜小，滋补、安神、救脱等用量宜稍大。但外有表邪，内有实热，或咳嗽初起，麻疹初发者均慎用。内服煎汤 3~6g，研末每次 1~3g。

三、炮制对五味子功效发挥的影响

五味子炮制后的临床作用，最开始的记载始于明代，"宜预捣碎方后投煎""入补药熟用，入嗽药生用""补药微焙""风寒咳嗽用南，虚损劳伤用北"；到清捣碎核，"熬膏良""刘公石保寿堂治肾虚遗精，水浸去核用""滋补药用熟。治虚火用生。敛肺少用。止泻捣碎。益肾勿碎。敛肺滋水，蜜可拌蒸""蒸用一补"。

先生认为，五味子生用以敛肺止咳止汗为主，亦能生津止渴，涩精止泻；醋五味子酸敛作用增强，涩精止泻作用增强，多用于肝肾亏损的滑精、久泻等纯虚之证；酒五味子可增强温补的作用，多用于肾虚遗精、心悸失眠；蜜制五味子补益肺肾作用增强，多用于肺肾两亏之久嗽、虚喘。

四、剂型对五味子功效发挥的影响

考察文献资料，五味子的剂型约 10 种，分别为丸剂、汤剂、散剂、煮散剂、内服散剂、外用散剂、内服膏剂、外用膏剂、药饼、药粥。其中，以丸剂为多，与五味子各功效均有相关性，尤其善发挥补肾敛精、补敛心气之功；做汤剂时，善发挥补肾敛精、补敛心气之功效；用作煮散时，善于补敛肺气、补肾敛精；作内服散时，可有效发挥补肾敛精之功，而与其他功效相关程度较小；用作内服膏时，与补敛脾胃关系密切。先生分析，因丸剂优点是作用缓和持久，古人曰"丸者，缓也，不能速去病，舒缓而治之也。"所以丸剂有利于治疗慢性疾病和疾病后期的调理，方如明代《普济方》之五味子丸（五味子、熟地黄、肉苁蓉、菟丝子）用于治疗禀赋不足，小便数亦不禁。汤剂具有吸收快、疗效速、用途广的优点，五味子以汤剂形式使用时，因为汤剂药物变化灵活，既能相互促进以增强疗效，又可相互制约以缓和药性，并且吸收快，药效发挥迅速，所以可以广泛发挥各种功效。煮散剂用药量少，煎出效率高，能提高中药材利用度、缩短煎煮时间、携带方便。五味子的煮散方剂多为宋代的方剂，这与当时的历史因素，如战乱、药材资源匮乏等有关。散剂是古代中药应用的重要剂型之一,五味子主要用于内服散,外用散的使用很少,内服散因其吸收较快,便于服用等特点可广泛用于治疗各种五味子的适应证。内服膏剂分为浸膏、流浸膏、煎膏三种,五味子内服膏的使用,均以煎膏的形式存在,煎膏又称膏滋,是将药物反复煎煮到一定程度后,去渣取汁,再浓缩,加入蜂蜜煎熬成膏,其具有体积小、冲服方便、且能增强滋补作用的特点,适用于病久体虚者。

五、用法对五味子功效发挥的影响

关于五味子的用法,古代医家在长期的临床实践中早已认识到五味子打碎应用的好处和重要性。南北朝《雷公炮炙论》中就载有"凡用五味子,以铜刀劈为两片"。东汉时期张仲景在《金匮玉函经》中也有"五味子,碎用"的记载。

（谭圣琰　鱼潇宁）

下篇

临证医案旨要

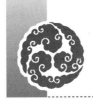

第一章　肿瘤病证

邓中甲先生认为肿瘤发病机理为"本虚标实",脏腑亏虚、功能失调是本;痰瘀毒胶结互阻是标。治疗上以扶正祛邪、治病留人、与癌共存为指导思想。强调辨证论治,善用经方、时方加减治疗,重视调畅气机,顾护脾胃后天之本,在预防肿瘤复发转移及改善放化疗不良反应等方面独具心得。

一、肿瘤病证治疗纲要

邓中甲先生强调肿瘤发生的关键病机一为机体不和,一为痰浊、瘀血阻滞。机体平衡失调,经络气机运行受阻,津液不能正常输布,郁而化热,热灼津液,煎熬为痰,痰随气升,无处不到,流窜到各处结成无名肿物;日久有形之血不得畅行,凝结于内,瘀而不化,则为结块。

就肿瘤治则治法而言,先生强调应在"平调中州,软坚散结"的原则下,首重祛痰散结、活血化瘀,具体治疗方案的制定应着眼于正邪双方力量对比及不同阶段患者生命活动的总体水平,同时综合考虑精神、生活、环境等多因素对患者的影响。以控制肿瘤生长扩散为目的;以调理脏腑功能,排除痰、瘀等病理产物为手段。因此,治疗肿瘤要避免两种固化思维:辨癌不辨证,盲目运用抗癌中药;长期大剂量应用峻烈攻逐药物,消除肿瘤细胞。

这种根治性的治疗思路容易导致过度治疗,因为正虚是肿瘤发生的根本原因,即使在肿瘤早期,剧破峻攻也会加剧正气的耗损,甚至"助邪为虐";长期峻猛攻伐,会给本就正虚的机体增加更大负担,结果徒伤正气,影响人体抗病机能,甚至引起机体免疫系统的崩溃与生存质量的低下。在此前提下,先生提出应从自然观的角度反思肿瘤研究思路与治疗手段,"带瘤生存"并不意味着肿瘤治疗的让步或无能,"平调中州,软坚散结"可能是未来治疗肿瘤的新思路。

二、抗肿瘤复发转移

邓中甲先生强调,对导致肿瘤复发转移"伏邪"的认识有两个关键要点:一是脾胃正气之虚;二是痰瘀阻滞之实。肾属火,脾属土,肾阳的温煦能助脾之健运，令人正气充沛、生命动力不竭。而肿瘤患者早期治疗常以手术为主，手术损伤人体气血，术后多见气血两虚证；或以放化疗抗肿瘤损伤脾肾功能，表现为脾胃失调、脾肾并损、气血两亏证。痰瘀既是肿瘤形成的原因，又是复发转移的关键。脾胃通降转运失司，可导致气机的郁滞，饮食不化；肾纳气主水失司，可导致水液代谢的障碍，水液停聚。气不推动血行，则阻滞化瘀；水液停聚不前，则阻滞成痰。

据此，先生临证治疗肿瘤复发转移，以补益脾肾为大法，以祛痰化瘀为关键，以扶助正气为目的，达到扶正祛邪，和其不和。通过调补脾肾可益气生血，滋养津液，保存真阴真阳。

如术前，予以益气健脾、温补肾阳法，以增加手术的切除率及改善患者的营养状况，更有利于手术的进行。术后，患者因手术耗气伤血，使机体脏腑机能失调，或脾胃功能紊乱，或营卫失和等，以益气健脾温肾中药进行配合治疗，有利于提高机体免疫系统的防卫能力，控制残余癌细胞的活动，预防肿瘤的复发和转移，促使机体尽早康复。放疗和化疗期间，以调理脾肾来鼓动气机，恢复脾胃化生气血、运化水谷、升清降浊；肾藏精主水，纳气封藏，保护机体的免疫机能和抗病能力，有减毒增效之功。放疗耗伤气与津液，注意益脾气配合滋养肾阴；化疗损伤脾肾而且消烁气血，易导致津凝成痰，血阻化瘀，因此更应调理脾肾。先生强调，肿瘤治疗在各个阶段均应顾护脾肾功能，在保证脾肾健运协调的基础上辨证论治，切不可盲目照搬西医杀伤肿瘤的观念，一味以清热解毒、杀伐攻逐治疗。

三、放化疗减毒增效

邓中甲先生指出，中医药对化疗药物减毒增效具有重要意义。在肿瘤患者的放化疗期间加用中药，不仅可减轻毒副反应，而且使疗效进一步提高，又可增加肿瘤对药物的敏感性。放化疗药物属于"毒药"范畴，可因其毒性而使机体受损，表现出脾胃虚弱，气血不足，阴阳失衡等。放化疗的副作用可因药物不同、患者体质差异而表现症状不一，故临床应多根据病人所出现的症候群进行辨证施治。

从整体角度上讲，癌症是本虚标实的表现，化疗药作为一种"邪毒"，在治疗恶性肿瘤的同时，不仅加重了瘀毒互结的病理过程，又加重了热毒内蕴的症状，并成为加重脾肾亏损的重要原因。据此，先生提出，针对肿瘤化疗的增效减毒应用补气血、调整和改善脏器生理功能、提高机体免疫力的方式。治疗总的原则为在扶正培本法的基础上配合清热解毒、活血化瘀类中药等。针对化疗所产生的消化道副反应，常以健脾理气、化湿和胃、降逆止呕等治法，选用莲米、莱菔子、建曲、谷芽等药物配伍提高化疗完成率和减少化疗毒副反应发生率。使用化疗药的同时可酌加具有抗肿瘤作用而毒性反应小的中药以抑制体内残留癌细胞的生长,既能协同化疗的抗癌作用,同时减少了化疗的副作用,如白花蛇舌草、夏枯草、半枝莲等。

放疗是治疗肿瘤的另一主要手段,但其对机体的毒副作用较化疗药物有过之而无不及,尤其是骨髓抑制,常使患者难以忍受,由于放射线的辐射电离破坏对肿瘤细胞与正常组织细胞无选择性,可引起一系列全身和局部毒副反应。除一些病例因毒副反应大而中止放疗外,部分病例常被迫延长放疗时间。而放疗全程时间长短对疗效有明显影响,疗程延长是肿瘤复发转移的重要原因。如何减毒增效、提高疗效是目前恶性肿瘤综合治疗研究的一个重要问题,临证中,先生对此颇有心得。放疗后机体诸症乃射线为热毒之邪所致,即实火过盛,毒邪内蕴,气血不和,瘀热壅盛,伤阴耗气,致使气血损伤,脾胃失调,肝肾亏损等,因此要在辨证准确的基础上运用补气养血、养阴生津、清热化痰、活血化瘀,酌以清热解毒、活血化痰、理气通络疗法为主的综合治疗。

总结先生治疗肿瘤经验的基础,可进一步丰富中医药治疗肿瘤的优势和特色,丰富肿瘤的临证手段。

四、验案举例

肺 癌 咳 嗽

患者,男,68 岁,2012 年 11 月 13 日初诊。

自诉咳嗽气喘两个月,加重 7 天。询之:1 个月前诊断为右上肺低分化腺癌,行化疗两次后效果不明显,病情逐渐加重。刻诊:面色晦暗,倦怠消瘦,每日晨起剧烈咳嗽,咳大量黄色黏痰,时见血丝,伴胸部隐痛,口干口苦,怕风,舌红苔微黄,脉左寸滑略数微弦,右大而滑。平素喜肉食,易怒。辨证属痰热壅肺,治当清热化痰、润降肺气、软坚散结。以定喘汤加减:

紫苏子 15g　苦杏仁 15g　桑白皮 15g　葶苈子 15g　款冬花 15g　黄芩 15g　炙枇杷叶 15g　北沙参 15g　白芥子 15g　浙贝母 15g　海蛤壳 15g　瓦楞子 15g　莪术 15g　炙麻黄 12g　法半夏 12g　白果 12g　川贝母 10g(打粉冲服)　大枣 6g　生甘草 3g

8 剂,水煎服。

2012 年 11 月 20 日二诊:咳嗽气喘减轻,偶有血丝,纳可。原方减川贝母为 6g,24 剂,服法同前。

2012 年 12 月 2 日三诊:因受风寒,咳嗽气喘,脉浮滑微紧,上方去定喘汤改为杏苏散加减,处方如下:

苦杏仁 15g　苏叶 15g　法半夏 12g　陈皮 12g　枳壳 15g　桔梗 15g　茯

苓 20g　紫菀 15g　百部 15g　香附 15g　白芥子 15g　浙贝母 15g　海蛤壳 15g　瓦楞子 15g　莪术 15g　葶苈子 15g　大枣 6g

7 剂,水煎服。

服后言咳嗽较前明显好转。其后随症加减,近三年来病情稳定,并嘱其定期复查。

[旨要] 邓中甲先生通过观察患者平素喜肉食,断其体质偏痰湿;易怒,表明患者痰湿阻滞,气机不畅,郁而化火。通过其咳嗽剧烈并结合舌红苔微黄,脉左寸滑略数微弦、右大而滑,判断其正气虚损不明显,而邪气较盛。故治以祛除邪实、软坚散结为法,佐以疏通气机、扶助正气。陈修园云:"邪去正自复,正复邪自去,攻也,补也,一而二,二而一也",处理好邪正关系是治疗疾病的关键。肺癌虽然复杂,也不离乎此。

邓中甲先生强调,肺癌治疗应遵循流通气机、双向调节的治疗大法。如本案中定喘汤的应用,组方配伍层次,既体现了一散一收,强平喘之功,防药物耗散肺气;又兼顾清泄肺热,止咳平喘。使肺气宣降,痰热得清。体现了寓收敛于宣散之中,相反相成;寄宣清于降肺之内,相辅相成。用药方面,白芥子与浙贝寒热并用,葶苈子、大枣补泻兼用,法半夏、北沙参润燥并施,黄芩、法半夏辛开苦降,升降相伍,炙麻黄、白果散敛相配,全方制方严谨,双向调节,病证结合,共奏化痰祛瘀,扶正祛邪,软坚散结之效。二诊时患者症状明显好转,咳嗽咳痰减少,故去偏于收敛的川贝母,因虑其病机仍在,故效不更方。三诊时由于患者外感,先解其表,辅以扶正抗癌,方选杏苏散,既可解其表,又兼顾在里之痰湿,佐以软坚散结之品,表里兼顾,双向调节。待患者表已解,继续以双向调节、软坚散结之法进行治疗。

在治疗过程中,邓中甲先生尤为重视以下两点:一是根据肺癌咳嗽之特点,调理肝肺升降;二是治疗便秘以通腑降肺气。这是缘于肺与肝在人体气机的升降调节方面的重要作用。肝气以升发为宜,肺气以肃降为顺。肝升肺降,升降协调,对全身气机的调畅、气血的调和具有重要的调节作用。因此,肺癌久咳亦需考虑肝的问题,如肝火犯肺或肝气过亢导致肺气不降,通过清肝以肃肺,或肃肺以平肝。本案中,选用栀子、黄芩、白芍等清肝之品,酌加海蛤壳、桑白皮、瓜蒌等肃降肺气。而肺癌便秘以痰热灼津、肠燥失润为多见,每用瓜蒌仁、苦杏仁、火麻仁、桃仁等润肠通便,腑通脏清而咳嗽自缓。

反观今日大多数肺癌治疗常陷入辨癌不辨证、盲目运用抗癌中药,长期大剂量应用峻烈攻逐药物、消除癌细胞这两种思维定式。然而长期峻猛攻伐,会给本就正虚的机体增加更大负担,结果徒伤正气,影响人体抗病机能,甚至引起机体免疫系统的崩溃与生存质量的低下。因此先生强调,肺癌的治疗须流通气机,力求气、血、津液运行得当,才能促使机体有效地"排污除废",达到"和其不和"。

(夏孟蛟　由凤鸣)

肝癌疼痛

患者,女,57岁。2011年4月13日初诊。

自诉两胁疼痛4月余。患者性格抑郁,家庭变故较多。半年前诊断为肝癌,行化疗后疼痛加重。刻诊:面色晦暗,倦怠乏力,食少纳差,腹水严重,肝区疼痛,脚肿,头晕,舌质淡胖有裂纹,苔白,脉沉细。辨证为气阴两虚,水停湿阻,治当益气滋阴、逐水利湿、软坚散结。以柴胡疏肝散加减:

柴胡20g　川芎15g　香附12g　枳壳12g　白芍6g　炮甲珠3g　皂角刺5g　车前子20g　薏苡仁20g　炒莱菔子15g　大腹皮15g　佛手15g　炒谷芽30g　砂仁15g　黄芪10g　淫羊藿5g　怀山药15g　车前子10g　薏苡仁15g

加三棱、莪术、三七粉等化瘀抗癌药,理气化瘀为治,可渐收全功。

6剂,水煎服。

2011年4月20日二诊:患者诉服药后仍感疼痛、纳差,故原方加青皮12g,木香10g,郁金10g,厚朴12g,建曲12g,海藻10g,昆布5g,浙贝母5g,白芥子5g,海蛤壳5g,瓦楞子5g。8剂,服法同前。

2011年4月30日三诊:患者服药后诉疼痛明显减轻,胃口较前好转,晨起偶有口干、口苦,原方去炮甲珠,酌加茵陈5g、芦根15g,12剂,服法同前。

其后随症加减,随访未见明显不适。

[旨要] 邓中甲先生强调,"不通则痛",患者郁怒难伸,情志不舒,长期过度的气机郁滞是肝癌疼痛产生的内在因素;而湿浊、痰毒、瘀血之邪则是导致肝癌疼痛产生的重要病因。具体而言,肝失疏泄、气机郁结是致病的始发因素。随着气机郁滞,脉络不通的加重,患者出现胁肋胀痛之症;随着病情的深入,癌毒结聚已甚,侵袭较深,患者接受化疗,正气耗损较大,肝的疏泄功能下降,导致痰、湿、瘀等病理产物郁结,则疼痛愈发深重。

故当扶正气以顺气机,又当攻补兼施祛毒邪,先生常以柴胡疏肝散为主方加减治疗,并选用木香、桔梗、青皮、香附、枳壳、厚朴、穿山甲、皂角刺等行气散结药物,甚则三棱、莪术等破气行血之品。先生认为,肝主疏泄,可以调畅一身之气机,气顺则痰消,气行则血行,调理气机有助于消除病理产物和畅通气血津液的道路,使补而不滞。针对患者上部气结,则常用桔梗、枳壳一升一降,畅利胸膈气机;下部气滞,则常用枳壳、厚朴行气消胀。二诊患者仍感疼痛,故增加疏肝行气、消积化滞、宽胸散结的青皮、木香、郁金、厚朴之品,配以软坚散结药物,达祛除实邪、令气机运行无碍之目的。三诊患者疼痛明显

317

减轻且胃口较好转,偶有口干、口苦,故加茵陈、芦根清热养阴生津。

"见肝之病,知肝传脾,当先实脾",肝气郁滞导致脾胃运化不利,可进一步加重疼痛。也可导致患者纳差,故出现腹胀满、胃纳减退、倦怠乏力等表现。即李杲所言,"肝木妄行,胸胁痛,口苦舌干,往来寒热而呕,多怒,四肢满闭,淋溲便难,转筋,腹中急痛,此所不胜乘之也。"临证多选用建曲、炒谷芽、木香、砂仁等消食开胃药物以固护脾胃;黄芪、淫羊藿、怀山药益气健脾;车前子、薏苡仁、大腹皮利水渗湿;佛手、厚朴行气止痛,发挥补气健脾、疏肝理气、活血化瘀、软坚散结之功效,并佐以海藻、昆布、浙贝母、白芥子、海蛤壳、瓦楞子等化痰软坚药;三棱、莪术、三七粉等化瘀抗癌药,理气化瘀为治,可渐收全功。

由此可见,邓中甲先生讲究遣药组方的有的放矢,在理气止痛、固护脾胃等原则上,针对痰、瘀、湿等阻滞气机导致的疼痛,常用药对如白芥子配浙贝母、三棱配莪术、海蛤壳配瓦楞子、夏枯草配连翘、海藻配昆布以利湿逐痰法、活血化瘀法、软坚散结法、清热解毒法。临证攻补兼施,不宜轻率地投以大剂清热解毒药妄伤中阳,成"绝谷者亡"之势。先生强调,肿瘤的治疗中绝不可急于求成,不要寄希望于毕其功于一役,而应本着为病人减轻疾病痛苦、延长寿命的原则,充分发挥中医药的优势,对病情仔细探询,为求做到较为精准的辨证论治。

(夏孟蛟　由凤鸣　周　滢)

肠 癌 便 血

患者,男,55岁。2010年8月27日初诊。

自诉便血1月余,加重伴腰痛8天余。询之:患者于结肠癌根治术后化疗5次,效果不明显。刻诊:便血,腰痛,双下肢水肿,腹胀、腹痛拒按,食欲不振,面黄,气短乏力,苔黄腻,脉沉细滑。辨证属瘀毒互结,脾虚湿热。治当化瘀解毒,健脾利湿。以芍药汤加减:

白芍15g　当归10g　黄连5g　黄芩5g　槟榔10g　木香15g　炙甘草5g　大黄10g　肉桂5g　肉苁蓉15g　郁李仁15g　地榆10g　槐花5g　仙鹤草5g　白茅根10g　建曲15g　炒谷芽15g　白芥子15g　浙贝15g　海蛤壳15g　瓦楞子15g　莪术15g　乌梅10g

7剂,水煎服。

2010年9月6日二诊:患者便血好转,偶有腹痛、便秘。原方去槐花,酌加牛蒡子10g、白蔻仁5g、炒白术15g、茯苓15g、肉桂5g。10剂,服法同前。

患者服药后诉便血及腹痛情况较前好转,继方随症加减,调治多年。嘱患者定期去医院复查。

[旨要]邓中甲先生强调,患者因肠中湿热毒邪蕴结、血热血瘀,或癌肿压

迫大肠、津液吸收太过不及、传导失司等导致便血。其病机可概括为虚实两端：邪实多以湿、毒、瘀为重，湿浊之物易留于体内而为害，倾注于大肠，影响肠腑正常功能、阻碍其气机升降，日久可使腑气不能正常"通降"，气机郁滞而化热、化火，迫血妄行。除此之外，风、寒之邪也是大肠癌致病病机中不可忽视的因素，因风邪易于侵袭空窍，风自皮毛入肺，可直下大肠，寒气客于肠间，气机流转受阻，气血瘀阻，可加速上述病理产物的产生或堆积。正虚多因脾肾亏虚，致脾胃运化失司，大肠传导功能失常，致邪毒积聚，血络运行不畅致便血。即多种原因导致患者肠胃受伤，气机失调，升降失司，使脾不能运化而升清，胃不能受纳而降浊，肠中糟粕失于传导，则湿、瘀、毒等滞留肠腑，胶结不解。总而言之，肠癌便血发病病机以湿邪、瘀血、癌毒为病之标，脾肾等正气亏虚为本，二者互为因果。

故治疗常以芍药汤加减，方中黄芩、黄连性味苦寒，入大肠经，功擅清热燥湿解毒，以除致病之因；重用白芍养血和营、缓急止痛，配以当归养血活血，体现了"行血则便脓自愈"之义，且可兼顾湿热邪毒熏灼肠络，伤耗阴血之虑；木香、槟榔行气导滞，"调气则后重自除"；大黄苦寒沉降，合芩、连则清热燥湿之功著，合归、芍则活血行气之力彰，其泻下通腑作用可通导湿热积滞从大便而去，体现"通因通用"之法；方以少量肉桂，其辛热温通之性，既可助归、芍行血和营，又可防呕逆拒药，属佐助兼反佐之用。诸药合用，湿去热清，气血调和，故下痢可愈。其中患者苔黄腻，先生则加乌梅，避温就凉；患者脉沉细滑，兼有食欲不振，先生加山楂、神曲以消导和胃。二诊因患者便血好转，偶有腹痛、便秘。故去掉苦寒的槐花，酌加宣肺清热的牛蒡子，理气宽中的白蔻仁，健脾益气、燥湿利水的炒白术，利水渗湿的茯苓等，加少量肉桂，是调动患者肾间之动气，令命门有火，防寒药对机体损伤太过。

除上述辨证治疗外，邓中甲先生常在药物配伍中增加几组温阳补虚、调和中焦、化痰祛瘀的药对，针对大肠癌虚实相兼的病机，达到祛邪调中，和其不和之目的。如肉苁蓉、郁李仁；建曲、炒谷芽；白芥子、浙贝、海蛤壳、瓦楞子、莪术等。肉苁蓉有补肾阳、益精血、润肠道的作用，可有效治疗大肠癌中肾阳虚衰、精血不足而出现虚秘等情况；郁李仁能润燥滑肠、下气、利水，对于大肠癌中因津枯肠燥、食积气滞导致的便秘、水肿等情况，有下气行滞，利水消肿的功效，和肉苁蓉合用对大肠癌的便秘症状具有针对性治疗效果。建曲、谷芽可以有效固护脾胃，针对化疗造成脾胃不良反应、大肠癌脾胃虚弱的总体环境均有良好的补益功效，且固护脾胃一直是邓中甲先生强调的治疗方针，应用于多种疾病的治疗中，脾胃乃人生立命之根本，在恶性疾病中，脾胃是否有动力更是决定人是否有生机的关键。

（夏孟蛟　由凤鸣）

胃 癌 转 移

患者,男,67 岁。2011 年 4 月 12 日初诊。

自诉胃癌术后 3 年,转移 1 年余。询之:4 年来反复出现进食后胸骨后疼痛,有闷堵感,晨起干呕、反酸、烧心,食后前述病状减轻。病理示:低分化腺癌。术后行化疗,上述症状好转后出院。术后 1 年患者复查 PET-CT 检查示:吻合口区及远端小肠多发异常 PDG 高代谢灶,提示复发或转移;肝多发囊肿,颅内、鼻咽部、颈部、胸部及盆腔未见明显异常 PDG 高代谢灶。刻诊:反复出现上腹部闷胀及不适感,与进食及休息无明显相关,伴频繁嗳气、呃逆及肠鸣音,平素时有嗳气并呕吐清水,腹部畏寒,得温则舒,四肢不温。舌质淡紫,苔薄白腻,脉沉细弱。辨证属脾胃虚寒,治以温中补虚,益气温阳,以香砂六君子汤加减:

党参 30g　炙黄芪 30g　炒白术 15g　茯苓 20g　怀山药 15g　全当归 20g　白芍 30g　法半夏 30g　陈皮 15g　木香 15g　砂仁(后下)30g　桔梗 15g　炮姜炭 10g　吴茱萸 15g　肉豆蔻 10g　台乌药 10g　川朴 10g　炒薏苡仁 20g　煅瓦楞(先煎)30g　煅牡蛎(先煎)30g　煅龙骨(先煎)30g　蒲公英 15g　神曲 15g　炙甘草 30g　炙鸡内金 15g

8 剂,水煎服。

2011 年 4 月 21 日二诊:患者服药后诉疼痛减轻,仍纳差,原方去龙骨、牡蛎,酌加焦山楂 10g、炒麦芽 30g、炒扁豆 15g。14 剂,服法同前。

2011 年 10 月 24 日三诊:患者坚持服用半年后食欲明显增加,饱胀感减轻,偶有嗳气反酸及腹部冷痛等,酌加小茴香 5g、荜澄茄 5g。

患者言服后症状显著好转,近年来病情稳定,去医院复查未见明显异常。

[旨要]影响胃癌转移的因素很多,但邓中甲先生强调占主导的是"伏邪""余毒",即"若无故自复者,以伏邪未尽。"根据患者的症状表现及舌脉,邓中甲先生认为其主要因于脾肾两亏导致痰瘀阻滞。患者行手术治疗,手术损伤人体气血,术后多见气血两虚证;后以化疗抗胃癌,化疗损伤脾肾功能,表现为脾胃失调、脾肾并损、气血两亏证。化疗在抑杀癌细胞的同时,不可避免地对宿主产生一系列毒副反应,常见有骨髓抑制和消化道反应,造成脾胃虚弱、肾功能受损。肾为先天之本,内藏元阴元阳,为脏腑阴阳之本,是生命活动之源,以阳开阴合来维持人体水液平衡;脾胃为后天之本,为水谷精微之海,滋生元气之所,所谓"正气存内,邪不可干"。肾属火,脾胃属土,肾阳的温煦能助脾之健运,令人正气充沛、生命动力不竭。若先后天之根本受损,则易引起肿瘤转移。脾胃通降转运失司,可导致气机的郁滞,饮食不化;肾纳气主水失司,可导致水液代谢的障碍,水液停聚。气无以行血,故血停化瘀;水液

停聚不前,则阻滞成痰。

据此,邓中甲先生临证治疗胃癌转移,以补益脾肾为大法、以祛痰化瘀为关键、以扶助正气为目的,达到扶正祛邪,和其不和。通过调补脾肾可益气生血,滋养津液,保存真阴真阳。先生引用李中梓之言:"水为万物之源,土为万物之母,二脏安和,一身皆治,百疾不生,脾为湿土,赖阳以运;胃为燥土,和阴自安。"指出防止复发与进一步转移至关重要的一步是通过调理脾肾使气血充盛,气机升降协调,方可化瘀血;水液运行通畅,才能祛痰邪,气机运行通畅,机体才能获得源源不断的气血津液来与肿瘤抗争,提高机体免疫功能,遏制肿瘤的进一步复发转移。

遣药组方上,邓中甲先生分虚实两端,大法仍以"平调中州,和其不和"为主。以健脾益气、祛湿温阳等法调理脾肾,并配合化痰祛瘀法并举。根据患者脾虚,精神倦怠、食少乏味的表现,组方以香砂六君子汤为主,方中党参、白术、茯苓、木香、陈皮、半夏、砂仁、甘草健脾益气和胃,理气止痛;柴胡气质轻清,能疏解胃气之郁滞;厚朴、枳实理气畅中;当归养血活血;建曲、麦芽、山楂健胃消食,化积调中。上药合用,共成健脾益气,调中和胃之功。二诊患者疼痛减轻,故去龙骨、牡蛎;酌加焦山楂、炒麦芽、炒扁豆等健脾补气消食治纳差。三诊患者症状明显好转,故效不更方,针对其偶有嗳气反酸及腹部冷痛等情况,酌加小茴香、荜澄茄温里散寒、行气止痛宽中。

整个治疗过程,先生都不忘固护脾胃和祛除痰瘀等邪实。如针对固护脾胃,在主方的基础上,酌加炒谷芽、生麦芽、建曲、山药、枳壳、莱菔子、香附、青皮等健脾行气药物,即前贤云:"有胃气则生,无胃气则死。"胃气是机体抗邪的基础,如果患者的胃气衰败则肿瘤容易扩散、转移,导致难以收拾的局面。针对痰瘀等邪实,在主方的基础上,酌加活血化瘀、理气祛痰之品,如瓦楞子、海蛤壳、白芥子、三棱、莪术等。邓中甲先生的活血化痰法,在临床抗胃癌、乃至大多数肿瘤复发转移中具有重要的作用和地位。现代研究证明其切实有效,该类药物起效和防止肿瘤转移的机制可能有降低血液黏稠度,改变血流学状态,增加肿瘤的血液供应,防止低氧状态下肿瘤血管的新生等。先生抗肿瘤复发转移的治疗法则,强调整体调整的功效,即通过整体调节微环境而抑制肿瘤的发展,防止肿瘤的复发转移。

（夏孟蛟　由凤鸣）

肺癌发热

患者,男性,68岁。2009年8月22日初诊。

患者自诉患右肺鳞癌2年余。无明显诱因出现体重下降,活动后气促,伴间歇性胸闷,无明显咳嗽、咳痰,无发热盗汗。在当地医院住院期间反复出现中、低热,体温:37.5~38.8℃,白天轻,下午和夜间尤甚,夜间明显,无畏寒。询之:发热时咳嗽痰多,气促明显,出汗较多,热时周身骨节酸痛不适。用滋阴清热、甘温除热中药治疗后病情日益加重,发热更甚,伴有间歇性右后背疼痛,为针刺样痛,痛处固定不移,起病以来,精神萎靡,体重下降明显。刻诊:眼周青黑,面色晦暗,纳差,倦怠乏力,口渴咽干而不多饮,夜寐差,大便干结,小便排出不畅,面色晦暗,全身皮肤粗糙。舌紫暗、脉沉涩。辨证属瘀血内阻证,治宜活血化瘀、理气舒肝。以血府逐瘀汤加减:

桃仁 12g　红花 12g　桔梗 10g　当归 10g　赤芍 10g　牡丹皮 10g　川牛膝 10g　生地黄 15g　天花粉 20g　白薇 20g　柴胡 6g　枳壳 6g　川芎 6g　玄参 30g　炙甘草 5g

7剂,水煎服。

2009年9月3日二诊:患者诉服药后白天发热大减,夜晚发热稍有减轻,体温波动在 37.7~38.4℃,右后背刺痛有好转,但仍口干,不欲饮水,失眠,大便干燥,小便短少,舌苔薄白而滑,脉沉细涩。继续前方加鸡血藤 30g,酸枣仁 15g,丹参 15g,大黄 5g。随访半月未再发热。

[旨要] 邓中甲先生引用《金匮要略》:"病者如热状,烦满,口干燥而渴,其脉反无热,此为阴伏,是瘀血也,当下之"之言,指出患者是瘀血引起的发热,此为虚热,愈补愈瘀,治疗应重在活血化瘀,不可见热即投苦寒,或误为阴虚而施滋补。

瘀血阻滞血分,血分属阴,故患者发热以下午或晚间为甚,瘀血内阻,新血不生,血气不能濡养头面肌肤,肌肤失荣,故患者全身肌肤粗糙,眼周青黑,面色晦暗;瘀血久结,停于胸中,郁久化热,扰乱心神,故患者失眠少寐;瘀血阻滞气机升降,清阳不升而致患者头晕,身倦乏力;瘀血阻碍气血津液运行,瘀血内停,并非阴亏,故欲漱水不欲咽;瘀血内蕴,气机不通,不通则痛,故痛固定不移,痛如针刺;舌青紫、舌下静脉瘀阻、脉沉细涩均为血行不畅、瘀血内阻的重要征象,苔薄白而滑则为瘀血内阻,导致津液失调,水气停于体内,不能运化之象。且患者发热半月,体质渐虚,导致血瘀,久而阻滞经络,气血运行不畅,壅遏不通,郁而发热;其次,瘀血留滞,新血不生,血虚生热。由此可见,发热的根本是以郁热为主,兼有血虚所生之热。

因此,在治疗中,先生方选血府逐瘀汤化裁,以活血化瘀为主,行气宽胸为辅。该方寓行气于活血之中,寓扶正于逐瘀之内,不仅能行血分之瘀,又能解气分之郁结,活血而不耗血,祛瘀又能生新,使瘀去气行,其热自退。方中桃仁、红花、赤芍、川芎、当归活血祛瘀,养血和血;川牛膝祛瘀血,通血脉,并引瘀血下行;柴胡入肝胆经,疏肝解郁,并达清阳;桔梗开宣肺气,载药上行,合枳壳则降上焦之气而宽胸,一升一降,使气机条畅,气行则血行;生地黄凉血清热益阴,配当归又能养血润燥,使祛瘀而不耗阴血。诸药配伍,可疏泄胸中之瘀热,热邪去除,血结自散,血活气行,使瘀化热清而肝郁亦解,诸症自愈。加入白薇凉血清热、益阴;牡丹皮清热凉血;且具有走而不守之性,无寒凉凝滞之嫌。天花粉清热生津、滋阴除热;玄参清热凉血,滋阴;鸡血藤活血养血;炒枣仁养血安神;黄芪补益中气;焦三仙消食、健益脾胃;丹参活血祛瘀,清心除烦,养血安神。共奏活血化瘀、养血除热之功。二诊针对患者仍口干,不欲饮水,失眠,大便干燥,小便短少的情况,酌加鸡血藤、丹参补血行血,通经活络,且丹参尚有凉心除烦之功,与酸枣仁配伍共奏宁心安神之效果。酌加少量大黄以通便,便通则烦除热解。

在治疗癌性发热时,邓中甲先生常引用《金匮要略》中"若五脏元真通畅,人即安和"指出,中医治疗肺癌发热并非一定要清热,亦非有虚而一定要用补,而需针对病机,通补并用,调达气血予以治疗,方能中的。

(夏孟蛟 由凤鸣)

食管癌放化疗后

患者,女,56岁,2015年1月6日初诊。

自诉食管癌放、化疗后吞咽困难2月余。询之:患者行食管鳞癌手术,术前有时心胸疼痛,饮食吞咽无妨,术后出现淋巴结转移,化疗、放疗后,自觉周身酸痛、疲劳无力,夜间愈甚。刻诊:餐后胃嘈,厌荤,失眠,便溏不适,脉细。辨证属痰气瘀阻,气阴两伤,肝胃失和。以升降散加减:

僵蚕12g 蝉蜕12g 姜黄10g 生甘草3g 大黄3g 党参20g 北沙参15g 麦冬15g 焦白术15g 茯苓20g 法半夏12g 仙鹤草15g 山慈菇10g 瓦楞子15g 莪术15g 炙麻黄12g 吴茱萸3g 鸡血藤15g 夜交藤20g 合欢皮15g 丹参12g 鸡内金20g 白花蛇舌草20g

14剂,水煎服。

2015年1月21日二诊:患者诉食管、胃脘嘈杂,嗳气不多,便溏减轻,寐差,怕冷,苔黄,中后部薄黄,舌质黯红,脉细滑。原方加炙乌贼骨(先煎)20g,蒲公英15g,栀子15g,豆豉10g,连翘5g。14剂,服法同前。

2015年2月3日三诊:服后言症状较前明显好转,偶有纳差。原方去炙乌贼骨,酌加山楂10g,生谷芽30g,炒莱菔子10g。10剂,服法同前。

其后随症加减,近年来病情稳定,并嘱其定期复查。

[旨要]邓中甲先生指出,放化疗药物属于"毒药"范畴,可因其毒性而使机体受损,表现出脾胃虚弱,气血不足,阴阳失衡等。人体贵在阴阳升降出入,气血流通,倘升降失司,气血运行乖戾,即可成郁。六淫、七情、内生五邪及正气虚馁,皆可成郁,造成广泛病变。患者行放、化疗后周身疼痛、乏力,是

瘀血、痰浊、湿毒等阻滞机体经络所致,因此化痰除湿、活血化瘀法的运用不仅能解决化疗过程中病理产物的堆积,还能进一步的培补机体正气阴阳。且活血化瘀药与健脾补肾药合理应用,还可减轻化疗药对骨髓微循环的损伤,改善骨髓造血微环境,有利于骨髓造血干细胞的增殖、分化,从而恢复骨髓造血功能。

放疗的外来射线虽然不在六淫之内,但其亦属外邪热毒,与六淫不同的是其穿透力强,可不循常道直中脏腑,易致实火过盛、毒邪内蕴、气血不和、瘀热壅盛、伤阴耗气,致患者气血损伤,脾胃失调,肝肾亏损,表现为胃脘嘈杂,厌荤,失眠,便溏不适。然而放疗损伤无论何种证型都存在一个共同的特点,即由于气机不畅产生的郁热,故当以宣透郁热为主。因此,在健脾益肾,宣透郁热的基础上,酌加具有毒性反应小的活血化瘀、清热解毒抗癌的中药,既能消灭残余的癌细胞的生长,协同放、化疗药抗肿瘤作用,又能改善因放、化疗机体出现的毒热伤阴表现。

具体治疗方药,邓中甲先生常选用升降散等方,其组成为僵蚕、蝉蜕、姜黄、大黄。以僵蚕为君,辛咸性平,气味俱薄,轻浮而升,善升清散火,祛风除湿,清热解郁;蝉蜕为臣,甘咸性寒,升浮宣透,可清热解表,宣毒透达,二药皆升而不霸,无助热化燥、逼汗伤阴之弊。放疗导致机体损伤的本质是郁热,僵蚕、蝉蜕二药皆升浮宣透,故可透达肺部郁热。姜黄气辛、味苦、性寒,善行气活血解郁,使气机畅达、热乃透发。大黄苦寒降泄,清热泻火,通腑逐瘀,擅降浊阴,推陈致新,肺与大肠相表里,可以起到釜底抽薪的作用,使郁热从大便而解。四药性味虽然各异,但都是集中解决郁热这一主要矛盾。且可在清热解毒的基础上配合养阴药治疗,如北沙参、麦冬、蛇舌草、豨莶草等。可以起到退热、消炎、生津、滋阴、凉血的作用,从而改善症状,提高机体免疫功能。

二诊患者食管、胃脘嘈杂,寐差,怕冷,苔黄,根据其舌质黯红,中后部舌苔薄黄,脉细滑的表现,判断其气机郁滞较甚,故原方加蒲公英、栀子、豆豉使上焦气机畅达,则郁伏之热可透达而解,增其宣泄郁热之力;连翘以清热解毒、散热结、升浮宣散、透热外达。三诊患者症状明显好转,故效不更方,偶有纳差则酌加山楂、生谷芽、炒莱菔子等固护脾胃之品。即邓中甲先生强调的放化疗期间不宜再使用中药大攻、大泻,治疗应兼顾扶助正气、健脾和胃,使西药的攻邪与中医的扶助正气相互协调好,有机地结合起来。

(夏孟蛟　侯天将　由凤鸣)

胆囊癌腹水

患者,女,65岁。2013年6月17日初诊。

自诉全腹胀痛,胀甚15天余。询之:患者胆囊腺癌,肝、十二指肠、胰头浸润,2013年3月10日行胆囊癌根治术。刻诊:全腹部胀痛,胀甚。呕吐一周,吐清稀口水,偶尔吐不消化食物。进食少量流食。口干口苦,怕冷,不发热,疲劳,大便9日未解,小便黄,量少。舌质紫黯,苔薄白干,舌下脉络青紫,脉弦细数。影像检查:腹内肝周、脾周、下腹肠间查见广泛液性暗区,最大前后径约10cm。辨证为寒痰瘀毒结于膈下之臌胀,治法为温下祛邪。处方如下:

内服:巴豆霜5g　桔梗15g　贝母15g。

2剂,水煎服,桔梗、贝母熬汁冲服巴豆霜。

外敷:巴豆霜5g　桔梗15g　贝母15g,研成细末,用生姜汁调敷于肚脐,每日3次,每次3小时。

2剂后,患者大便通,次数多,每次少量,质清稀,但自觉腹部胀痛不舒稍有缓解。其余诸症如前,嘱其继续上方内服加脐敷5剂。

2013年6月24日二诊:患者自觉全腹胀痛明显好转。之前每日抽取腹水仍觉胀痛,现3日未抽腹水未觉不舒。呕吐止,大便通,现大便次数正常,量多。小便微黄,量少。腹水较前明显好转。

[旨要] 邓中甲先生强调,恶性腹水本始于"本虚""阳虚",由于病程迁延至中晚期,患者正气愈伤,耗气伤血,加之患者既往接受手术等多程治疗,损伤阳气,肝脾肾虚损,导致邪与寒痰水饮相结于腹中。疾病的根本是肾阳不足,水为阴邪、寒邪,易伤人体阳气。病程迁延累及肾阳、脾阳,肾阳虚不足以化气行水,脾阳虚不能运化水液,则生"臌胀"。而患者伴便秘的症状,一方面是由于肝疏泄功能失常,乘脾犯胃,腑气不降,从而导致大肠传导功能失常;一方面由于脾肾虚损,温煦无权,运化失常导致。

因此,治疗上邓中甲先生引用攻邪派张从正的"先论攻邪,邪去而元气自复也",认为下法能"陈莝去而肠胃洁,癥瘕尽而荣卫昌。"在此基础上,先生选用著名温下祛邪复方三物白散作为治疗癌性腹水的基础法,三物白散出自《伤寒论》:"寒实结胸,无热证者,与三物小陷胸汤,白散亦可服。"结胸之"胸"不应局限于解剖学之胸,《伤寒论》描述结胸之症状为"不大便五六日,舌上燥而渴,日晡所小有潮热,从心下至少腹鞕满而痛不可近者",说明古人所谓之"胸"的理解比较广泛,包括胸、膈、脘、腹。这也与《伤寒论》原文中所提及的寒实结胸服用三物白散后,"病在膈上必吐,在膈下必利"的病位相符。寒实结胸,即邪气与寒痰水饮互结于胸膈脘腹的证候,中医之"邪"是一个宽广的范畴,四时六淫可谓之"邪",肿瘤之"癌毒"可谓之"邪"。恶性腹水即是癌毒之"邪"与寒痰水饮互结于膈下之寒实结胸,产生了恶性腹水。

三物白散由巴豆、桔梗、贝母三味药,按照1:3:3的比例组成。巴豆性热,味辛,归胃、大肠经。桔梗上归肺经,引药上行,开泄肺闭,恢复肺之宣发肃降,通调水道之功。而配伍贝母加强涤痰散结之效。三药共奏温下寒实,涤痰破结之功。先生指出,肿瘤之细胞可谓中医之癌毒,即"邪",而机体免疫力可谓人体之正气,即"正"。研究证实三物白散可诱导人胃腺癌细胞株的凋亡、降低细胞株突变型基因表达率,对荷瘤机体的免疫能起正相调节作用。说明三物白散既可以通过细胞毒作用直接杀伤肿瘤细胞,又可通过影响肿瘤细胞和免疫细胞的功能来发挥正相调节作用。初步证实三物白散可通过"祛邪"之法来体现"扶正"之用,且三物白散能通过温下祛邪法治疗恶性腹水,使脾肾温煦有权,运化如常,邪从下焦而出,腑气得降,大便自通。

《理瀹骈文》:"外治之理,即内治之理。外治之药,亦内治之药,所异者,法耳",指出内病可以外治,因人体的皮肤腠理与五脏六腑之真元相通,药物可通过体表、腠理作用到脏腑内部,故临床可考虑内服加外用三物白散进行治疗。邓中甲先生临证时让患者在内服三物白散同时,脐敷三物白散,奏行气利水消胀之功。本方的作用部位为脐部,脐为神阙穴,是任督两脉经气交会之处,外联经络毛窍,内应五脏六腑,故能转枢上下、可升可降、统领三焦,主治百病。药敷神阙穴可直达病所,达到祛除病邪、扶助正气的目的,且此方法可使药物通过表皮或角质层和活性表皮进入真皮,脐下无脂肪组织而有丰富的静脉网与门静脉连接,其皮肤筋膜和腹膜直接相连,故渗透性很强,药物从脐下透入血管、吸收快,与静脉给药相似;药物被真皮中的毛细血管吸收进入血液循环,从而发挥药性,加强局部治疗作用,同时脐部给药可减轻药物对肝肾的毒副作用,又可免除药物对胃肠道的刺激作用。以取得局部与全身效应。

邓中甲先生强调,三物白散之君药巴豆辛热峻下,虽炮制成巴豆霜可降低毒效,但临床上使用仍需谨慎,且中病即止。但由于恶性腹水反复迁延、生长快速的特性,应视其生长速度,定期使用三物白散消除腹水。

(龙柳伊 由凤鸣 夏孟蛟)

第二章 妇科病证

相较于现代医学,中医妇科在调经、助孕、安胎、带下及产后调治上有其自身的特色。邓中甲先生在诊治妇科病的过程中,有自己独到的见解,并取得了良好疗效。

一、临证处方,重视气血

妇人经、带、胎、产,都有赖于气血的充盈,气与血互相依存、互相协调、互相为用,"气为血之帅,血为气之母。"只有相关经脉及脏腑气血充盈,才能下注于胞宫,作用于天癸,实现胞宫的行经、胎孕等生理功能。总之,月经为气血所化,妊娠需气血养胎,分娩靠血濡气推,产后则气血上化为乳汁以营养婴儿。故女性的月经、带下、妊娠、产育都以血为本,以气为用。

邓中甲先生在妇科病的治疗上十分重视气血。气能生血、气能行血、气能摄血,血生理功能的正常离不开气的作用;血能养气,血能载气,气的充盈与运行又离不开血的作用。在治疗上补气、补血,行气、活血常一并而用。《调经论》云"人之所有者,血与气耳""血气不和,百病乃变化而生",气血虽密不可分,但还是应分析病因病机,准确辨证,选择合适的处方:若气虚引起的血液生成不足,可使用当归补血汤类;若气虚引起血液丢失过多,可使用归脾丸类;若气滞或气虚引起的血瘀,可使用四物、血府逐瘀汤类;若血虚引起血不养气造成气虚,可使用八珍汤类;若血虚过多导致气大量丢失,可使用独参汤类等。总之,唯有经过仔细辨证,抓住气血失衡之因,方能取得良好疗效。

二、调肝为先,兼顾脾肾

肝藏血,主疏泄,能够储存和调节血液,故肝脏能直接参与月经周期的调节;肝肾同源,肾精由肝血所化生,肝血充沛亦需要肾精的滋养。肝主疏泄,肾主封藏,二者一开一阖,调节月事。脾为气血生化之源,为后天之本,与肾相互滋生。女性气血生化有关的月经、带下、妊娠等生理功能都有赖于先后天的充盈。

由此可见,肝、脾、肾对于女性生理病理尤为重要。邓中甲先生在妇科病的治疗上又尤其重视肝,乙癸同源,肝脾相克,肝自身病变可引起妇科疾病,同时还可波及脾肾,造成更为复杂的病机。故先生临床上注重调肝,常运用逍遥散加减。逍遥散针对肝郁血虚脾弱证,先生曾评价其体现了和法的"平其亢厉",既补肝体为肝用,又兼顾了气血之平衡。由于现代女性生活压力大,极易造成肝气不疏而引发各种妇科疾病。因此逍遥散疏肝解郁之功十分对证。同时"见肝之病,知肝传脾",逍遥散中有白术、茯苓、甘草健脾除湿。故邓中甲先生常在逍遥散基础上加减化裁以治疗各种妇科病,意在立足于肝,兼顾脾胃,再根据患者的实际情况加减补脾益肾之品。

三、止消宁补,诸法合用

李时珍在《本草纲目·人部》中有云:"女子,阴类也,以血为主,其血上应太阴,下应海潮,月有盈亏,潮有朝夕,月事一月一行,与之相符,故谓之月水、月信、月经。"女子行经、胎孕等都离不开血的充足与血液流通。血虚、血瘀、血热等是妇科常见的证型。邓中甲先生认为妇科病的病机具有矛盾性和双向性:一方面,寒、湿、痰、瘀、热可作为病因,导致虚和结;另一方面,瘀、热、痰等又可作为虚或结时出现的病理产物,故妇科疾病常虚实夹杂,治疗上尤为困难。

唐宗海在《血证论》中提出了"止血""消瘀""宁血""补血"四法作为治疗血证的大法。邓中甲先生常将此四法运用于妇科病的治疗上。"急则治其标,缓则治其本",故大量出血性疾病,如月经过多、崩漏等,止血为第一要务,先生常配伍白茅根、艾叶、仙鹤草等止血;脉中血液空虚,血液运行受阻或邪气、病理产物停聚脉中则成瘀血,则可使用桃仁、红花、泽兰叶、川芎等活血化瘀;"宁血"之法在于"和",辨证准确,合理处方,或泻热、或补虚、或祛湿等,消除疾病之因,使气血安和;针对虚证、疾病后期,可益气补血,如当归补血汤,亦可养阴补血,如加入阿胶、熟地等药。由于妇科病机相对复杂,故在其治疗上要把握时机,合理运用上述诸法,方能取得病瘥之效。

四、验案举例

经 期 延 长

张某,女,21岁,未婚,2013年10月8日初诊。

患者近4个月来月经量增多,经期延长至10天左右。询问病史,患者平素即有少腹冷痛、手脚冰凉,月经中夹血块的症状。行经期间若食用生冷之物则上述症状会加重。末次月经行于9月2日,9月12日方净;此次月经始于10月3日,量多,夹有瘀血,月经色暗,来经时小腹疼痛,喜温喜按,现觉膝下冷,大便时有干燥、解时不顺畅。刻诊:患者精神不佳,面部稍欠润泽,舌质黯,苔薄黄,脉细涩。邓中甲先生予温经汤加减,处方如下:

吴茱萸15g 麦冬15g 当归15g 白芍15g 川芎15g 晒参15g 桂枝15g 阿胶15g(烊化) 牡丹皮15g 炙甘草6g 法半夏12g 高良姜15g 延胡索12g 炒黄芩15g 炒栀子15g 肉苁蓉20g 郁李仁15g 续断20g 怀牛膝20g 生姜3g

6剂,水煎服。

2013年10月15日二诊:患者月经11日干净,此次行经8天,痛经症状稍有好转,大便通畅,舌淡红,苔薄白,脉细。邓老在上方基础上去炒黄芩、炒栀子、肉苁蓉、郁李仁、白芍,加入生地15g、赤芍15g。服至下次月经来时。

2013年11月4日三诊:患者诉月经11月3日已至,痛经基本得以控制,未觉膝下冷,月经色红,量可,舌淡红,苔薄白。邓老在温经汤基础上加入怀牛膝20g,随访后知患者本次月经6日即止。

[旨要]经期延长多责之虚、热、瘀,本案中患者既有阳气不足之表现,如手脚冰凉、少腹冷痛等,又有瘀血内停之征象,如月经夹有血块等,同时还有苔薄黄之热象。虚寒热瘀错杂,先生在温经汤基础上加减化裁。温经汤出自张仲景《金匮要略·妇人杂病脉证并治第二十二》第19条:"问曰:妇人年五十所,病下利数十日不止。暮即发热,少腹里急,腹满,手掌烦热,唇口干燥,何也?师曰:此病属带下。何以故?曾经半产,瘀血在少腹不去。何以知之?其证唇口干燥,故知之。当以温经汤主之。"邓中甲先生认为温经汤的主治包含虚、寒、瘀、热,反映出来病机比较复杂,所以在病机分析当中,关键是把握一个主线,即冲任虚寒是它的一个本质,冲任虚寒实际上涉及下焦肝肾虚寒,肝肾阳气不足,从而不能固摄血行于脉中,导致血不循经,则经血过多、经期延长;阳气不足,无力推动血行则产生瘀血,瘀血内生反过来又会导致血不循经,形成恶性循环;出血过多,阴血不足,则又产生虚热;阴液内耗,肠道失于濡润则大便干燥。方中当归、川芎、白芍养血祛瘀,调理冲任;吴茱萸、桂枝温经散寒暖宫;麦冬、阿胶养血润燥止血;人参、甘草、半夏益气和胃,共奏调补冲任、养血祛瘀之功。冲任得补,气血调和,瘀祛新生,归于脉道,则下血得止。再加入高良姜温胃止痛,顾护中焦;炒黄芩、炒栀子清热止血,以上三药,针对寒热错杂之病机。延胡索疏肝行气,增强止痛之效;肉苁蓉、郁李仁补虚通便;续断、牛膝补肝肾、调血脉,此外牛膝载药下行,照顾胞宫及膝下。综观本方,结合患者虚寒热瘀错杂的病机,用药精当合理。

二诊患者月经已净,故需增强活血、宁血、补血之效,易白芍为赤芍,加入生地清热养阴;三诊患者月经又至,为防止阴血过多耗损,加入补益疏通之品,诸症得解。唐宗海《血证论》提出"止、消、宁、补"四法治疗血证,即"止血""消瘀""宁血""补血"四者,邓中甲先生也在此案中沿袭、体现,在紧扣病因选择主方的同时,通过方药的化裁和收涩、化瘀、凉血、补虚药物的使用,结合患者的月经周期,最终取得较为满意的疗效。

（贾志超　夏孟蛟）

月经过少

李某,女,26岁,未婚,2012年7月12日初诊。

近1年月经量少、色淡,月经周期正常,偶有痛经现象。患者平素经常头晕、乏力,出汗或吹风后易"感冒",不欲运动,自认疾病缠身,心情抑郁,寐差,二便及饮食尚可。刻诊:面色无华,舌淡苔薄,脉细。邓中甲先生予归脾汤合逍遥散加味,处方如下:

当归15g　白芍15g　醋柴胡15g　茯神20g　生白术20g　炙甘草6g　生姜3g　薄荷15g　益母草15g　怀牛膝15g　桃仁12g　红花12g　熟地15g　砂仁6g　生晒参15g　黄芪15g　远志12g　酸枣仁30g　木香15g　龙眼肉15g　大枣6g

12剂,水煎服。

2012年7月26日二诊:患者头晕乏力状况好转,月经将至,舌脉同前。先生去益母草、怀牛膝、桃仁、红花,其余药物剂量不变,6剂,水煎服。月经净后,患者复诊,诉月经量尚可,月经色淡,后先生嘱患者增强运动,保持心情舒畅,服归脾丸合玉屏风散善后。

[旨要]《素问·上古天真论》一书写到:"女子肾气盛,天癸至,任脉通,太冲脉盛,月事以时下。"说明月经为女性正常生理活动。脾胃为后天之本、气血生化之源。脾气不足时,一则乏力,不能卫外,易感冒;二则因"气为血之帅",气不能化生血液,血虚不能涵养心神则寐差,气无力推动血液上达脑窍则头晕、面色无华。明代吴昆所著《医考方》云:"血衰则月来而少。"脾气不足导致脾失健运,气血生化乏源,继之则冲任及肝血不足,表现为月经色淡、量少。所以此病病机为心脾两虚证。然邓中甲先生为何还加入逍遥散及桃仁红花等活血药?原因有二:一是气血不足,导致肝血来源减少,由于肝为刚脏,肝之阴血不足则导致肝失条达、肝气郁结,表现为心情抑郁,继发血行不畅形成瘀血,此二者亦会导致月经量少,从而形成恶性循环。故加入治疗肝郁脾虚基础方逍遥散以疏肝解郁兼以养血健脾,桃仁、红花等药活血化瘀,这正是未病先防和已病防变的思想。二是本药物中有大量补益之品,若仅"补"不"通",亦不能达到补益效果,反而会加重病情;归脾汤本身有木香来疏通气机,但恐其力度不足,故加入行气活血药,以求"补而不滞"。

综观全方,有归脾汤益气补血、健脾养心;逍遥散调和肝脾,二方合用益气补血、调畅气机,但上方加入砂仁着重于"治气";针对血虚,"治血"亦是关键,故用"益母草、怀牛膝、桃仁、红花"药对活血化瘀,熟地、白芍、当归有四物汤之意,旨在补血养血,由于已有不少活血药物,故去川芎。二诊患者月经来时,不宜多用活血药物以免造成出血过多,故撤活血化瘀药对,着重调理心、肝、脾三脏,使后天之血得以化生。针对患者汗出易感冒及后续症状,用玉屏风散合归脾丸善后。

(贾志超 鱼潇宁)

月经先后不定期

王某,女,30 岁,已婚,2014 年 6 月 15 日初诊。

近 1 年月经先后不定期,时有提前时有错后,有时甚至相差半月余,月经量少,有血块,色红,质稍稠。患者平素工作压力较大,性格急躁易怒,失眠烦躁,口苦,大便质稀,每次行经之前自觉乳房隐痛,曾行多项妇科检查均无明显异常,唯乳腺增生,患者四处求医,心情抑郁。刻诊:焦虑貌,舌淡苔薄黄微腻,脉弦细。邓中甲先生曰:此乃肝郁血虚脾弱,并有化热征象,当用丹栀逍遥散加味,处方如下:

丹皮 15g 栀子 15g 当归 15g 白芍 15g 醋柴胡 15g 茯苓 20g 炒白术 20g 炙甘草 6g 生姜 3g 薄荷 15g 益母草 15g 怀牛膝 15g 桃仁 12g 红花 12g 白芥子 15g 浙贝 15g 莪术 15g 夏枯草 15g 连翘 15g

12 剂,水煎服。

2014 年 6 月 29 日二诊:患者诉月经 6 月 20 日已至,较上月推迟 1 周,月经量、质、色均正常,乳房隐痛稍有缓解,二便常,仍眠差,入睡困难,夜间梦多,口苦,舌脉同前。先生言上方既然有效,保持丹栀逍遥散主方不变,合陈皮 12g,半夏 12g,竹茹 15g,枳实 15g,酸枣仁 30g,柏子仁 30g,合欢皮 20g,夜交藤 20g,石菖蒲 15g,远志 12g。上方 12 剂,水煎服。

2014 年 7 月 12 日三诊:患者诉月经今日已至,睡眠较之前好转,月经量、色、质正常,此次月经来之前乳房隐痛减轻,口苦好转,先生其后嘱服丹栀逍遥丸继续巩固治疗,同时保持心情舒畅。3 月后因其他疾病寻求于邓中甲先生,诉未再出现月经先后不定期的情况。

[旨要] 肝藏血,调畅气机。叶天士在《临证指南医案》中提出:"女子以肝为先天",现代女性由于工作、学习、生活的压力过大,导致肝失疏泄,多表现为月经不调、闭经、不孕等。结合本案,患者压力大,导致肝气郁结、疏泄失司,则月经紊乱;气机不畅,郁而化热,灼伤阴血,则性情急躁,失眠烦躁,月经量少;郁火上炎,则口苦;肝经循行于乳房,若肝气不畅,停留乳房,则乳腺增生;气机阻滞,血行不畅,则出现瘀血、血块。肝属木,脾属土,木旺克伐脾土,

导致患者大便稀溏。张仲景《金匮要略》中言："见肝之病，知肝传脾，当先实脾"。故治疗上要同时照顾肝脾二脏。主方选用丹栀逍遥散，其中柴胡、白芍、当归配伍，补肝体，为肝用，体用并调；生姜、白术、茯苓健脾除湿、分消三焦；薄荷、丹皮、栀子既疏肝又清肝泻热；"益母草、怀牛膝、桃仁、红花"为邓中甲先生治疗月经病瘀血停滞常用药对，桃仁、红花、怀牛膝有血府逐瘀汤之意，活血化瘀，引血下行，补益肝肾，注重下焦胞宫瘀滞，加入益母草活血调经，同时还能清因瘀滞产生的郁热。先生认为所有增生性疾病都应考虑气机阻滞引起的气血津液代谢障碍。故乳腺增生应化痰、行气、通络、消肿散结。患者乳房隐痛，适逢 6 月，正值夏季，暑热旺盛，故治疗还需适当清热，其中白芥子、浙贝重在化痰通络，莪术行气破血、止痛；夏枯草、连翘重在清热消肿散结。综观本方，肝脾同调，化痰清热，舒畅全身气机，分消三焦水津郁结之证，以通为用。

二诊患者嗜差症状明显，方用丹栀逍遥散合温胆汤加味。温胆汤是在二陈汤基础上加竹茹、枳实，既化痰又行气，先生认为其有"镇惊安神"之功效；"酸枣仁、柏子仁、合欢皮、夜交藤、石菖蒲、远志"药对，邓中甲先生常与温胆汤合用治疗失眠，失眠的病因在于心神不安、阳盛阴衰，此药对重在养心补肝，清热解郁，化痰安神，集养血、清心、化痰等诸多安神方法于一体，效果显著。由于患者月经不调病因源于精神压力，自身调控尤为重要。七月中旬，天气炎热，患者熬药储存不便，再加上诊断明确，证型变化不大，故换用丸剂，巩固疗效。

（贾志超　鱼潇宁）

崩　漏

陈某，女，35 岁，已婚，2011 年 3 月 6 日初诊。

患者月经淋漓半月有余，现燥热不安，时有汗出，上午及运动后尤甚，乏力懒言，面色无华，月经周期紊乱。患者诉月经量少、色淡，月经淋漓现象已持续半年余。还觉头晕，失眠，纳差，二便调。刻诊：贫血貌，舌淡苔薄，脉细弱。邓中甲先生曰：此乃肝郁脾虚，气虚不能固摄血液，予补中益气汤合柴芍六君子加减。处方如下：

生白术 15g　生晒参 15g　黄芪 30g　炙甘草 10g　升麻 6g　醋柴胡 15g　白芍 15g　陈皮 12g　当归 15g　茯苓 20g　法半夏 12g　建曲 12g　炒莱菔子 15g　艾叶 15g　仙鹤草 15g

6 剂，水煎服。

2011 年 3 月 13 日二诊：患者服 2 剂后月经停止，燥热情况明显减轻。先生在上方基础上去艾叶、仙鹤草。6 剂，水煎服。

2011 年 3 月 20 日三诊：患者气短乏力及燥热现象减轻，仍失眠，且担心下次月经来时仍淋漓不尽，故邓中甲先生予归脾丸善后。后电话询之患者睡眠好转，末次月经 3 月 21 日，行经 7 天，未有月经淋漓现象。

[旨要] 崩漏是涉及月经周期、经期、经量发生严重失常的病证，其发病急骤，暴下如注，大量出血者为"崩"；病势缓，出血量少，淋漓不绝者为"漏"。此案责之脾气不足，一则不能升提下陷之阳气，冲任失固，使血失统摄，遂月经淋漓；二则气之生成不足，乏力懒言。由于患者气血本就生成不足，又因崩漏致使血流失过多，则加重血虚症状：月经色淡、量少、面色无华。脾主升清，脾气不足则导致清阳下陷，脾湿下流，郁遏下焦阳气，化火上攻，表现出燥热现象。邓中甲先生认为，气虚发热的特点是以上午发热居多，遇劳则发，且往往体温升高不明显，但多伴汗出。《温病条辨·治血论》云："故善治血者，不求之有形之血，而求之无形之气。"《傅青主女科》云："若不急补其气以生血，而先补其血而遗气，则有形之血，恐不能遽生，而无形之气，必且至尽散，则所以不先补血而先补气也。"又如《景岳全书·妇人归》道"故凡见血脱等证，必当用甘药，先补脾胃以益生发之气。"可见，益气摄血是医家治疗妇科崩漏的关键手段之一。故通过健脾益气，升举清阳，在甘温除热的同时，也使下陷之清阳、下流之脾湿病机根除，则疾病自解。

方中补中益气汤出自"补土派"名家李杲之手，不仅补气健脾，还升提下陷之阳气，使浊降清升，中气不虚，则升举有力、固摄有权，血自无外溢之患，同时甘温除热。此证升麻取其升提作用，故用量要轻；柴胡用量较大，意在取其疏肝作用，而非升提之性。六君子加柴胡、白芍用以治疗中气虚弱、肝脾不和，同时有燥湿醒脾之效。建曲、炒莱菔子健脾消食，后天受纳正常，则气血生化有源。少佐艾叶、仙鹤草收敛止血，针对的是月经淋漓之症。二诊患者月经已净，故去止血药。三诊改用归脾丸善后，意在益气补血、健脾养心，达到气血同补，同时改善失眠状况。

（贾志超　夏孟蛟）

滑 胎

苏某，女，32 岁，已婚，2010 年 1 月 6 日初诊。

2003 年结婚，2004 年妊娠 3 月流产一胎。2006 年妊娠 2 月流产一胎。2009 年 12 月 2 日妊娠两月，因阴道突然出血入住妇产科，检查报告：尿妊娠试验(+)，B 超检查：宫内早孕。经调理一个月效果不佳，遂到先生处就诊。症见阴道出血，初色鲜红，后为肉红色，一日少量出血 2~3 次，少腹有下坠感，腰酸膝软，纳差，食少，偶有冒酸。经询问常常与丈夫吵架，急躁易怒，压力较大。带下量较多、色黄白，舌质较红，苔白而润。脉弦细无力略数。证属肝旺脾虚、肾虚冲任不固。治以疏肝健脾、补肾安胎。予逍遥散合寿胎丸加减：

　　　　阿胶 9g(烊化)　当归 12g　川断 12g　菟丝子 12g　桑寄生 12g　仙鹤草 12g　茯苓 20g　建曲 12g　炒谷芽 15g　白术 15g　陈皮 12g　柴胡 15g　炒栀子 12g　仙灵脾 12g　佛手 15g　炒白芍 15g　桂枝 5g　炙甘草 6g

　　3 剂，水煎服。嘱其注意休息，避免劳累，饮食清淡，控制情绪。

　　2010 年 1 月 13 日二诊：少腹下坠减轻，阴道下血明显好转。精神尚可，食欲增加，带症未减。查舌、脉同前。效不易法，前方加乌贼骨 15g、白扁豆 15g，4 剂，水煎服。

　　2010 年 1 月 20 日三诊：除少腹仍有轻度下坠及带下外，余症皆消。舌红、脉沉缓。依前方去乌贼骨、建曲、炒谷芽、仙鹤草、桂枝，加升麻 15g，党参 12g，山药 12g，4 剂，水煎服。服后胎安血止。

　　患者妊娠第 5 个月时又现阴道极少量出血。仍按上述治疗原则，加减化裁，前后共经三个多月的断续治疗，保持妊娠，终于 2010 年 6 月 20 日足月产，产一男孩，体重 3.2kg，发育正常，母子双安。

　　[旨要] 习惯性流产，中医称滑胎，指堕胎、小产连续三次以上者。其是妇科常见病、多发病。西医治疗多用黄体酮、维生素 E、叶酸等药物。但研究发现黄体酮制剂可能有增加胎儿发生畸形的危险和促进男性胎儿性分化的作用，故存在一定风险。中医药治疗滑胎疗效较好，但目前治疗上多采用补肾、益气、养血安胎之法，仍存在固之有余，调之不足的弊端。邓中甲先生认为肝肾不调，疏泄与闭藏功能失调是滑胎的核心病机。气血失调，寒、湿、痰、瘀、热停聚是滑胎的基本病理过程。先生指出，明确肝肾虚实的侧重、邪正关系的比例，是提高疗效、减少复发的关键。同时应兼以调气和血、祛除病理产物（寒、湿、痰、瘀等），力求恢复肝肾疏泄与闭藏功能。因此，基于根本病机提出以调固安胎法为基本治法。"调"旨在使肝疏泄之气连续贯通，保持胎儿周围内环境气机通畅，筋膜系统稳定，传导输送精微物质正常；若肝旺血热，疏泄功能障碍，则致堕胎小产；"调"重在使肝疏泄适度，从而恢复冲任功能。"固"与"调"相辅相成；不固则闭藏不及，不调则疏泄易过，闭藏功能异常必将导致疏泄功能异常，反之亦然；治疗当把握调固之平衡。

　　此案患者由于多次流产，使脾肾双虚，化生无源。肝失疏泄，冲任不固，故难孕胎。故治疗原则应以调肝固肾，调气血、固冲任为宗旨。再结合临床症状，随症治之。正如《妇人规·安胎》云："安胎之方不可执，亦不可泥其数月，但当随症随经，因其病而药之，乃为至善。"故方选逍遥散合寿胎丸加减。以柴胡、佛手、陈皮调气疏肝，俾气机疏通，气血自能流转。白术、茯苓、建曲、谷芽运脾调气，能运转中州，气调而血能生，运脾而不燥，并防肝之疏泄太过，克伐脾土，正如张仲景曰："见肝之病，知肝传脾，当先实脾。"以桑寄生、续断、菟丝子平补肝肾,少佐仙灵脾使阴得阳助而源泉不竭。再加栀子以泄阴火,血不热自无欲动之弊。妙在稍加桂枝一味,用药轻清,既散结气、开玄府,又无助热之弊。复以阿胶、仙鹤草、当归,寓补血、活血、止血于一体,补而不滞,通补兼施。全方以调肝固肾为宗旨,将调气血、散郁结、理肝肾融入固胎之中,调固结合,双向调节,此为取得疗效的关键。二诊加乌贼骨止血抑酸,白扁豆健脾除湿。三诊患者诸症均缓,少腹仍有轻度下坠,故加升麻、党参、山药,有补中益气汤之意,以达补中益气、升阳举陷之功。

（张晓丹　贾志超）

第三章　脾胃病证

　　脾胃作为一个系统,由脾、胃、大肠、小肠、肌肉、唇口及所属经脉组成,《素问·灵兰秘典论》云:"脾胃者,仓廪之官,五味出焉……小肠者,受盛之官,化物出焉……大肠者,传导之官,变化出焉。"故中医学的脾胃泛指消化系统的生理功能。脾胃同居中焦,具有腐熟、运化水谷,化生精微,生成气血,维持人体生命活动的功能,为气血生化之源,后天之本。随着人们生活物质水平的提高,饮食不节,冷热不匀,或服用不洁之物,均会引起脾胃功能的紊乱。此外,外感六淫、他脏传变等病因亦常有之。脾胃损伤,则运纳升降功能异常,即会产生吐、泻、滞、胀、痛等症状。李杲在《脾胃论》中道"人以胃气为本",强调了脾胃在人体生理、病理中的重要地位,邓中甲先生在疾病的治疗当中亦尤其重视脾胃,且对于脾胃系疾病的治疗有着独到的见解和经验。

一、肝脾同治

　　先生认为肝和脾在生理关系上相互联系。肝主疏泄,帮助脾胃运化;脾胃运化水谷精气成为气血津液,又要养肝。即木要疏土、土要荣木,这是一种生理上良性的循环。若上述平衡被打破,如肝失疏泄,脾胃运化失司,则会导致肝脾同病。在脾胃升降中,脾之升清有赖于肝之升发,肝之疏泄升发正常,才能鼓舞脾胃之气血,促进其运化水谷、水湿的能力。张仲景在《金匮要略》言:"见肝之病,知肝传脾,当先实脾",即是此理。故治疗上要"平其亢厉之谓和",必须双管齐下,才能达到治疗效果。

　　治疗方剂上,邓中甲先生善用六君子汤加柴胡、白芍。该方益气与理气同在,健脾与疏肝共存。脾胃者,气机升降之枢纽也;肝者,调畅气机之脏腑也。通过半夏主降,柴胡主升,配伍陈皮理气,使气机升降出入得以恢复,双管齐下,达到肝脾同治的目的。

二、以通为用

　　张从正在《儒门事亲·推原补法利害非轻说》中道:"君子贵流不贵滞,贵平不贵强。"脾胃位居中焦,为气机升降之枢纽。气机者,气之升降出入聚散等运动之形式也;枢纽者,万物相互联系之中心环节也。故脾胃的功能贵在运动、流通。朱震亨《格致余论》言:"脾是坤静之德,而有乾健之运,故能使心肺之阳降,肾肝之阴升,而成天地交泰,是为无病之人。"因此脾对各脏腑间气机的协调运动有着枢纽作用。正所谓"户枢不蠹,流水不腐",既然脾胃为枢纽,必当以通为用。

《素问·阴阳应象大论》言:"清气在下,则生飧泄;浊气在上,则生䐜胀。"气机逆乱是脾胃病发生的关键所在,脾胃升降功能正常,气机才能通利自如,整个人体的消化功能才能维持正常水平。因此,邓中甲先生在治疗脾胃病上常用"建曲、炒谷芽、炒莱菔子、佛手、厚朴"药对。此药对除消食健脾之建曲、炒谷芽外,还配伍莱菔子、佛手、厚朴等理气之品,理气范围不仅只在脾胃,还包括了肺、肝二脏,以及大肠、小肠这样同属脾胃系的六腑。可见,先生立足于脾胃,通畅全身气机,以求取得良好疗效。

三、以平为期

清代吴鞠通提出:"治中焦如衡,非平不安",强调治疗中焦脾胃疾病时,要注意邪气与正气之间的关系和邪气与邪气之间的关系。邓中甲先生指出中焦脾胃乃后天之本,在攻伐的时候不可伤及正气,以免影响水谷精微的吸收运化;脾喜燥恶湿,胃喜润恶燥,脾升而胃降,二者相辅相成,故在治疗上要权衡湿与燥之间的关系。由于脾胃脏腑具有多个相反相成的体用属性及功能差异,容易产生升降、纳运失常或燥湿、寒热、虚实等病机变化,所以针对脾胃病的复杂病机而采用的常见治则有升降相因、调整阴阳、刚柔相济、气血并调、寒热并用、虚实兼顾、通补兼施等,这些法则均是以恢复中焦脾胃功能为最终目的。故在治疗脾胃病上更应准确辨证,恢复脾胃功能,以"平"为期。

邓中甲先生所处蜀中之地,山川包围,河流环绕,四季日射时间较少,导致蜀地湿气尤甚,再加上脾喜燥恶湿,故湿困中焦疾病尤为常见。湿者,与寒热均能结合而发病,故应分清寒湿或湿热的具体性质,有针对性地施治:寒湿困脾,应运脾除湿,用如平胃散、二陈汤等方剂;中焦湿热,应清热除湿,根据湿热的偏重及所处部位,常选用清胃散、芍药汤、甘露消毒丹、三仁汤等方剂;脾虚水泛,应实脾利水,如实脾饮、参苓白术散等方剂。若湿酿液成痰,则先生常在温胆汤基础上化裁加减。由此可见中焦疾病辨证尤其关键,"以平为期"也充分体现出邓中甲先生在理法思路上尚"和"的思想。

四、验案举例

胃　　痛

王某,女,35 岁,已婚,2016 年 4 月 22 日初诊。

患者胃脘胀痛 10 余年,加重 1 周。自诉胃部胀痛,以饭后为甚,伴烧心、泛酸、呃逆、口苦,并有颈项酸胀不适感。询之:平素四肢欠温,精神易紧张,喜热饮,胃纳不佳,二便常,1 周前"受凉"后出现感冒症状,并伴有胃部胀痛加剧、颈项酸胀不舒的症状,自服"感冒药"后,感冒症状渐愈但其余二症并未缓解。月经周期正常,月经色稍暗,夹少量血块。刻诊:舌淡,苔薄黄腻,脉弱。先生予温胆汤加味:

陈皮 12g　法半夏 12g　炙甘草 3g　茯苓 20g　竹茹 15g　枳实 15g　细辛 15g　白芷 15g　羌活 15g　建曲 12g　炒谷芽 15g　炒莱菔子 15g　佛手 15g　厚朴 15g　大腹皮 15g　栀子 15g　淡豆豉 30g　高良姜 15g　旋覆花 15g　生姜 6g　柿蒂 15g　刺猬皮 15g

6 剂,水煎服。

4 月 29 日复诊:服上方后胃胀、项背僵痛、呃逆、口苦症状明显缓解,仍泛酸。上方去细辛、白芷、羌活、旋覆花、生姜、柿蒂,加海螵蛸 30g、黄连 6g、吴茱萸 6g,连服 6 剂,诸症悉愈。嘱平素注意饮食,增强锻炼。

[旨要] 胃为阳土,喜润恶燥,为五脏六腑之大源,主受纳、腐熟水谷,胃气以和降为顺。胃痛的原因可概括为两点:寒邪、饮食伤胃等导致的胃气阻滞,胃失和降,不通则痛;禀赋不足、后天失调等导致脾气虚弱、胃失濡养,不荣则痛。此案为寒热错杂之证,究其原因在于素体阳虚,则平素四肢欠温、喜热饮;阳气不足,推动无力,气血津精运行不畅,水湿内停,酿液为痰,郁而化热,则口苦;痰液形成,加之外感风寒,闭阻气机,不通则痛;寒邪客于颈部则颈项不舒,客于胃部则胃脘胀痛。胃失和降,胃气上逆,则出现呃逆之症。气机不畅,肝胃不和,酸水自胃中上逆则泛酸。阳虚无力推动血行,则月经色暗,夹有血块。张从正在《儒门事亲·推原补法利害非轻说》中道:"君子贵流不贵滞,贵平不贵强。"邓中甲先生认为,虽胃痛疾病有虚有实,但贵在通。具体到胃部,无论是寒邪等外感邪气,还是饮食、湿热、瘀血等内伤之因皆可引起胃气阻滞而导致疼痛;若为虚证,虽表面上看应用补法,但也要"通",方能补而不滞。故在胃痛的治疗上,邓中甲先生以"通"为治疗大法,其重点应理气和胃,使气之升降出入正常,则胃痛能愈。

结合本案则应温中散寒,化痰理气。方中温胆汤和胃利胆、理气化痰;细辛、白芷、羌活解表散寒;高良姜温中祛寒止痛;旋覆花、生姜、柿蒂降气止呃。邓中甲先生临床上常运用建曲、炒谷芽、炒莱菔子、佛手、厚朴、大腹皮这组药对来达到"通"的目的。其中建曲解表邪、消食积、祛痰水、健脾胃;炒谷芽消食和中、健脾开胃,此二药合用针对食积、痰水,消食健脾开胃,使脾得健运、胃能受纳。炒莱菔子消食除胀、降气化痰,"肺主一身之气",莱菔子不仅能理脾胃之气,还能理肺之气。此外,"胃气以和降为顺",莱菔子具有降气之功,可谓治疗胃胀痛之佳品。肝主疏泄,调畅气机,肝气上犯于胃,也是引起胃痛的主要原因之一。故用佛手疏肝理气、和胃止痛、燥湿化痰,理脾、胃、肺、肝之气。厚朴燥湿消痰、下气除满,除能理肺、脾、胃之气外,还能理大肠之气,同时作用趋下,和降胃气。大腹皮行气宽中,行水消肿,理脾、胃、大肠、小肠之气。纵观本药对,以理气、消食、化痰为主,理气范围不只在脾胃,还包括了肺、肝二脏,以及大肠、小肠这样同属脾胃系的六腑,可见邓中甲先生对于"通"的认识并不局限于脾胃:人体各部分本就是一个有机的整体,五脏六腑通过相互影响、相互制约达到应有的平衡;若原有的平衡被打破,则出现疾病,治疗上在着眼于相关脏腑的同时,也要立足全身进行遣方用药。

栀子、淡豆豉为栀子豉汤,《伤寒论》原文言"若剧者,必反复颠倒,心中懊恼,栀子豉汤主之。"邓中甲先生认为"心中懊恼"正是烧心症状的描述,故用其清心除烦;此外久病不通易形成瘀血,故加入刺猬皮化瘀止痛。诸药合用,既温中焦脾胃、散表之寒邪,又疏通、和降胃气,共奏温中散寒、化痰理气之功。二诊患者症状缓解,减去降气之药物,加入左金丸泻火疏肝、和胃止痛,海螵蛸制酸以增强止痛制酸之功。此病案既显示出先生治疗胃痛善用"通"法,也能看出其作为方剂大家在处方上灵活施治的特点。

(贾志超　夏孟蛟)

便　秘

张某,男,43岁,已婚,2014年3月6日初诊。

自述大便困难2周,3~4天解便1次。询之:患者2周前,受凉后出现咳嗽,伴有黏痰,咳吐困难,腹部胀满,偶有矢气,虽有便意但排便困难。患者平素身体强健,未服用药物,以期自行好转。然2周后,上述症状并未见明显好转,排便不畅,倍感苦闷,遂求诊于先生。刻诊:患者咳嗽,咳声洪亮,伴有痰响,触诊腹部胀满,查其舌脉,舌淡红,苔薄白而腻,脉弦。邓中甲先生思之,言大便不通,肺气郁闭是也,予止嗽散加味。处方:

百部15g　紫菀15g　白前15g　桔梗15g　荆芥15g　陈皮12g　炙甘草6g　炒莱菔子15g　佛手15g　厚朴15g　建曲12g　炒谷芽15g　木香15g　砂仁15g　杏仁15g　苏子15g

6剂,水煎服。

3月13日复诊,患者大便困难及咳嗽症状明显缓解,腹部胀满减轻,现觉咽部仍有黏痰,偶有鼻塞。主方不变,在前方基础上化裁:

百部15g　紫菀15g　白前15g　桔梗15g　荆芥15g　陈皮12g　炙甘草6g　法半夏12g　紫苏15g　茯苓20g　苍耳子9g　辛夷15g　白芷15g

3剂,水煎服。

后电话询问得知患者诸症悉愈。

[旨要]便秘的直接病因在于大肠传导失司。肺与大肠相表里,通过经脉彼此络属,肺居五脏最高位,主宣降,调气机,从而增强大肠传导功能,排出糟粕。若肺气壅滞,阻碍津液运行,肠腑失于濡润,则肠燥便秘;大肠实热,肺失宣肃,则咳嗽气喘、胸部满闷。故大便不通和肺气不降有着重要的联系。纵观本案治法,多在行气、降气,而通便药物较少。先生处方虽未在泻下通便,但达到了治疗便秘的效果,正所谓"提壶揭盖"法是也。止嗽散宣肺疏风,止咳化痰:其中桔梗宣通肺气;荆芥芳香辛散,作用于上;紫菀、百部苦温下气;白前下痰止嗽;另外加入陈皮畅中气;炙甘草调和补中,方中有宣有降,以宣为主,谓之"提壶揭盖"。

吴鞠通在《温病条辨·杂说·治病法论》中提出"治中焦如衡,非平不安。""衡",即秤杆,与"平"同义。这被后世认为是治疗脾胃病的正治之法所在。由于脾胃具有多个相反相成的体用属性及功能差异,容易产生升降、纳运、燥湿、寒热、虚实失常的病机变化,所以对脾胃病复杂病机而采用的常见治则有调整阴阳、虚实兼顾、寒热并用、升降相因、刚柔相济、气血并调、通补兼施等,这些法则均是以恢复中焦脾胃功能为最终目的。故在治疗脾胃病上更应准确辨证,恢复脾胃功能,以"平"为期。本案便秘的病因在于气机不畅,故治疗上应仔细权衡,使升降相因,所以配伍建曲、炒谷芽、炒莱菔子、佛手、厚朴药对以消食、化痰,并理脾、胃、肺、肝、大肠之气。虽病在大肠,但治疗应侧重中焦脾胃和肺,故加入木香、砂仁醒脾顺气,苏子、杏仁既能通便亦能下气。诸药合用,宣肺、畅中、泻下,通调三焦气机,既治上焦之咳,又降下焦之气。这不仅体现出先生在脾胃病中对于气机的重视,同时也是对中医学整体观的诠释。

二诊患者由于鼻咽部症状较重,痰气搏结于咽部,则出现咽部黏痰、异物感。针对鼻塞采用其代表方剂苍耳子散进行治疗,因肺上通咽喉,开窍于鼻,故保留止嗽散宣肺疏风、止咳化痰。

(贾志超　张晓丹)

小儿便秘

廖某,女,10岁,2015年7月13日初诊。

患儿大便秘结3周,平均3~4天一次,大便干燥。家长代述:3周前,患儿眼部结膜充血严重,咳嗽,鼻塞,喷嚏,被诊断为"疱疹性结膜炎",经西医"抗炎"治疗后上述症状得以控制,但觉便意不足,排便艰涩不畅,遂求诊于先生。现患儿眼部稍感干涩,查其结膜稍有充血,多眵,精神不振,不欲饮食,口干,腹部未触及明显胀满,舌淡苔薄白,脉数。先生予桑菊饮合保和丸加减:

桑叶 10g　杭菊花 10g　连翘 10g　石斛 10g　决明子 10g　建曲 6g　炒谷芽 6g　炒莱菔子 5g　肉苁蓉 10g　郁李仁 5g　炒山楂 5g　炒白术 5g　茯苓 10g　陈皮 6g　砂仁 3g　甘草 2g

6剂,水煎服。

7月20日复诊,家长诉患儿上述症状均得以缓解,此女脾胃较差,欲求先生帮助调理脾胃。邓中甲先生嘱家长自行购买六君子丸予患儿服用。

[旨要]　小儿脏腑娇嫩,形气未充,肺更为娇脏。风温之邪从皮毛而入,首先上犯于肺,导致肺气不宣,继而侵袭肝经;肝开窍于目,肝火循经上炎则目赤,肝木克伐脾土则出现脾胃热盛;火热下移大肠,肠燥津枯则便秘。此外,抗生素苦寒之性,亦损伤脾土。脾土被伤,气血生化乏源,则精神不振;饮食停滞,胃之受纳功能障碍,则不欲饮食,热盛伤阴则眼部干涩。邓中甲先生所选用主方为桑菊饮合保和丸。先生认为肝与肺是气机升降之外轮,相反相成。既在升降上有分工,同时相互制约保持正常的肃降或升发。在诸多疏散风热药中,桑叶、菊花颇有特色,因其既归肺经又归肝经,既能清肺肃肺,又能清肝平肝。如羚角钩藤汤中需要配桑叶、菊花来辅助清肝平肝。故一举两得,使肝升发不至于太过,肺气更容易肃降。所以,桑叶、菊花为先生治疗风温目赤之常用药,加入决明子既清肝明目,又润肠通便。

此病案引起便秘的原因有二:一是火热下移大肠,肠燥津枯;二是患儿脾胃食积,不欲饮食,则大便来源减少。故邓中甲先生用保和丸消食和胃,保和丸中有连翘清热散结,合炒白术、砂仁,共同调理中焦升降,恢复脾胃健运。加入石斛顾护阴液,不仅治疗热盛伤阴之眼涩、口干,同时有"增液行舟"之效。通便药物众多,如大黄芒硝之属,为何选用决明子、肉苁蓉、郁李仁三者?决明子能清肝经之热;肉苁蓉针对小儿脏腑娇嫩的特点,有补虚之效;小儿发病易寒易热,故选用性平之郁李仁,防止寒热偏向。此三药合用,清温并举,从而以平为期。

《灵枢·寿夭刚柔》言:"人之生也,有刚有柔,有弱有强,有短有长,有阴有阳。"药为病者所设,人的体质强弱、年龄及性别不同,所处环境不同,对药物的敏感程度及耐受性也有很大差异,因而处方及药物用量亦应不同。在临证时,既要针对疾病本身,更要考虑病人的自身状况,对处方灵活化裁,用药精当适中,方能因人制宜。此案虽为便秘,但儿童生理病理不同于成人,故更应兼顾小儿之特点,因人制宜。

（贾志超　夏孟蛟）

泄　泻

陈某,男,40岁,已婚,2014年5月8日初诊。

患者腹泻 5 年余,加重 5 天。自诉近 5 年大便次数增多,每天 2~3 次,粪量少,呈糊状,含大量黏液,每遇情绪激动即腹痛,痛则欲便,排便后缓解,西医诊断为"肠易激综合征"。5 天前,患者进食"火锅"后上述情况加重,并伴口气,自觉口苦,大便 5~6 次/天,味臭,夹有黏液。刻诊:患者口气臭秽,精神不佳,舌淡苔薄黄微腻,脉弦而无力。先生予葛根芩连汤合痛泻要方加味:

葛根 30g　黄芩 15g　黄连 10g　陈皮 12g　炒白术 15g　防风 15g　白芍 20g　升麻 10g　当归 12g　生地 15g　丹皮 15g　石膏 20g　建曲 12g　炒谷芽 15g　麦冬 15g　玄参 15g

6 剂,水煎服。

5 月 15 日复诊:服上方后患者口臭、口苦症状缓解,大便气味正常,现每天 2~3 次,舌苔微黄,脉弦而无力。改方为痛泻要方合参苓白术散加减:

白扁豆 30g　莲米 30g　党参 15g　炒白术 15g　茯苓 20g　陈皮 12g　白芍 15g　防风 15g　建曲 12g　炒谷芽 15g　法半夏 12g　竹茹 15g　枳实 15g　炙甘草 6g　柴胡 15g

6 剂,水煎服。

5 月 22 日三诊:患者诸症均缓解,唯腹泻,大便 2~3 次/天,但较之前略成形,邓中甲先生嘱服参苓白术散健脾益气,控制饮食,调畅情绪,后患者大便能控制在 1~2 次/天。

[旨要] 泄泻按起病缓急可分为久泻和暴泻,此病案患者既有"肠易激综合征"病史,又有进食火锅后出现的暴泻,所以更应审证求因,抓住疾病核心进行治疗。"肠易激综合征"是一组持续或间歇发作,以腹痛、腹胀、排便习惯和(或)大便性状改变为临床表现,但是缺乏胃肠道结构和生化异常的肠道功能紊乱性疾病,多因精神、饮食、寒冷等因素诱使症状复发或加重,此患者多与情绪有关。在生理上,肝和脾相互联系,肝主疏泄,帮助脾胃运化;脾胃运化水谷精微成为气血津液,又对肝起到濡养作用,即木要疏土、土要荣木,这是一种生理上的良性循环。若相互平衡打破,肝失疏泄,脾胃运化失司,则会导致肝脾同病。在脾胃升降中,脾之升清有赖于肝之升发,肝之疏泄升发正常,才能鼓舞脾胃之气血,促进其运化水谷、水湿的能力。张仲景在《金匮要略》言:"见肝之病,知肝传脾,当先实脾"即是此理。先生认为"肠易激综合征"乃肝木不疏、克伐脾土,导致脾气虚弱,如遇情绪原因则肝气旺盛,肝旺乘脾则表现为腹痛。脾虚不运化水湿,造成泄泻,所以土虚木乘这种痛和泻,痛则治肝,泻则治脾。肝脾同病产生腹痛泄泻。患者进食火锅后,又内生湿热之邪,湿热困脾,上犯于胃,则口臭;下犯大肠,则泄泻,大便臭秽。《素问·阴阳应象大论》言"清气在下,则生飧泄;浊气在上,则生膜胀。"故用葛根升举清阳,黄芩、黄连清热燥湿、厚肠止利,甘草甘缓和中,诸药共同治疗湿热伤中所

引起的暴泻。清胃散治疗胃火炽盛而引起的口气,另外加入痛泻要方补脾柔肝、祛湿止泻。麦冬、玄参、生地乃增液汤,暴泻之疾不能一味清燥,也应顾护津液,故用其增液润燥,有佐制之意。建曲、炒谷芽消食、理气,既针对宿食又通胃肠之气,促进邪气排出。诸药合用,以针对暴泻为主,同时兼顾久泻之证。

二诊时患者暴泻症状缓解,则重点应在治疗其久泻方面。肝郁脾虚是本病案的基本病因,治疗当柔肝健脾,土旺则木荣,木荣则土疏。故用参苓白术散健脾益气,再加入六君子汤合柴胡、白芍,此由柴芍六君子汤化裁而来,邓中甲先生常用于治疗肝脾病变。其中党参、白术、茯苓、甘草为四君子汤组成,重在健脾益气;陈皮、半夏降逆和胃理气,并能燥湿化痰;柴胡升散,白芍收敛,一散一收,既疏肝柔肝,又敛阴和营。纵观全方,益气与理气同在,健脾与疏肝共存。脾胃者,气机升降之枢纽也;肝者,调畅气机之脏腑也。半夏主降,柴胡主升,配伍陈皮理气,使气机升降出入得以恢复,肝脾同治,双管齐下,达到"和"的目的。此外温胆汤温凉兼进,既燥痰湿,又清里热。痰湿得化,使脾胃运化正常,气机调畅,肝脾同治。由于患者患病日久,治疗时间长,故后来使用散剂健脾益气,脾气调畅,则气机升降正常,诸症得解。

（贾志超　夏孟蛟）

第四章　其他病证

虽疾病万殊,病因不同,但邓中甲先生根据对临证经验的总结,中医理论的融会贯通,也有着一套适用于不同疾病的治疗之道。

一、调气为先,重视升降

气是人体重要的组成部分,是维持人体生命活动的基本物质,气有着推动、温煦、防御、气化、固摄、营养六大功能,气的功能发挥有赖于气机的畅达。《素问·六微旨大论》言:"出入废则神机化灭,升降息则气立孤危。故非出入,则无以生长壮老已;非升降,则无以生长化收藏。是以升降出入,无器不有。"所以邓中甲先生在治疗上尤其强调恢复气机。与气机相关的脏腑有脾胃、肺、肝与三焦。脾胃是气机升降的枢纽;肺主气,司呼吸、宣降;肝主疏泄,调畅气机;三焦是气运行的通道。所以在人体中维持脾胃升降、肝升肺降与三焦通调功能的正常尤其重要。

邓中甲先生在临床上十分重视气机升降功能,气有余便是火,故需清;气不足即为虚,故需补;气升太过或气降不足,则需沉降;气降太过或气升不足,则要升提。此外气机阻滞会引起各类病理产物的生成和堆积,故须通。所以各类疾病的产生势必会影响气机正常运行,故在治疗上要因势利导,合理使用汗、吐、下等法,以达祛邪外出的目的。此外,邓中甲先生除了重视气升降之枢纽脾胃、气运行之通道三焦外,还格外重视肝、肺关系,在临床上常使用逍遥散、柴胡疏肝散等调畅肝木;苏子降气汤、华盖散等恢复肺金宣降,从而维持肝升肺降的正常。

二、三因制宜,处方灵活

疾病治疗,需三因制宜,巴蜀之地,潮湿阴雨,湿证尤为常见。故邓中甲先生在治疗上尤其重视肺、脾、肾、三焦之功能,在治疗上常配伍行气除湿之品。此外,季节不同,处方亦有变化。如春季肝气生发,配伍柴胡、薄荷等疏肝调肝;夏季多湿,配伍藿香、佩兰等芳香化湿。《灵枢·寿夭刚柔》言:"人之生也,有刚有柔,有弱有强,有短有长,有阴有阳。"药为病者所设,人的体质强弱、年龄及性别不同,所处环境不同,对药物的敏感程度及耐受性也有很大差异,因而处方及药物用量亦应不同。在临证时,既要针对疾病本身,更要考虑病人的自身状况,对处方灵活化裁,用药精当适中,方能因人制宜。

疾病有虚有实,新病久病,服药时间则有长有短。作为方剂大家,邓中甲先生尤其重视方剂各药的量效关系,以及单味药在复方中的功效发挥方向,故用药分量,应重则重,应轻则轻;临证处方,胆欲其大,而辨证审因,务须细心。辨证论治是中医精髓所在,临证时既要辨析证型、证候,更应注意疾病的所处阶段和轻重缓急。方为证设,洞识症结,辨证准确,用药果断,轻重有度,以收顿挫之效。药轻病重则药不能胜病,药重病轻则徒伤正气。重病则用重药,用药得当则立见其效;轻病当以轻药,法有所宗而收效显著。在分析诊断中,要辨证准确,若有虚实夹杂或寒热错杂之证,当辨虚实、寒热之侧重,灵活处方。

三、重视脾胃

脾胃为后天之本,气血生化之源。邓中甲先生在临证问诊中,无论何病,必问患者胃口如何,可见邓中甲先生对于脾胃的重视。《素问·经脉别论》言"食气入胃,散精于肝,淫气于筋。食气入胃,浊气归心,淫精于脉……饮入于胃,游溢精气,上输于脾,脾气散精,上归于肺,通调水道,下输膀胱,水精四布,五经并行。"脾胃位于中焦,为"仓廪之官",食物和水液代谢都有赖于脾胃的正常运转,而人体所需的气血津精正是水谷精微所化生,故其为"生化之源""五脏六腑之海"。金元时期,李杲提出"脾胃内伤,百病由生""元气之充足,皆由脾胃之气无所伤,而后能滋养元气""人以胃气为本""胃之所出气血者,经隧也。经隧者,五脏六腑之大络也",强调了脾胃在生理病理上的重要地位。

人体后天的基础物质的来源在脾胃,脾胃化生不足,则气血生化乏源,无以灌溉五脏六腑,后天不能养先天,就会导致先后天俱损。《素问·六微旨大论》道:"出入废则神机化灭,升降息则气立孤危。故非出入,则无以生长壮老已;非升降,则无以生长化收藏。是以升降出入,无器不有。故器者,生化之宇也。"脾胃水谷纳运相得,气机升降相因,阴阳燥湿相济,则升降出入,循环往复,生生不息,化化无穷,不死不休。从病理上讲,脾胃无力运化,生成气血能力下降,气不足,无力推动,则会导致气滞、水停、瘀血,甚至形成结块、肿瘤,这些产物是导致多种疾病的病理基础。邓中甲先生提出"平调中州,和其不和"之法治疗各种疾病,可谓"正气存内,邪不可干",正气产生离不开脾胃的正常生理功能,故在患者罹患他病的同时,顾护后天,恢复正气,防止邪气传变,消除病理产物,使气机正常升降出入,以期达到治疗效果。

四、验案举例

失　　眠

患者,男,53岁,已婚,2011年7月7日初诊。

自诉入睡困难,梦多易醒,头晕。询之:三年来反复入睡困难、易醒多梦,右耳耳鸣半年左右。刻诊:精神较差,舌微红,苔黄厚腻,脉弦滑。辨证为痰热扰心,治以清化热痰、镇潜安神。方以黄连温胆汤加味:

黄连10g　法半夏12g　竹茹15g　枳实15g　陈皮12g　茯苓20g　生甘草3g　生龙骨(先煎)20g　生牡蛎(先煎)20g　炒酸枣仁30g　柏子仁30g　合欢皮15g　夜交藤15g

8剂,水煎服。

2011年7月21日二诊:服上方后,耳鸣减轻,睡眠状况有所改善,上方去龙骨、牡蛎,8剂。后患者亲戚前往邓中甲先生处就诊,诉该患者耳鸣及失眠症状明显减轻。

[旨要] 失眠系心神不安、阴阳失调、气血失和所致。在其基础上,邓中甲先生认为阴阳失调、气血失和均与痰有关。可以说,痰是各个脏器失调产生的最终病理产物,因此对失眠的产生、发展、转归起着关键的作用。所以,先生认为应从"痰"论治失眠。痰之为物,质地稠厚,是水液凝结于脏腑、经络、组织之间,常由外感六淫,内伤七情而致脏腑功能失调产生。痰无处不到,无形可见,阻滞机体气血,流窜经络,妨碍脏腑功能,使得机体或虚或实,阴阳失去平衡,即"百病多由痰作祟""十病九痰"之说,导致包括失眠在内的多种病症的发生。《内经》有"胆主决断"之说,人之勇怯与胆相关,故临床上对失眠等神经官能症皆属于此,此病案患者兼有耳鸣,足少阳胆经一支"从耳后入耳中,出走耳前,至目锐眦后",故治疗上应从胆入手。

因此,作为理气化痰、和胃利胆之代表的温胆汤,是先生临床常用治疗失眠的主方。邓中甲先生认为可以通过临床灵活加减温胆汤论治失眠,例如先生常应用黄连温胆汤,效如桴鼓。黄连温胆汤中黄连燥湿化痰、清心泻火;半夏健脾和胃,燥湿化痰;竹茹清热化痰、除烦,与半夏相伍一温一凉;陈皮与枳实合用,温凉结合,增其理气化痰之功;茯苓理气健脾,以杜生痰之源;大枣健脾养胃,理气安神;生姜和胃并制约半夏之毒性,甘草调和诸药。纵观全方:半夏、陈皮、生姜偏温,竹茹、枳实偏凉,温凉渐进,令全方不寒不燥,理气化痰以和胃,胃气和降则胆郁得舒,痰浊得去则胆无邪扰。

酸枣仁、柏子仁、合欢皮、夜交藤为邓中甲先生治疗失眠之常用药对,其中酸枣仁养心补肝、宁心安神,直接针对引起失眠最为关键的两大脏腑进行治疗,配伍柏子仁,与酸枣仁一起大剂量(常为30g)使用,增强宁心安神之功;合欢皮解郁安神兼能活血,夜交藤养心安神、祛风通络,二者合用,失眠患者多为久病,故不仅针对"久病入络,痼病必瘀"之说,同时解郁、养心安神之法同用。综上所述,此药对集养心、补肝、解郁、祛瘀、通络之法于一身,并有补血调气之功。此外,加入镇惊安神、平肝潜阳之龙骨、牡蛎,以期调整阴阳,如是则复其宁谧,诸症自愈。二诊患者睡眠质量有所改善,无需重镇安神,更应治疗疾病之因,故去龙骨、牡蛎,余方不变。

(夏孟蛟 贾志超 鱼潇宁)

脱 发

张某,男,35岁,已婚,2008年6月6日初诊。

自诉2年前开始,头顶头发呈稀疏脱落,平时工作压力较大,经常晚睡。询之:头发稀疏,头屑多,头皮痒,油脂分泌多,口干,纳可,眠差多梦,小便稍黄,食火锅或者辣物后大便黏滞不爽。刻诊:口有异味,舌红苔白黄腻,脉弦滑。辨证属肝郁痰热证。治以疏肝解郁,清化痰热。处方为逍遥散合温胆汤加减:

柴胡12g 白芍12g 当归6g 茯苓20g 生白术15g 生姜3g 薄荷10g 生甘草3g 法半夏12g 陈皮12g 枳实12g 竹茹12g 制何首乌20g 生麦芽15g

16剂,水煎服。

2008年7月4日二诊:服上方1个月后,睡眠改善,头屑减少,头皮痒及头发油腻基本消失,头发已几乎不脱落,脱发的头皮处见少量新生的黄白色柔毛。嘱继用上方加桑椹15g,服用1个月,症状明显好转,头发不再脱落,由细转粗。又嘱患者再服用10剂。

[旨要]肾藏精,其华在发,发的生长和脱落、润泽与枯槁,不仅依赖于肾中精气之充养,而且亦依赖于血液的濡养,故又谓"发为血之余"。因此脱发与血、肝、肾密切相关。邓中甲先生临证时发现脱发患者以中青年人为多,问诊时发现大多数患者除了脱发伴有头皮油腻或不油腻、发质较干的局部症状外,还常有工作压力大、精神易紧张、睡眠多梦的特点。分析其病因,主要与当今社会竞争激烈的时代特点给正处在成就事业过程中的中青年人带来较大的精神压力,并由此产生复杂的情志变化,导致气血失调有关。

因此,邓中甲先生在脱发论治中注重调肝。肝主疏泄,调畅气机和情志,肝的疏泄功能正常,气血才能正常输布,濡养周身,而发有所养;另外肝以升发之性为特点,人体的生机活力需要肝的功能发挥正常。因此,从肝论治探讨脱发的机理,对临床治疗脱发病具有一定的指导意义。唐宗海《血证论》

说:"肝属木,木气冲和调达,不致遏郁,则血脉通畅"。因此十二经气血得肝气疏泄,则能行达头巅,荣养其发。木郁不达,疏泄不及,则气郁化火,火性炎上,循经上燎发基,则发落不生。如《怡堂散记·方脉治验录》说:"发为血之余,热伤血,故发落"。木郁则土不健运,从而湿聚中焦,湿与热结,熏蒸肝胆,阻遏经气,阻碍生发之机,故发易脱落。此案患者平素精神压力大,肝气郁遏;患者头皮痒,油脂分泌多,大便黏滞提示痰湿较重;气机不畅,痰湿郁而化热,故形成肝郁痰热之征象,治宜疏肝解郁,清化痰热。处以逍遥散合温胆汤加减。此方用逍遥散疏肝解郁,调畅气机,合温胆汤清化痰热,针对病机治疗。加制何首乌补益精血,促进头发生长,生麦芽疏肝健脾。二诊患者症状明显好转,邓中甲先生加入滋阴补血、生津润燥之桑椹,意在肝肾同补。

(夏孟蛟　贾志超　鱼潇宁)

瘰　疬

患者,女,29岁,未婚,2016年5月7日初诊。

自诉颈部包块不红不痛,自觉喉中有痰。询之:平日脾气易急躁,全身易乏力。西医诊断为"颈部淋巴结结核"。刻诊:发热口干,舌偏红,苔薄黄,脉弦数。辨证属气滞痰凝、痰郁化热,治以理气化痰、开郁清热、软坚散结。方以温胆汤加半夏厚朴汤加味:

　　法半夏12g　竹茹15g　枳实15g　陈皮12g　茯苓20g　生甘草3g　厚朴15g　苏叶15g　生姜3g　夏枯草15g　连翘15g　知母15g　黄柏15g　白芥子15g　浙贝15g　海蛤壳(先煎)15g　瓦楞子(先煎)15g　莪术15g

4剂,水煎服。

2016年5月14日二诊:发热乏力症状有所改善,原方加减续服。

[旨要] 西医所谓颈淋巴结结核,属中医"瘰疬"范畴。邓中甲先生将瘰疬的病因病机概括为"痰"病与"气"病两方面:若脾失健运,不能运化水湿,则湿聚成痰,浊痰注入肌肉,凝聚于颈项而成。若肺气不足,治节无权,水湿津液失于宣化,则聚而成饮化痰,窜注皮里膜外;倘风疾痨瘵,肺阴久耗,可内生虚火灼津炼液,凡此皆可结聚为瘰疬。若忧思恚怒,肝气郁结,气机失于疏泄,郁而化火,煎熬津液,灼为痰火,结于颈项脉络,遂成瘰疬。若先天之气不足,禀赋薄弱,生后未及时补养,精血素亏,肝肾不足,每致颈项结核累累。肝肾虚弱往往会导致气阴两虚,容易炼液成疬。除内伤之气外,感受外邪如风、寒、暑、热甚至四时杀戾之气,乘虚从皮毛或口鼻侵入机体,沿经络扩散与宿邪相搏窜注颈上、腋下,亦可结成顽核;倘郁滞不散,久则内溃成疬。故肝、脾、肺功能失调是气、痰生成的基础,痰、气等病理产物生成后必将蓄积而难除。然瘰疬的发生、发展与其体质因素、病程长短、甲状腺肿大有无结节肿块

以及淋巴结肿大的病因、病情、治疗后反应等因素都具有相关性。因此正确把握其病机,祛除病理产物,平衡脏腑功能就成为其治疗关键。

邓中甲先生在治疗淋巴结结核、皮下脂肪瘤等属中医无形之痰聚集于身体某处的病证,都常用温胆汤、半夏厚朴汤为基础方加理气化痰、软坚散结之药治疗。

因"怪病多痰",温胆汤作为理气祛痰基本方,而半夏厚朴汤多针对痰气郁结所致病症,其病机在于情志不遂,肝气郁结,肺胃失于宣降,津液不布,聚而为痰,痰气相搏。气不行则郁不解,痰不化则结难散,故宜行气散结、化痰降逆之法。方中半夏辛温入肺胃,化痰散结,降逆和胃,为君药。厚朴苦辛性温,下气除满,助半夏散结降逆,为臣药。茯苓甘淡渗湿健脾,以助半夏化痰;生姜辛温散结,和胃止呕,且制半夏之毒;苏叶芳香行气,理肺舒肝,助厚朴行气宽胸、宣通郁结之气,共为佐药。

因瘰疬属于有形之包块,故邓中甲先生强调应用软坚散结的药对(队)。常配伍使用的软坚散结药对如枳实、竹茹化痰软坚散结,白芥子、浙贝、海蛤壳、瓦楞子除湿软坚散结,海藻、昆布消痰软坚散结。若兼见热证,配伍夏枯草、连翘清热化痰散结。同时,邓先生强调此类病病程较长,考虑病久多瘀,故又常配伍三棱、莪术化瘀软坚散结;需要长期坚持服药,每三个月可以复查一次,观察包块大小变化。

邓中甲先生强调在遣药组方时候应讲究药人相应、方有正序。在处方用药时不仅应随时随刻注意人体各脏器的生理特性,而且应体现人体自身的生理特性和功用,意在用方剂自身所含的与人体正常功能特性相似的方剂的"功能特性",来改变和治疗已经因疾病而改变和破坏的人体正常的功能特性,从而恢复正气阴阳平衡。

(夏孟蛟 鱼潇宁 贾志超)

痹 证

顾某,男,43 岁,已婚,2013 年 5 月 9 日初诊。

患者肩背强痛 3 周,自觉肩背处活动不利、酸楚,微有灼热感,昼轻夜甚。3 周前"淋雨"后出现上述症状,现汗出伴微恶风,口苦口干,纳差,小便黄,大便调。刻诊:患者肩背部皮肤微红,扪之渐觉烫手,余未查见异常,舌红苔微黄厚腻,脉滑稍数。邓中甲先生予温胆汤合防己黄芪汤加味:

枳实 15g 竹茹 15g 陈皮 12g 法半夏 12g 茯苓 20g 生姜 6g 防己 15g 生白术 15g 葛根 30g 秦艽 20g 桑枝 20g 姜黄 20g 细辛 9g 白芷 15g 羌活 15g 伸筋草 20g 建曲 12g 炒谷芽 15g

6 剂,水煎服。

2013 年 5 月 16 日二诊:患者肩背部不适感好转,仍觉稍有汗出恶风的症状,先生加入防风 15g,余方不变,继服 6 剂。后患者因他病求诊于邓中甲先生,知其服药后诸症悉愈。

[旨要]《素问·痹论》中道"风寒湿三气杂至,合而为痹也。"五月由春入夏,冷热气候交替,尚未进入暑天,冷空气时有反复,可因着装不慎,外感风寒湿邪。此病案中,患者雨后出现肩背强痛症状,符合痹证的发病特点。治疗痹证,关键在于判断三个邪气孰重孰轻。回顾本案,患者湿邪郁遏表现最为突出,并有化热征象,如:口干口苦,小便黄,舌红,脉数等。但热邪并不源于人体自身,而在于邪气的壅滞即湿邪郁而化热,邪热不重,所以治疗上不必刻意清热,应当温通邪浊,没有邪浊郁结自然也不会有化热之象。防己黄芪汤出自《金匮要略》,《金匮要略·痉湿暍病脉证治》言:"风湿,脉浮身重,汗出恶风者,防己黄芪汤主之。"邓中甲先生常用此方治疗表虚不固之风湿证,意在益气健脾、祛风利水,以祛除痹证之因。温胆汤和胃利胆,走泻少阳三焦,辛开苦降、温凉并进,既针对外湿又能祛除内湿,且无寒热之偏虞。

葛根、秦艽、桑枝、姜黄、细辛、白芷、羌活、伸筋草为邓中甲先生常用于治疗肩背痹证之药物。其中葛根解肌退热、通经活络,秦艽祛风湿、清湿热、止痹痛,桑枝祛风湿、利关节,姜黄通经止痛,细辛、白芷、羌活解表散寒、祛风止痛兼能除湿,伸筋草祛风除湿、舒筋活络。此药对辛凉合用,共奏祛风散寒、除湿解热、舒筋活络之效。宋代陈承《本草别说》有"细辛不过钱"之说,然邓中甲先生用量为 9g,剂量偏大,其原因有两点:一是通过合适的配伍,起到了增效减毒的作用;一是辨证有风寒之邪,正所谓"有病者,病受之",使用细辛对证用药达到"病受之"的目的。故不必拘泥于古人之说。此外,现代很多医家实践及研究也证实了"细辛不过钱"之说并非绝对。由此可见,在组方遣药的过程中需"胆欲大而心欲小,智欲圆而行欲方"。

二诊加入防风,合黄芪、白术即为玉屏风散,黄芪、白术联用既能益气固表止汗还兼以利水,用以治疗表虚不固、自汗恶风证。上两味加入防风疏散、防御风邪,同时防风能胜湿,有一定除湿作用。故用防风以祛风除湿,防御外邪入侵。风邪祛除,腠理开泄有度,则恶风汗出症状缓解。

(贾志超 夏孟蛟)

不 育

陈某,男,33 岁,已婚,2011 年 6 月 3 日初诊。

患者结婚 3 年无子嗣。由于求子心切,夫妻二人遂于医院检查,配偶 29 岁,查无异常。陈先生精液检查报告示:精液量 2.4ml,精子密度 31.24×10^6,总活力 18.24%,前向运动精子(PR)10.61%,非前向运动精子(NP)7.63%

（正常值：精液量≥1.5ml，精子密度≥15×10⁶，精子总活力≥40%，PR≥32%）。患者为会计，平素工作长期精神压力大，余无特殊不适。刻诊：患者舌淡红，苔薄白，脉略弦。邓中甲先生予以逍遥散加味：

柴胡15g　白芍15g　当归12g　茯苓20g　炒白术15g　甘草3g　生姜3g　薄荷12g　蜈蚣1条(焙干研末分冲)　菟丝子15g　杜仲15g

24剂，水煎服。并嘱咐患者调畅情志，疏解压力。

2012年8月3日二诊：同一医院精液检查报告示：精液量2.3ml，精子密度35.64×10⁶，总活力32.54%，前向运动精子(PR)22.11%，非前向运动精子(NP)10.43%。检查提示患者精液情况较之前大有好转。邓中甲先生告知患者继续服用上方，每周4剂，每月定期检查一次精子质量。半年后，夫妇俩因求安胎之法再次前来就诊。

[旨要] 西医学称此病为弱精症，中医称之为不育，病因病机可归纳为先天禀赋不足、情志所伤、饮食不节等。而随着社会的发展，最关键的原因在于生活方式的改变和环境污染。临床所见病人大多有长时间伏案工作，或缺乏运动，或工作生活压力大，或熬夜、饮酒等生活史。邓中甲先生认为，少弱精子症与肝、脾、肾三脏关系最为密切。首先脾主运化，为后天之本，精子的生成是先天禀赋与后天充养共同的结果，脾胃健运则后天化生之力充沛，有利于精子的生成；肝主升发、主疏泄，肝的升发之性不足则影响精子的生机和活力，情志抑郁，肝的疏泄失调则影响精子的正常排泄；肾为先天之本，主藏精，肾精不足一方面影响精子质量，另一方面会导致精子施泄异常。邓中甲先生在治疗弱精子症引起的男性不育时，强调从肝脾肾三脏入手，调理气、血、津、精、神。

逍遥散出自《太平惠民和剂局方》，本方既有柴胡疏肝解郁，又有当归、白芍养血柔肝，尤其当归辛温之性可以行气，味甘可以缓急，更是肝郁血虚之要药。白术、茯苓健脾去湿，使运化有权，气血生化有源。炙甘草益气补中、缓肝之急，虽为佐使之品，却有襄赞之功。生姜经过炮制，温胃和中之力益专。薄荷少许，助柴胡疏肝郁而生之热。如此配伍既补肝体、又助肝用，体用并调，气血兼顾，肝脾并治。邓中甲先生认为，通过药物配伍的运用和药物剂量的调整可以将逍遥散的治疗范围大大扩展，凡人体之气、血、精、津、神的失调都可用此方来化裁治疗，尤其在调理人体肝、脾、肾三脏方面。本方中，每剂药配蜈蚣1条，取其辛温入肝、通络散结之功。再加入菟丝子、杜仲填补肾精。诸药相合，既治疗不育，同时兼顾改善患者精神压力大的状况。通过改变其不良生活状态，一定程度上消除了不育的病因。

故先生合理使用逍遥散加减化裁，通过药物配伍的控制和药物剂量的控制将逍遥散的运用范围扩大至各种气、血、精、津、神的失调；注重蜈蚣等虫类药物的运用;把握肝、脾、肾三脏同调,疏肝、健脾、填精灵活运用又各有侧重的原则,在临证时取得了良好疗效,其方药配伍规律值得临床学习和借鉴。

(贾志超　夏孟蛟)

荨　麻　疹

王某,男,24岁,未婚,2015年8月10日初诊。

患者自觉皮肤瘙痒3月,瘙痒部位有阵发性大小不同的红色风团,风团时多时少。曾就诊于西医,诊断为"慢性荨麻疹",未能找到确切病因,且治疗效果不佳,反复发作。现患者口苦,寐差,易情绪激动,偶有胁痛,纳可,小便短赤,大便干。刻诊:患者皮肤周围散在抓挠痕迹,舌边红苔黄腻,脉滑数。邓中甲先生予龙胆泻肝汤加味:

龙胆草15g　栀子15g　黄芩15g　木通15g　泽泻15g　车前子15g　柴胡15g　生甘草6g　当归15g　生地黄15g　荆芥15g　蛇床子15g　木通15g　淡竹叶15g　苦参15g　建曲12g　炒谷芽15g

6剂,水煎服。

2015年8月17日二诊:患者荨麻疹发作频率减少,口苦、眠差、胁痛症状好转,大便稍偏稀,舌边红苔薄黄腻,脉滑。先生改用温胆汤加味治疗:

竹茹15g　枳实15g　法半夏12g　陈皮12g　茯苓20g　生甘草6g　荆芥15g　蛇床子15g　木通15g　淡竹叶15g　苦参15g　建曲12g　炒谷芽15g

6剂,水煎服。

2015年8月24日三诊:患者诉上周荨麻疹未再发作,二便常,邓中甲先生嘱服玉屏风散善后。

[旨要] 祖国医学根据慢性荨麻疹的病变部位和主要临床特点,将其归属于中医学"瘾疹"的范畴。《三因极一病证方论·瘾疹证治》曰:"世医论瘾疹……内则察其脏腑虚实,外则分寒暑风湿,随证调之,无不愈。"此例患者为肝胆少阳枢机不利,内生湿热而发。湿性重浊,发病缠绵难愈,与热邪相结,外犯皮毛,则皮肤瘙痒,风团时作;湿郁化火,上炎则口干口苦,夜寐不安,烦躁易怒;湿热循经则两胁胀痛;湿热下注则小便短赤。故用龙胆泻肝汤清泻肝火、清利湿热,龙胆草苦寒,既善于清肝胆的实火,又善于清下焦湿热;黄芩、栀子、泽泻、木通、车前清热利湿,分清降浊;生地清热凉血又养阴,针对热邪日久灼伤阴液,同时又防止全方过于清燥;当归养血活血,使全方凉而不郁;柴胡通调少阳气机。

荆芥、蛇床子、木通、淡竹叶、苦参为邓中甲先生治疗皮肤瘙痒症状常用药对。其中荆芥解表散风,透疹,消疮;蛇床子燥湿祛风,杀虫止痒;苦参清热燥湿,杀虫,利尿;此三味药均有止痒杀虫之功,同时兼疏风燥湿之效,作用于肌表,针对皮肤瘙痒症状进行治疗。此外,木通、淡竹叶为何运用在此药对中?原因在于皮肤瘙痒多会导致心情烦躁,木通、淡竹叶清心除烦,同时兼具利尿通淋之效,合上方之生地、甘草有导赤散之意,从而针对小便短赤的症状。建曲、炒谷芽顾护脾胃。

二诊患者大便偏稀,恐是龙胆泻肝汤过于苦寒伤及脾胃,故将龙胆泻肝汤易为温胆汤,用辛凉并进之平和方剂通调三焦水道,再合以上药对杀虫止痒,以收病瘥之效;三诊患者病情大为改善,予玉屏风散固护腠理以恢复正气,防止疾病再次发生。

(贾志超　鱼潇宁)

血　淋

陈某,女,30 岁,已婚,2012 年 1 月 9 日初诊。

患者镜下血尿 10 月余,甚者可见肉眼血尿,小便伴轻微灼痛感,尿频尿急,西医诊断为"子宫内膜异位症"。患者诉 10 个月前感冒后出现上述症状,现躁扰不安,五心烦热,汗多、动则尤甚,乏力懒言,口干舌燥,欲饮水,饮入即吐。患者月经后期,经量少、色淡,经行腹痛,首日尤甚,眠差,胃纳一般,大便调,小便如上所述。刻诊:贫血貌,舌质稍红苔白,脉细滑数。邓中甲先生曰:阴虚火旺,血不归经,予五苓散加味。处方如下:

生白术 15g　猪苓 15g　茯苓 20g　桂枝 15g　泽泻 15g　知母 15g　黄柏 15g　生地黄 12g　银柴胡 15g　胡黄连 20g　黄芪 15g　防风 12g　藕节 20g　白茅根 20g　仙鹤草 20g　侧柏叶 20g

12 剂,水煎服。

2011 年 1 月 23 日二诊:患者躁扰不安、五心烦热、尿频尿急、汗多症状减轻,仍觉口舌干燥,先生去黄芪、防风,加天花粉 15g,麦冬 20g,石斛 20g,他药不变,服 6 剂,并复查尿常规。

2011 年 1 月 30 日三诊:患者尿常规结果红细胞范围正常,诸症均缓,邓中甲先生予知柏地黄丸善后。

[旨要]患者患病日久,灼伤阴液,虚火上炎则躁扰不安,眠差;虚火下灼,破血妄行,则尿血,小便灼痛,故此证为阴虚火旺,血不归经引发。五苓散乃《伤寒论》中之名方,主治膀胱气化不利之蓄水证。然阴虚火旺之血证,为何以五苓散为主方?邓中甲先生提出其原因有三:①患者先有外感,其后出现一系列症状即"太阳表邪未解→循经传腑→膀胱气化不利",具体表现为尿频尿急,继而化热,水热互结于膀胱,出现灼痛感、血尿等情况,符合五苓散病机。②"欲饮水,饮入即吐"是五苓散证的指征之一。③五苓散输布气津,与

大队滋阴降火药配合,防止药物堆积不化。

方中泽泻、猪苓、茯苓利水渗湿,排出蓄水,解决小便不利;白术健脾燥湿;桂枝温阳化气健脾。《诸病源候论·淋病诸候》道:"血淋者,是热淋之甚者,则尿血,谓之血淋。"故用泽泻、知母、黄柏、生地、茯苓五药取知柏地黄丸之意,意在滋阴降火,与银柴胡、胡黄连等清虚热药相配,清解虚热。黄芪、白术、防风为玉屏风散,针对患者动辄易汗出之征象。藕节收敛止血,化瘀;白茅根凉血止血,清热利尿;仙鹤草收敛止血,解毒补虚;侧柏叶凉血止血,此药对既收敛止血又凉血止血,增强整个方剂的止血之效。二诊中麦冬、天花粉、石斛再合上方知母、生地为邓中甲先生常用于治疗口干口渴之药对,意在滋阴润燥。

此病案的关键在于五苓散之运用,虽为阴虚火旺之象,但仍应把握好病因病机,针对病机准确治疗,这也反映出详细询问病史的重要性。

(贾志超 夏孟蛟)

腰 痛

李某,男,57岁,已婚,2012年2月20日初诊。

患者腰部隐痛3月,自觉痛时腰部发冷、沉困,受凉或遇阴雨天疼痛加剧,前医诊断为"腰椎间盘突出",经针灸等治疗后未见明显好转。现患者时有腰部酸软无力,喜温喜按,伴少腹拘急,畏寒肢冷,纳可,大便溏,小便不利。刻诊:患者腰部未见明显异常,舌淡苔薄白腻,脉滑。邓中甲先生予真武汤合金匮肾气丸加味:

白附片15g(先煎) 茯苓20g 炒白术12g 白芍15g 生姜6g 山药15g 山茱萸15g 泽泻15g 丹皮15g 熟地黄15g 桂枝15g 独活20g 桑寄生20g 续断20g 怀牛膝20g 豨莶草15g 海桐皮15g 狗脊15g 杜仲20g

12剂,水煎服。

2012年3月5日二诊:患者腰部不适感、小便不利好转,仍稍感畏寒,便溏,去狗脊、杜仲,其他药物不变,水煎服,继服6剂。

2012年3月12日三诊:患者腰部症状已基本消失,因便溏求诊于先生。

[**旨要**] 腰痛病因有外感、内伤及外伤之分。《诸病源候论·腰背病诸候》认为"肾经虚,风冷乘之""劳损于肾,动伤经络,又为风冷所侵,血气击搏,故腰痛也。"腰为肾之府,腰痛发生多与肾脏及经脉相关。此案中患者素体肾阳不足,寒湿之邪趁机侵袭,内外相互影响,筋脉痹阻,发生腰痛,故出现畏寒肢冷、喜温喜按等一系列寒象。治疗上当以温肾舒筋、除湿缓急为主。

真武汤、金匮肾气丸均为医圣张仲景之方。其中真武汤出自《伤寒论》,

邓中甲先生认为真武汤主治阳虚水泛证。由于水湿能内停或泛滥于内外上下,导致其临床症状多种多样,故真武汤临床运用范围广泛。水湿泛滥于腰府,脾阳虚弱,阴寒内停,寒性收引凝滞,筋脉拘急,则导致腰痛,故用真武汤温阳利水:其中重用茯苓,利下焦水湿;白芍与附子等量,一是制约附子辛燥之性,二是白芍本身有利水之功,三是增强其缓急止痛之效。肾气丸出自《金匮要略》,用其补肾助阳,少火生气,《杂病源流犀烛·腰痛病源流》指出:"腰痛,精气虚而邪客病也。"所以先生通过金匮肾气丸治疗腰痛之本。

独活、桑寄生、续断、怀牛膝、豨莶草、海桐皮、狗脊、杜仲为邓中甲先生常用治疗腰痛之药对,此系独活寄生汤加减而来。其中:独活祛风除湿、通痹止痛,并长于走下半身;桑寄生祛风湿、补肝肾、强筋骨;续断补肝肾、强筋骨,续折伤;怀牛膝补肝肾、强筋骨,作用趋下;豨莶草祛风湿、利关节;海桐皮祛风湿、通经络、止痛;狗脊祛风湿,补肝肾、强腰膝;杜仲补肝肾、强筋骨。诸药合用,共奏祛风除湿、补益肝肾、强健筋骨、舒经活络之功。此药对着重补益肝肾、祛风除湿。由此可见,先生在腰痛的治疗上特别强调乙癸同源,肝肾同补。

(贾志超 鱼潇宁)

附录：硕士及博士研究生论文目录

29. 细辛毒性及配伍解毒实验研究[J] 贾波;曹兰秀;邓中甲;文跃强;张丰华

30. 和而不同——中医思维核心思考[J] 文颖娟;汤小虎;邓中甲

31. 谈中医养生保健方的致中和思想[J] 汤小虎;唐辉;邓中甲

32. 复方配伍规律的研究现状[J] 陈建杉;江泳;邓中甲

33. 影响防风在复方中功效发挥方向的诸因素研究[D] 刘兴隆

34. 复方中影响麻黄功效发挥的多因素研究[D] 刘舟

35. 君臣佐使组方原则质疑[J] 刘兴隆;邓中甲;贾波;姜冬云

36. 从方药共荣发展史谈配伍环境和技巧的重要性[J] 叶俏波;李卫民;邓中甲

37. 浅议生态环境对单味中药功效发挥方向的影响[J] 文颖娟;邓中甲

38. 关于单味中药葛根研究的思考[J] 文颖娟;邓中甲

39. 治法的层次性理解[J] 李德顺;邓中甲

40. 葛根功效的理论探讨[J] 文颖娟;邓中甲

41. 肉桂、桂枝药材分化的年代考证[J] 汤小虎;邓中甲

42. 方剂配伍之动态整体思想[J] 李卫民;邓中甲

43. 试析配伍环境对《伤寒论》桂枝功效发挥方向的影响[J] 汤小虎;邓中甲

44. 用道家"和"的观点审视中医"和法"[J] 李德顺;邓中甲

45. 试论中药五味理论[J] 李卫民;邓中甲

46. 影响细辛毒性诸因素的分析[J] 曹兰秀;邓中甲

47. 从中国古代尚和思想看中医方药配伍[J] 刘舟;邓中甲

48. 温胆汤研究进展探析[J] 文颖娟;邓中甲

49. 病机在配伍环境中的作用[J] 文颖娟;邓中甲

50. 邓中甲教授论治肺癌经验介绍[J] 刘舟;叶俏波;刘兴隆;吴施国

51. 复方中影响石膏功效发挥方向的诸因素研究[D] 吴施国

52. 配伍环境对桂枝散寒解表功效的影响[J] 汤小虎;邓中甲;刘兴隆;吴施国

53. 探析地黄道地药材的历史变迁[J] 李卫民;邓中甲

54. 邓中甲治疗肿瘤的学术思想总结[J] 吴施国;邓中甲

55. 细辛及其配伍镇痛的效量药物动力学参数的研究[J] 曹兰秀;邓中甲;文跃强

56. 邓中甲教授谈医德[J] 吴施国

57. 扶正祛邪 斡旋升降——邓中甲论治肺癌经验[J] 刘舟;张卫华

58. 影响大黄在复方中功效发挥方向的多因素研究[D] 曹宁

59. 影响方剂中地黄功效发挥方向的诸因素研究[D] 李卫民

60. 影响方剂中附子功效发挥方向的诸因素研究[D] 叶俏波

61. 影响厚朴在复方中功效发挥方向的多因素研究[D] 王洪

62. 从药物组成统计分析历代辛温解表方剂的组方沿革[J] 李德顺;邓中甲

63. 古代气候寒暖变迁对解表方剂创立的影响[J] 李德顺;邓中甲

64. 止嗽散"治诸般咳嗽"浅议[J] 张晓丹;陈西平;邓中甲

65. 从附子功效发挥的影响因素论中药的矢量性[J] 由凤鸣;叶俏波;邓中甲

66. 附子功效发挥方向的配伍控制分析[J] 由凤鸣;叶俏波;李晨光;邓中甲

67. 从剂量对中药功效发挥方向的影响论中药的矢量性[J] 由凤鸣;贾波;邓中甲

68. 方剂的配伍结构及对功效发挥方向的影响[J] 由凤鸣;叶俏波;沈涛

69. 邓中甲运用药对治疗肿瘤经验[J] 周滢;张胜;陈西平;谭圣琰

70. 试比较方剂学有关配伍理论之异同[J] 周滢;张胜;邓中甲

71. 邓中甲临床药对的配伍选析[J] 周滢;周梅;江玉;周萍

72. 邓中甲治疗肿瘤的药对配伍[J] 周滢;周梅;江玉;苏咏梅

73. 人参与大黄配伍浅析[J] 张胜

74. 控制五味子在复方中功效发挥方向的多因素研究[D] 谭圣琰

75. 控制人参在复方中功效发挥方向的多因素研究[D] 张胜

76. 控制山药在复方中功效发挥方向的多因素研究[D] 周滢

77. 影响黄连在复方中功效发挥方向的多因素研究[D] 陈西平

78. 附子与半夏、瓜蒌配伍应用源流考[J] 叶俏波;邓中甲

79. 方剂中配伍组合作用解析[J] 刘舟;张卫华;邓中甲

80. 中药葛根功效探微[J] 文颖娟;邓中甲

81. 邓中甲教授临床运用逍遥散经验举隅[J] 秦凯华;邓中甲;李达

82. 柴胡、大黄"推陈致新"功效异同及配伍运用机理浅析[J] 李达;叶俏波;秦凯华;邓中甲

83. 附子运用的历史沿革[J] 叶俏波;邓中甲

84. 《证类本草》中柴胡的本草学考证[J] 李达;邓中甲;秦凯华;叶俏波

85. 邓中甲教授治疗肝癌经验分析[J] 周滢;周萍

86. 浅谈九味羌活汤的配伍特点[J] 秦凯华

87. 生姜大枣配伍应用浅析[J] 秦凯华

88. 逍遥散治疗各科病证机制研究概说[J] 叶俏波

89. 古代气候变迁与麻桂剂产生的关联研究[J] 李德顺;邓中甲

90. 从尚"和"思想看中医方药配伍[J] 刘舟;邓中甲

91. 双向调节法治疗肺癌[J] 高翔;刘兴隆;张婧;刘翔;张晓丹

后　记

　　我们都曾经师从邓中甲先生。

　　我们来自五湖四海,源于不同目的和老师结缘相聚,又因不同追求尽散天南地北。因于编撰本书,得以再次重逢于先生身边。

　　窗外的银杏萌出嫩绿的新芽,叶子的缝隙间透来一缕缕金色的阳光,闪动的光芒仿佛是在回忆我们求学时的点点滴滴……蜀地遍植银杏,先生便似成中医校园的一颗银杏树,虽无广阔的树冠,但能遮蔽灼热的骄阳;虽无宽大的叶片,但能包容绵绵的细雨。那些关于中医或臆断或幼稚的想法,那些针对典籍或失真或偏颇的解读,反复与先生或任性或激烈的争辩,已成为我们生命中最美好的记忆。

　　"必从事业以求精理,温故业而启新知"。先生授课之时,紧扣理法方药,始终结合临床,深入浅出、娓娓道来,同行誉之授课如石上清泉、清新隽秀。

　　"经典的光芒不但不会随年华的流逝而衰减,相反会时时给人以新的照耀"。先生独倡"中医学基本思维原理"课程,基于中西思维方式的本质差异,阐述中医学理论体系的层次,总结学习中医之方法学;洞悉中医思维,妙悟临证原理——被众多学生誉为"中医药入门的金钥匙"。

　　"凡大医治病,必当安神定志,无欲无求,先发大慈恻隐之心,誓愿普救含灵之苦"。先生诊治疾病,一丝不苟;遣药组方,紧扣辨证,对待患者,事必躬亲,行远自迩,登高自卑,以谦卑的姿态解病家之厄,堪称"大医精诚"。

　　"思想是我们的底蕴,医术是我们的语言"。先生强调为医要深入而独立地思考,在临证和研习中认识自我、认识世界。于个人,追求有意义的生活;于社会,成为有担当的医生。作为社会的技术服务者,中医理应专注于自己的事业,但不可自限于专一领域,既要有精深的技术,还需要广博的思想。

　　我们当中多有为人师表者,每每收获教学相长的愉悦,都会心生感慨:原来,时光,就是从他们成为我们;我们,也希冀成为他们。

　　我们永远都是邓中甲先生的学生!

　　谨以此书,向老师致敬!

邓师弟子谨拜

2018 年 3 月 19 日于成都中医药大学